高等医药院校系列教材

医学检验仪器

主　编　漆小平　　邱广斌　　崔景辉

主　审　白知朋

副主编　尤富生　　宋世平　　王化芬　　孙景海　　李彦博

U0304514

科学出版社
北　京

内 容 简 介

本书从工程学的角度介绍医学检验仪器的基本概念、检测技术、工作原理、整机构成和临床应用。全书共分九章，内容包括医学检验仪器概述、血液学检验仪器、尿便检验仪器、生化检验仪器、免疫学检验仪器、微生物检验仪器、分子生物学检验仪器、色谱仪、光谱仪、质谱仪及磁共振波谱仪、常用基础检验设备、实验室自动化系统和实验室信息系统。

针对生物医学工程和医学检验相关专业学生的第一任职需要，本书从阐述检验分析技术入手，着重讲述各种检验仪器的基本工作原理和实现整机的技术手段，通过解剖典型设备，系统介绍了目前医学实验室使用率较高的多款检验仪器。

本书可作为生物医学工程和医学检验各专业本科生的专业课教材，也可作为相关专业研究生、专科生选修课教材和医学仪器工程技术人员的参考读物。

图书在版编目（CIP）数据

医学检验仪器 / 漆小平，邱广斌，崔景辉主编. —北京：科学出版社，2014. 11
高等医药院校系列教材
　ISBN 978-7-03-042267-5

　Ⅰ. 医… Ⅱ. ①漆… ②邱… ③崔… Ⅲ. 医学检验-医疗器械-医学院校-教材 Ⅳ. R①446②TH776

中国版本图书馆 CIP 数据核字（2014）第 248208 号

责任编辑：周万灏　李　植/ 责任校对：钟　洋　朱光兰
责任印制：李　彤/ 封面设计：范璧合

科学出版社 出版
北京东黄城根北街 16 号
邮政编码：100717
http://www.sciencep.com
北京凌奇印刷有限责任公司 印刷
科学出版社发行　各地新华书店经销

*

2014 年 11 月第 一 版　　开本：787×1092　1/16
2023 年 1 月第七次印刷　　印张：25 1/2
字数：608 000
定价：98.00 元
（如有印装质量问题，我社负责调换）

《医学检验仪器》编者名单

主　编　漆小平　邱广斌　崔景辉
主　审　白知朋
副主编　尤富生　宋世平　王化芬　孙景海　李彦博
编　委（按姓氏笔画排序）

卫　娜(第四军医大学)

马　飞(解放军总后勤部卫生部药品仪器检验所)

马晓露(大连医科大学附属第一医院)

云庆辉(第四军医大学)

尤富生(第四军医大学)

牛国喻(解放军第 181 医院)

王　丹(解放军第 305 医院)

王　博(长春迪瑞医疗科技有限公司)

王化芬(解放军第 88 医院)

王军学(第四军医大学)

王延辉(石家庄白求恩和平医院)

王明刚(解放军第 401 医院)

王雨新(大连市妇幼保健院)

王海波(襄阳科瑞杰医疗器械有限公司)

王海滨(解放军第 304 医院)

付　峰(第四军医大学)

代　萌(第四军医大学)

田　越(第四军医大学)

白知朋(中国医学装备协会)

边　江(北大方正软件技术学院)

刘　奔(大连医科大学)

刘　政(解放军第 202 医院)

刘　鹏(解放军第 181 医院)

刘永明(解放军第 88 医院)

刘建新(宝鸡第三医院)

吕永强(解放军第 210 医院)

孙　浩(解放军第 205 医院)

孙喜文(解放军总后勤部卫生部药品仪器检验所)

孙景海(解放军第 208 医院)

朱荔清(解放军第 202 医院)

许会彬(解放军第 88 医院)

吴建刚(解放军总后勤部卫生部药品仪器检验所)

宋世平(解放军第 307 医院)

张　硌(解放军第 307 医院)

张　鹏(解放军第 307 医院)

张永寿(济南军区总医院)

张锦泉(解放军第 205 医院)

李　靖(第四军医大学)

李　瀛(解放军第 205 医院)

李云慧(解放军第 202 医院)

李业博(第四军医大学)

李立新(成都军区昆明疗养院)

李向东(第四军医大学)

李成毅(广州市 12 人民医院)

李迅如(北京卫生职业学院)

李宝强(解放军第 202 医院)

李忠红(白求恩医务士官学校)

李怡勇(广州军区武汉总医院)

李彦博(解放军第 307 医院)

杨德武(北京卫生职业学院)

邱广斌(解放军第202医院)

陈文霞(解放军第307医院)

陈丽媛(第四军医大学)

陈雅楠(北京卫生职业学院)

屈学民(第四军医大学)

武文君(解放军总后勤部卫生部药品仪器
　　　检验所)

罗会超(解放军第187医院)

金　欣(解放军第307医院)

荆　斌(解放军第307医院)

赵　安(第三军医大学)

赵　威(解放军第202医院)

赵　超(解放军第89医院)

赵　鹏(解放军总后勤部卫生部药品仪器
　　　检验所)

骆晓梅(解放军第97医院)

夏军营(第四军医大学)

姬　军(解放军第305医院)

徐灿华(第四军医大学)

晁　勇(解放军第304医院)

粟文彬(第四军医大学)

袁东辉(石家庄白求恩和平医院)

贾芙蓉(解放军第208医院)

郭　戈(解放军第208医院)

钱雪松(解放军第208医院)

顾长春(长春迪瑞医疗科技有限公司)

崔　澂(白求恩医务士官学校)

崔景辉(沈阳军区后勤综合训练基地)

梅　旭(解放军第202医院)

傅占江(白求恩医务士官学校)

葛剑徽(南京军区药检所)

董　灿(解放军第304医院)

漆小平(解放军第307医院)

漆家学(第四军医大学)

蔡玉琴(解放军第301医院)

潘洪涛(解放军第208医院)

薛　鹏(沈阳军区后勤综合训练基地)

薛　毅(石家庄白求恩和平医院)

霍　群(桂林医科大学)

前　言

到医院就诊或查体时，"做心电、拍片子、查血常规"等已经是耳熟能详的检查项目，这些检查的普及，是医用电子仪器、医学影像设备和医学检验仪器进步，得以惠及民生的体现。

医学检验仪器（medical laboratory instruments，MLI）作为检验医学的技术核心与设备支撑，是现代医学仪器的重要分支，已经广泛应用于各级医疗机构，与医用电子诊断设备、医学影像设备等共同构成现代医疗不可或缺的诊断体系。作为《医用电子仪器》的姊妹篇《医学检验仪器》，从工程学角度，对常用医学检验仪器的基本概念、检测原理、主要技术和质量控制等进行了全面阐述，重点介绍应用工程学的方法实现检验医学的测试理论和关键技术，力求用工程语言系统的回答医学检验仪器"解决什么问题、用什么方法、如何做以及如何做好"等问题。

医学检验仪器是生物医学工程（biomedical engineering，BME）技术体系的组成部分，也是现代诊疗技术的重要环节。因此，了解和掌握医学检验仪器的原理、使用、维护、质控、管理等方面的基础理论和应用技能，是生物医学工程和实验医学诸专业的重要教学内容。

本教材从检验医学的基本分析技术入手，参考国内外相关医学仪器资料，通过解剖典型设备，系统介绍医学检验仪器的检测原理、基本构成、使用方法与质量控制，力求突出科学性、实用性和前瞻性，使之适应生物医学工程与实验医学各专业学生的第一任职需要。对于内容的安排，编者有两点考虑。一是检验分析技术的基本理论以"够用"为准，内容要精炼、通俗；二是检测方法要尽可能地"全面"，要介绍当今主流的应用技术，重点强调检测原理和实现检测原理所必需的技术手段。

全书共分九章。第一章作为开篇，介绍检验仪器的作用与地位、发展趋势、质控管理及评价体系；第二章讲述血液学检验参数和基本检测原理，系统介绍常用的各种血液学检验仪器，重点说明血细胞分析仪的临床应用机理、基本构成和工作原理；第三章重点介绍干化学尿液分析仪的工作原理和临床使用，并对尿液有形成分分析仪、便潜血分析仪、粪便自动检验仪做了详细的介绍；第四章在讲述临床生化指标和检验基本原理的基础上，系统介绍紫外-可见分光光度计、生化分析仪、电解质分析仪、血气分析仪及电泳分析仪，重点介绍生化分析仪的工作原理和整机构成；第五章从免疫学检验的基本原理和方法出发，介绍免疫检验的常用设备，包括酶标分析仪、荧光免疫分析仪、化学发光免疫分析仪、电化学发光免疫分析仪、放射免疫分析仪和免疫比浊分析仪；第六章分别介绍微生物检验仪器和分子生物学检验仪器，主要包括自动化血培养系统、自动化细菌鉴定与药敏系统、微生物快速检测仪、PCR 扩增仪、DNA 测序仪、杂交仪、基因芯片检测系统和蛋白质测序仪；第七章讲述色谱仪、光谱仪、质谱仪和磁共振波谱分析仪；第八章介绍医用离心机、生物显微镜、生物安全柜和培养箱；第九章简要介绍实验室自动化系统和实验室信息系统的基本构成与功能。另外，本书还安排两个附录，提供了几十个半自动生化分析仪和干化学尿液检测分析仪的电路故障维修实习项目。

在本教材由中国医学装备协会医学装备与技术教育培训分会组织，并先后在北京、大连、泰安、沈阳等地召开了五次编审会，与会专家和编者结合医学检验仪器在医学实验室的应用现状和教学实际，确定了教材的章节和编写内容。

在本教材编写过程中，得到了解放军第 307 医院、解放军第 202 医院、解放军第 88 医院、沈阳军区后勤综合训练基地、第四军医大学、解放军总后勤部卫生部药品仪器检验所、北京卫生职业学院、大连医科大学、大连医科大学附属第一医院、大连市妇幼保健院、桂林医科大学、解放军第 205 医院、解放军第 208 医院、白求恩和平医院、解放军第 304 医院、解放军第 305 医院、新桥医院、西京医院、唐都医院、白求恩医务士官学校、解放军第 181 医院、解放军第 187 医院、解放军第 401 医院等理事单位和长春迪瑞医疗科技股份有限公司的大力支持，在此，对各编者所在单位给予的人力、物力保障一并致谢！

虽经多次校稿，但因时间紧、学识浅，疏误之处难免，请批评指正。

编　者

2014 年夏，北京

目　　录

第一章 概 论

检验医学（laboratory medicine，LM）又称医学检验诊断学，是以化学病理学、细胞病理学和分子病理学作为学科的基础理论核心，以生物分析化学技术、分子生物学技术、免疫学技术、细胞学技术、遗传学技术、计算机自动化和生物信息技术等作为学科的发展支撑，是反映病因、病理进展中病损与抗损害机制，反映临床疗效、病情转归的一门应用型学科。

检验医学通过现代实验技术与临床医学、生物医学工程的交互渗透，已经发展到基础理论完备、检测手段先进、仪器设备配套、操作管理规范的技术成熟阶段，由专门人才和专用仪器组成的实验室是现代医疗体系最重要的诊断环节。检验医学的目标与任务是，通过现代检验手段，为疾病防控、诊疗、病程监测及预后判断提供及时、准确的实验数据。

医学检验仪器（medical laboratory instruments，MLI）集物理、化学、生物、电子、计算机等技术为一体，是对各类临床样本进行检测的专用医学设备。医学检验仪器作为检验医学的技术核心与设备支撑，是现代医学仪器的重要分支，已经广泛应用于各医疗机构，与医用电子诊断设备、大型影像设备等共同构成现代医疗不可或缺的诊疗体系。

本章作为开篇，将简述检验仪器在临床医学中的作用与地位、发展趋势、分类与基本技术，介绍质控管理及评价体系。

第一节 检验仪器的作用与地位

检验医学是涉及多专业的交叉学科，也是运用基础医学理论和现代电子技术为临床医学服务的学科。通过对生物样本的检测，可以获取从分子、细胞、组织、器官到大体层面的生理、病理及功能状态信息，并与其他检查技术配合，为临床疾病诊疗与健康评估提供参考依据。检验仪器作为检验医学的专用检测设备，涵盖了检验医学的各个环节，体现了检验医学的新技术、新方法，是现代诊疗技术体系中的重要组成部分。检验仪器在医学中的作用与地位可归纳为几个方面。

一、检验仪器是检验流程科学和规范的基础

早期的检验技术和设备相对单一，主要依靠显微镜等简单设备，样本采集、送检、检测、记录和分析等，大多凭经验手工操作。随着检验仪器的发展，现代医学实验室不再仅限于使用显微镜，各种先进的仪器设备已经覆盖检验医学的全过程，除了应用自动化程控技术外，还广泛使用激光检测、色谱分析、荧光分析、流式细胞术、DNA 扩增技术等现代检测技术和手段，从样本采集到检测，从数据记录到结果分析，自动化和智能化程度大幅度提高，形成了科学、规范、标准化的操作流程和检测方法，保证了检测结果的一致性和可比性，推动了临床诊疗从经验医学向循证医学的发展。

二、检验仪器是检验结果准确和可靠的保证

新技术、新方法的涌现和应用，大大提升了仪器检测结果的准确性和可靠性。如，血细胞分析仪采用流式细胞技术，联合运用电阻抗、射频电导、激光散射、细胞化学染色、特殊染色的技术和方法，使血细胞计数和分类更加准确；采用流式细胞技术、激光散射以及荧光染色等方法的尿液有形成分自动分析技术，可准确报告尿液中红细胞、白细胞、上皮细胞、管型、细菌等有形成分的含量；生化检验中的光电比色法、透射（散射）比浊法、电化学技术以及干化学技术能够对样本的多种化学成分准确定量；免疫检验中采用放射免疫、酶联免疫、荧光免疫、化学发光免疫等标记技术提高了微量、超微量化学成分检测的准确性和特异性；微生物检验中采用全自动细菌培养、鉴定和药敏分析技术，实现了对细菌等病原体的鉴定和耐药性分析；此外，还应用以基因扩增技术、DNA 测序和蛋白质测序技术为代表的分子生物学技术，提高了核酸和蛋白质等生物大分子检测的精准度。这些技术的建立与普及，使检测的灵敏度和特异性得以提高，检测结果更加准确可靠。

三、检验仪器是诊断治疗及时和正确的前提

先进的检测技术、科学的检测方法、规范的检测流程，是检验仪器能够准确、快速测量的保证。如，床边检验或即时检验（point-of-care testing，POCT）仪器因其操作简便快捷、样本用量少、无需稀释、无废液等，特别适用于急诊和床边检验；微生物培养、微生物鉴定和药敏分析系统使检验结果的报告时间大大缩短；全自动血凝分析仪使止血与血栓的检查更加全面、快速；流式细胞分析仪为白血病的精准分型提供了技术支持，使白血病的诊断治疗更加规范、有效；流水线技术的广泛应用，提高了医学实验室的工作效率，从技术层面上保证了检测的精准与快捷。

四、检验仪器是科学研究创新和发展的支柱

检验仪器的先进技术和方法有力地促进了科学研究的进步。如，光学显微镜使得研究人员第一次看到了微生物和细胞的形态，电子显微镜则进一步看清了微观结构，使科学研究的尺度从组织层面深入到细胞和亚细胞层面；荧光原位杂交（fluorescence in situ hybridization, FISH）技术结合了分子探针的高度特异性与组织学定位的优势，开拓了染色体核型分析、基因扩增、基因重排、病原微生物鉴定等研究领域；多重连接探针扩增技术（multiplex ligation-dependent probe amplification, MLPA）已成为各种遗传性疾病诊断、药物基因学多遗传位点鉴定、肿瘤相关基因突变谱筛查、DNA 甲基化程度定量等的主要分析手段；定量 PCR（quantitative PCR，qPCR）通过核酸扩增和检测在同一个封闭体系中动态监测荧光信号的方法，可对低拷贝模板进行定量，已经成为基因扩增领域研究的核心技术，有力促进了病原微生物鉴定、基因定量检测、基因多态性分型、基因突变筛查、基因表达水平监控的检测能力，数字 PCR 检测技术和方法，开拓了微量病原微生物基因检测、低负荷遗传序列鉴定、基因拷贝数变异与单细胞基因表达检测的新方向，该技术具有的超高灵敏度与精密度，使其成为 qPCR 研究领域的新星。正是分子诊断技术和仪器的快速发展，在提升临床病原微生物基因检测与部分遗传性疾病诊断水平的同时，进一步促进了肿

瘤学、遗传学、微生物学、药物基因组学的深入研究和快速发展。

综上所述，检验仪器的迅速发展有力地促进了检验医学的进步，这些先进设备与技术进入医学实验室，使得临床检验的全过程更加科学、规范，为临床应用和科学研究提供的实验数据更为快捷、全面、准确和可靠。

第二节　检验仪器的发展趋势与技术特点

检验仪器经历了检验医学从无到有、从经验到科学、从辅助工作到独立学科的发展过程。随着大量先进检验设备的涌现并在医学实验室应用，致使检验医学成为医学诸领域中发展最快的学科之一。

一、检验学科与仪器的发展历程

检验仪器按照其作用、规模和技术发展水平，可以概括为三个阶段。

（一）以光学显微镜为开端，奠定了早期医学实验室的雏形

1827 年，英国生物学家布赖特（Bright）使用一个盛装尿液的锡铅合金汤勺在火上烧煮，通过检测尿液中的蛋白成分，帮助诊断肾脏疾病，这就是早期用生化实验的方法来辅助临床诊断。自从列文·虎克使用自制的显微镜观察到微生物和细胞以后，临床医师也开始借助于实验室检查技术来诊断疾病。1887 年，通过显微镜和原始的细胞计数板，能对血液中的细胞进行计数。在这一时期，最重要的检验仪器是显微镜，除了可以检查血液，还能检查尿液和粪便，逐步建立了以血、尿、便"三大常规"为主的实验室技术。到了 19 世纪末，临床上普遍使用显微镜，通过涂片染色的方法观察各种细菌的形态特点，并开展了细菌培养，形成医学实验室的早期雏形。

（二）医学检验的普及与推广，形成了检验学科的萌芽

早期检验技术比较简单，当时主要是由临床医师自己来完成实验室工作。后来，由于检查项目的复杂性、多样性以及工作量的增加，临床医师难以独立完成全部的实验室操作，因此，需要助手协助实验室工作。随着检验技术人员的扩大，1912 年在英国利物浦成立了世界上第一个"病理学与细菌学助手协会"，医院实验室的技术工作逐步成为一个独立的职业。但是，在很长的一段时间，实验室技术人员的工作性质仍是辅助性的，需要在临床医师的指导下开展工作。就是在这一时期，相关院校陆续开设了训练实验室技术人员的课程，逐步形成有专门人才培养、操作规范并上升成基本检验理论的学科萌芽。

（三）基于现代科技的检验仪器和方法，促进了检验学科的快速发展

二次世界大战后，随着科学技术和现代医学的发展，检验医学也取得了长足的进步，各种自动化分析仪器开始进入医学实验室。20 世纪 50 年代中期，Technician 公司生产的SMAC 化学分析仪开始在临床应用，各种类型的自动化分析仪相继问世，逐步取代目测比色计和分光光度计。

高效、先进的检验仪器的大量应用，使实验室从原来的手工作坊模式，逐步发展成为

具有良好组织形式和工作条件的专业医学实验室。在医学实验室，原有人员需要适应学科的发展和更高的用人要求，一些临床医师转行开始专职从事实验室的工作，接受过生物、生化、微生物等专业训练的毕业生也陆续进入检验医学领域，随着人才培养模式、学科体系的日趋完善，检验医学逐渐发展成为一个独立的学科。

现代检验技术和仪器极大地推动了检验医学的发展，到了 20 世纪 80 年代国际上用"Medicine Laboratory Science"（医学实验室科学）取代"Medical Technology"（医学技术学）。从而将医院实验室从单纯的技术层面提升到科学层面，进而使用更为确切的名称"Laboratory Medicine"（实验室医学）。

二、现代医学检验仪器的特点

随着信息技术和新型材料的引入，医学检验仪器日新月异，检测项目不断增多、检测速度更加快捷。

（一）功能集成，检测参数多

现代医学检验仪器的特点之一是将多项功能集于一机，实现对样本的多功能、多参数检测。以血细胞分析仪为例，从最早的仅能对红、白细胞进行简单计数的血细胞计数器开始，随着测试技术的改进，分析仪器联合应用标记技术、电阻抗技术等多种检测技术，实现了多参数的检测，如五分类血细胞分析仪可以提供 40~50 种测量或计算参数，增加了网织红细胞计数、幼稚细胞分析、有核红细胞等分析功能。另外，干化学尿液分析仪使得尿液化学检查从单一项目检测增加到多项检测，如 8 项、10 项甚至 14 项，尿有形成分分析仪采用多种检测技术，可准确报告红细胞、白细胞、上皮细胞、管型、细菌、精子等多项检验结果。

（二）程序控制，检测速度快

随着计算机程控技术在医学检验仪器的应用，自动化流水线检测已经逐渐普及。程控加样装置的引入，可以大大提高了分析仪器的自动化程度。临床样本从条码扫描到自动进样、推片、染色和计数分类，全部操作可以按程序设计自动完成。在传统的连续流动式和离心式生化分析仪基础上，诞生了全自动一体化生化分析系统，通过程控运行模式，在同一反应盘上可以对各反应杯同时自动进行不同的操作（如进样、加试剂、混匀、孵育、测试和清洗等），使其适应临床生化检测项目多、工作量大的发展需求，随着酶学检测方法的推广，仪器检测速度得到了大幅度提升，速度达到每小时数千个测试。以生物芯片为代表的高通量检测技术，体现了一份样本、一次检测、多种指标同时测定的自动化、快速检测优势。

（三）技术先进，检测准确度高

医学检验仪器是用来测量人体内某些物质的存在、组成以及结构特性等，并依据检测数据进行临床分析和诊断。因此，检验结果的准确性决定了诊疗的可靠性和科学性。

先进的技术是医学检验仪器准确度高的基础，规范的质控体系是医学检验仪器准确度高的保障。随着各项先进技术的不断发展，各种新型方法和技术都在医学检验仪器中得到充分体现，如生化检验中的酶促速率法分析技术、临床检验中的干化学试剂带检测、免疫检验中的放射免疫、酶免疫及化学发光、微生物检验中的全自动鉴定技术和最近发展起来的以聚合酶链反应为代表的分子生物学等。这些技术的建立与普及，使检测方法的灵敏度不断提高，特异性越来越好，检测结果也更加准确。

严格的测试环境、科学的定标校准、全程的质控体系、专业的人才素质，是检验仪器准确测量的保证。要使医学检验达到"4S"标准，即 sensitivity（敏感）、specificity（特异）、speed（快速）、security（安全），必须抓好医学检验的四个基本要素：仪器、试剂、方法和人才。现代检验医学必须从学科体系层面全方位、平衡发展，建立起涵盖先进的设备、优质的试剂、规范的方法和专业的人才等要素为一体的较完善的质量控制体系，为检验仪器的高精准度提供保障。

（四）多学科融合，技术综合性强

医学检验仪器涉及的技术领域广泛，其主要包括光学、化学、机械、电子等方面的应用技术，随着自控技术发展，检验仪器的自动化水平和功能明显提高，其结构也更为复杂。血细胞分析仪采用流式细胞术，联合运用电阻抗、高频电磁波等电子技术，以及激光、细胞化学染色等光化学方法，使细胞分类更为科学、计数更加准确。随计算机和信息技术的发展，分立的检验仪器通过计算机系统组网整合，形成大规模、自动化、流水线的检验平台，实现全实验室自动化。现代实验室自动化系统具有样本和试剂用量少、检验速度快、工作效率高、结果判断客观准确、能同时进行大批量样本测定等优点。由于普遍应用传送轨道和机械手，可以避免样本之间的污染以及样本对人的感染。检测试剂由专业厂商提供，可以保证试剂质量和检测方法的统一，增加了检验结果的可比性，节省了人力物力。另外，检验仪器及技术不仅广泛用于医学，在测量学、食品、生物安全等领域也获得广泛应用。

三、医学检验仪器的展望

随着医学实验室技术、仪器的快速发展，对临床医学的支持越为显著，地位也日渐提升。检验仪器的发展方向是，推出更多能反应疾病本质的检测项目、实验室的全自动化、样本的微量化、基因芯片技术、多项目的同时检测，以及发展中的云技术。

（一）以分子探针为代表的高灵敏度检测

从检测的样本上看，基于分子探针技术已经从宏观的大体样本延伸到微观的分子探测。随着聚合酶链反应和蛋白组质谱技术的应用，检验医学将突破特异性检验的瓶颈，有望达到病因学分子诊断的高度。分子诊断能在疾病或肿瘤未形成或发展的最初阶段给出诊断，由于它先于影像学的结构或功能诊断以及病理学的形态学诊断，因此，分子诊断在疾病早期诊断、肿瘤特异性诊断等方面具有重要的临床意义，将会成为检验医学的主流技术。

目前，采用分子生物学、基因芯片、化学发光、荧光测定、放射核素标记、偶联颗粒散射光等技术，能够早期预示心血管、肿瘤、传染病等多种疾病。使用 DNA 探针组成的基因芯片，通过检测基因表达的差异进行癌症的分类和诊断，在基因和蛋白等不同层次，应用于疾病易感性预测、传染病病原体和抗药性检测、个体药物敏感性检测等。将来，随着集成的分子诊断系统（integrated molecular diagnostic system，*i*MDx）问世，分子（基因）诊断不仅可以应用到临床疾病诊疗，还会在预防医学等健康领域发挥重要作用。

（二）以即时检验为代表的快速现场检测

基于现代先进技术为一体的即时检验技术，已经从传统的固定时刻抽测提升到实时检测。即时检验或床边检验（POCT），指在患者身边，由非检验专业人员利用便携式仪器快速分析样本并准确获取结果的分析技术。样本测试不一定在医学实验室，而是在任何可移动的平台。

即时检验采用高度整合的技术，方法简便，结果可靠，经过简单培训，非专业人员即可独立完成并能获得有助于临床诊断的信息。作为大型自动化检验仪器的补充，即时检验可以简化分析前、后样本处理步骤，具有样本检测周期短、采样现场即刻分析、快速报告结果、节约综合成本等优势。

一台便携式即时检测仪及配套的卡、板、试剂带等，使原本繁琐的样本采集、送检、检测、报告等过程变得简单，小型便携、操作简单、无创或微创以及价格低廉的优势，使得即时检验仪器的应用范围和使用场所都有了很大扩展。在应用方面，从最初的检测血糖、妊娠等，扩展到监测血凝状态、心肌损伤、酸碱平衡、感染性疾病和治疗药物浓度监测（TMD）等。在使用场所方面，从事故现场、家庭，延伸到了病房、门诊、急诊、监护室、手术室甚至海关、社区保健站、私人诊所等。其应用领域也从临床医学扩展到食品卫生、环境检测、毒品检测、法医鉴定等。

（三）以云技术为代表的健康物联网全覆盖检测

随云技术的日趋成熟以及与健康医学的融合，健康物联网将医院、社区、家庭和个人的健康信息统一管理、随时调用，检测数据将实时更新并永久保存。在医院，综合检验平台将实现全实验室自动化（total laboratory automation，TLA），样本微量化、检测自动化、管理有序化将使工作效率大幅提高，传统实验室项目，如血液、免疫、临床化学等将合并到一个综合性检验平台，其海量数据实时上传到云服务器。在社区或家庭，个人便携式检测终端将朝着数字化、网络化、智能化、个性化的方向发展，并将随时共享云服务器存储的相关信息，在专家智能分析系统的管理下，为健康评估、疾病早诊、康复规划等提供准确的信息。届时，传统的去医院就诊的模式会发生变革，网络虚拟就诊将成为可能。

总之，在互联网时代，随着电子技术、信息技术的快速发展，以及云存储和计算的进一步推广，以分子探针为代表的微观分子探测、以即时检验为代表的快速现场分析、以云计算为代表的信息互联互通，将使检验技术和仪器突破时空限制，可以对不同尺度的样本进行快速检测，对某些指标进行在体实时监测，实现健康物联网的在线实时检验。

第三节　检验仪器的分类与基本技术

各种检验仪器因检测的项目不同，其检测原理、分析技术各异，结构和组成也有较大差异。但总体来说，检验仪器的基本构成都离不开液路、气路、光路、电路以及机械传动系统。其中，液路和气路主要与探针的采样、加样、试剂转运及废液排弃等有关；光路和电路与信号检测、信息综合处理等有关，而机械传动系统则贯穿整个检测分析的全过程。因此，各种检测仪器的基本结构和功能具有共同点，其基本工作流程如图 1-1 所示。

一、检验仪器的分类

检验仪器种类繁多，分类方法也不尽相同。现按照样本检测目的、仪器功能和临床应用习惯，将常用的检验仪器分为六大类，即血液学检验仪器、尿便检验仪器、生化检验仪器、免疫学检验仪器、微生物学检验仪器和分子生物学检验仪器。

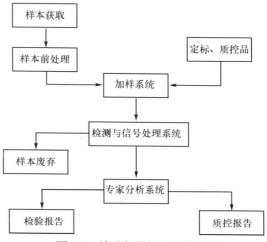

图 1-1 检验仪器基本工作流程

1. 血液学检验仪器 血液学检验仪器主要用于定量检测血液中各种细胞成分的数量、体积和相对比例，检测血浆的各种凝血成分在止血和血栓检测中的作用、血液流变学特征以及血型的鉴定。常用的血液学检验仪器有血细胞分析仪、血液凝固分析仪、血型分析仪、血液流变分析仪、血沉分析仪和血小板聚集仪等。

2. 尿液、粪便检验仪器 尿液、粪便检验仪器主要用于定性或定量检测尿液和粪便中的细胞、细菌等有形成分以及某些特殊化学成分，常用仪器包括干化学尿液分析仪、尿液有形成分分析仪、粪便有形成分分析仪（便沉渣仪）以及便潜血分析仪等。

3. 生化检验仪器 生化检验仪器主要应用生物化学的方法，定性或定量检测血液中各种化学成分，也可用于检测除血液外的其他体液，如尿液、脑脊液、胸腹腔等穿刺液或者某些组织、器官分泌物中的化学成分。常用的生化检验仪器有分光光度计、电解质分析仪、血气分析仪、电泳分析仪以及半自动、全自动生化分析仪等。

4. 免疫学检验仪器 免疫学检验仪器是利用抗原抗体免疫反应的特异性，对血清或血浆中的蛋白成分进行定性或定量分析。目前临床实验室的免疫学检验仪器大多应用免疫标记技术，常用的仪器有酶标分析仪、放射免疫分析仪、荧光免疫分析仪、化学发光免疫分析仪等。也有采用非标记技术的仪器，常用的有免疫比浊分析仪。除此以外，还可以联合应用流式细胞技术对免疫细胞的功能进行检测，常用的有流式细胞仪。

5. 微生物学检验仪器 微生物学检验仪器也称微生物检测系统，主要采用体外培养的方法，对血液、尿液、粪便、痰液、脓性分泌物等样本进行人工培养，确定病原体种类，通过药物敏感试验为抗感染治疗提供理论依据。常用的检验仪器有自动化血培养系统、微生物鉴定与药敏分析系统。另外，还可以应用非培养的方法，对样本中存在的病原体成分如内毒素等进行快速检测，如微生物快速检测仪。

6. 分子生物学检验仪器 分子生物学检验仪器是从分子水平上对大分子的化学成分，如核酸和蛋白质等进行定性或定量分析。常用的仪器主要有基因扩增仪（PCR 核酸扩增仪）、DNA 测序仪、蛋白质测序仪、凝胶成像系统等。

除以上六类检验仪器外，医学实验室还有许多基础或通用的仪器、设备，用于辅助检验工作，如显微镜、离心机、各种培养箱、超净工作台、生物安全柜等。在某些大、中型的中心实验室，气、液相色谱仪、原子吸收光谱仪、质谱分析仪以及磁共振波谱分析仪等也得到广泛应用。

二、常用的检验分析技术

不同的检验仪器是基于不同的检测目的，根据多种分析技术和检验原理设计而成。检验仪器常用的分析技术主要有显微镜技术、细胞分析（粒子计数）技术、化学分析技术、免疫测定技术、基因分析技术等。

1. 显微镜技术　显微镜是临床检验中最基本的常规仪器，显微镜检查法在微观形态学中发挥着不可替代的作用，能使肉眼看不到的微细结构在较高的分辨率和放大倍数下清晰成像。现广泛用于观察血液中各种血细胞、尿液和粪便中多种有形成分、精子以及多种病原生物，如细菌、病毒和寄生虫等的形态和结构特点，随着 CCD 图像传感技术和计算机图像处理技术的应用，能够更加快捷地进行图像信息分析，大大提高了检测结果的客观性和准确性。

2. 细胞分析技术　细胞（粒子）分析技术主要用于各种血细胞以及尿、便中有形成分的分类和计数。常用的有流式细胞技术、电阻抗法（库尔特原理）、激光散射法、射频电导法、荧光染色技术等，通过对细胞外形、体积大小以及细胞膜、胞浆颗粒、细胞核等内部结构进行光、电信号检测，区分不同的细胞或粒子的形态和结构特点，进行细胞的分类和计数，如血细胞分析仪、尿液有形成分分析仪、流式细胞仪等。

3. 化学分析技术　化学分析技术是对血液和其他体液中多种化学成分进行定性或定量分析的技术。常用的有利用朗伯-比尔定律进行检测的分光光度法（或称光电比色法），如分光光度计、自动生化分析仪、化学法便潜血仪、自动化血培养仪、微生物鉴定和药敏分析仪；采用干化学试剂带（或干片）为载体，利用反射光度法进行检测的干化学分析技术，如干化学生化分析仪、干化学尿液分析仪；以及利用电化学反应原理进行检测的离子选择电极法，如血气分析仪和电解质分析仪；利用离子的电荷、电性不同在电场中分离后进行检测的电泳技术，如各种电泳分析仪等。

4. 免疫测定技术　利用抗原抗体反应的特异性，结合其他检测方法对血、尿和其他体液样本以及其他组织中多种蛋白成分，尤其是微量蛋白进行定性、定量分析的技术。常用的有多种免疫标记技术，如采用酶、放射性同位素、荧光染料、化学发光剂等标记抗原或抗体，利用这些标记物产生的特征信号进行示踪检测。另外，还有利用抗原抗体反应后形成的免疫复合物对光的透射和散射原理进行检测的透射比浊法和散射比浊法，如特种蛋白比浊仪、快速微生物检测仪、血液凝固分析仪、胶体金法便潜血分析仪；利用颗粒性抗原与抗体发生凝集反应的原理进行检测的血型分析仪；以及用于免疫细胞分型、亚型分析的流式细胞技术，如流式细胞仪等。

5. 基因分析技术　基因分析技术（分子生物学技术），主要是从分子水平对如蛋白质、核酸等大分子物质进行分析的技术。常用的技术有基因扩增技术、核酸分子杂交技术、核酸和蛋白质测序技术、凝胶电泳成像分析技术以及基因芯片技术等，这些技术应用于 PCR 扩增仪、DNA 测序仪、蛋白质测序仪、凝胶电泳成像分析仪等。

常用的临床检验仪器分类、检测原理与技术见表 1-1。

表 1-1　常用临床检验仪器分类、检测原理与技术一览表

分　类	仪器名称	主要检测原理／技术方法
血液学检验	血细胞分析仪	电阻抗法、流式细胞术、激光散射、射频电导、化学染色、干式离心分层法、光电比色法
	血液凝固分析仪	电流法、超声分析法、磁珠法、光电比色、免疫比浊法
	血型分析仪	微板法、微柱凝胶法
	血小板聚集仪	透射比浊法、免疫散射比浊、电阻抗法
	血流变分析仪	泊肃叶定律、椎板法、圆筒法、毛细管法
	血沉分析仪	红外定时扫描法
尿、便检验	尿液干化学分析仪	反射光度法
	尿液有形成分分析仪	电阻抗法、流式细胞术、激光散射、荧光染色、显微镜成像技术
	便潜血分析仪	光电比色、比浊法、胶体金标记技术
	便有形成分分析仪	显微镜成像技术
生化检验	紫外-可见分光光度计 半自动生化分析仪	光电比色法
	自动生化分析仪	光电比色法、免疫透射比浊法、电位分析法（ISE）
	干化学生化分析仪	反射光度法、差示电位法
	电解质／血气分析仪	电位分析法（ISE）、干化学法
免疫学检验	酶标分析仪	光电比色、酶标记技术
	化学发光免疫分析仪	化学发光标记技术、磁分离技术
	时间分辨荧光免疫分析仪	荧光标记技术
	电化学发光免疫分析仪	电化学发光技术、磁分离技术
	放射免疫分析仪	放射核素标记技术
	免疫比浊仪	免疫散射比浊
微生物学检验	全自动血培养系统	光电比色、荧光检测法、电阻/电压法、气压法
	自动化微生物鉴定、药敏分析系统	生化编码鉴定、光电比色、比浊法、荧光染色法
	微生物快速检测仪	光电比色、免疫比浊法、酶标记技术
分子生物学检验	基因扩增仪	聚合酶链反应、荧光标记技术
	DNA 测序仪	电泳技术、荧光标记技术、化学降解法、双脱氧链末端终止法、基因芯片技术
	蛋白质测序仪	色谱分离技术、化学降解法
	凝胶成像系统	图像处理技术

三、检验方法与仪器的选择

　　医学实验室的任务是为临床疾病诊断提供实验数据。一种疾病往往与多个检验项目有关，每种检验项目又可以采用不同的检测方法。因此，选择适宜的检验仪器是医学实验室高质量运营的关键。实验室工作流程如图 1-2 所示。

　　检验方法学选择的基本原则是：敏感性高（真阳性比高）、特异性好（假阳性率低）、重复性好、操作简洁、价格低廉。检验仪器的选择是实验室技术人员的职责，更是管理层的重要工作。选择检验仪器必须要了解仪器的检测原理和测试项目，综合考量仪器性能、精准度、故障率、运行速度、实验成本等。

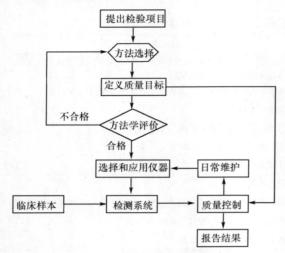

图 1-2　实验室工作流程

第四节　检验仪器的质量管理

检验仪器的质量管理是医院临床检验结果准确可靠的重要保证，是医学实验室质量控制的重要环节。医学实验室出具的检验报告准确性不仅要通过仪器设备本身的技术性能来保证，还需要一个高效可靠的质量管理体系。为规范医学实验室质量管理活动，国际标准化组织于 2003 年颁布了 ISO 15189 *Medical laboratories — Particular requirements for quality and competence*，成为医学实验室建立质量管理体系的基本指南，是医学实验室进行质量管理的标准和依据。

ISO15189 医学实验室的认证是国际标准化组织授权的权威机构以 ISO15189 标准为依据进行的认可活动，是证明实验室的质量管理达到了国际认可组织的认证。

为强化我国医学实验室标准化、规范化、国际化管理，国家标准化管理委员会将 ISO15189：2007 等同转化为国家标准 GB/T22576-2008《医学实验室质量和能力的专用要求》，将 GB/T 27025-2008《检测和校准实验室能力的通用要求》（等同标准 ISO/IEC17025:2005）在医学实验室领域具体化和细化，规定了医学实验室质量和能力的专用要求。

我国政府对医学实验室建设十分重视，为了提高临床检验水平，国家卫生部于 1981 年 12 月正式批准成立卫生部临床检验中心，主要负责国内的医学实验室发展规划、推荐常规检验方法、协调质量控制业务，组织国际间的技术交流等。为了指导医学实验室开展室内质量控制，规范各级检验中心的实验室间质量评价，国家标准化管理委员会又先后制定了 GB/T 20468-2006《临床实验室定量测定室内质量控制指南》和 GB/T 20470-2006《临床实验室室间质量评价要求》。

上述标准构成了完整的医学实验室质量管理法规体系，用于指导医疗机构进行医学实验室的规范化建设。

一、临床实验室的质量管理体系

质量的定义是"反映实体满足明确和隐含需要的能力的特性综合"，医学实验室的质量要求就是满足临床需求的程度。质量核心是管理体系，实质是过程控制，执行是流程管理，方法是建立和维护检测系统。全面质量管理体系是用系统学的理论对实验的全过程进行分析，查找影响检验结果质量的各环节，并制定措施予以控制。为满足临床的要求，将实验室的组织机构、工作程序、职责、质量活动过程和各类资源、信息等协调统一起来，形成一个有机整体。医学实验室的质量体系包括管理要素和技术要素，并对实验室仪器设备有明确的要求。

（一）管理要素

管理要素包括组织管理、质量管理体系、文件控制、服务协议评审、委托实验室的检验、外部服务和供应、咨询服务、投诉的解决、不符合项的识别与控制、纠正措施、预防措施、持续改进、质量和技术的记录、内部审核、管理评审等 15 项内容。其中，涉及仪器设备质量管理的主要有 2 项内容。

1. 外部服务和供应 实验室应建立仪器设备选型、购买、验收和使用的管理制度，仪器设备的验收可以通过检验质控样本并验证结果的可接受性来判断，也可利用供应商对质量管理体系的符合性声明进行评估。对外部服务和供应物品应建立质量记录，对影响检验质量的重要试剂、供应物品及服务的供应商也应建立评价记录，并保存这些记录和经批准的清单。

2. 质量和技术的记录 实验室应制定与质量管理体系和检验结果相关的各种记录保存的制度。这些记录包括检验申请表、检验结果和报告、仪器打印结果、检验程序、实验室工作记录簿／记录表、接收记录、校准函数和换算因子、质量控制记录、投诉及所采取措施、内部及外部审核记录、外部质量评价／实验室间的比对记录、质量改进记录、仪器维护记录、内部及外部的校准记录、供应品的批次文件、证书、包装插页、偶发事件／意外事故记录及所采取措施、人员培训及能力记录等。

（二）技术要素

技术要素包括人员、设施和环境条件、实验室设备、检验前程序、检验程序、检验程序的质量保证、检验后程序、结果报告等 8 项内容，其中涉及仪器设备质量管理的主要有 4 项内容。

1. 设施和环境条件 当环境因素可能影响检验结果的质量时，实验室应监测、控制并记录环境条件。实验室无菌、灰尘、电磁干扰、辐射、湿度、电源、温度、声音和振动应适应临床检验的要求。

2. 实验室设备 实验室应建立管理程序，用于定期监测并确保仪器设备、试剂、分析系统经过校准并处于正常功能状态，并详细记录仪器设备的性能。

（1）设备标签：每件设备应有唯一性标签、标记或其他区别方式，应保留与检验结果有关的所有设备的记录，包括设备标识、制造商名称、类型识别和序列号或其他唯一性的识别、性能记录、已执行及计划进行的维护等内容。

（2）性能记录：性能记录包括所有校准报告，内容包括日期、时间、结果、校准因子、标准以及下次校准日期，需要时还应注明两次维修和校准之间需进行维护检查的次数等，实验室可根据制造商的说明来确定维护、验证和（或）校准的程序和频次。

（3）设备使用：仪器设备的操作人员必须取得实验室管理者的授权，工作人员应能方便地得到仪器设备使用及维护的说明书（包括设备制造商提供的所有相关的使用手册和指导书）。设备应工作在安全的环境中，安全性包括电气安全、紧急停止装置，以及由授权人员对化学、放射性和生物等材料进行的安全操作及处理。

（4）维修与校准：设备出现故障应立即停止使用并做好标记。仪器设备修复后须经校准、检定或检测证明其技术指标满足要求后方可使用。实验室控制的需校准或检定的设备，应标明其校准或检定状态，并标明下次校准或检定的日期。如果仪器设备脱离实验室直接控制，或被修理、维护过，重新使用前，实验室应对其进行检查，并确定性能已达到要求。

二、临床实验室室内质量控制

实验室一般通过内部质量控制体系来验证检验结果是否达到预期的质量标准。质量控制的目的是监测检验方法，发现存在的问题。质量控制一般通过对质控品进行检验，对检验结果进行统计分析，判定检验结果的质量，并根据判定结果决定是否需要系统纠正。

医学实验室内部质量控制体系一般包括以下内容：

1. 质量控制计划 制定质量控制计划时，应规定质量要求，确定方法性能，制定质量控制策略，预期质控性能，设定质量控制的性能，选择合适的质量控制规则。

2. 规定分析区间 每个批次是一个区间，在此区间内检测系统的准确度和精密度应该是稳定的。在检验工作中，对特定的分析系统应规定区间长度，通过检测质控品以评价每批次的性能。

3. 质控品 质控品的成分应与检测样本的基质相似或一样，且保证均匀和稳定，瓶间变异性应小于分析系统的变异。质控品的浓度应反映有临床意义的浓度范围的变异，质控品不能作为标准品使用。

4. 质量控制应用 实施质量控制时，应考虑质量控制策略、质控品检测频次、质控品位置、质控规则、质控界限，并以质控图的形式表示质控结果，对失控的情况应及时确认发生的原因，发现问题原因并提出妥善解决的办法，消除失控原因，并采取措施防止再次发生。实验室应建立制度，在出现质控失误时，有相应措施验证样本的检验结果。

三、临床实验室室间质量评价

国家卫生部 2006 年颁布的《医疗机构临床实验室管理办法》规定医疗机构临床实验室应当参加经卫生部认定的室间质量评价机构组织的临床检验室间质量评价，以检查质量管理体系运行效果，确保检验结果准确可靠。室间质量评价也称能力验证，指的是组织方将多个样本周期性地发送到参与实验室进行分析和鉴定，将每一实验室的结果与同组的其他实验室的结果或指定值进行比较，并将比较的结果报告给各参与实验室。

医学实验室参加室间质量评价应当按照常规临床检验方法，使用临床检验样本，不得另选检测系统，以保证检验结果的真实性。室间质量评价样本应由从事日常检测的人员测试，样本检测次数应与常规检测样本次数一致，并将处理、准备、方法、检测、审核的每一步骤形成文件化的记录，保存至少 2 年。

室间质量评价活动中，实验室某一检验项目未能达到至少 80%（血型为 100%）可接受结果，则本次活动该检验项目室间质量评价成绩为不合格；实验室所有检验项目未能达到至少 80%（血型为 100%）可接受结果，则本次活动该实验室室间质量评价成绩不合格。

医学实验室对于室间质量评价不合格的项目，应当及时查找原因，采取纠正措施。医疗机构应当对床边即时检验项目（POCT）与医学实验室相同检验项目进行比对，以确保床边检验项目的结果准确可靠。

习 题 一

1-1. 医学检验仪器的用途是什么？

1-2. 简述检验仪器的发展历程、目前的特点和将来的发展趋势。

1-3. 简述检验仪器的基本原理和流程，并结合自己熟悉的仪器，进行详细分析。

1-4. 根据临床使用习惯可将常用的检验仪器分为哪几类？各有何功能？

1-5. 常用的检验技术有哪些？

1-6. 结合临床检验仪器质量管理的重要性，阐述其质量管理体系。

1-7. 分析国内外检验仪器的现状，探讨我国医学检验仪器的发展方向。

第二章　临床血液学检验仪器

　　临床血液学研究的对象是血液，除对血液中有形成分（血细胞）的数量与形态、血液中凝血机制、抗凝机制、纤维蛋白溶解机制以及血液的黏稠度等方面的研究以外，还包括对血细胞表面血型抗原及血清中血型抗体、不规则抗体等项目的检测。

　　血液流经身体各处，血液成分的性质和含量可以反映身体各个组织器官的生理、病理信息。同时，血液系统的疾病也可以影响到其他组织器官，使其发生功能性或器质性的改变。一般来说，临床血液学检验涵盖的内容主要包含：临床血液一般检验、血栓与止血的检验、血小板功能检验、血液流变学检验、血细胞沉降率、血型鉴定等。临床血液学检验仪器是针对上述不同检验目的而设计的自动化设备，本章将重点介绍血细胞分析仪的临床应用机理、基本构成和工作原理，并对其他常用血液学检验仪器进行相应的介绍。

第一节　血液学检验概述

　　血液学检验是临床基础检验的一个独立分支。它涉及的研究对象主要是血液和造血组织，既包括研究"宏观的"血液流动性和血细胞变形性的血液流变学，也包括研究"微观的"血细胞形态学、血细胞生理学、血液免疫学、血液生化学及遗传血液学等。近年来，随着基础学科的快速发展，血液学的研究领域也在不断扩大，使其成长为分子细胞生物学的前沿学科。

一、血液的组成

　　血液（blood）流经人体的各个组织器官，是维持人体正常生理活动的重要物质。血液由血细胞和血浆组成。正常成人平均血量为 5L 左右，其中血浆占 55%，血细胞占 45%。血液的 pH 为 7.35~7.45。

　　（一）血细胞

　　血细胞（blood corpuscle）包括红细胞、白细胞和血小板，其中红细胞数量最多。

　　1. 红细胞　　红细胞（red blood cell，RBC）起源于骨髓造血干细胞，在促红细胞生成素的作用下经红系祖细胞阶段，分化为原始红细胞，经过数次有丝分裂依次发育为早幼红细胞、中幼红细胞和晚幼红细胞。晚幼红细胞脱核后成为网织红细胞，释放到外周血中经 48 小时，网织红细胞即可完全发育成熟。红细胞释放入血后，平均寿命约 120 天。成熟红细胞呈双凹圆盘形，可以变形通过狭窄的毛细血管或血窦间隙。红细胞的主要功能是通过血红蛋白来实现的，是运输氧和二氧化碳的主要工具，能在组织中参与呼吸作用及调节血液酸碱平衡。

　　2. 白细胞　　起源和发展根据细胞形态和结构的不同，将成熟的外周血白细胞（white blood cells，WBC）分为五类：（嗜）中性粒细胞、淋巴细胞、单核细胞、嗜酸粒细胞和嗜碱粒细胞。

（1）粒细胞：粒细胞（granulocyte）起源于骨髓粒系祖细胞，在集落刺激因子的调节下分化为原始粒细胞，经数次有丝分裂依次发育为早幼粒细胞、中幼粒细胞及晚幼粒细胞，晚幼粒细胞已失去分裂能力，可继续发育为杆状核粒细胞和分叶核粒细胞。粒细胞自中幼粒细胞阶段，由于胞浆内出现了特异性颗粒，可将其分类为（嗜）中性、嗜酸和嗜碱粒细胞三大类。

中性粒细胞具有趋化、变形和黏附作用以及吞噬和杀灭细菌等功能，在机体防御和抵抗病原菌的侵袭过程中起着重要作用。成熟的嗜酸粒细胞在外周血中仅占白细胞总数的 0.4%~8%，具有微弱的吞噬作用，主要作用是抑制嗜碱粒细胞和肥大细胞合成与释放活性物质，吞噬其释出的颗粒，并分泌组胺酶以破坏组胺，从而起到限制过敏反应的作用。成熟的嗜碱粒细胞在外周血中很少见，仅占 0~1%，主要的生理功能是参与超敏反应。

（2）淋巴细胞：淋巴细胞（lymphocyte）为人体主要的免疫活性细胞，约占白细胞数量的 1/4。B 淋巴细胞在骨髓、脾、淋巴结和其他淋巴组织的生发中心发育成熟，占淋巴细胞的 20%~30%。B 细胞在抗原刺激下可分化为浆细胞，合成和分泌免疫球蛋白，主要执行机体的体液免疫。在胸腺、脾、淋巴结和其他组织，依赖胸腺素发育成熟者为 T 淋巴细胞，主要参与细胞免疫，占淋巴细胞的 60%~70%。

（3）单核细胞：单核细胞（monocyte）系由骨髓多能造血干细胞分化为髓系干细胞和粒-单系祖细胞之后，进一步发育为原始单核、幼稚单核和成熟单核细胞。循环血液中的单核细胞在血中停留 3~6 天后即进入组织或体腔内，进而转变为幼吞噬细胞，再成熟为吞噬细胞。因此单核细胞与组织中的吞噬细胞构成单核-吞噬细胞系统，共同作用发挥其防御功能。

3. 血小板　血小板（platelet）来源于骨髓中的巨核细胞，静息状态下呈双凸碟形，其表面平滑，在电镜下可见小的凹陷，被称作开放管道系统。血小板表面的主要结构是膜蛋白和膜脂质组成的细胞膜。血小板无核，胞质中含有多种细胞器，如 α-颗粒、δ-颗粒（致密颗粒）、γ-颗粒（溶酶体）、线粒体等。其中前三种颗粒中含有大量蛋白或非蛋白类的活性物质，当血小板被激活后，颗粒中的活性物质与血小板胞质中的活性成分一同被释放，参与血小板的释放反应。最终通过形成血小板血栓和凝血酶共同作用，将血液中的纤维蛋白原转变成交联的纤维蛋白，最终达到止血的目的。

（二）血浆

血浆（plasma）的成分比较复杂，它包含各种蛋白（多种凝血因子、抗体、酶等生物活性物质）、无机盐、激素和代谢产物等。离体血液若未进行抗凝处理，可自然凝固形成血块，并分离出黄色澄清的液体称为血清。若加抗凝剂，可经自然沉降或离心后分成两层，上层淡黄色半透明液体称为血浆，下层细胞即为血细胞。

血浆与血清的最主要区别在于血浆中含有纤维蛋白原。在凝血过程中，纤维蛋白原转变成纤维蛋白，使血液凝固。另外，凝血反应中，血小板释放出许多物质，各凝血因子也都发生了变化，使血清成分也发生改变。血浆和血清中各种成分主要通过生物化学和免疫学方法进行检测。血液组成见图 2-1。

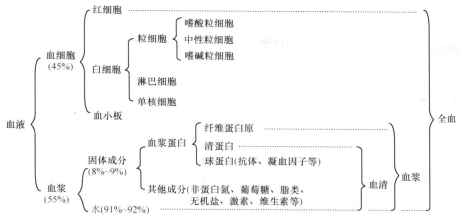

图 2-1　血液的组成

二、血液的作用

血液通过循环系统与身体各组织器官密切接触，参与机体呼吸、运输、防御、调节体液和酸碱平衡等各项生理活动，维持机体正常新陈代谢和内外环境的平衡。

运输是血液的基本功能，能将氧气、营养物质、激素等运送到各组织器官，同时将细胞代谢产生的二氧化碳和代谢终产物排出体外，以维持人体正常的新陈代谢。血液中的水分有利于保持体温相对恒定。血液中存在的缓冲物质，能缓解进入血液的酸性或碱性物质对血浆 pH 的影响，可以调节酸碱平衡，维持内环境的稳定。此外，血液具有保护和防御功能，血小板和凝血因子等参与生理性止血，白细胞和血浆中的抗体等免疫物质能抵御细菌、病毒等微生物引起的感染。

在病理状态下，造血系统的疾患除了直接改变血液成分，还会直接或间接影响某些组织器官的正常功能，如严重贫血患者可以造成多器官功能的减退或衰竭；反之，机体生理和病理的变化也可以使血液组分（如血细胞、凝血因子）和血液物理性状（如血液黏稠度、血细胞变形能力等）发生改变。肝脏疾病因其合成和释放凝血因子等功能下降，容易发生出血。血液检验可以及时发现这些变化，它不仅可以作为诊断各种血液病的主要依据，还可以用于非血液系统疾病的辅助诊断、治疗、疗效评估以及预后判断。

三、血液学检验的临床意义

临床血液学检验的主要内容有临床血液一般检验、血栓和止血的检验、血液流变学检验和血型检验。

1. 临床血液一般检验　临床血液一般检验（简称血液常规检验），是对血液中有形成分进行检验，通过血液常规检验可以帮助临床医生初步了解患者的一般状况。比如，发热的患者白细胞及中性粒细胞数量明显增高，提示细菌性感染；血小板减少，提示有出血的危险；红细胞和（或）血红蛋白浓度的减低，提示贫血；外周血中出现原始及幼稚细胞，提示有白血病发生的可能。血液常规检验因其检验周期短、报告及时，在临床应用十分广泛。

2. **血栓与止血的检验** 血栓与止血的检验用于凝血功能、抗凝血功能及纤溶功能的评估与检测，用于诊断出血、血栓性疾病。正常情况下，机体的凝血机制、抗凝血机制及纤溶机制保持动态平衡，一旦这种平衡被破坏，就可能发生血栓或出血类疾病。

3. **血液流变学检验** 血液流变学也属于血液学检验的范畴。血液流变学检验可以帮助医生了解患者体内血液的流动状态、血液的黏稠度、红细胞的变形能力等，尤其对于老年人，适时了解身体状况，及时添加预防血栓形成性药物是十分必要的。

4. **血型与输血检验** 血型检验的临床应用也极为广泛，比如输血治疗、器官移植、法医鉴定、亲子鉴定等。血型鉴定、输血前不规则抗体筛查、交叉配血等实验的开展，为保证临床安全有效地输血提供了依据。

四、血液学检验主要项目与常用设备分类

临床血液学重点研究造血调控（包括血细胞生成、细胞凋亡等）、血细胞（包括红细胞、白细胞及血小板）的形态、功能以及在疾病诊断中的临床应用、血栓与止血等的基础理论构成、发病机制等。除此之外，也研究因各种疾病以及外科手术、严重创伤、药物治疗等引起的血液系统的异常改变。

临床血液学的检验项目主要包括：血细胞计数及形态检验、骨髓细胞学检验、凝血功能检验（包括血管壁、血小板、凝血因子等）、抗凝血功能检验、纤溶系统功能检验、血液流变学、血细胞沉降率、血型检验等。依据其功能不同，常规临床血液学检验设备主要包括：三分群或五分类全自动血细胞计数仪、全自动血凝分析仪、全自动血液流变分析仪、血小板聚集仪、全自动血沉仪以及全自动血型分析仪等。表 2-1 为血液学检验常用仪器及检验项目一览表。

表 2-1 血液学检验常用仪器及检验项目一览表

常用仪器	检验项目
三分群全自动血细胞分析仪	血常规检验（白细胞计数及分群计数；红细胞计数、血红蛋白、红细胞压积、常用红细胞相关参数；血小板计数、血小板相关参数等）
五分类全自动血细胞分析仪	血常规检验（白细胞计数及分类计数；红细胞计数、血红蛋白、红细胞压积、网织红细胞及常用红细胞相关参数；血小板计数、网织血小板及血小板相关参数等）
光学显微镜	细胞（外周血细胞、骨髓细胞形态、体液细胞、脱落细胞等）形态检验
全自动血凝分析仪	凝血功能检验（凝血酶原时间、活化部分凝血活酶时间、凝血酶时间、纤维蛋白原、国际标准化比值、凝血因子活性等）；抗凝血功能检验（抗凝血酶、蛋白 C、蛋白 S 等）；纤溶功能检验（纤维蛋白（原）降解产物、D-二聚体等）
全自动血流变仪	全血黏度、血浆黏度、红细胞变形指数、聚集指数及刚性指数等
全自动血沉仪	血沉（ESR）
血小板聚集仪	血小板聚集功能
全自动血型分析仪	ABO 血型鉴定、Rh 血型鉴定、交叉配血试验、输血前不规则抗体筛查试验等

第二节 血细胞分析仪

血细胞分析仪（blood cell analyzer）是临床检验最重要的检验仪器之一，是对一定容

量全血内血细胞的数量和质量进行自动化分析的专用设备。血细胞分析仪作为细胞生物学的检测工具，在临床医疗、教学和科研工作中发挥着重要的作用。

1956 年，美国科学家库尔特（W.H.Coulter）根据血细胞对电的非传导性质，成功地将电阻抗粒子计数的方法应用于血细胞计数，为此，电阻抗法也称为库尔特法。

电阻抗法从根本上改变了人工显微镜血细胞计数模式，克服了传统手工法检测精度不高、操作速度慢等缺点。随着基础医学、机械制造和电子工程的发展，血细胞分析仪的检测原理逐渐完善，检测技术不断创新，检测参数显著增多。现代血细胞分析仪除了可以进行全血细胞分类计数、红细胞及血小板相关参数测定以外，还可以对异常细胞进行提示，并且能与血涂片制备、染色甚至读片技术组合，使血涂片从制备、染色到阅片、报告全过程实现了自动化。目前，血细胞分析仪的功能还扩展到对体液细胞的计数和分类。因此，应用血液分析仪能为临床不同层次、不同需求提供有效的血细胞检测参数，对疾病诊断与治疗有着重要的临床意义。

血细胞分析仪的基本功能：

（1）全血细胞计数功能（红细胞、白细胞和血小板计数及其相关的计算参数）。

（2）白细胞分类功能（三分群或五分类白细胞的百分率和绝对值）。

（3）血细胞计数和分类功能的扩展功能，包括：有核红细胞计数、网织红细胞计数及其相关参数检测；未成熟粒细胞、造血干细胞计数；未成熟血小板比率；淋巴细胞亚型计数；细胞免疫表型检测等。

一、血细胞分析仪主要检验参数

血细胞分析仪可报告 16~46 个检验参数，其中实际测试参数有：白细胞、白细胞分类、红细胞、血红蛋白、红细胞压积、血小板、血小板压积、网织红细胞；其他参数属于计算参数，如平均红细胞体积、平均红细胞血红蛋白含量、平均红细胞血红蛋白浓度等。血细胞分析仪主要检验参数的参考区间见表 2-2。三分群血细胞分析仪主要通过阻抗式原理进行检测，可形成二维直方图，完成对血细胞的计数及白细胞的三分群分析；五分类血细胞分析仪采用多种检测通道，可形成三维散点图，对血细胞进行计数及白细胞的五分类分析。

表 2-2　血细胞分析仪主要检验参数及参考区间

测试参数	英文缩写	参考值	单位
白细胞计数	WBC	3.5~9.5	10^9/L
中性粒细胞百分比	NEUT%	40~75	%
淋巴细胞百分比	LYMPH%	20~50	%
单核细胞百分比	MONO%	3~10	%
嗜酸粒细胞百分比	EO%	0.4~8	%
嗜碱粒细胞百分比	BASO%	0~1	%
中性粒细胞绝对值	NEUT#	1.8~6.3	10^9/L
淋巴细胞绝对值	LYMPH#	1.1~3.2	10^9/L
单核细胞绝对值	MONO#	0.1~0.6	10^9/L
嗜酸粒细胞绝对值	EO#	0.02~0.52	10^9/L
嗜碱粒细胞绝对值	BASO#	0~0.06	10^9/L

续表

测试参数	英文缩写	参考值	单位
红细胞计数	RBC	男性：4.3~5.8 女性：3.8~5.1	10^{12}/L
血红蛋白浓度	HGB	男性：130~175 女性：115~150	g/L
血细胞压积	HCT	男性：0.40~0.50 女性：0.35~0.45	L/L
平均红细胞体积	MCV	82~100	fl
平均红细胞血红蛋白含量	MCH	27~34	Pg
平均红细胞血红蛋白浓度	MCHC	316~354	g/L
血小板计数	PLT	125~350	10^9/L

注：此参考区间适用于静脉血的仪器检测方法

（一）血细胞直方图

直方图（histogram）是一种直观的二维统计图表，它的两个坐标分别是统计样本和该样本对应某个属性的度量。血细胞直方图是用来表示血液中各种血细胞体积大小分布状况的曲线，横坐标为细胞体积的大小，纵坐标对应的是不同体积下细胞的数量（细胞出现频率）。比如，红细胞体积分布直方图如图 2-2 所示。

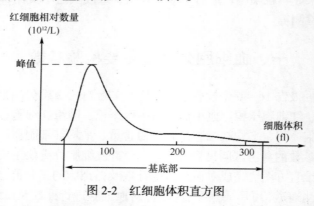

图 2-2　红细胞体积直方图

由直方图 2-2 可以得知不同体积下红细胞出现的频率，即细胞相对数量。通常情况下正常红细胞的直方图只有一个主峰，呈近似正态分布的曲线，主峰左右两侧可能分布有少量异常小细胞或大细胞。峰值是表示某一体积细胞出现最多的点，曲线峰值越高说明该体积的细胞越多。曲线基底部的宽度反映细胞体积的大小是否均一，基底部变宽，说明红细胞之间体积差异比较大，大小不均一，即红细胞体积分布宽度（RDW）较大，血常规报告单显示RDW-CV 和（或）RDW-SD 升高。如图 2-3 所示的直方图，曲线 A 比曲线 B 的红细胞体积大小均一性要好。

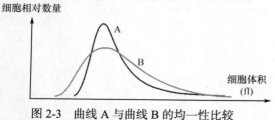

图 2-3　曲线 A 与曲线 B 的均一性比较

直方图曲线与横轴所构成的范围实际上是细胞的数量。细胞体积分布直方图的曲线左移，说明以小体积细胞为主；右移则反映以大体积细胞为主，细胞出现左移或右移通常为异常体积红细胞分布状况。红细胞体积分布直方图的曲线左移、右移见图2-4。

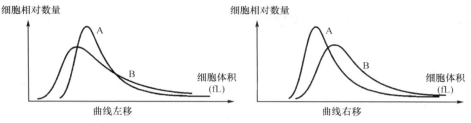

图2-4 直方图曲线左移、右移

注：图中曲线A代表正常分布的红细胞，曲线B代表异常分布的红细胞

（二）红细胞计数及相关参数

1. 红细胞计数 红细胞计数（RBC）是指每升血液中红细胞的数量（10^{12}/L），血细胞分析仪通过测定红细胞对应的电脉冲个数获取红细胞数目。

2. 红细胞比容 红细胞比容（HCT）也称血细胞压积，是指在一定条件下经离心沉淀压紧的红细胞在全血中所占的体积比值（%）。血细胞压积由仪器直接测试得到，有助于贫血的诊断和分类。

3. 血红蛋白浓度 血红蛋白浓度（HGB）指每升血液中所含血红蛋白的量（g/L）。与红细胞计数意义相似，但在对贫血程度的判断上优于红细胞计数。

4. 红细胞平均指数 红细胞平均指数通过以上三个数据计算。

（1）平均红细胞体积：平均红细胞体积（MCV）指平均每个红细胞体积的大小，以飞升（fl）为单位。

$$MCV(\text{fl}) = \frac{HCT(\%)}{RBC(\times 10^{12}/\text{L})}$$

（2）平均红细胞血红蛋白含量：平均红细胞血红蛋白含量（MCH）指平均每个红细胞内所含血红蛋白的量，以皮克（pg）为单位。

$$MCH(\text{pg}) = \frac{HGB(\text{g}/\text{L})}{RBC(\times 10^{12}/\text{L})}$$

（3）平均红细胞血红蛋白浓度：平均红细胞血红蛋白浓度（MCHC）指平均每升红细胞中所含血红蛋白浓度（g/L）。

$$MCHC(\text{g}/\text{L}) = \frac{HGB(\text{g}/\text{L})}{HCT(\%)}$$

5. 红细胞体积分布宽度 红细胞体积分布宽度（RDW）是反映红细胞体积大小异质程度的参数。常用红细胞体积分布宽度的变异系数（RDW-CV）或标准差（RDW-SD）表示，用以说明红细胞体积分布的离散程度，值越大表示红细胞大小不等、不均一性越明显，反之表示红细胞大小较均一。

（三）白细胞计数及相关参数

1. 白细胞计数 白细胞计数（WBC）是指每升血液中白细胞数量（10^9/L），可以通过血细胞分析仪白细胞对应的电脉冲个数获取白细胞数量。

2. 白细胞分类计数 根据血细胞分析仪的检测原理，白细胞分类使用三分群和五分类这两种分类计数体系。

（1）三分群计数：三分群血细胞分析仪主要使用电阻抗法的计数原理（参见检测原理）。由于电阻抗法只能检测细胞的体积，无法区分细胞核内部的结构，因此，三分群血细胞分析仪仅根据细胞体积的大小，粗略地将白细胞分成三大群，在直方图上体现为三个主要分区，即小细胞区、中间细胞区、大细胞区。三分群白细胞体积分布直方图如图 2-5 所示。

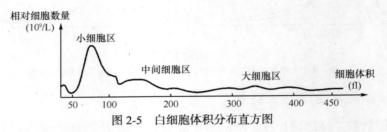

图 2-5　白细胞体积分布直方图

白细胞三分群的计算方法：

$$小细胞比例（\%）= \frac{A_{小细胞}}{A_{小细胞} + A_{中间细胞} + A_{大细胞}}$$

$$中间细胞比例（\%）= \frac{A_{中间细胞}}{A_{小细胞} + A_{中间细胞} + A_{大细胞}}$$

$$大细胞比例（\%）= \frac{A_{大细胞}}{A_{小细胞} + A_{中间细胞} + A_{大细胞}}$$

白细胞三分群中的小细胞区以淋巴细胞为主。中间细胞区包括单核细胞、嗜酸粒细胞、嗜碱粒细胞，病理情况下出现的幼稚细胞和异常细胞也经常被划分在中间细胞区域内。大细胞区实际上为中性粒细胞。

由于三分群检测设备技术手段的局限性，它没有能力采集细胞核内部的结构信息，因此，无法鉴别体积相差不大的细胞，比如不能区分中间细胞区内单核细胞、嗜酸粒细胞以及嗜碱粒细胞等。因此，现在广泛应用五分类计数。

（2）五分类计数：五分类血细胞分析仪为甄别细胞核内部的结构，在保留电阻抗法的基础上，增加了激光散射法和射频电导法等检测技术手段（参见检测原理）。因此，五分类血细胞分析仪可以对白细胞五分类计数。

白细胞五分类包括：中性粒细胞（NEUT）、淋巴细胞（LYMPH）、单核细胞（MONO）、嗜酸粒细胞（EOS）、嗜碱粒细胞（BASO）。分别以绝对值（10^9/L）和百分比（%）来表示，其中百分比（%）表示白细胞分类中每种白细胞占白细胞总数的百分数。

现以激光散射法血细胞分析仪为例介绍白细胞五分类计数方法，它采用特殊的碱性溶血剂，使全血中除嗜碱粒细胞外的其他细胞均被溶解或萎缩（只有嗜碱粒细胞保持原型、较大），通过电阻抗法检测电脉冲信号，可以直接获取嗜碱粒细胞的绝对数量（BASO#），其百分比为

$$BASO\% = \frac{BASO\#}{WBC} \times 100\%$$

其他四种类型的白细胞可以通过激光散射技术来鉴别计数。

淋巴细胞百分比

$$LYMPH\% = \frac{DIFF通道中落入在淋巴细胞区的粒子个数}{WBC对应的电脉冲个数} \times 100\%$$

中性粒细胞百分比

$$NEUT\% = \frac{DIFF通道中落入在中性粒细胞区的粒子个数}{WBC对应的电脉冲个数} \times 100\%$$

注意：DIFF 通道嗜碱粒细胞和中性粒细胞分布在同一区域，中性粒细胞区域内的粒子个数实际上是二者的总数，因此，计算中需要扣除在 WBC 通道（电阻抗法）中检测到嗜碱粒细胞的粒子数量。

单核细胞百分比

$$MONO\% = \frac{DIFF通道中落入在单核细胞区的粒子个数}{WBC对应的电脉冲个数} \times 100\%$$

嗜酸粒细胞百分比

$$EOS\% = \frac{DIFF通道中落入在嗜酸粒细胞区的粒子个数}{WBC对应的电脉冲个数} \times 100\%$$

（四）血小板计数及相关参数

1. 血小板计数 血小板计数（PLT）指每升血液中血小板数量（10^9/L）。由于血小板体积远小于红细胞的体积，因此它与红细胞使用同一计数通道，可以通过检测血细胞分析仪对应的电脉冲（振幅较低）个数来获取血小板的数量。血小板分布直方图如图2-6所示。

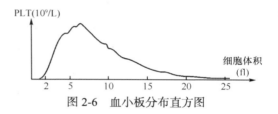

图2-6 血小板分布直方图

2. 血小板压积 血小板压积（PCT）指在一定条件下经离心沉淀压紧的血小板在全血中所占体积的比值（%），由仪器直接测试得到。

3. 平均血小板体积 平均血小板体积（MPV）指每个血小板平均体积的大小，由以上两个数据计算得到。

$$MPV（fl） = \frac{PCT（\%）}{PLT（\times 10^9/L）}$$

4. 血小板体积分布宽度 血小板体积分布宽度（PDW）是反映血小板体积大小不等的异质性参数。由仪器根据血小板体积不同绘制的直方图导出。血常规报告中常用血小板体积分布宽度的变异系数（PDW-CV）或标准差（PDW-SD）来表示，用以说明血小板体积分布的离散程度。

（五）网织红细胞计数

网织红细胞（reticulocyte，RET）是晚幼红细胞脱核后到完全成熟红细胞间的过渡细胞，由于胞质中残存嗜碱性的核糖核酸（RNA），经煌焦油蓝染色后凝聚成蓝黑色颗粒，颗粒间连缀成线，形成网状。红细胞中网状结构愈多，表示细胞越幼稚，血常规检验中用网织红细胞评估骨髓造血功能。

1. 网织红细胞绝对值 网织红细胞绝对值（RET#）指每升血液中网织红细胞数量（10^9/L）。

2. 网织红细胞百分比 网织红细胞百分比（RET%）指网织红细胞占红细胞总数的百分数（%）。

二、血细胞分析仪检测原理

现代血细胞分析仪综合应用了物理学的电学和光学两大基础理论，电学检测原理包括电阻抗法和射频电导法等，光学检测原理包括激光散射法和分光光度法等。血细胞分析仪的检测技术中只有分光光度法是测量液体的浊度（血红蛋白浓度），其他方法均是用来检测粒子。

粒子检测主要是针对血液中各种细胞的数量、体积、胞核及胞浆复杂情况的测定，它包括白细胞、红细胞、血小板的计数及白细胞的分类计数、红细胞和血小板的相关参数测定等。粒子检出的基本原理是电阻抗计数原理（库尔特原理），由于经过溶血剂处理后的细胞表现出不同的体积状态，依据体积大小，血细胞分析仪应用电阻抗计数原理可以对血细胞进行分类（分群）并计数。目前使用的血细胞分析仪，对红细胞、血小板以及三分群白细胞的计数仍普遍采用电阻抗法。

电阻抗法主要是针对细胞体积不同进行分类检测的一种检测方法。但是，五种白细胞（中性粒细胞、淋巴细胞、单核细胞、嗜酸粒细胞和嗜碱粒细胞）体积相差甚微，仅通过外形、体积，很难分辨。

五种白细胞的内部结构和结构特征见图 2-7、表 2-3。

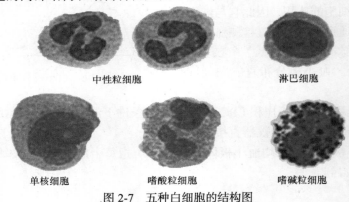

图 2-7　五种白细胞的结构图

表 2-3　五种白细胞的结构特征（瑞氏-吉姆萨染色）

白细胞	大小（μm）	外形	胞浆颗粒	细胞核
中性粒细胞	10~15	圆形	颗粒量多、细小、分布均匀、染成紫红色	杆状核和分叶核，3 叶核居多。核质粗糙
嗜酸粒细胞	11~16	圆形	颗粒量多、粗大，圆形、均匀，鲜橘红色	核常分为 2 叶，呈眼镜样，核质粗糙
嗜碱粒细胞	9~12	圆形	颗粒量少、大小不均、分布不均、蓝黑色	核呈圆形或椭圆形，核质呈粗块状
淋巴细胞	6~15	圆或椭圆形	小淋巴细胞：一般无颗粒 大淋巴细胞：少量、粗大、不均、深紫红色	核呈圆形
单核细胞	10~20	圆或不规则形	颗粒细小、弥散分布	核呈不规则形、肾形、马蹄形等，核质细致、疏松呈网状

现代五分类血细胞分析仪联合应用光学、电学、细胞化学等多种技术手段，在电阻抗法根据细胞体积进行分群计数的基础上，实现了对细胞表面特征、细胞内部结构（如胞浆成分、颗粒大小与密度、细胞核结构与形态）等信息的检测。联合技术的引用，不仅提高了白细胞分类计数的能力，还可以对有核红细胞、网织红细胞及幼稚细胞、异常细胞等进

行更加准确的计数。

全血样本检测的基本流程如图 2-8 所示。

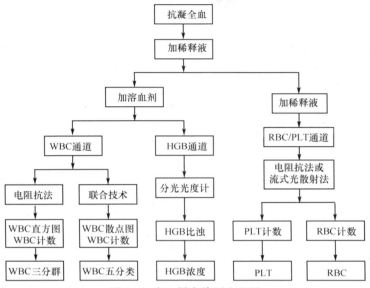

图 2-8　全血样本检测流程图

全自动血细胞分析仪用于血常规检验，它的项目包含粒子、体积和浓度这三方面检验分析技术。其中：粒子检出主要是指对全血中白细胞、红细胞、血小板的数量，白细胞分类计数以及红细胞、血小板相关参数的测定与计算；体积检出主要是指对红细胞压积的测定；浓度检出主要是指对血红蛋白含量的检测。

以下将分别介绍电阻抗计数原理、联合应用多项技术（包括激光散射法、射频电导法等）的粒子计数（白细胞的分类计数、红细胞和血小板）和体积检出（血细胞压积）原理以及比色法浓度检测（血红蛋白）原理。

（一）电阻抗计数原理

电阻抗法计数（resistance count）原理如图 2-9 所示。

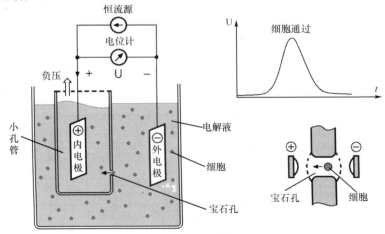

图 2-9　电阻抗法计数原理图

将等渗电解质溶液稀释的血细胞悬液置于不导电的容器中，血细胞与等渗电解质溶液相比为不良导体。将小孔管（也称传感器）插进细胞悬液，小孔管内充满电解质溶液，并有一个内电极，小孔管的外侧细胞悬液中有一个外电极。如图 2-9 所示，由于电极的激励源为恒流源，那么位于小孔管两侧的电极通过一个恒定电流。

在负压的作用下，细胞悬液从小孔管外侧通过小孔（也称为宝石孔，计数直径一般 < 100μm，厚度约 75μm）向小孔管内部流动。当悬液中有细胞通过宝石孔时，由于细胞为不良导体（细胞的导电性比等渗稀释液低），在电路中宝石孔感应区内阻抗增加，瞬间引起了电压变化，出现一个脉冲信号。电压增高的程度取决于细胞体积，细胞体积越大，引起电压的变化越大，产生的脉冲振幅越高。通过测量脉冲电压幅度可以测定细胞体积，记录脉冲数量能得到细胞计数。

根据各种细胞所产生脉冲的电压幅度和数量，可以区分不同类型的细胞，了解细胞数量与体积的分布状况。血细胞分析仪在进行细胞分析时，将每个细胞脉冲数据根据其体积大小进行分类，并记录到相应的体积通道。通过统计每个体积通道收集的数据，可以得到细胞分布的直方图。

（1）白细胞及分群计数：在白细胞分布直方图（图 2-5）上，淋巴细胞一般在 35~95fl，称为"小细胞区"；单核细胞、嗜酸粒细胞、嗜碱粒细胞、幼稚细胞和白血病细胞体积分布在 95~160fl，称为"中间细胞区"或"单个核细胞区"；中性粒细胞可达 160 fl 以上，称为"大细胞区"。仪器将 35~300fl 区间内的白细胞分为 256 个通道，每个通道为 1.64 fl，根据细胞大小将其置于相应体积的通道中，可以得到白细胞体积分布直方图。由此实现对白细胞的计数以及三分群分析。

（2）红细胞和血小板计数：红细胞直方图（图 2-2）上，在 50~125fl 区域内有一个接近正态分布的曲线，为正常红细胞的分布范围；在 125fl 以上区域为一个较低且分布稍宽的曲线，多为大红细胞、网织红细胞等。若红细胞直方图主峰左移或右移（图 2-4），则反映小红细胞或大红细胞大量存在；贫血治疗过程中，可以出现双峰图如图 2-10 所示。

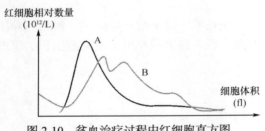

图 2-10　贫血治疗过程中红细胞直方图
曲线 A 代表正常分布的红细胞，曲线 B 代表
异常分布的红细胞

血小板与红细胞在同一个计数通道中检测，体积分布在 2~30fl（图 2-6）。电阻抗法细胞计数是否准确、数据是否可靠，关键在于血细胞能否平稳地通过计数宝石孔。为避免发生血细胞靠着孔边缘流过宝石孔，或在通过宝石孔时发生湍流、涡流等状况，血细胞分析仪通常采用鞘流、扫流与防反流、双鞘流等技术手段以保证细胞计数的准确。

1. 鞘流技术　鞘流技术（sheath flow）应用层流原理。如图 2-11 所示，待测的细胞悬液（样本液）从注样针的喷嘴喷出，被周围同方向流动的鞘液挤压，由于外层的鞘液压力大、流速快，内层的样本流压力小、

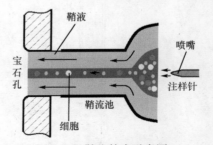

图 2-11　鞘流技术示意图

流速慢，就在鞘流与样本流之间形成层流。因此，在鞘液的包裹下形成单个排列的细胞流通过宝石孔计数敏感区。

2. 扫流技术与防反流技术 当细胞流出宝石孔时，会产生涡流、回流等现象。由于红细胞、血小板共用同一计数系统，这些干扰会不同程度地改变脉冲幅度，使稍大的血小板脉冲被误认为是红细胞，稍小的红细胞脉冲可能进入血小板通道，导致分类计数误差。因此，血细胞分析仪采用多种技术手段以降低对大、小细胞分类计数的干扰。

（1）扫流技术：由于红细胞和血小板在同一个计数池中计数，红细胞体积较大，在通过计数敏感区时会形成一个大的脉冲，若此时有回流，则同时又会产生一个因涡流再度进入敏感区边缘而形成的小脉冲，使电极可能感应到相当于血小板大小的小脉冲，从而使血小板计数出现假性增多。

扫流技术的原理如图 2-12 所示。

扫流技术是进行红细胞和血小板计数时，在细胞通过宝石孔后，纵向流过一个稳定的液流（扫流液），这样可以使经过宝石孔的红细胞被立即冲走，以防止回到计数敏感区被误计为血小板。

（2）防反流技术：图 2-13 所示的防反流装置是为防止已经计过数的红细胞又回到计数敏感区。

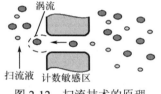

图 2-12 扫流技术的原理

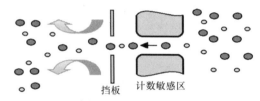

图 2-13 防反流装置

在红细胞计数池宝石孔的内侧安装一块带孔的挡板，挡板中央有一个直径比宝石孔略大的小孔。当进行细胞计数时，由于负压的作用细胞快速通过宝石孔计数敏感区，并穿过挡板小孔。这种装置，即使挡板外侧产生涡流，红细胞也会通过挡板被阻挡在敏感区以外，不会影响到血小板计数。

3. 双鞘流技术 双鞘流技术的原理示意图如图 2-14 所示。

双鞘流技术的结构特征是，在宝石孔的出口处增设一组捕捉管和鞘流（后鞘流）。当细胞通过宝石孔瞬间，立即被后鞘流包裹进入捕捉管，不会发生涡流或回流等现象。

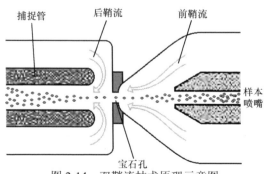

图 2-14 双鞘流技术原理示意图

（二）激光散射技术

由于电阻抗法采用的是直流检测技术，不具备细胞穿透能力，无法探测细胞核内部结构，无法甄别体积相近的细胞。激光散射技术（laser scattering）采用半导体激光器，能提供高性能的单色激光束，因此，通过检测粒子光散射的强度，不但可以测定细胞的外形及体积（细胞膜散射光），还能区分细胞内部结构（胞浆颗粒、细胞核散射光）。目前，五分类血细胞分析仪的白细胞分类计数，大多使用激光散射技术。

1. 激光与激光的散射　普通光是物质自发辐射产生的，而激光是由物质受激辐射产生的。与普通光相比，激光具有单色性好、方向性好、相干性好和亮度高等特点。

（1）单色性好：光的颜色由波长（或频率）决定，一定的波长对应一个特定的颜色。普通光源发射的光子，频率各不相同，所以它发出的光包含多种色彩。激光则不同，它的各光子发射频率完全相同，因此激光是最好的单色光源。

（2）方向性好：普通光源发出的光射向四面八方，为了将普通光沿某个方向集中起来需要使用聚光装置。激光束的发散角很小，不需要任何装置，激光几乎就是平行的光线。

（3）相干性好：由于受激辐射的光子在相位上是一致的，再加之谐振腔的选模作用，使激光束横截面上各点间有固定的相位关系，所以激光可以提供性能良好的相干光源。

（4）亮度高：激光的亮度可比普通光源高出 1000 倍，是目前最亮的光源，强激光甚至可产生上亿度的高温。

由于激光具有良好的单色性和方向性，当激光通过均匀透明介质时，在没有阻碍的无限空间中会照射到无穷远的地方，并且在传播过程中很少有发散的现象。但是，当均匀介质中含有悬浮颗粒时，光线遇到颗粒阻挡会发生反射或折射，使一部分光线偏离原传播轨迹向四周散射，这就是激光的散射现象。

2. 散射光与血细胞分类计数　由于检测散射光的散射角和散射光强度，能测定颗粒的体积与数量。因此，应用激光散射技术，通过对细胞膜和细胞核的散射光检测，可以进行血细胞分类与计数。

由于激光为可见光，波长为 400~700nm，血细胞的体积为 5~20μm，即使是最低测量极限的细胞核也超过 0.1μm。所以，血细胞对激光的散射现象主要是前向或侧向散射光形式。

当激光光源产生的单色光照射到细胞时，一方面，由于各细胞体积大小不同，产生的散射光不同；另一方面，细胞的内部结构也有较大差异（图 2-7），胞浆颗粒大小多少、细胞核大小形态也不同，粗颗粒细胞的散射强度要比细颗粒细胞更强，故光散射对细胞内部颗粒的构型、细胞核具有很好的分辨能力。也就是说，由于细胞内部的胞浆颗粒、细胞核与整个细胞外形相比，体积要小得多，分别作为待测粒子，即使产生的都是前向散射光，其角度也会有较大差异，因此，通过对散射角和强度的检测，可以甄别细胞外形和胞浆颗粒、细胞核结构的不同。细胞膜与细胞核的散射光示意图如图 2-15 所示。

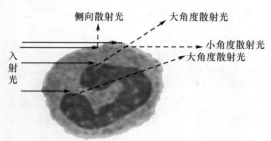

图 2-15　细胞膜与细胞核散射光示意图

由图 2-15 可见，前向小角度散射光可以反映细胞的体积，前向大角度散射光能得到细胞核、胞浆复杂度和细胞颗粒的信息，侧向散射光则可说明细胞膜、核膜、细胞质的变化。因此，依据细胞表面和内部散射光的检测数据，通过对每个细胞的前向小角度、大角度或侧向散射光的分析，实现对细胞的分类与计数。

3. 散射法血细胞检测系统　图 2-16 为激光散射法光路系统示意图。

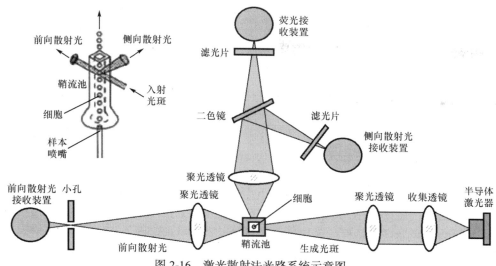

图 2-16　激光散射法光路系统示意图

通过有一定压力的喷嘴将稀释后的全血样本射入鞘流池，进入鞘流池的样本流在高速流动的磷酸盐缓冲液围绕下，形成对样本的鞘液包被。经过鞘液包被挤压，待测细胞单行排列依次通过检测区域。

半导体激光源发射单色激光，经聚焦整形后的生成光斑横向（与样本流向垂直）照射样本流（单行排列的细胞），由于细胞膜及细胞核、胞内颗粒会发生光的散射现象，因此，通过前向、侧向聚光镜可以采集前向、侧向散射光。

前向聚光透镜采集的前向散射光，经小孔光阑提取中心光点（其余光线均为杂散光），由前向散射光技术装置得到前向散射光的光电信号。

侧向聚光镜能收集侧向散射光，注意：侧向散射光中还包括荧光信号，通过二色镜可以将侧向散射光与荧光信号分离。二色镜的原理示意图如图 2-17 所示。

二向分色镜（简称二色镜）是一种特殊的分光器件，入射光与二色镜表面成 45° 入射角。若选择 645nm 的二色镜，则波长大于 645nm 的光线会透过器件；小于 640nm 的光将被元件反射。这样，通过一个二向分色镜，就能将荧光与侧向散射光分离。

激光照射染色后的细胞胞浆、胞浆颗粒及细胞核、核酸（DNA 和 RNA）等，可以激发荧光现象，通过检测荧光强度，能对细胞分类计数。常用的染色方法有荧光染色、过氧化物酶染色等。

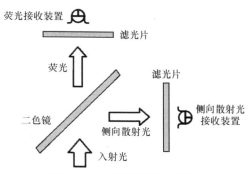

图 2-17　二色镜原理示意图

（1）荧光染色：试剂中的表面活性剂溶解红细胞，同时在白细胞膜上打孔，使荧光染料进入细胞，针对细胞核内 RNA、DNA 以及细胞质中的细胞器（如线粒体）等进行染色。染色后的细胞或细胞内其他颗粒流经检测通道被激光照射时，可产生与激光波长相差不大的散射光和比激光波长更大的荧光，使用荧光检测器，能接收染色后细胞产生的荧光信号。

侧向荧光信号主要反应不同细胞内 DNA 或 RNA 的含量，将各种散射光的信息进行综合分析，既可准确区分正常类型的白细胞、红细胞和血小板，也可以区别有核红细胞、网织红细胞、幼稚细胞和异常细胞。

（2）过氧化物酶染色：过氧化物酶反应是一种常用的细胞化学染色方法。染色后的细胞内若不出现蓝黑色颗粒为阴性反应，出现细小颗粒或稀疏样分布的黑色颗粒为弱阳性反应，出现黑色粗大而密集的颗粒为强阳性反应。

过氧化物酶主要存在于粒细胞系和单核细胞系中，各类白细胞对过氧化物酶的反应是不同的，早期的原始粒细胞为阴性，早幼粒以后的各阶段都含有过氧化物酶，并随着细胞的成熟其含量逐渐增强。中性分叶核粒细胞会出现强阳性反应，嗜酸粒细胞具有最强的过氧化物酶反应，嗜碱粒细胞不含此酶呈阴性反应。在单核细胞系统，除原始单核外，幼稚单核和成熟单核细胞都会出现较弱的过氧化物酶反应。淋巴细胞系统、红细胞系统及巨核细胞系统的细胞过氧化物酶均呈阴性反应。

过氧化酶检测通道就是根据上述原理设计的，它通过检测每个通道过氧化酶散射光的吸收率，能将白细胞分成以下几个细胞群：①过氧化物酶阳性反应最强的嗜酸粒细胞；②过氧化物酶强阳性的嗜中性分叶核粒细胞；③体积较大、过氧化物酶弱阳性的单核细胞；④体积较小、过氧化物酶阴性的淋巴细胞；⑤体积大于淋巴细胞且过氧化物酶阴性的未染色大细胞，此类细胞增加提示有幼稚或原始的各类细胞出现的可能。

在嗜碱细胞通道中采用的检测原理是，专用的嗜碱细胞试剂将除了嗜碱粒细胞以外的其他白细胞除去细胞膜，使其裸核化并体积变小，仅将嗜碱粒细胞保持原有状态，体积明显大于其他类型的白细胞，这样就可以将嗜碱粒细胞检测出来。

（三）射频电导技术

射频（radio frequency，RF）指射频电流，是具有空间辐射并对物体有穿透能力的高频电磁波，频率范围为 300kHz~30GHz。利用射频的电磁辐射原理和识别技术，可以通过射频探针采集的电磁辐射信号，检测发射端与接收端之间的血细胞导电特性，由此可判断出血细胞类别。血细胞射频电导检测示意图如图 2-18 所示。

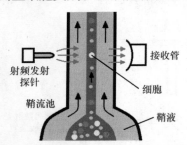

图 2-18 血细胞射频电导检测示意

血细胞排队单个顺序通过检测区的方法，还是通过鞘流池利用层流原理。在检测区，发射探针定向发出射频电磁波，接收管能采集到与鞘流池内容物有关的导电信息。当血细胞通过检测区时，因血细胞是不良导体，其导电性总体会下降，检测装置可以识别该血细胞的体积和内部结构。

由于每种血细胞的内部构成各不相同，不同种类血细胞的导电特性也会有所差异，因此，通过检测血细胞的导电特性，可以探查血细胞内部的细胞核、细胞质（如比例）、颗粒成分（如大小和密度）等特征性信息，能区分体积相差很小、外形难以分辨的血细胞。

（四）比色法

不论是三分群还是五分类血细胞分析仪，检测血红蛋白浓度（HGB）均采用比色法。比色法（colorimetric method）检测原理遵循朗伯-比尔（Lambert-Beer）比色定律，即

$$A = \lg \frac{I}{I_0} = KBC$$

式中 A 是吸光度或光密度，I_0 是单色入射光强度，I 为透过光强度，K 为比色常数，B 为液层厚度，C 为溶液浓度。

由上式可知，比色池结构确定后，液层厚度 B 就是已知量，另外，单色入射光强度 I_0 可以通过设备加以控制。因此，溶液的浓度 C 与透过光强度 I 呈负相关，通过检测透过光，可以换算出物质浓度。

由于比色常数 K 与溶液的性质、比色池的温度以及入射光波长等因素有关，这些因素是与设备状态、人为操作（甚至有不可控因素）等有关的变量。为准确得到当时的比色常数 K 进而消除误差，在实际检测中，常通过检测空白液（参比液）透过光强度 I 的方法来确定比色常数 K。

因此，待测溶液的浓度为

$$待测溶液浓度 = 常数 \times \ln \frac{空白液透光强度}{样本液通过强度}$$

血细胞分析仪的血红蛋白浓度（HGB）比色池，一般是与 WBC 计数池（也称为换能池）共用一个容器。单色光源通常使用绿色发光管（波长为 530~550nm），接收为光电二极管。血红蛋白浓度比色示意图如图 2-19 所示。

由于血红蛋白存在于红细胞中，正常情况下难以将其分离，因此要采用比色法进行间接测量。检测时，首先在换能池定量加入血液样本，并按比例稀释，然后再加入适量的溶血剂，经过搅拌混匀，使红细胞破坏，溶解释放出血红蛋白。血红蛋白与溶血剂的某些成分结合，形成稳定的血红蛋白衍生物。

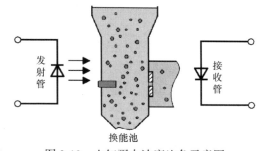

见图 2-19，换能池（比色池）一端的绿色发光管通过波长为 540nm 的单色光照射血红蛋白衍生物溶液，另一端通过光电管接收透射光，后续电路将透射光信号转换为数字信号，通过与比色池中加入样本前（比色池中只有稀释液）测得的本底透射光产生的信号比较，得出样本的血红蛋白浓度（HGB），单位为 g／L。

图 2-19 血红蛋白浓度比色示意图

不同血细胞分析仪配套使用的溶血剂会有所不同，但大致可分为两大类。一类是含氰化物的溶血剂，可以形成氰化血红蛋白（HiCN），最大吸收峰为 540nm，显色稳定，但剧毒；另一类是不含氰化物的溶血剂，无毒，常用的有月桂酰硫酸钠（sodium lauryl sulfate，SLS），测定波长为 555nm。

（五）检测通道与散点图

血细胞分析仪是针对各种血细胞进行分类计数的专用设备，由于血细胞分类计数的方法较多，因此，来自不同厂家血细胞分析仪的检测原理也不尽相同。但是，对红细胞、血小板、白细胞总量（其中的嗜碱粒细胞数量）的计数方法大多仍采用电阻抗法，血红蛋白浓度检测使用比色法，所不同的在于白细胞五分类的计数方式。

目前，五分类血细胞分析仪的白细胞分类计数至少要使用两个检测通道，需要通过两个步骤才能完成白细胞的五分类计数。以长春迪瑞 6800 五分类血细胞分析仪为例，该仪器首先通过库尔特通道（电阻抗法）对白细胞总数和其中的嗜碱粒细胞数量进行计数，然后，由激光散射通道（激光散射法）根据细胞前向大角度与前向小角度的散射光强度构成的散点图，通过图 2-20 所示的散点图可以得到各种白细胞所占的比例，经计算可得到相应白细胞的数量。

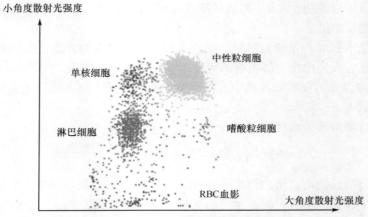

图 2-20　五分类血细胞分析仪散点图

1. 检测通道　为了甄别不同种类的血细胞，五分类血细胞分析仪通常要联合应用多种检测原理和技术手段，使用两个或两个以上的检测通道（也称检测系统）。由于血细胞分析仪要同时联合使用多项检测技术，因此，检测通道并不一定是特指某一物理管道，而是一个特定的检测区域。比如，库尔特通道是特指电阻抗法的计数通道，它是一个物理管道；而 IMI 通道则包含电阻抗物理管道和射频管道。

采用联合检测时，每个通道都使用专用的溶血剂和稀释剂，目的是将目标细胞以外的细胞溶解或破碎。由于只有目标细胞为原形态，它与被溶解细胞在体积以及细胞核形态上有明显差异，因此，可以更容易对目标细胞进行分类计数。

五分类血细胞分析仪种类繁多，采用的检测原理和检测通道也各有不同，以下仅介绍几种常用的检测通道。

（1）库尔特检测通道：库尔特（Kurt）检测通道应用电阻抗法，目的是检测血细胞的体积。库尔特检测通道分为单通道和双通道两种形式。早期多为单通道形式，即红细胞、白细胞和血小板共用一个宝石孔（孔径 50~100μm），由于红细胞和白细胞从形态学上差异很大，共用同一孔径，直接影响检测的准确性。另外，单通道的测试速度较慢，容易发生堵孔现象，使用试剂较多且交叉污染严重，已趋于淘汰。

目前，库尔特检测通道主要采用双通道形式，即有两个不同孔径的宝石孔，分为 WBC 通道（孔径约 100μm，用于白细胞计数和分类）和 RBC/PLT 通道（孔径约 80μm，红细胞、血小板计数共用）。其中在 WBC 通道，由于加入红细胞溶血素，还可应用光电比色法同时完成血红蛋白浓度测定。

通过库尔特检测通道能检测出不同体积的细胞数量，可以在平面直角坐标系分别绘制出红细胞、白细胞和血小板的体积分布直方图。

（2）白细胞四分类检测通道：白细胞四分类检测通道（DIFF 通道）也称 LMNE 通道。在 LMNE 检测池中，全血样本与染色剂充分混匀，在 35℃条件下进行孵育，此过程的作用是：溶解红细胞；对单核细胞的初级颗粒、嗜酸粒细胞和中性粒细胞的特异颗粒进行不同程度的染色，同时对细胞的膜（细胞膜、核膜、颗粒膜）也进行不同程度的着色；固定细胞的形态，使其保持自然状态。由于淋巴细胞、单核细胞、中性粒细胞和嗜酸粒细胞对染色剂的着色程度不同、每种细胞特定的细胞核形态和颗粒的结构造成光散射的强度不同，产生了特定的吸光率。

染色后的样本被引导进入鞘流池进行双鞘流分析。首先经过 60μm 红宝石孔进行电阻抗法分析，用于判断细胞体积大小。然后，样本迅速进入直径为 42μm 的第二鞘流通道进行光吸收率测定，以判断细胞形态和内容物等情况。根据每类细胞在这两个分析参数上所表现出来的特性，横坐标表示细胞大小的特性，纵坐标反应细胞的形态和内容物，可以形成二维分布的 LMNE 散点图。

（3）淋巴、单核、粒细胞检测通道：由于淋巴细胞、单核细胞及粒细胞在大小、细胞质含量、核形态与密度上均有较大差异，对细胞处理上可以选择较温和的溶血剂，溶血剂穿透细胞膜仅使少量的胞浆溢出，对核的皱缩作用也较轻微，细胞形态改变不大。该检测通道联合应用电阻抗法和射频电导法，在小孔的内外电极上有直流和射频两个发射器，使小孔内侧与外侧之间存在直流和射频两种电场，由于电阻抗法直流电不能检测细胞浆及核质密度，只能测细胞体积大小，而射频透入细胞内，可测量核的大小及颗粒的多少。因此，根据每类细胞在直流和射频所表现出来的特性（电脉冲形态），横坐标表示细胞的大小，纵坐标反应细胞核的大小及颗粒密度，可以形成将这三类细胞区分开的散点图。

（4）嗜酸粒细胞检测通道：EOS 通道，样本与特殊嗜酸性溶血剂混合，使除嗜酸粒细胞以外的所有细胞被溶解或萎缩成裸核。由于这些被溶解或萎缩的细胞体积与嗜酸粒细胞有明显差别，通过在其检测通道中应用电阻抗法（或其他方法）对含有完整的嗜酸粒细胞悬液进行计数，可以得到嗜酸粒细胞的数量。

（5）嗜碱粒细胞检测通道：BASO 通道，样本与特殊嗜碱溶血剂混合，使除嗜碱粒细胞以外的所有细胞被溶解或萎缩成裸核，通过对含有嗜碱粒细胞悬液进行计数，能得到嗜碱粒细胞的数量。

（6）粒细胞检测通道：由于不同的粒细胞过氧化物酶含量不同，其中：嗜酸粒细胞具有最强的过氧化物酶；中性粒细胞含有较强的过氧化物酶；单核细胞除早期原始阶段外，仅含有较弱的过氧化物酶；嗜碱粒细胞、淋巴细胞不含过氧化物酶。在这个检测通道，联合应用电阻抗法和细胞化学染色方法，对细胞进行过氧化物酶染色，结合阻抗法测定的体积大小和过氧化物酶活性多少来区分粒细胞群。

（7）幼稚细胞检测通道：IMI 通道，由于幼稚细胞膜表面含有的脂质要比成熟细胞少，根据这一特点，在细胞悬浮液中加入硫化氨基酸（IM 试剂），使得幼稚细胞膜表面结合的硫化氨基酸较多。硫化氨基酸对溶血剂有抵御作用，因此加入溶血剂后，膜表面结合硫化氨基酸少的成熟细胞（如白细胞等）和其他有核细胞会被溶解破坏，只有幼稚细胞能保持原型。此时，对细胞悬液进行计数，得到的细胞计数就是幼稚细胞的数量。

2. **散点图**　散点图（scatter diagram）是指在回归分析中，因变量随自变量而变化的大致趋势，其中引起变化的量叫做自变量（即自己发生变化的量），变量也称为因变量。在直角坐标系的平面，用数据点分布来表示这组变量关系的二维坐标图就称为散点图（也称为散布图），如果有三组变量则可绘出三维立体空间散点图。所以，散点图的作用是通过至少两组变量（数据）构成多个坐标点，通过考察坐标点的分布，判断两变量之间是否存在某种关联或总结坐标点的分布模式。

根据坐标点的分布模式，两组变量可能呈正相关或负相关关系。当两个变量变化的趋势相同，即自变量由大到小或由小到大变化时，因变量亦由大到小或由小到大变化，其数据曲线的变化率始终大于零，坐标点散布在从左下角到右上角的区域，这两个变量的相关关系就称为正相关（图 2-21 左图）。反之，坐标点散布在从左上角到右下角的区域称为负相关（图 2-21 中图）。当然，两组变量也可能不具有相关性（图 2-21 右图）。

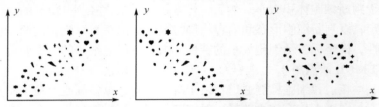

图 2-21　两组变量（数据）的相关性

3. 散点图的应用　血细胞分析中，由于各种血细胞具有不同的结构特点，其表面特征以及内部的细胞核、细胞质（如比例）、颗粒成分（如大小和密度）等特征性信息比较复杂，所以不同类型的血细胞分析仪在甄别细胞种类，尤其是区分体积相差很小、外形难以分辨的血细胞时需要联合运用多种检测原理和技术手段，目的是为了尽可能提供更多的鉴别信息，使细胞分类与计数更为准确。

散点图是表达各种血细胞的群落分布图。在实际检测中，计算机系统能将关于血细胞特点的信息转化为数据形式，其中有关联的两组数据可构成因变量与自变量的关系，通过这组变量能在坐标平面上定位一簇点，这就是血细胞散点图。在散点图上不同的细胞群落代表了不同种类细胞的分布以及各自所占的百分比例，通过百分比例可以换算出血细胞的数量。

由于血细胞分析仪采用的检测原理和方法不同，可以形成各自独特的散点图，下面介绍几种比较常见的散点图。

（1）容量-电导-光散射联合检测散点图：容量-电导-光散射（volume-conductivity-light scatter，VCS）联合检测方法是集三种物理学检测技术于一体，在细胞处于自然原始的状态下对其进行多参数分析。这种方法首先在样本中加入溶血剂溶解红细胞，然后注入稳定剂来中和溶血剂，使白细胞表面、胞浆和细胞体积保持稳定不变。然后应用鞘流技术将细胞推进到流动细胞计数池中，接受仪器 VCS 三种技术的检测。

V 代表体积（volume）测量技术，采用经典的电阻抗法检测细胞体积。体积是区分不同类型白细胞的一个重要的参数，它可有效区分体积大小差异显著的淋巴细胞和单核细胞。C 代表射频电导（conductivity）测量技术，采用射频电磁探针原理测量细胞内部结构间的差异。细胞膜对高频电流具有传导性，当电流通过细胞时，细胞核的化学组分可使电流的传导性产生变化，其变化量可以反映细胞内含物的信息。该参数可用来区分体积相近而内部性质不同的细胞群体，如淋巴细胞和嗜碱粒细胞，由于它们的细胞核特性不同，因而在射频的传导性上有所区别。S 代表激光散射（scatter）测量技术，采用激光源发出的单色激光扫描每个细胞，收集细胞前向散射光强度。该激光束可穿透细胞，探测细胞内核分叶状况和胞浆中的颗粒情况，提供有关细胞颗粒性的信息，可以区分出颗粒特性不同的细胞群体。例如细胞内颗粒粗的要比颗粒细的散射光更强，因此可以用于区分粒细胞中的中性粒细胞、嗜酸粒细胞和嗜碱粒细胞三种细胞。

VCS 技术可通过三个散点图将五种类型白细胞明显区分开。细胞体积与激光散射强度构成的散点图如图 2-22 所示。

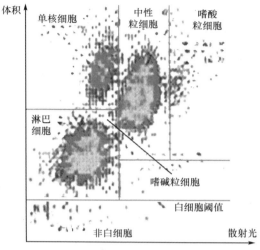

图 2-22　细胞体积与激光散射的散点图

图 2-23 所示的是另外两个散点图。左图显示的单核细胞、粒细胞和淋巴细胞的分布状况，右图是除去粒细胞群体后显示出淋巴细胞后面的嗜碱粒细胞图像。

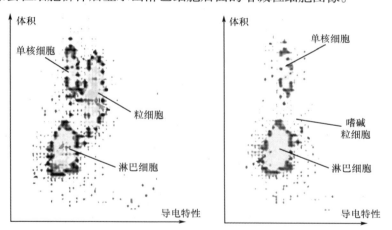

图 2-23　单核细胞、粒细胞、淋巴细胞和嗜碱粒细胞的散点图

（2）激光散射与核酸荧光染色联合检测散点图：联合应用激光散射与核酸荧光染色检测技术也是进行白细胞分类计数的常用方法。这种检测方法要使用两个检测通道，即 DIFF 通道和 WBC/BASO 通道。

在 DIFF 计数池的试剂中添加核酸荧光染料，对核酸物质 DNA/RNA 进行染色。通过激光照射，接收到的荧光强度与细胞的核酸含量成正比，由此可以将中性粒细胞、嗜酸粒细胞、单核细胞、淋巴细胞清楚地分离。根据染色后的细胞侧向散射光（横坐标）和侧向荧光强度（纵坐标）的不同，绘出散点图，可以区分出除嗜碱粒细胞以外的其他四类白细胞。

WBC/BASO 通道是检测嗜碱粒细胞的专用通道。由于加入特殊的溶血剂，除嗜碱粒细胞以外的所有细胞都被溶解或萎缩，只留下裸核。因此，激光照射时会产生不同的前向散射光（纵坐标）和侧向散射光（横坐标）信号，从而将嗜碱粒细胞与其他细胞区分开来。在这个通道中可以获得白细胞总数和嗜碱粒细胞的数量。

运用激光散射与核酸荧光染色联合检测技术，可以采集到鉴别细胞种类的三种信号。即前向散射光（FSC）信号，反应细胞体积大小；侧向散射光（SSC）信号，反应细胞的颗粒和细胞核等内含物的信息；侧向荧光（SFL）强度信号，用于分析细胞内脱氧核糖核酸（DNA/ RNA）的含量。图 2-24 为激光散射与核酸荧光染色联合检测散点图。

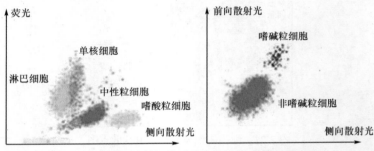

图 2-24　激光散射与核酸荧光染色联合检测散点图

（3）IMI 通道散点图：在分析幼稚粒细胞的 IMI 通道，由于加入幼稚粒细胞的保护试剂，使幼稚粒细胞以外的成熟细胞被溶解。通过联合使用电阻抗法和射频电导法，可以得到幼稚粒细胞的散点图。散点图的纵坐标为电阻（DC）抗信号，反应细胞体积的大小；横坐标为射频（RF）信号，表征细胞核的大小和颗粒的多少。图 2-25 为 IMI 通道散点图。

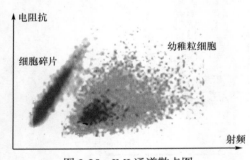

图 2-25　IMI 通道散点图

（4）激光散射与细胞化学联合检测散点图：通过激光散射技术与过氧化物酶染色技术的联合应用可以对白细胞进行分类计数。这种方法也需要两个检测通道，即 LMNE 通道（淋巴细胞、单核细胞、中性粒细胞、嗜酸粒细胞）和嗜碱粒细胞／分叶核检测通道。

过氧化物酶染色技术是血涂片染色的一种常用细胞化学染色方法，用来鉴别原始细胞与成熟的粒细胞、粒细胞与非粒细胞。经过氧化物酶染色后，早期的原始粒细胞为阴性，早幼粒以后的各阶段粒细胞都含有过氧化物酶，并随着细胞的成熟过氧化酶含量逐渐增强，中性分叶核粒细胞会出现强阳性反应，嗜酸粒细胞具有最强的过氧化物酶反应，嗜碱粒细胞不含此酶，呈阴性反应。

经过氧化物酶染色的细胞通过 LMNE 通道时，由于酶反应强度不同，激光照射产生的散射光强度也不同。以过氧化物酶含量（酶反应强度）为横坐标，过氧化物酶呈强阳性的细胞位于右端；以前向小角度散射光强度（与体积成正比）为纵坐标，体积大的细胞位于上方。根据每个细胞这两个检测信号的不同，可以在图 2-26 左侧的散点图上定位，从而得到白细胞四分类结果。

通过专用的试剂将除了嗜碱粒细胞以外的白细胞除去细胞膜，使其裸核化、体积变小，保持原有状态的嗜碱粒细胞的体积明显大于其他白细胞。以前向小角度散射光强度为图 2-26 右侧散点图的纵坐标，嗜碱粒细胞位于上方。横坐标为大角度散射光强度，反应细胞核结构的复杂性。处于左侧的为单个核的细胞群，包括单核细胞和淋巴细胞；处于右侧的为分叶核细胞；中间部位则为杆状核细胞；左下端为单个核的原始细胞区。

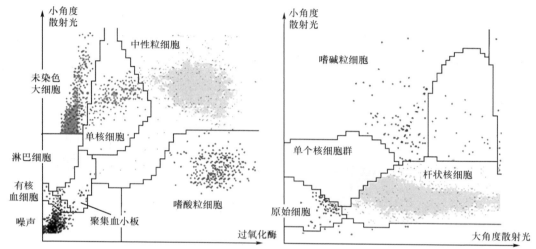

图 2-26 激光散射与细胞化学联合检测散点图

三、血细胞分析仪的基本结构

以 BF-6800 全自动五分类血细胞分析仪为例，其基本结构如图 2-27 所示。

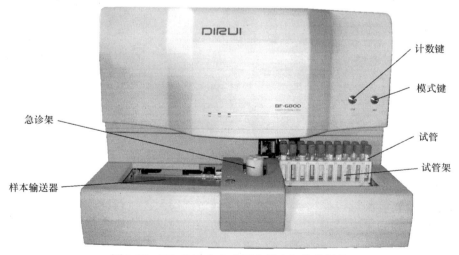

图 2-27 BF-6800 全自动五分类血细胞分析仪

本机关键的检测技术手段是：

（1）使用半导体激光流式细胞技术获取白细胞四分类的统计计数。

（2）通过电阻抗法检测白细胞/嗜碱粒细胞、红细胞和血小板的数量及体积分布。

（3）采用比色法测量血红蛋白浓度。

全自动血细胞分析仪通过上位机电脑和控制主板的软件系统，按检测流程，实时监控机械传动系统、液路与孵育系统和血细胞检测系统，并由相应的接口电路采集检测数据、通过系统软件分析和处理检测结果。

（一）控制主板

控制主板采用嵌入式微处理器，该处理器包括：内部 SRAM 和 Flash 内存、快速以太网控制器、USB 控制器、外部总线接口， 32 位定时器， 4 通道 DMA 控制器、14 位 D/A 转换器、UART 和队列 SPI（串行外设接口）。控制主板通过网络向上位机发送测试数据和状态数据，接收上位机发送的控制命令，再由串行接口向进架器控制板、温度控制板等发放指令并接收状态数据。通过内部程序，实时监控设备的全部流程，承担步进电机、电磁阀、正压泵、负压泵、微动开关、光耦、指示灯和传感器等接口和器件的驱动与监测。

控制主板原理框图如图 2-28 所示。

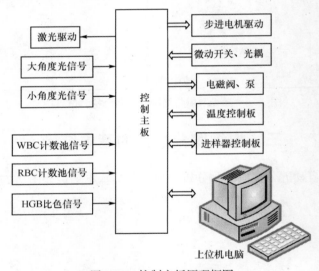

图 2-28　控制主板原理框图

（二）机械传动系统

机械传动系统主要包括自动进样器和探针装置。

1. 自动进样器　进样器有自动和手动两种模式，承担批量样本的自动进样和急诊、末梢血的手动进样。自动进样器可以提示进架区是否还有待测试管，并将检测完成的样本试管送到卸架区。在自动进样模式下，样本试管通过摇匀组件进行混匀，并送到自动进样位由探针采样；在手动进样模式下，可进行全血的急诊测试和末梢血测试，手动模式共有四个取样位置可供选择（其中一个为末梢血检测位）。

自动进样器包含进架机构、急诊组件、传架机构、卸架机构及摇匀机械手，其结构示意图如图 2-29 所示。

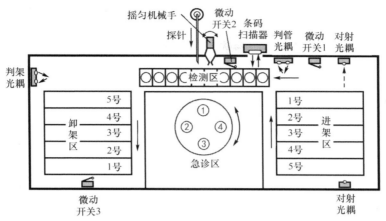

图 2-29　自动进样器结构示意图

（1）进架机构：进架机构在进架区，通过装载电机完成试管架的自动顺序上移。当试管架上移压迫微动开关 1 时，开关闭合，触发传架机构动作。传架机构横向位移，当试管架全部送到检测区（控制主板通过记录试管架移动的次数，判断试管架是否全部送到检测区），进架机构启动给进电机，将下一个试管架向上移动。

若进架区没有待测试管，则对射光耦无遮挡，控制主板判断无待测试管，可以立即提示用户无待测试管架。

（2）急诊组件：急诊组件共有 4 个手动进样位，通过图 2-30 中两个微动开关的编码（开关状态）确定 4 个试管的位置。当装有急诊样本的试管放置在对应的急诊位（或末梢血位），手动旋转对应的测试位置后，舱门闭合后压迫微动开关，输出急诊检测信号，由控制主板启动探针机构，进行急诊取样，实现急诊样本的优先采集。

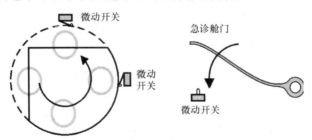

图 2-30　急诊进样机构示意图

（3）传架机构：进架区的试管架到位，触发微动开关 1，传架机构将试管架横向移动到检测区。移动的试管架通过判管光耦依次鉴别传架机构上是否还存在待测试管，并由微动开关 2 判定各试管的停留位置。在检测区，各试管顺序经过条码扫描器、摇匀机械手和探针位，依次完成样本信息记录、摇匀样本和穿刺取样。探针取样后，将样本转入血细胞检测系统，进行后续的测试流程。试管架完成所有试管的取样后，继续向左推进，使判架光耦动作，启动卸架机构。

（4）卸架机构：当判架光耦检测到试管架，立即启动卸架机构，卸架机构的卸载电机将完成取样的试管架向下推出。当有试管架压迫微动开关 3，开关闭合，控制主板报警通知取出试管架。

（5）摇匀机械手：摇匀机械手的作用是提起试管进行摇动，使试管内的样本均匀分布。

摇匀机械手的结构示意图如图 2-31 所示。

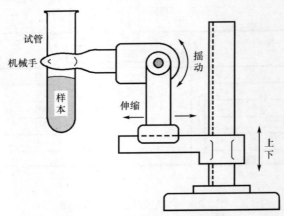

图 2-31　摇匀机械手结构示意图

摇匀机械手由进样器控制板监控，利用机械手的前后、升降运动以及绕铰接点的摆动，实现试管的夹取、提升和摇匀等动作。摇匀机械手为弹性夹爪，依靠横向滑块的前后移动，实现试管的夹取与脱离。机械手抓取试管后，立即将其提升到指定位置，再进行升降与摆动的复合摇匀动作。摇匀完成，机械手下降，将试管重新落入试管架。然后，通过横向滑块向后运动，机械手脱离试管，使试管架可以继续向采样位移动，按自动采样流程完成各个测试。

（6）进样器控制板：进样器控制板原理框图如图 2-32 所示。

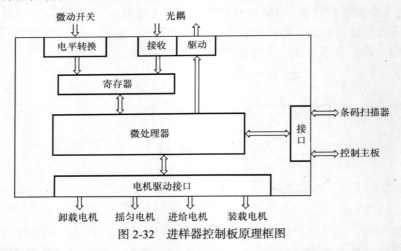

图 2-32　进样器控制板原理框图

进样器控制板通过控制四个电机完成对样本的自动混匀、装载、进给、卸载。进样器控制板通过串口接口接收控制主板的指令，首先由装载电机加载试管架，然后通过进给电机移动试管架，当试管经过条码器时，扫描的条码数据经过接口上传，再通过控制摇匀电机对待测试管进行摇匀，摇匀后通知控制主板吸样，吸样完成后，控制主板下达指令，进样器横向移动试管架进行下一个样本准备流程，当试管架全部进给完毕时，通过卸载电机将该试管架推送到卸载区。

2. 探针装置　探针装置负责从自动进样位或手动进样位采集样本，并将样本依次注射到 DIFF 混匀池、WBC 计数池和 RBC 计数池中。探针装置如图 2-33 所示。

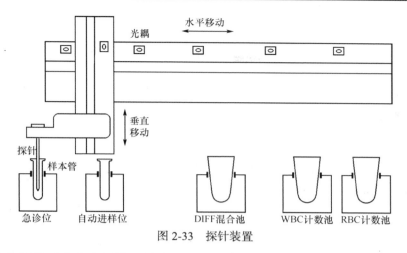

图 2-33　探针装置

探针的作用是吸取和定量排出样本。它的行走装置为二维机械臂结构，在步进电机的驱动下，探针装置能在水平或竖直方向运动。水平方向移动有 5 个固定位置，通过 5 个光耦分别确定急诊位、自动进样位、DIFF 混合池、WBC 计数池和 RBC 计数池。竖直方向使用一个光耦，用来确定探针装置的初始位置，探针下降的幅度是通过检测升降步进电机的步数来确定。

在急诊位或自动进样位，探针下降到指定高度，通过探针注射器从试管（样本管）中吸取足够多的样本（全血）。完成吸样，探针上升并同时清洗探针外壁。然后，依次水平移动到 DIFF 混合池、WBC 计数池、RBC 计数池的上方，再分别下降到指定高度，完成定量吐液的动作。最后，探针归位，对探针进行内外清洗。

（三）液路与孵育系统

液路与孵育系统的作用是，按照检测要求全自动吸取、稀释和排出样本，并对探针、管路进行实时清洗。在 DIFF 混合池内，对样本进行定时、恒温（38℃）孵育。

1. 稀释样本　本分析仪支持全血和预稀释两种模式。在全血工作模式下，分析仪将吸取 20μl（CBC+DIFF 模式）或 10μl（CBC 模式）的全血样本。在预稀释模式下，先将 20μl 的末梢血样本和 180μl 的稀释液在机外混合，形成稀释比为 1：10 的稀释样本，然后再将此稀释样本送至分析仪进行采样。

待测样本经探针采集后被分成两份，根据检测需要，先后加入白细胞分类检测器、WBC 计数池和 RBC 计数池。然后，在并行的稀释流程中经过不同的试剂作用，分别形成用于 WBC 分类测量、WBC 计数/血红蛋白测量、红细胞/血小板测量的检测样本。

（1）全血模式：在 RBC 计数池内进行红细胞/血小板稀释，其稀释流程如图 2-34 所示。

在 WBC 计数池内完成白细胞/血红蛋白稀释，

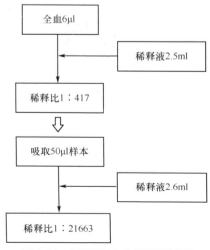

图 2-34　红细胞/血小板稀释流程

其稀释流程如图 2-35 所示。

在 DIFF 混合池内进行白细胞分类稀释，其稀释流程如图 2-36 所示。

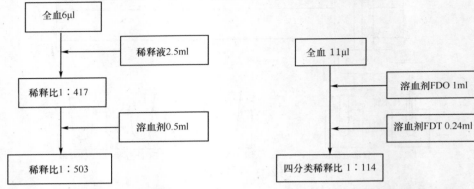

图 2-35　白细胞/血红蛋白稀释流程　　　　图 2-36　白细胞分类稀释流程

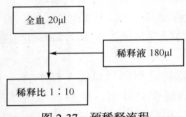

图 2-37　预稀释流程

（2）预稀释模式：预稀释模式与全血模式的区别是在样本池内稀释前，先在机外进行一次预稀释处理。预稀释的流程如图 2-37 所示。

2. 液路　根据系统的检测时序，由控制主板负责控制电磁阀、泵的动作。本仪器的液路主要包括：鞘流液路、WBC/RBC 计数池液路、DIFF 池液路等，用于承担 PK 液、清洗液、FDO、FDT、SLS 溶血剂和待测样本的定量输送。

液路的动力来源及流向分配：①正气压泵利用正压驱动鞘液（PK 液）以一定流速注入各分析容器；②负压泵用于废液排空；③注射器在直线电机的驱动下，上下运动，实现吸取、排出液体动作；④液路的通断和换向通过电磁阀控制；⑤液路单向流动依靠单向阀。

（1）鞘流液路：鞘流池用于白细胞四分类（中性粒细胞、嗜酸粒细胞、单核细胞、淋巴细胞）的光学测试。鞘流液路如图 2-38 所示。

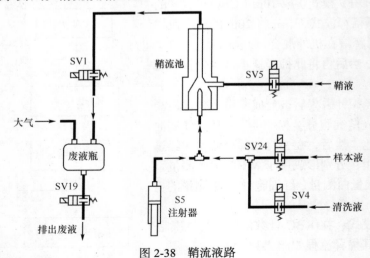

图 2-38　鞘流液路

鞘流液路的工作过程：①检测的初始状态，废液瓶排空，鞘流池和各管路清洗完毕，并注入清洗液。②测试开始，电磁阀 SV24 开启，注射器 S5 由直线电机驱动向下运动，将 DIFF 池（四分类池）中反应后的样本液体吸出（注意：由于样本量很少，仅停留在 SV24 至 S5 之间的管路，但不能进入注射器 S5）。③与②同时，电磁阀 SV5 开启， PK 液（稀释液）瓶由正压驱动，将 PK 液注入到鞘流池。④电磁阀 SV24 关闭、SV1 开启，注射器 S5 由直线电机驱动向上运动，将 DIFF 池（四分类混合池）之前吸出的反应样本平稳注入鞘流池，由 PK 液（鞘液）包裹样本液形成鞘流通过鞘流池，并流入废液瓶。此时，光学系统通过鞘流池检测窗口对样本流检测，进行白细胞四分类计数。经检测完成的样本通过电磁阀 SV1 流入废液瓶。⑤计数完成，电磁阀 SV4、SV1、SV19、SV24 开启，电磁阀 SV5 关闭，清洗液被正压驱动注入，清洗管路和鞘流池，并通过废液瓶、SV19 排出废液。其中，电磁阀 SV24 开启，清洗液可以对 DIFF 池进行清洗。

（2）WBC、RBC 计数池液路：WBC/RBC 计数池液路用于 WBC、RBC、PLT 计数和 HGB 浓度检测，完成在计数池内对样本的稀释（参见白细胞/血红蛋白稀释流程图、红细胞/血小板稀释流程图）和溶血。WBC、RBC 计数池液路如图 2-39 所示。

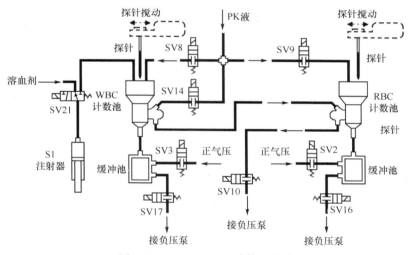

图 2-39　WBC、RBC 计数池液路

计数池液路的工作过程：①通过探针将样本定量（6μl）注入到 WBC 计数池内，开启电磁阀 SV8，定量（2.5ml）注入 PK 液，对池内样本进行稀释（稀释比为 1：417）。此时，探针在 WBC 计数池内横向搅动以混匀液体。②探针从 WBC 计数池内定量（50μl）吸取稀释后的样本，注入到 RBC 计数池。电磁阀 SV9 开启，往 RBC 计数池定量（2.6ml）注入 PK 液，进行二次稀释。③三通电磁阀 SV21 断电，注射器 S1 吸入 0.5ml 溶血剂 SLS；电磁阀 SV21 通电，注射器将吸入的溶血剂全部注入 WBC 计数池。④试剂注射完成后，电磁阀 SV3、 SV2 开启，接入正气压，通过各自的缓冲池，分别对 WBC 计数池、RBC 计数池释放气泡，以混匀池内的液体。⑤开启电磁阀 SV10，对两个计数池施加负压。在负压泵的作用下，血细胞依次通过计数通道（宝石孔），进行 WBC 和 RBC/PLT 计数测量，同时在 WBC 池内进行 HGB 比色检测。⑥测试完成的样本经 SV17、SV16，被负压泵抽走。同时，PK 液经 SV14、SV10 清洗后池，同时后池中充满 PK 液，准备下次测量。

（3）DIFF 池液路：DIFF 池液路用于白细胞四分类光学测量的样本混匀和孵育（参见

白细胞分类稀释流程图）。DIFF 池液路如图 2-40 所示。

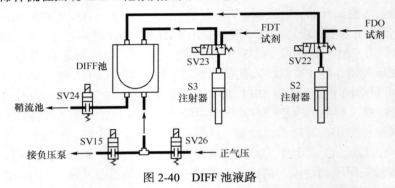

图 2-40　DIFF 池液路

DIFF 池液路的工作过程：①探针将 50μl 的样本注入 DIFF 池。②切换三通电磁阀 SV22、SV23，通过注射器 S2、S3 分别将 1ml 的 FDO 试剂和 0.24ml 的 FDT 试剂注入到 DIFF 池。③开启电磁阀 SV26，利用气泡对 DIFF 池中样本混合液进行混匀。④样本混合液在一定的温度孵育反应后，电磁阀 SV24 开启，样本流被输送到鞘流池形成鞘流，光学系统对形成鞘流的样本进行检测。⑤参见鞘流液路，开启电磁阀 SV24、SV15，经鞘流液路引入清洗液，通过负压泵排出废液。

3. DIFF 混合池　DIFF 混合池为白细胞四分类混合池，是用于样本与溶血剂的孵育反应。样本与溶血剂的孵育反应需要在一定温度下，经过充分反应，将不同类的白细胞特异化，为白细胞四分类（中性粒细胞和嗜碱粒细胞、嗜酸粒细胞、单核细胞、淋巴细胞）做准备。

DIFF 混合池的结构示意图如图 2-41 所示。

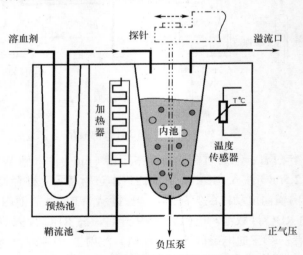

图 2-41　DIFF 混合池结构示意图

加热器对内池和预热池进行加热，通过温度传感器控制反应温度为 38±1℃。溶血剂经预热池预热后，与样本一起注入内池，通过探针摆动搅拌和正气压释放的气泡进行混匀后，输送到鞘流池进行光学检测。参见 DIFF 池液路，负压泵用来抽走废液，溢流口的作用是避免内池液面过高。

DIFF 混合池温度控制电路如图 2-42 所示。

本机温度传感器采用负温度系数热敏电阻，它的电阻值随测试温度升高而减小。如图 2-42 示电路，当温度升高，电阻值 RT 减小，A 点的电位降低，经三极管 Q3、Q1，B 电位也降低，使场效应管对加热器输出的电流减小，从而降低温度；反之，温度提高。

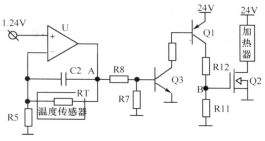

图 2-42　DIFF 混合池温度控制电路

（四）血细胞检测系统

本血细胞分析仪同时采用三种检测技术手段：电阻抗法、比色法和激光散射法。

1. 电阻抗法　利用电阻抗法，可以对白细胞（计白细胞总数和其中的嗜碱粒细胞数量）、红细胞、血小板进行分类计数。本机有 WBC 换能器和 RBC/PLT 换能器，这两种换能器的结构与工作原理基本相同，不同的有两点：①宝石孔的孔径不同。用来测量红细胞（RBC/PLT 换能器）的孔径稍小（75μm），测量白细胞（WBC 换能器）的孔径略大（80μm）。②在 WBC 换能池装有比色器，目的是通过比色检测血红蛋白浓度。RBC 与 PLT 共用 RBC/PLT 换能器，这是因为红细胞体积大（36~360fl）、血小板体积小（2~30fl），所以通过对采集的脉冲幅度（较高脉冲对应的是红细胞）分析，可以分别计数。需要说明的是，RBC/PLT 换能器的细胞计数会包含白细胞，但是，从细胞计数单位的数量级比较，由于红细胞的数量（10^{12}/L）是白细胞数量（10^9/L）近千倍，所以通常情况下，白细胞对红细胞计数的误差可以忽略不计（当白细胞计数较高时影响较大）。尽管血小板的数量与白细胞为同一数量级，但白细胞的体积（35~450 fl）远大于血小板，所以不会对 PLT 的测量产生影响。

换能器原理示意图如图 2-43 所示。

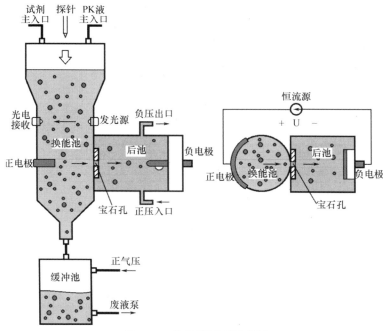

图 2-43　换能器原理示意图

下面通过检测流程介绍换能器的工作原理。

（1）配比样本液：控制主板通过液路系统分别对两个换能池进行样本液配比。RBC/PLT 换能池的样本要经过两次稀释，稀释比为 1∶21663。在 WBC/BASO 换能池注入 PK 液对样本稀释，然后再加入碱性溶血剂，使样本中除嗜碱粒细胞（BASO）以外的其他细胞被溶解或萎缩。加入碱性溶血剂产生的效果是：①WBC 换能池内没有完整红细胞，红细胞被破坏，溶解释放出血红蛋白；②只有嗜碱粒细胞为原型，其他白细胞萎缩呈颗粒状（体积明显减小成裸核）。

（2）混匀液体：液体混匀同时使用两个方法：①探针在换能池内反复横向搅动；②缓冲池加正气压，对换能池释放气泡。

（3）血细胞流向后池：在负压出口通过负压泵加负压，将后池内的 PK 液抽出。在负压的作用下，换能池相同容量的样本混合液会经宝石孔流入到后池，由于宝石孔的孔径很小，经过高倍稀释样本液的血细胞只能一个个排队流经宝石孔。

负压出口的流速仅与出口截面积、负压吸力（都是已知量）有关，因此，出口流速乘负压作用时间就是样本混合液流过宝石孔的流量。经过稀释比换算，可以得到参检样本的容量。

（4）分类计数：阻抗法通过检测电极间的阻抗，可以测定流经宝石孔血细胞的数量与体积，进而对样本的血细胞进行计数和分类。阻抗法血细胞检测示意图如图 2-44 所示。

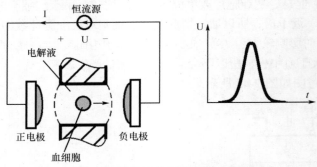

图 2-44　阻抗法检测血细胞示意图

由于血细胞具有不良导体的特性，稀释样本中的血细胞在恒定负压的作用下通过检测小孔（宝石孔）的瞬间，电极间的直流电阻会变大，从而在电极（恒流源驱动）两端形成一个同血细胞体积大小成比例的脉冲。当血细胞连续地通过宝石孔，就会在电极两端产生一连串的电脉冲。脉冲的个数与通过宝石孔的血细胞数量相当，脉冲幅度与血细胞的体积成正比。在 WBC 换能器，幅度较高电脉冲对应的是嗜碱粒细胞，较低的为其他 4 种细胞。在 RBC/PLT 换能器，幅度较高电脉冲对应的是红细胞，较低的为血小板。

由于正、负电极间采集的电压很微弱，需要对其进行放大、滤波等整形处理，才能传送到控制主板。血细胞电阻抗检测电路如图 2-45 所示。

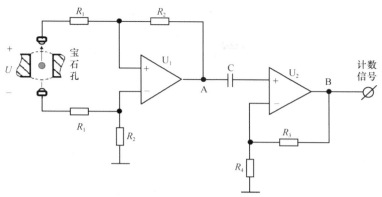

图 2-45 血细胞电阻抗检测电路

运算放大器 U_1 组成一个差动放大器，放大倍数为

$$A = \frac{U_A}{U} = \frac{R_2}{R_1}$$

经隔直电容 C，对应于细胞的电脉冲信号，再由运算放大器 U_2 组成的同相放大器放大，输出计数信号为

$$U_B = \frac{R_3 + R_4}{R_4} U_A = \frac{R_2}{R_1} \times \frac{R_3 + R_4}{R_4} U$$

2. 激光散射法 激光散射法利用流式细胞术使细胞单个排列，经过激光束检测区，悬浮于流体中的微小颗粒（细胞）会发生光散射的物理现象，通过散射光分析，可以对各种细胞进行计数和分选。

在 BF-6800 五分类血细胞分析仪中，应用电阻抗法可以测量白细胞总数和其中的嗜碱粒细胞的数量。本机同时使用的激光散射法，可以获取白细胞其他 4 种组分（淋巴细胞、单核细胞、中性粒细胞和嗜酸粒细胞）在白细胞中所占有的百分比，通过 WBC 能换算出这 4 种组分具体含量。

由于在 DIFF 通道，嗜碱粒细胞和中性粒细胞分布在同一区域，中性粒细胞区域内的粒子个数实际上是二者的总数。因此，扣除电阻抗法检测到的嗜碱粒细胞粒子数量，才是中性粒细胞的含量。

激光散射法细胞检测系统由光源、鞘流单元和光信号处理单元构成。激光散射法细胞检测系统原理框图如图 2-46 所示。

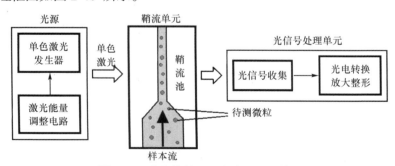

图 2-46 激光散射法细胞检测系统框图

如图 2-46 所示，单色激光发生器发出单色激光，照射到鞘流单元的鞘流池上，鞘流池实际上是一个液路通道，利用层流原理，使得待测细胞呈线性排列依次流经鞘流池，并被

光源提供的光斑照亮。细胞粒子被照亮后，会向空间发出散射光，光信号处理单元收集有价值的散射光（注意：透射光是无益的杂散光），经处理后送至后续电路。

（1）光源：光源的任务是提供一个单色椭圆形激光光斑，用来照射鞘流单元中的检测部位。光源的示意图如图 2-47 所示。

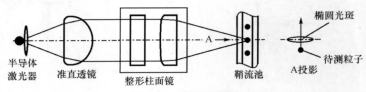

图 2-47　光源示意图

半导体激光器发出的单色光，经准直透镜整形后转换为平行光，再通过两个母线相互垂直的柱面镜进一步整形，使光斑压缩成为椭圆形，待测粒子（细胞）沿椭圆光斑的短轴方向流动。

椭圆光斑长轴为 100~400μm，短轴约为 14μm。其长轴尺寸应大于稳定的鞘流宽度，但又不能过大（因为光斑过大，会引起照度不足）；短轴尺寸应以大于细胞直径为准，使细胞经过光斑时可以被充分照明，但又不能过大，以免有一个以上的细胞被同时照亮，引起误判。

（2）鞘流单元：鞘流单元是一组液路器件，它的作用是提供稳定的待测细胞，并利用层流原理使细胞一个接一个成单列纵队平稳的穿过激光照明区域。鞘流单元如图 2-48 所示。

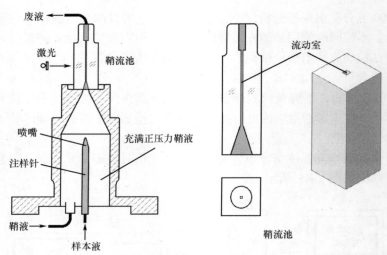

图 2-48　鞘流单元

鞘流单元的关键部件是鞘流池，鞘流池由良好的透光材料（如玻璃）加工成为四棱柱形，中心开一个正方形通孔，边长约 200μm。这个正方形通孔为流动室。

DIFF 池（四分类池）中孵育反应后的样本液，通过注样针的喷嘴注入充满正压力稀释液的流动室，在稀释液形成的鞘液包裹下，样本液的血细胞单个线性排列穿过流动室的中央。鞘流形成示意图如图 2-49 所示。

样本流、鞘流均自下而上运动。外层鞘流压力大、流速高，内层的样本流压力小、流速慢，这样就在鞘流和样本流之间形成层流，外层高速高压的鞘流带动并且压迫样本流，使得样本流变细（流体聚焦）、变长。最后的结果是，组成一个圆形的流束，其中的样本流横向尺寸与待测样本尺寸相当，为 15~20μm，使得待测细胞单个依次通过鞘流池（而不是两个以上同时并排通过）。

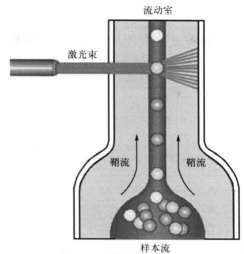

图 2-49　鞘流形成示意图

当待测细胞在鞘液的包被下单行依次通过激光（椭圆光斑）检测区时，血细胞受到激光束的照射，发生光散射，其散射光的强度、角度（指散射光与光轴之间的夹角）与细胞大小、细胞膜和细胞内部结构有关。其中：小角度（2°~8°）的散射光强度，反映了细胞的体积大小；大角度（8°~22°）的散射光强度，则反映细胞内部的精细结构和颗粒物质。

（3）光信号处理单元：光信号处理单元的任务是收集有价值的散射光，并按（大、小）角度分别进行采集处理，光电接收管收集的光信号经整形放大，进入控制主板，由上位机形成散点图，通过计算进行细胞分类计数。光信号处理单元如图 2-50 所示。

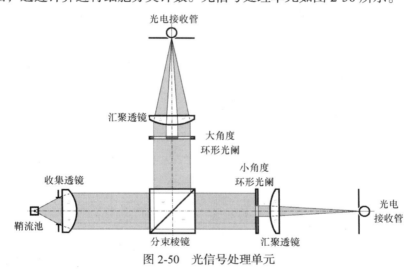

图 2-50　光信号处理单元

待测粒子在鞘流池中被椭圆激光照射，向空间发出散射光。散射光由收集透镜前的光阑遮挡住大于 22° 的光线，其余 0~22° 的散射光都被收集透镜收集，并整形为平行光。此时，光束截面为圆形，其最中心处为零度散射光，最边缘处代表 22° 散射光，各角度的散射光都呈环状分布。

分束棱镜按照度能比 1：1 的原则，将平行光束分束成为透射和反射两部分，这两部分平行光的形状和成分与进入分束棱镜之前完全相同，不同的是能量降低为原来的 50%。

分束后的光束分别通过各自的环形光阑，小角度与大角度环形光阑如图 2-51 所示。

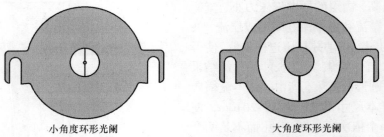

小角度环形光阑　　　　　　　　　大角度环形光阑

图 2-51　小角度与大角度环形光阑

小角度光阑（水平方向）遮挡 0°~2° 和 8°~22° 的散射光，仅让 2°~8° 的散射光正常通过；大角度（垂直方向）遮挡 0°~8° 的散射光，仅让 8°~22° 的散射光通过。经环形光阑的光束截面为环形，但还是平行光。然后，进入汇聚透镜，经聚焦后形成一个直径小于 1mm 的圆形光斑，照射在光电接收管，形成相应的电信号。

该电信号被放大、整形处理，经 A/D 转换为数字信号，送至控制主板，通过上位机分析、计算形成散点图，可以确定待测白细胞的分类。

光电信号放大电路如图 2-52 所示。

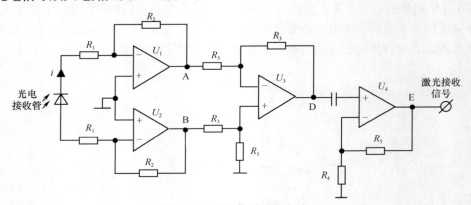

图 2-52　光电信号放大电路

由于光电接收管接收的信号为电流信号 i，运算放大器 U_1 和 U_2 构成一对 I／V 转换器，其输出分别为

$$U_A = -R_2 \cdot i$$
$$U_B = R_2 \cdot i$$

U_A 和 U_B 构成一对差动输入信号，经由 U_3 组成的差动放大器处理，将接收到的电流信号 i 转换成电压信号 U_D 为

$$U_D = (U_B - U_A) = 2R_2 \cdot i$$

U_4 组成同相放大器电路，其放大器的放大倍数由 R_4、R_5 的参数确定。

3. 比色法　WBC 计数和 HGB 比色同使用 WBC 换能池。在 WBC 换能池内加入溶血剂破坏红细胞，除了可以对白细胞分类计数，还解决了血红蛋白浓度的检测问题。因为通过溶解红细胞，使其释放出血红蛋白，血红蛋白与溶血剂结合后形成血红蛋白复合物，由于血红蛋白复合物能够选择性吸收一部分光强度，直接影响 WBC 换能池内（比色器）的透光强度（或吸光度），通过比色的方法可以检测 HGB 的浓度。

WBC 换能池的比色器如图 2-53 所示。

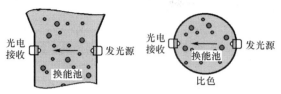

图 2-53　WBC 换能池的比色器

WBC 换能池是装载血红蛋白复合物溶液的透光容器，它相当于一个比色池，在换能池的一侧安装 LED 发光管，发出波长约为 540nm 的绿光，另一端由光电管接收透射光。通过图 2-54 所示的比色电路可以检测比色器的透光强度。

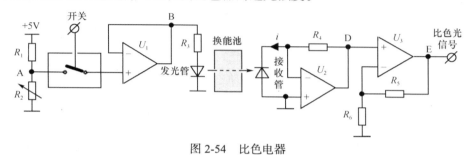

图 2-54　比色电器

LED 发光管发光由开关控制，通过改变电位器的电阻值可以调整电位 U_A，进而调整发光的强度。接收管采集的光信号为电流，通过 U_2 组成的 I/U 转换电路，可以将电流转换为电压 U_D。

比色电路采集的电压 U_D 反映的是换能池透射光强度。为消除换能池、比色电路等干扰，工程上常使用通过透光率换算血红蛋白浓度（HGB）的方法。在检测 HGB 时，首先采集换能池中只有稀释液时的电压 U_D（正比于本底透光强度），再检测有样本时的电压 U_D（正比于样本透光强度），将两个电压比较，可得出池内有血红蛋白复合物溶液的透光率。通过换算，可以得到样本的血红蛋白浓度（HGB），单位为 g / L。

血红蛋白浓度（HGB）的计算公式：

$$HGB = 常数 \times \ln \frac{本底透光强度}{样本透光强度}$$

（五）血细胞分析仪的使用

血细胞分析仪的使用包括仪器安装、基本设置、常规操作以及日常维护。

1. 仪器安装

（1）仪器安装的基本要求：血细胞分析仪必须安置在可供安全操作的室内空间。室内应有适配电源（地线），温度 15~30℃、相对湿度不超过 75%。分析仪应放置在水平操作台上，避免阳光直射，远离大功率电磁波干扰源。

（2）硬件连接：以 BF-6800 血细胞分析仪为例，分析仪后背板与试剂的管路连接如图 2-55 所示。

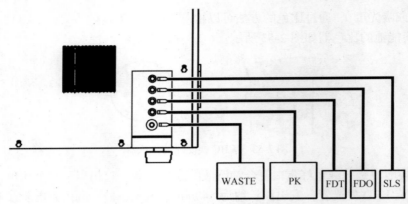

图 2-55　后背板与试剂管路连接图

①按接口标志分别连接溶血剂（FDT、FDO、SLS）、稀释液（PK）和废液（WASTE），并安装随机携带的液位传感器；②与计算机连接；③连接电源线（地线）；④连接条码阅读器（将随机携带的条码阅读器与计算机系统的"USB"端连接）。

2. 基本设置　全自动血细胞分析仪的系统参数在出厂时已经进行了初始化设置，初次开机看到的界面是系统默认的初始界面。为满足不同需要，可以对参数进行重新设置。需设置的参数包括：日期格式、语言选择、试剂有效期、室内质控、打印方式、报告参数的单位、参考区间以及危急值的设置等。

3. 常规操作　血细胞分析仪虽然在检测原理和使用功能上会有所差别，但是基本的操作流程大致相同。图 2-56 为全自动血细胞分析仪的基本操作流程图。

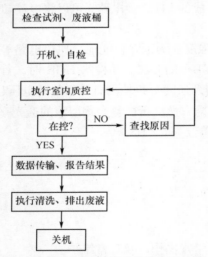

图 2-56　血细胞分析仪基本操作流程图

（1）操作前准备：开机前，应按以下要求进行检查，以确保系统准备就绪。①检查废液桶，确保废液桶在每日开机前已清空；②检查与试剂、废液桶相连的管道有无弯折，连接是否可靠；③检查分析仪的电源线、地线与计算机是否可靠连接；④检查打印机的数据线、电源线与计算机是否连接就绪，检查打印纸是否充足，安装是否到位；⑤检查外置条码扫描仪的电缆线是否与计算机连接就绪。

（2）室内质控：血细胞分析仪经长期使用可能会产生不同程度的检测误差。误差将会导致出现错误或不可靠的分析结果。通过室内质控测试，可以检验每日样本分析结果的精密度。为保障样本分析结果的可靠性，建议操作者每日分别用高、中、低三个水平的质控物进行室内质控的操作。

选择室内质控品应符合下列要求：①质控品应包含实验室室内质控所需的项目；②质控品的成分应与检测患者样本的基质相似或一样；③质控品应该均一稳定，在有效使用期内；④质控品浓度应反映临床有意义的浓度范围的变异，通常可选择参考值、病理值；⑤瓶间变异应小于分析系统的变异；⑥质控品只能用于质控活动，不可用于校准仪器或调整检验方法。

建立室内质控图。进行室内质控时，首先要建立质控图的靶值和质控限。新批号质控品的各个测定项目需自行确定均值和标准差，均值必须在实验室内使用现行的测定方法进行确定，质控品的标定值只能作为靶值的参考。以此暂定的靶值和标准差可作为当月室内质控图的靶值和标准差。一个月结束后，将该月的在控结果汇集在一起，计算累积均值和标准差（第 1 个月），以此累积的均值和标准差作为下一个月质控图的靶值和标准差。连续 3~5 个月重复上述操作过程。将 3~5 个月汇集的所有在控数据经计算得出累积均值和标准差，以此累积均值和标准差作为质控品有效期内的常用靶值和标准差，并作为以后室内质控图的均值和标准差。更换新批号质控品，需在"旧"批号质控品使用结束前，将新批号质控品与"旧"批号质控品同时进行测定，设立新质控图的靶值和标准差。

室内质控规则，如 1_{2s} 规则：1 个质控品测定值超过 $\bar{x} \pm 2s$ 质控限，设为警告界限；1_{3s} 规则：1 个质控品测定值超过 $\bar{x} \pm 3s$ 质控限，判定为失控；2_{2s} 规则：在同一批检测的 2 个水平质控品测定值同时同向超过 $\bar{x} +2s$ 或 $\bar{x} -2s$，或者同一水平质控结果连续两次同方向超出均值±2s，提示系统误差，判定为失控；R_{4s} 规则：当日同一项目一个水平质控结果超过均值+2s，另一个水平质控结果超过均值−2s，判定为失控。

（3）样本准备：样本分为全血样本和预稀释样本。①全血样本的制备方法。使用洁净的 EDTA-K_2（1.5~2.2mg／ml 血）抗凝真空管采集静脉血样本，并确保采集的样本量在 500μl 以上。然后，迅速将管中的静脉血与抗凝剂充分混匀。②预稀释样本（末梢血）的制备方法。使用仪器加稀释液功能进行预稀释样本的制备。

（4）关机程序：关机包括退出运行程序和关闭仪器两部分。关机前必须进行每日保养，清洗进样探针和进样管道。关机后，清空废液桶中的废液，并妥善处理废液。

4. 日常维护

（1）常规定期维护：常规定期维护包括日维护和周维护。

日维护：若仪器 24 小时不关机，应保证每天进行一次"清洗设备"操作。或可自行设定的自动清洗间隔数（10~200 次），当测试到设定的次数，仪器能自动执行清洗设备操作。若每日工作结束后执行正常关机操作，仪器也会进行自动清洗。

周维护：每周应进行一次"清洗液浸泡（WBC 池、RBC 池、DIFF 池）"操作。

（2）重点部件的维护

1）检测器的维护：检测器的小孔（宝石孔）为血细胞的计数装置，是仪器故障的多发部位。全自动血细胞分析仪具备自动养护功能，半自动则应在每天关机前按照说明书要求，对小孔管进行清理。清洗小孔时，应使小孔管完全浸泡在新的稀释液中。

2）清洗检测器的基本要求：工作期间，每测完一批样本，需要多次反冲检测器装置，以冲掉沉淀在管路中的变性蛋白质；每日工作完毕，要用清洗剂至少清洗 3 次检测器，并把检测器浸泡在清洗剂中；定期卸下检测器，用 3%~5%次氯酸钠浸泡清洗，用放大镜观察小孔是否清洁。

3）液路的维护：液路维护的目的是保持液路管道的清洁，防止细微杂质引起的计数误差。清洗时，向样本杯中注入 20ml 仪器专用清洗液，按动几次计数键，使比色池、定量装置及管路内充满清洗液，然后停机浸泡至少 12 小时（一般关机后至次日工作开始），再用稀释液反复冲洗。仪器若长期停用，应将稀释液导管、清洗剂导管、溶血剂导管等置于去离子水或纯水中，按数次计数键，冲洗残留在管道内的试剂，直到充满去离子水后关机待用。

第三节　血液凝固分析仪

在正常的生理状态下，机体的凝血机制（血管壁、血小板和凝血因子的共同作用）、抗凝血机制以及纤维蛋白溶解机制保持动态平衡，它们之间相互制约，维持血液在血管内的正常流动。一旦这种动态平衡发生改变，血栓性疾病、血栓前状态或出血性疾病就有可能发生。

血液凝固分析仪（automated coagulation analyzer，ACA）简称血凝仪，是采用现代分析技术对与血栓形成或出血性疾病相关的血液成分进行自动化分析的临床检验仪器。血液凝固分析仪如图 2-57 所示。

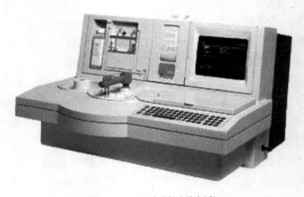

图 2-57　血液凝固分析仪

一、凝血、抗凝血与纤维蛋白溶解系统

生理情况下，机体通过复杂的调控机制，使血液在血管内流动。病理状态下，血管壁受损，血液从血管内溢出发生出血。出血时，机体可以迅速启动止血和纤维蛋白溶解机制。

血管内皮细胞是机体内除血细胞以外唯一能与血液成分正常接触的细胞，可以将血细胞与内皮下组织分隔。一旦血管受损，由血管内皮细胞合成并释放的血管性假性血友病因子（vWF）会与血小板表面的膜糖蛋白（GP I b/IX/V）复合物结合，使血液中的血小板黏附于受损伤的血管内皮表面，黏附后的血小板发生形态改变，引起血小板表面的另一种膜糖蛋白（GP II b/IIIa）的构象改变，暴露出可以与纤维蛋白原（即凝血 I 因子，存在于血液中）结合的位点，进而造成黏附后的血小板之间的进一步结合，称为血小板聚集。

黏附和聚集的血小板可以继续发生释放反应，将贮存颗粒中的内容物通过 OCS（开放管道系统）释放到血小板外。另外，血管壁损伤后内皮下胶原的暴露和组织损伤后组织因子的释放分别启动内源性和外源性凝血机制，使血小板 3 因子（PF3）在血小板活化后暴露于血小板外衣上，为凝血机制提供反应表面并参与凝血因子 FIXa-

Ⅷa-Ca^{2+}-PF3 复合物、TF-FⅦa-Ca^{2+}-PF3 复合物和 Ⅹa-Ⅴa-Ca^{2+}-PF3 复合物的形成。经过一系列的反应，最终形成由纤维蛋白、血小板和其他血细胞组成的凝血块。止血机制如图 2-58 所示。

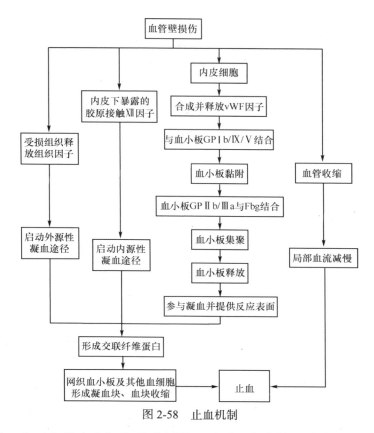

图 2-58 止血机制

与此同时，由于血管内皮细胞受到刺激，还可以合成并释放多种物质参与抗凝血机制和纤维蛋白溶解机制，使凝血块仅局限于受损部位。随着伤口的愈合，凝血块可逐渐被纤维蛋白溶解系统降解，使血管恢复畅通。当血管内膜损伤，局部血流紊乱，血小板和凝血因子被活化而止血机制过度激活，则会形成血栓。总之，血栓和止血的过程是多个系统、多种细胞和多种因子相互作用的结果，整个过程包括外源性凝血、内源性凝血、共同凝血、纤维蛋白溶解以及抗凝机制等。凝血、抗凝血、纤溶共同作用的示意图，如图 2-59 所示。

随着分子生物学、分子免疫学等学科的发展，对凝血、纤维蛋白溶解系统和血小板等在血栓形成中的作用有了更深入的认识。现已发展和建立了一系列血栓与止血的诊断指标，可以对出血性疾病和血栓性疾病进行实验诊断。同时，这些指标还在监测抗凝和溶栓的治疗中发挥着作用。

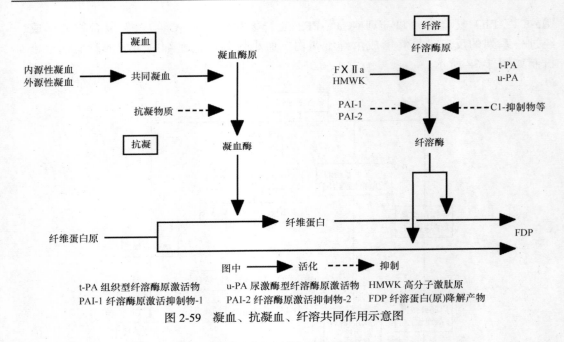

图中 ——► 活化   ----► 抑制

t-PA 组织型纤溶酶原激活物　　u-PA 尿激酶型纤溶酶原激活物　　HMWK 高分子激肽原
PAI-1 纤溶酶原激活抑制物-1　　PAI-2 纤溶酶原激活抑制物-2　　FDP 纤溶蛋白(原)降解产物

图 2-59　凝血、抗凝血、纤溶共同作用示意图

二、全自动血凝仪常见检验项目

目前，医学实验室使用的全自动血凝仪，可以对人体凝血、抗凝血及纤溶系统的相关功能状态进行检测，其主要测试项目见表 2-4。

表 2-4　全自动血凝仪常见检验项目

分　类	项　目
凝血功能	凝血酶原时间（PT）、活化部分凝血活酶时间（APTT）、纤维蛋白原定量（Fbg）、凝血酶时间（TT）、各种凝血因子的活性
抗凝血功能	蛋白 C（PC）、蛋白 S（PS）、抗凝血酶（AT）
纤溶系统功能	D-二聚体（D-Dimer）、纤维蛋白（原）降解产物（FDP）
溶栓治疗监测	肝素（普通/低分子）浓度监测

除以上常规检测项目以外，可以根据需要自定义测试项目。

三、血凝仪的检测原理

早期的血凝仪多采用生物物理学的检测方法，目前半自动血凝仪还基本以凝固法为主。随着科学技术和检测方法的进步，血凝仪逐渐引入了免疫学、生物化学、干化学等检测技术，使血凝仪的检测项目更加丰富，检测精度更高。

（一）生物物理法

生物物理法（biophysics method）又称为凝固法，是通过检测血浆在凝血激活剂的作用下，记录血浆凝固过程中一系列物理量（光、电、超声、机械运动等）的变化，并将这些变化信号转变成电信号，由计算机分析并换算成最终检测结果。这类方法发现最早，使用也最为广泛。目前，血凝仪使用的凝固法大致可分为电流法、光学法和磁珠法。

1. 电流法　电流法也称为钩子法。电流法利用纤维蛋白原不导电性和纤维蛋白具有导电性的特点，将待测样本作为导电体的一部分，根据凝血过程中电路的电流变化来判断纤维蛋白的形成，进而确定血液凝固的终点。电流法的工作原理示意图如图 2-60 所示。

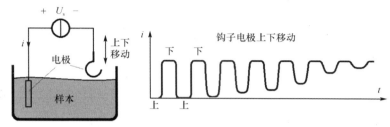

图 2-60　电流法工作原理示意图

将两电极插入待检样本，其中一个电极（钩子电极）可以上下运动。两个电极都在血浆中的时候，电路连通（有电流）；钩子电极向上运动离开血浆，电路断开。在血浆中加入激活剂，血浆中形成纤维蛋白，此时钩子电极向上运动时，能勾起纤维蛋白丝。由于纤维蛋白丝具有导电能力，因此，钩子电极上升时电路仍可连通。血凝仪根据电流的状态，可以判断血液凝固的终点。

2. 光学法　光学法即为比浊法。血浆在凝固过程中，样本杯中的纤维蛋白原逐渐转变成纤维蛋白，它的理学性状会发生改变，因此，其透射光和散射光的强度也会随之变化。血凝仪可以根据血浆凝固导致光强度的改变判断血液凝固的终点（即纤维蛋白形成的时间）。根据仪器的光学测量原理，可分为散射比浊法和透射比浊法两类。

（1）散射比浊法：散射比浊法是根据待检样本在凝固过程中散射光强度的变化来确定检测终点。散射比浊法原理示意图，如图 2-61 所示。

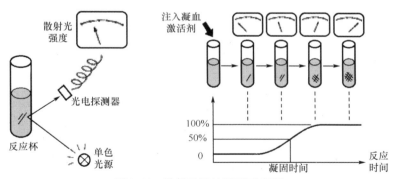

图 2-61　散射比浊法原理示意图

散射比浊检测通道的单色光源与光电探测器呈 90°角。检测时，首先在样本反应杯内注入凝血激活剂，随样本中的纤维蛋白凝块形成，反应杯的散射光逐步增强，当样本完全凝固后，散射光的强度就不再变化。通常将开始凝固起始点的散射光强度设为 0，凝固终点的散射光强度为 100%，散射光强度的 50% 处即为凝固时间。

（2）透射比浊法：透射比浊法是根据待测样本在凝固过程中透射光强度的变化来确定凝固终点。与散射比浊法相比，透射比浊法的光路同一般的比色法相同呈直线安排，来自单色光源的光线经过处理后变成平行光，穿透待测样本后照射到光电探测器变成电信号。

当向样本中加入凝血激活剂后，开始的透射光强度非常弱，随着反应杯纤维蛋白凝血的形成，样本透射光强度也逐渐增强，当凝块完全形成后，透射光强度趋于恒定。血凝仪可以自动描绘透射光强度的变化曲线，通常设定透射光强度的50%所对应的时间为凝固时间。

就以上两种比浊法而言，散射比浊法更为合理、准确。在这类仪器中，光源、样本、光电探测器成一定角度（通常为直角）排列，光电探测器接收的信号是测量所需的散射光。而在透射比浊法中，光源、样本、光电探测器成一直线排列，探测器除了可以接收到很强的透射光以外，还会接收到较弱的散射光，会对检测造成一定的干扰，因此，透射比浊法需要对透射光信号进行校正。

光学法的优点在于灵敏度高、仪器结构简单、易于自动化；缺点是样本的光学异常（如乳糜血等）、测试杯的光洁度、加样中的气泡等都会成为测量中的干扰因素。

3. 磁珠法　磁珠法又称为黏度法。在样本反应杯内放入一个小钛珠，反应杯外施加电磁场能带动杯内的磁珠旋转（或运动），通过检测血浆凝固过程中黏度增加引起的磁珠运动改变，可以测量凝血功能。根据仪器对磁珠运动的测量原理，磁珠法可分为光电探测法和电磁珠探测法。

（1）光电探测法：光电探测法的原理示意图，如图2-62所示。

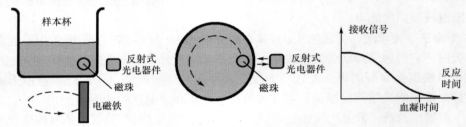

图 2-62　光电探测法原理示意图

测试时，样本杯下面的电磁铁带动杯中磁珠沿杯壁旋转，杯的侧壁外安装红外反射式光电器件，用来监测磁珠运动变化。根据力学原理，旋转的磁珠随血浆黏度增加逐渐向杯的中心靠拢，当磁珠的旋转轨迹远离杯壁时，光电器件检测的信号会很微弱。根据接收信号强度的变化，可以检测血凝时间。

磁珠法中，光电探测器的作用与光学法不同，它只测量血浆凝固过程中磁珠的运动轨迹，与血浆的浊度无关。

（2）电磁探测法：电磁探测法又称为双磁路磁珠法。电磁探测法的原理示意图，如图2-63所示。

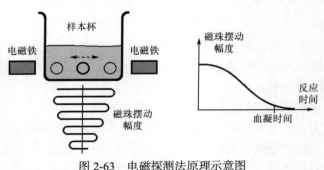

图 2-63　电磁探测法原理示意图

电磁探测法有一对电磁铁，通过磁路控制产生交替作用的电磁场，使杯内磁珠摆动。通过监测磁珠的摆动幅度，可以测定血液的凝固时间。

磁珠法优点在于不受血浆性状（如溶血、黄疸及高脂血）的干扰，使用试剂量少；缺点是磁珠的质量、杯壁的光滑程度等会影响测量结果。

（二）生物化学法

生物化学法（biochemical method）又称为发色底物法，是通过测定产色底物的吸光度变化来换算待测物质的含量和活性。发色底物法检测的原理示意图，如图 2-64 所示。

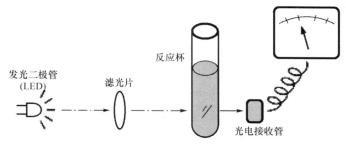

图 2-64 发色底物法检测原理示意图

发色底物法的原理，是通过人工合成具有某种特定作用位点的多肽，将可水解产色的化学基团与该作用位点相连。测定时由于凝血因子具有蛋白水解酶的活性，它不仅能作用于天然蛋白质肽链，也能作用于人工合成的多肽底物，从而释放出产色基团，使溶液呈色。产生颜色的深浅与凝血因子活性呈比例关系，故可进行精确的定量。

目前，人工合成的多肽底物有数十种，最常用的是硝基苯胺（PNA），呈黄色，可用405nm 波长进行测定。生物化学法检测通道由一个发光二极管为检测光源（波长一般为405nm）和一个与光源呈 180°的探测器（接收光电二极管）组成。

（1）对酶的检测：在含酶的样本中直接加入产色物质，因为酶可裂解产色物质释放PNA，检测被检样本在 405nm 处光吸收的变化，可推算样本中酶（如凝血酶、纤溶酶等）的活性。

（2）对酶原的检测：若要对某种酶原进行测定，必须先用激活剂将其彻底激活，使活化位点暴露，才能将产色物质上的 PNA 裂解下来。加入的激活剂必须过量。样本中酶的活性通过 PNA 释放，可以改变样本的吸光度，由此，可推算出样本中酶原（如凝血酶原、蛋白C、纤溶酶原等）的含量。

（3）对酶抑制物的检测：首先向待检样本中加入过量对应的酶中和该抑制物，剩余的酶可裂解产色物质释放 PNA，监测光强度的变化，可测出酶的活性，进而可计算出样本中抑制物（如抗凝血酶）的含量。

（三）免疫分析法

免疫分析法（immunoassay）以纯化的待测物质作为抗原，然后用免疫动物的方法制备相应的抗体，将与待测物质相对应的抗体包被在大小均一、直径为 15~60nm 的胶乳颗粒上，利用抗原抗体的特异性结合反应，对待测物质进行定性或定量分析。包被抗体与抗原结合后形成的复合物体积增大，会引起透射光改变，通过检测吸光度的变化可以推算出所检测物质的含量。

实验室常用的免疫分析法有免疫扩散法、火箭电泳法、双向免疫电泳法、酶联免疫吸附试验、免疫比浊法等。由于免疫比浊法操作简便、准确性高且易于自动化，因此，目前全自动血凝仪普遍采用的方法是免疫比浊法。免疫比浊法可分为直接浊度分析和胶乳比浊分析。

直接浊度分析包括透射比浊和散射比浊。透射比浊是指血凝仪光源的光线通过待检样本时，由于待检样本中的抗原与其对应的抗体反应形成抗原抗体复合物，使其浊度增加，透过的光强度减弱，减弱的强度与抗原的量成一定的比例关系，由此可从透过光强度的变化来求得抗原的量。散射比浊指血凝仪光源的光线通过待测样本时，由于其中的抗原与特异抗体形成抗原-抗体复合物，使溶质颗粒增大，光散射增强。散射光强度的变化与抗原的量成一定的比例关系，从而可由散射光强度的变化来获得抗原含量。

胶乳比浊法即是将与待检物质相对应的抗体包被在直径为 15~60nm 的胶乳颗粒上，使抗原抗体结合物的体积增大，光通过后，透射光和散射光的强度变化更为显著，可以提高检测的敏感性。

（四）干化学技术

干化学分析技术主要应用于即时和床旁血凝分析。其原理是将惰性顺磁铁氧化颗粒（PIOP）结合在干片试剂载体上。PIOP 可在一固定的垂直磁场作用下不停地移动。加入的血液样本可通过毛细管作用进入反应层，使干试剂溶解，发生相应的凝固反应或纤溶反应，导致干试剂中的 PIOP 移动幅度减小或增加，从而可提供反应过程中纤维蛋白的形成或溶解的动态过程。PIOP 移动所产生的光量变化可通过光电检测器记录，然后通过信号放大、转录，最终经过计算得到检测结果。

四、血凝仪的分类与基本结构

血凝分析仪按照自动化的程度可分为半自动血凝仪、全自动血凝仪以及全自动血凝检测流水线系统。

1. **半自动血凝仪**　半自动血凝仪主要由样本管、试剂预温、样本预温、加样器械（电动感应启动装置）、光学检测通道及数据处理系统等组成。有些半自动血凝仪还配备了发色检测通道，使该类仪器同时具有检测抗凝及纤维蛋白溶解系统活性的功能。针对半自动血凝仪容易受到人为因素影响且重复性较差等缺陷，半自动血凝仪一般需配置自动计时装置，以告知预温时间和最佳添加试剂时间；在测试位增设试剂感应器，当感应到移液器针头滴下试剂时，立即启动振动器，使反应过程中样本与试剂得以充分地混合。此外，有些半自动血凝仪在测试杯顶部安装了移液器导板，在添加试剂时由导板固定移液器针头，从而保证每次都在固定的最佳角度添加试剂，以避免产生气泡。这一系列的改进，大大提高了半自动血凝仪检测的准确性和可重复性。

2. **全自动血凝仪**　全自动血凝仪通过控制主板的中央处理器可以自动完成样本及试剂的吸取、样本稀释及预温、试剂冷藏，反应杯输送和丢弃、检测及重检等功能。

某型号全自动血凝仪的内部结构图，如图 2-65 所示。

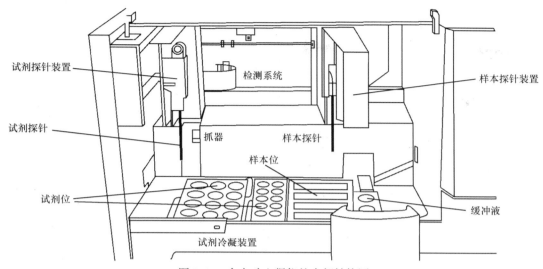

图 2-65　全自动血凝仪的内部结构图

本机的主要结构包括试剂位、样本位、试剂探针装置及试剂探针、样本探针机械装置及样本探针、检测系统、抓器等。

（1）样本传送及处理装置：血浆样本由传送装置依次向吸样探针位置移动，目前主要采用轨道式连续进样及抽屉式样本存放。轨道式连续进样系统可以处理较大批量的样本；抽屉式存放装置，最多可容纳 200 多个样本同时上机。另外，样本传送有急诊位，可以随时处置急诊检测样本。

（2）试剂分配装置：全自动血凝仪为样本和试剂提供条码扫描识别功能，保证吸取的快速和准确。性能优越的全自动血凝仪为避免凝血酶对其他检测试剂的污染，设有独立的凝血酶吸样针。自动旋涡混合器将样本和试剂充分混合后，送入检测系统进行测定。

（3）试剂冷藏装置：为避免试剂的变质，血凝仪设置试剂冷藏位，最多可同时放置几十种试剂。有的血凝仪还提供微量试剂位，可以确保试剂全部使用，避免浪费。

（4）检测系统：目前，自动血凝仪都具备凝固法、发色底物法和免疫法等检测方法，并有多个独立的光学检测通道。光学检测通道可以将血液凝固过程中的混浊度变化转换成散射光信号，通过检测反应液在 405nm、575nm 及 800nm 时吸光度和浓度（或百分比活性）的关系，检测物质浓度（或百分比活性）并确定凝固时间。

第四节　血型分析仪

血型（blood groups）是以血液抗原的形式表达了产生抗原-抗体系统的遗传特征，是人类血液的主要特征之一。目前，已经发现并被国际输血协会承认的血型系统有 30 多种，其中最常见的是 ABO 血型系统和 Rh 血型系统。

血型分析对输血的安全性具有重要意义，输入血型不相容的血液可以导致溶血反应，造成溶血性贫血、肾衰竭、休克以至死亡。随着检验技术和仪器自动化程度的提高，血型分析经历了从传统的手工检测到全自动分析的发展阶段。目前，全自动血型分析仪通常具备 ABO 及 Rh 血型鉴定、不规则抗体筛查和交叉配血等功能，能自动完成加样、孵育、离心和结果判读等步骤，检测速度也得到了极大地提高，为临床安全有效的输血提供了可靠支持。血型分析不仅具有重要的临床意义，而且在人种学、遗传学、法医鉴定、器官移植、亲缘鉴定和考古等方面都有着重要的应用价值。

一、血　　型

血型系统是红细胞膜表面各种血型抗原的统称，是根据红细胞表面抗原的差别进行的血液分类。由于红细胞表面所含的抗原（凝集原）不同，可将血液分成若干类型，称之为血型。ABO 血型和 Rh 血型是与人类输血关系最为密切的两个血型系统。

（一）ABO 血型系统

ABO 血型系统的分型依据是红细胞表面是否存在某些可遗传的特异性抗原。1900 年奥地利科学家兰德斯坦纳（Karl Landsteiner）等发现了 ABO 血型系统，根据红细胞表面是否存在抗原 A 或抗原 B，将人体血液分为 A 型、B 型、AB 型和 O 型四种血型。ABO 血型系统的红细胞表面抗原，如图 2-66 所示。

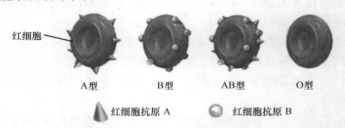

图 2-66　ABO 血型系统的红细胞表面抗原

在人体血清中，存在着能与红细胞表面特异性抗原起反应的特异性抗体（凝集素），但是，不会含有与自身凝集原引起反应的凝集素。ABO 血型系统中，A 型血清中含有抗 B 凝集素，B 型血清中含有抗 A 凝集素，AB 型血清中既不含抗 A 凝集素也不含抗 B 凝集素，而 O 型血清中则同时具有抗 A、抗 B 凝集素。

（二）Rh 血型系统

Rh 血型系统也称恒河猴（Rhesus macacus）血型系统。1940 年兰德斯坦纳等科学家在做动物实验时，发现恒河猴和多数人的红细胞表面存在相同的血型抗原物质，故而命名为 Rh 血型。其分型是依据红细胞表面是否存在 D 血型抗原（也称 Rh 凝集原），从而将人体血液血型划分为 Rh 阳性和 Rh 阴性两种。即红细胞上有 Rh 凝集原者，为 Rh 阳性，用 Rh（+）表示；反之为阴性，用 Rh（-）表示。这样就使已发现的红细胞 A、B、O 及 AB 四种主要血型，又分别被划分为 Rh 阳性和阴性两种血型。随着对 Rh 血型的不断研究，认为 Rh 血型系统可能是红细胞血型系统中最为复杂的一个。Rh 血型系统一般不存在天然抗体，但 Rh 阴性的受血者在接受了 Rh 阳性血液后可产生免疫性抗 Rh 抗体。

二、血型分析原理

红细胞表面的特异性抗原（凝集原）与其相对应的特异性抗体（凝集素）会发生抗原

抗体凝集反应，使得红细胞凝聚成不规则的团簇。红细胞凝集反应如图2-67所示。

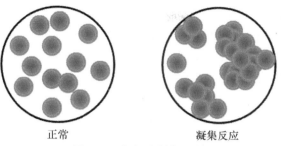

正常　　　　　　　　凝集反应

图2-67　红细胞凝集反应

　　血型分析的本质就是通过观测红细胞凝集现象，识别红细胞表面的血型抗原和血清中的血型抗体，继而实现血型的鉴定。ABO血型分析可分为正向定型和反向定型。

　　1. ABO 正向定型　正向定型是指利用已知抗体的标准血清检测红细胞上未知抗原。ABO血型正向定型检测示意图，如图2-68所示。

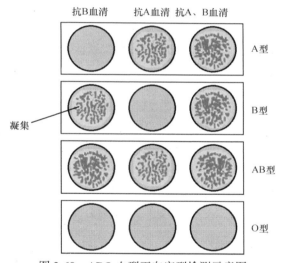

图2-68　ABO血型正向定型检测示意图

　　如果未知血液中红细胞既能与抗A血清试剂发生凝集，又能与抗A、B血清试剂发生凝集，说明血液中含有A抗原，鉴定为A型；如果未知血液中红细胞既能与抗B血清试剂发生凝集，又能与抗A、B血清试剂发生凝集，说明血液中含有B抗原，鉴定为B型；如果未知血液中红细胞能与三种试剂均发生凝集，说明血液中既含有A抗原又含有B抗原，鉴定为AB型；如果与这三种试剂均不发生凝集，说明血液中不含有A抗原也不含有B抗原，鉴定为O型。

　　2. ABO 反向定型　反向定型是指用已知血型的标准红细胞检测血清中未知抗体。原理与正向定型相同。

三、血型分析方法

　　血型分析方法很多，有不同的分类标准，常见的是按反应容器和分析原理分类。

（一）按反应容器分类

按照反应容器的不同，血型分析方法可分为玻片法、试管法、微板法和微柱凝胶法等。

1. 玻片法 玻片法用玻片作为反应容器，先将待检的红细胞悬液和已知抗体试剂滴加到玻片上，待抗原与抗体反应结束后，通过肉眼观察是否发生红细胞凝集反应，可以判断血型。

2. 试管法 试管法用试管作为反应容器，把待检红细胞悬液和已知抗体试剂加入到试管中，肉眼可以观察是否发生凝集反应，从而判断血型。试管法与玻片法都只能应用手工操作。

3. 微板法 微板法用微孔板作反应容器，将红细胞悬液和已知抗体试剂滴入到微孔板小孔中，用肉眼或者仪器观测是否发生凝集反应。微孔板如图 2-69 所示。

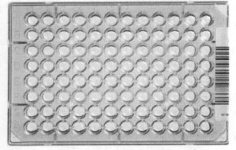

图 2-69 微孔板

4. 微柱凝胶法 微柱凝胶法是抗原抗体反应与凝胶分子筛技术相结合的一种血型检测方法。通过调节葡聚糖凝胶的浓度来控制分子筛孔径的大小，使分子筛仅允许通过单个游离红细胞，从而实现凝集红细胞和游离红细胞的分离。

检测血型时，用于血型鉴定的试剂卡上的各微柱小管预先已分布了相应的抗体，将待测红细胞悬液滴入微柱小管，小管中的微柱凝胶在离心过程中可以使未凝集的单个的红细胞从空隙中通过，而凝集的红细胞团则留在葡聚糖凝胶外，用肉眼或者仪器，可以观测到红细胞是否发生凝集反应。

微柱凝胶法检测技术可应用于血型鉴定、交叉配血、不规则抗体筛查等。微柱凝胶技术的原理示意图，如图 2-70 所示。

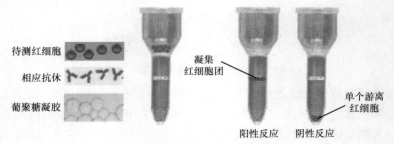

图 2-70 微柱凝胶技术原理示意图

（二）按分析原理分类

按照分析原理的不同，血型分析方法可分为盐水凝集法、低离子法、酶介质法、凝聚胺法、抗人球蛋白法等。

四、血型分析系统

血型分析系统是基于某种分析方法，按照一定的操作规范、检测步骤和结果判读标准来完成血型分析过程的仪器。血型分析系统由加样、孵育、离心、检测和分析等部分构成。根据血型分析系统的自动化程度，血型分析系统可以分为手工、半自动和全自动三大类。

1. 手工血型分析　手工血型分析采用人工操作方式完成血型分析，其加样、孵育和离心等过程均通过人工实现，并由检验人员肉眼观测反应结果。血型检测中，需要使用移液枪、恒温箱、离心机和显微镜等配套设备。

玻片法、试管法、微板法和微柱凝胶法等均可采用全手工方式完成。基于微柱凝胶法的手工血型分析流程，如图 2-71 所示。

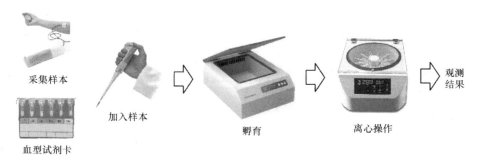

采集样本　血型试剂卡　加入样本　孵育　离心操作　观测结果

图 2-71　手工血型分析流程

手工血型分析全部为人工操作，工作强度大，检测效率低，不适用大批量样本的检测，人为的因素也会对检测过程和结果判读造成影响。

2. 半自动血型分析系统　半自动血型分析系统通常可以完成自动加样和结果分析判读，但是，孵育和离心过程仍需要人工操作。半自动血型分析主要使用微板法和微柱凝胶法，通过仪器完成自动加样和结果分析，可以降低加样工作强度，提高结果分析效率，能避免人为因素对结果判读的影响。

3. 全自动血型分析仪　全自动血型分析仪采用全自动方式完成血型分析，它的加样、孵育、离心和结果分析过程均由仪器自动完成。全自动血型分析系统具有血型分析过程整合度高、操作方便、检测过程易标准化、检验结果正确率高等优点，是血型分析系统的发展主流。

五、全自动血型分析仪

全自动血型分析仪通过上位计算机和控制主板，可以按血型分析流程，实时控制加样、孵育、离心和图像采集等功能的动作，利用图像处理和分析软件实现检测结果的自动判读。全自动血型分析仪的基本构成，如图 2-72 所示。

全自动血型分析仪由机械传动机构、自动加样系统、孵育系统、离心系统、图像采集系统和计算机控制系统组成。它的关键技术主要包括机械传动控制技术、微量移液技术、高清图像的提取处理技术等。

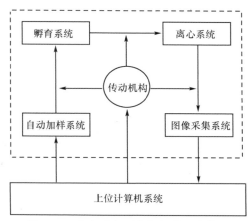

图 2-72　全自动血型分析仪的基本构成

（一）工作流程

全自动血型分析仪工作流程示意图，如图 2-73 所示。

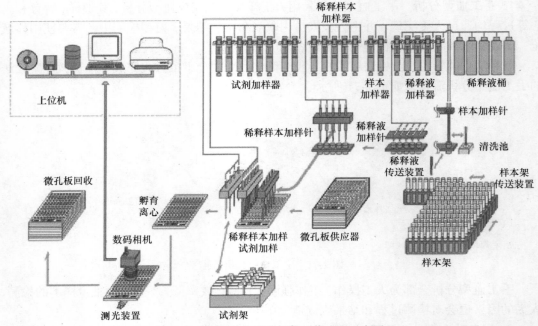

图 2-73　全自动血型分析仪工作流程示意图

根据选择的检测项目，在上位计算机系统的控制下，通过样本架传送装置将样本架的待测样本分批次顺序传送至预定位置；通过自动加样装置依次进行样本吸取、转移、稀释，并将稀释的样本和检测所需的试剂加入到反应容器（微孔板或血型试剂卡）；反应容器随后被输送至孵育系统孵育，反应完毕后输送至离心装置离心；离心结束后，微孔板被转运到检测系统，由高清晰度 CCD 摄像机采集反应后的图像，并将图像数据传输至上位计算机系统进行处理，通过软件系统对图像数据进行分析、判读并输出检测结果。

（二）机械传动结构

全自动血型分析仪的机械传动结构主要包括加样机构和传送机构，其主要作用：一是完成样本、试剂的吸取和分配；二是实现反应容器（微孔板）在各工作模块间的传输。机械传动系统有两种结构形式，转盘式和机械臂式。转盘式和机械臂式的主要区别在于加样针和样本试剂的定位方式，转盘式机械传动结构如图 2-74 所示。

转盘式机械传动结构通过步进电机转动样本盘和试剂盘，能分别对样本和试剂进行定位；加样针可以圆周运动，通过码盘和光耦装置，能够对样本位、反应容器位、试剂位和清洗位准确定位，完成样本、试剂的吸取和分配等动作。

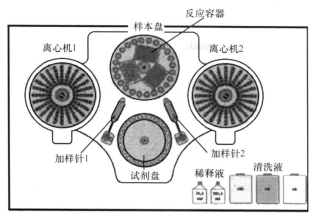

图 2-74　转盘式机械传动结构

由于转盘式机械传动结构，其工作空间大，可承载样本、试剂和反应容器数量多，自动化水平高。因此，利用血型试剂卡作反应容器的全自动血型分析仪，一般都采用转盘式机械传动结构。

（三）自动加样结构

自动加样结构的作用是准确、无污染地将样本和试剂转移或分配到反应容器（微孔）内，它是全自动血型分析仪的重要组成部分，也是自动化检测平台的关键部件。自动加样系统主要结构包括：加样针机械臂、样本试剂架（样本试剂盘）和微量移液机构。

1. 样本试剂架　样本试剂架（样本试剂盘）是待检血液样本和血型实验试剂的承载装置，主要有两方面功能：

（1）血型实验开始前，通过条码扫描装置识别样本和试剂，将已加载的所有样本和试剂逐一送到指定的扫描位置，并记录样本、试剂位置信息。

（2）在血型分析过程中，将下一个需要吸样的样本或试剂传输或转动到固定取样位置，供加样针吸样。

2. 微量移液机构　微量移液机构是自动加样结构的关键部件，用于实现精确加样，并确保样本和试剂按比例混合。微量移液机构的功能包括两方面，一是根据血型实验操作规范，按规定顺序吸取定量的样本或试剂，并分别放样至反应微孔内；二是每次吸样前，通过大行程、高速吸放样动作，完成加样针的清洗作业。

精确的微量移液是准确检测的前提，它主要由液路系统完成。微量移液机构的液路系统一般由微量泵、导管、转换阀、压力传感器、液面传感器和加样针等组成。微量移液机构如图 2-75 所示。

（1）微量泵：微量泵是微量移液机构的心脏，其泵量的精度，直接影响着全自动血型分析系统加样的精度，血型分析系统要求加样相对标准偏差小于 1%。

（2）压力传感器：加样过程中，压力传感器用于监测导管的流通状况（是否有堵塞），可识别加样针的三种状态：正常工作状态、血块堵塞状态和遇到泡沫状态。能够判断加样针是否出现了错误吸样。

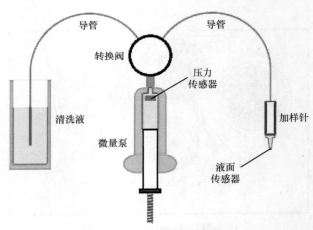

图 2-75　微量移液机构

（3）液面传感器：液面传感器是用于检测液面，即可检测空气与血清的分界面、血清与红细胞的分层界面。液面探测的意义在于，一是能确保加样针定位到正确目标样本位，防止吸入错误样本；二是防止加样针插入过深，避免触底损坏。

（四）图像采集识别系统

全自动血型分析仪检测结果的自动识别通常采用图像法。图像法是基于图像处理技术，利用高清晰度 CCD 摄像机获取反应图像，通过分析各反应微孔内的红细胞分布情况判读红细胞凝集状态。以微板法为例，说明反应图像识别原理和结果判断方法。

1. 识别原理　样本在微孔内的反应结束后，微孔板反应图像如图 2-76 所示。

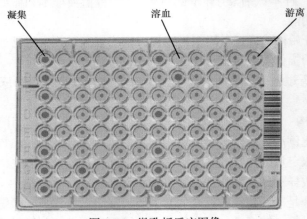

图 2-76　微孔板反应图像

如果发生凝集反应，红细胞会彼此粘连均匀分布在孔壁上；若未发生凝集反应，红细胞处于游离状态，会沿着微孔内阶梯滑落，集聚于孔底中央部位，形成实心圆点；如果红细胞发生溶血，则既不会形成实心圆点、也不会均匀分布在孔壁上，而是变成均匀的浅红色。

2. 分析判断　获取反应图像后，计算微孔取景框内无红细胞分布区域面积与有红细胞分布区域面积的比值，即

$$比值 = \frac{无红细胞分布区域面积}{有红细胞分布区域面积}$$

该比值与标准界限值比对，判定微孔内是否发生凝集反应。如果比值大于界限值，提示无凝集反应；反之，提示发生凝集反应。微孔板反应的示意图，如图 2-77 所示。

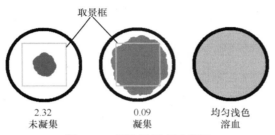

图 2-77　微孔板反应示意图

左图的比值为 2.32，大于预设定的界限值（仪器型号不同，设定的标准不同），提示红细胞自然沉降在孔底，形成实心圆点，说明未发生凝集反应；中间图像的面积比值为 0.09，小于相应的界限值，是由于大部分红细胞凝集成团，不能自然滑落到孔的底部，造成微孔的大部分被凝集的红细胞所覆盖，提示红细胞发生了凝集。此外，由于红细胞溶血可使微孔内呈现均匀一致的浅红色（浅），而红细胞凝集使微孔内呈现分布不均匀的暗红色（深），因而可通过分析微孔内灰度值的大小来区分红细胞凝集和溶血两种状况。

第五节　血液流变学检验仪器

血液流变学（hemorheololgy）是生物力学与生物流变学的重要分支，主要是研究血液宏观的流动性质（血液与血管、心脏之间相互作用以及血细胞流动性质）和血液生物化学成分的一门科学。血液流变学包括两部分内容，即宏观血液流变学和微观血液流变学。宏观血液流变学主要研究全血黏度、血浆黏度、血沉等；微观血液流变学研究红细胞聚集性、红细胞变形性等。

血液流变分析仪器（hemorheology analyzer，HA）是对全血、血浆或血细胞进行流变特性分析的专用检验仪器。主要有血液黏度计、红细胞变形测定仪、红细胞电泳仪、黏弹仪等。

一、血液流变学检查的临床意义

血液流变学是专门研究血液流动规律的一门医学分析学科，主要检测血液的流动性和黏滞性。血液流动性和黏度的变化直接关系着人体组织器官血液供应的变化，从而影响人体组织器官的代谢及功能状态，对出血后止血也具有重要的生理意义。

血液黏度（blood viscosity）是表征血液流动阻力的主要参数，血液黏度小表示流动性好，黏度大表示流动时阻力大，即流动性差。流变性质发生异常，能直接影响血流的灌注，可发生组织缺氧、代谢失调甚至机体功能障碍等。实验室检测的血液黏度指标主要包括全血黏度和血浆黏度。全血黏度取决于红细胞数量，全血黏度的升高常见于红细胞增多症、高血压、白血病、糖尿病等；全血黏度降低会与各类贫血、失血等有关。血浆蛋白质增高的疾病均可导致血浆黏度升高，如高纤维蛋白原血症、高脂蛋白血症和高血压、糖尿病等，一些恶性肿瘤、风湿病也可引起血浆黏度增高，血液流变性的改变对于疾病的发生、发展、诊断、治疗均具有重要的临床价值。

二、血液流变检测的基本原理

水、酒精、血清、血浆等属于均质性液体，称为黏性流体。当黏性流体流动时，会存在阻力即内摩擦力（或称剪切应力），剪切应力与变形速率成线性关系。剪切应力与变形速率成线性关系的流体，称之为牛顿流体；反之，剪切应力与变形速率成非线性关系的流体为非牛顿流体，如全血等。

血液在血管中稳态流动时，血液可以被"分解"为多层，受到摩擦力的影响，血液的每层流速会有所不同，越靠近血管中心的流速越快，越靠近血管壁的流速越慢，各层流间存在内摩擦力（黏滞力）。黏滞力的大小不仅取决于两层接触面积及两液层间的速度差，还与血液的成分及物理特征有关，表征血液这种物理特性的参数就是血液黏度。

（一）血液黏度检测

血液黏度直接影响血液循环中阻力的大小，进而影响组织器官中血液的灌流量。血液流变分析仪是血液黏度检测的专用仪器。目前应用的血液流变分析仪归纳起来主要有毛细管式黏度计、旋转式黏度计（分为圆筒式、椎板式）和电子-压力传感式黏度计。

1. 毛细管式黏度计 毛细管式黏度计是早期开发的血液黏度计。根据泊肃叶（Poiseuille）定律，不同黏度的液体流经相同的管道时，所用时间不同，黏度越大所需的时间越长，黏度与时间成正比关系。据此，让水和加入抗凝剂的全血分别通过相同管道，管道置于 37℃ 的水浴箱中，分别测定水和全血通过管道所用的时间 T_w 和 T_b，由于水的黏度 μ_w 为已知量，则由下式可以计算出血液黏度 μ_b

$$\mu_b = \frac{T_b}{T_w} \times \mu_w$$

2. 圆筒式黏度计 圆筒式黏度计的原理结构图，如图 2-78 所示。

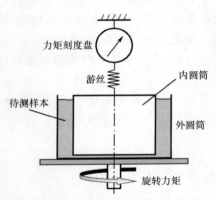

图 2-78 圆筒式黏度计原理结构图

力矩刻度盘
游丝
待测样本
内圆筒
外圆筒
旋转力矩

圆筒式黏度计主要由两个间距很小的同轴圆筒组成，内圆筒位于外圆筒内，待测样本放置在内、外圆筒之间的空隙中。外圆筒在转轴的带动下以已知角速度旋转，受黏滞力的作用，内圆筒随之旋转产生黏性力矩。外圆筒的转速越高，样本的黏度越大，作用到内圆筒上黏性力矩越大，通过游丝被扭转产生的扭力矩也就越大。当与黏性力矩相等达到平衡状态时，力矩刻度盘上可读出黏性力矩，进而计算出样本的黏度。

圆筒式黏度计用样较少（约为 0.8ml），适用于研究血液的凝固过程、粘弹性、红细胞变形性、聚集性以及血液特性的时间相关性。

3. **锥板式黏度计** 锥板式黏度计的原理结构图，如图 2-79 所示。

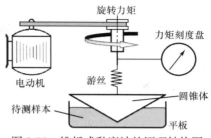

图 2-79 锥板式黏度计的原理结构图

锥板式黏度计由圆锥体和底部的平板组成，待测样本注入于圆锥体与平板之间的空隙中。圆锥体通过游丝和力矩刻度盘与电动机相连接，当电机带动力矩刻度盘以特定的角速度旋转时，圆锥体也以相同角速度转动。由于待测样本的存在，黏性力矩使游丝产生相应的反抗力矩，当二者平衡时，刻度盘读数即为黏性力矩。

锥板式黏度计中任一流层上剪切率相同，具有更高的测量精度及重复性，适合大批量的临床检验工作。它既适合测量牛顿流体，也可以测量非牛顿流体。

4. **电子- 压力传感式黏度计** 电子- 压力传感式黏度计是新一代可以自由选择剪切率，能在不同剪切率下测量黏度值的黏度仪。电子- 压力传感式黏度仪应用了流体力学原理，检测出在定义上更为明确的力学量——非牛顿流体黏度函数。

根据非牛顿流体的流体平衡方程，应用一阶（线性变化）动力系统，使样本经历流速缓慢变化的流动，通过监测系统压力（及流速）随时间变化的数据，求得不同剪切率下样本的表观黏度，从而对全血进行直接、快速、准确地测量。电子- 压力传感式黏度计在检测血浆时，检测样本在封闭的环境下进行，可以排除样本与空气界面二次分流和泰勒涡流的形成，使检测结果能客观地反映样本的实际黏度情况。这类黏度仪既适用于非牛顿流体，也适用于牛顿流体的测量。

（二）红细胞变形能力测定

红细胞变形能力（red cell deformability）是指红细胞在外力的作用下，可以发生变形的特性。它是影响血液表观黏度，决定血液流动性、红细胞寿命及体内微循环有效灌注的重要因素之一。红细胞变形能力在血液循环中，尤其在微循环中起着重要的作用。

红细胞变形能力的测定主要包括红细胞刚性指数、变形指数以及聚集指数，通过测量血浆黏度和不同剪切率下的全血黏度，并采用以下公式计算得出：

$$红细胞刚性指数 = \frac{\eta_{全血高切} - \eta_{血浆}}{\eta_{血浆} \times HCT}$$

$$红细胞变形指数 = \frac{1 - \left(\frac{\eta_{全血高切}}{\eta_{血浆}}\right)^{-0.4}}{HCT}$$

$$红细胞聚集指数 = \frac{\eta_{全血低切}}{\eta_{全血高切}}$$

式中 HCT 为红细胞比容，指一定容积全血中红细胞所占的百分比，$\eta_{全血高切}$ 为切变率 $200s^{-1}$ 的全血黏度值，$\eta_{全血低切}$ 为切变率 $1s^{-1}$ 的全血黏度值。

三、血液流变仪的基本结构与工作原理

全自动血液流变仪如图 2-80 所示。

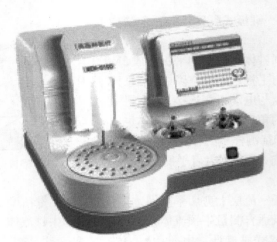

图 2-80　全自动血液流变仪

　　临床实验室常用的全自动血液流变仪多采用锥板和毛细管双方法学测试，其中全血测试采用锥板法，血浆测试采用毛细管法。全自动血液流变仪的基本结构如图 2-81 所示。

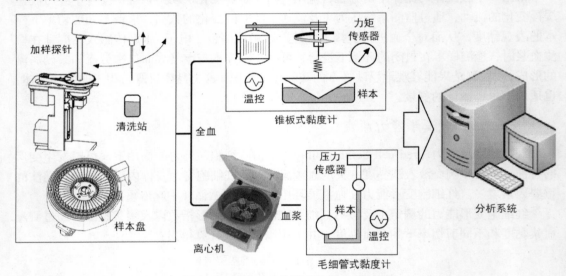

图 2-81　全自动血液流变仪基本结构图

　　全自动血液流变仪采用毛细管式黏度计、锥板式黏度计分别检测血浆和全血的相关流变学指标。系统通过加样探针吸取样本盘中的抗凝全血。其中，全血加入到锥板式黏度计，离心后的血浆进入到毛细管式黏度计。控温系统使检测系统的温度稳定为 37℃，分别采集来自毛细管式黏度计传感器以及锥板式黏度计力矩传感器的信号，通过分析系统处理检测数据，并输出报告。由于每次检测加样探针均需要进行清洗，因此，全自动血流变仪还有清洗系统。

第六节　其他血液检验仪器

　　除上述常用的血液检验仪器外，临床实验室还要使用一些小型的血液检验仪器，如检测血小板聚集功能的血小板聚集仪、用于血沉检测的血沉分析仪等。

一、血小板聚集仪

血小板聚集仪如图 2-82 所示。

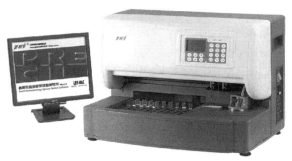

图 2-82 血小板聚集仪

血小板聚集仪是针对血小板的聚集能力进行检测的专用仪器。

（一）血小板

血小板起源于骨髓造血干细胞，经巨核细胞集落刺激因子作用后，依次发育为原巨核细胞、幼巨核细胞、颗粒型巨核细胞和产板型巨核细胞，后者将成熟的血小板释放后即为裸核型巨核细胞。血小板是一种多功能的细胞，在止血、血栓的病理生理过程中起重要的作用。血小板的主要功能包括血小板黏附、血小板聚集、血小板释放、促凝功能及血块收缩功能。

（1）血小板黏附：血小板黏附是指血小板附着于受损伤的血管内皮下组分或其他物质表面的能力，是通过血小板表面的膜糖蛋白Ⅰb/Ⅸ/Ⅴ（GP Ⅰb/Ⅸ/Ⅴ）经血管内皮细胞受损后释放的血管性假性血友病因子（vWF）介导，与暴露的胶原纤维相结合完成的病理过程。

（2）血小板聚集：黏附的血小板进一步被激活，血小板形态发生改变，由静息状态下的圆盘状变为圆球形，并伸出伪足，使得血小板的膜糖蛋白Ⅱb/Ⅲa（GP Ⅱb/Ⅲa）结构发生改变，可以通过与纤维蛋白原的结合，介导血小板与血小板之间的黏附，称为血小板聚集。它是形成血小板血栓的基础，也是血小板进一步活化和参与二期止血及促进血液凝固的保证。

（3）血小板释放：激活的血小板或体外血小板被机械或诱导剂等激活后，血小板将其α、γ 及溶酶体等贮存颗粒中的多种活性物质，通过 OCS（开放管道系统）释放到血小板外的过程称为血小板释放反应。这种反应可进一步增强血小板的聚集功能，并参与血液凝固过程。

（4）促凝功能：血小板活化后其磷脂中的血小板第 3 因子（PF3）暴露于血小板外衣，为凝血过程提供了重要的场所并促使凝血酶和纤维蛋白的形成。另外，血小板内容物中包含有多种凝血因子，因血小板活化释放后，可进一步加强局部的凝血作用。

（5）血块收缩功能：血小板具有收缩蛋白（肌动蛋白和肌球蛋白）的功能，血小板活化变形后，伸出的伪足可因收缩蛋白的相互作用而产生向心性收缩，使纤维蛋白束弯曲、血凝块缩小，血栓更为牢固，止血更加彻底。

（二）血小板聚集仪的检测原理

血小板聚集仪（platelet aggregation analyzer）是临床实验室常用的血小板功能检测仪器。血小板聚集仪根据检测方法和原理的不同，分为光学法、电阻抗法、血液灌注压法、剪切诱导血小板聚集测定法等。目前，血小板聚集仪主要采用光学法和电阻抗法。

1. 光学法　光学法是比浊法，又可分为透射比浊法和散射比浊法。血小板聚集仪通过检测血小板聚集反应体系中光的强度变化，可以测定血小板的聚集程度。

透射比浊法是最先应用于血小板聚集检测的方法。测试时，将富含血小板血浆置于比色杯中，加入诱聚剂并进行搅拌混匀后，血小板开始逐渐聚集，血浆浊度下降，透光度增加。当血小板完全聚集后，透光度趋于恒定。通过光电探测器可以接收到血小板聚集反应过程中透光度连续变化的电信号，透光电信号经整形、放大，传送到计算机分析系统，可以绘制出透射光强度变化的曲线，这个曲线能客观反映血小板聚集的全过程，由此能提供反映血小板聚集速度、程度以及血小板解聚等方面的参数。

与透射比浊法不同的是，散射比浊法检测通道光源与光电探测器之间有一定的夹角，当富含血小板血浆加入诱聚剂后，血小板发生聚集，样本液在变得澄清的同时，散射光强度会逐渐增加，仪器将这种光学变化描绘成聚集曲线。

光学法血小板聚集仪的基本结构如图 2-83 所示。

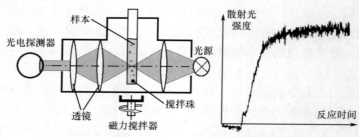

图 2-83　光学法血小板聚集仪的基本结构

光学法血小板聚集仪的结构包括光学系统、反应系统、检测系统、光电转换和放大系统以及计算机分析系统等。

（1）光学系统：血小板聚集仪的光源波长一般为 660nm，但可用于检测血小板分泌、释放等其他功能的血小板聚集仪的光源波长有 660nm 和 405nm 两种，如利用发色底物法检测血小板分泌功能时所用波长是 405nm。光源发出的光经聚光透镜照射到样本杯，再经聚光透镜组通过光电探测器接收反应过程中样本杯的散射光强度。

（2）反应系统：反应系统主要包括样本杯、温控和磁力搅拌器三部分。不同型号仪器的样本杯的数目不同，温控功能是保持样本杯的温度并模拟人体的生理状态下的 37℃，磁力搅拌器还包括搅拌磁珠，磁力搅拌器位于样本槽的底部，磁珠在样本杯内的底部，作用是保证血小板聚集反应的均匀性。

（3）检测系统：检测系统分为透射光检测和散射光检测。检测系统可以对血小板聚集反应过程中的散射光进行连续检测。

2. 电阻抗法　电阻抗法血小板聚集仪可以对全血或富含血小板血浆进行血小板聚集功能测定。电阻抗法是在血小板聚集反应体系中加入一对铂电极，铂电极通过恒定的微电流。全血或富含血小板血浆在血小板诱聚剂作用下会发生聚集反应，血小板聚集块可覆盖于铂电极表面，引起铂电极电阻变化。铂电极的电阻变化与血小板聚集程度成正相关，根据这一关系，记录浸在血液中铂电极间电阻的变化，经过放大和计算机处理，能绘制出血小板集聚曲线，可以反应血小板的聚集状况。

二、血沉分析仪

红细胞沉降率（erythrocyte sedimentation rate，ESR）是指红细胞在一定条件下自然沉降的速度，简称血沉（用 mm/h 表示）。血沉作为一项临床常规检测项目，在动态观察病情变化方面具有一定的指导意义。

血沉分析仪（ESR analyzer）是用来测定红细胞（RBC）沉降率的一种专用设备，可以提供动态血沉曲线等指标。血沉分析仪如图 2-84 所示。

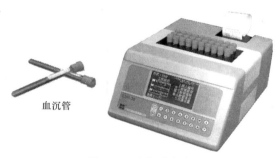

血沉管

图 2-84 血沉分析仪

（一）血沉检验的临床意义

红细胞是血细胞中数量最多的一种，它起源于骨髓造血干细胞，经一系列分化发育后成熟并释放入血，平均寿命约 120 天。成熟红细胞呈双凹圆盘形，可以变形通过狭窄的毛细血管或血窦间隙。红细胞通过血红蛋白实现输送氧和二氧化碳的功能，能在组织中参与呼吸及调节血液酸碱平衡。

血沉对多种疾病的活动、复发、发展有监测作用。生理性血沉增快常见于女性经期、妊娠 3 个月以上。病理性血沉增快主要为各种炎症、组织损伤及坏死、心肌梗死发病后 3~4天、恶性肿瘤、各种原因导致的高球蛋白血症、贫血、高胆固醇血症等。血沉减慢主要见于红细胞数量明显增多及纤维蛋白原含量明显降低。

（二）血沉分析仪的检测原理

血沉（红细胞沉降率，ESR）检测的基本方法，是将采集的血样装入内有抗凝剂的血沉管中，经充分混匀后垂直放置在样本架上，在重力的作用下，红细胞逐渐下沉，在血沉管的上部会留下一段透明的血浆，通过测定红细胞和透明血浆的分界面，可以在一定时间内测出红细胞的动态沉降变化情况。

血沉检测分为手工检测和自动检测。近年来，随着现代检验技术的发展，自动血沉分析仪应用光电技术与计算机技术，实现了血沉分析的自动化。使用血沉分析仪可以有效地降低人为操作误差和外界环境的影响，是目前临床实验室检测血沉的主流方法。

1. 手工检测　传统的手工测定方法有魏氏法、潘氏法等。目前，临床血沉检测仍主要采用国际血液标准化委员会（ICSH）推荐的魏氏（Westergren）法，传统的魏氏法血沉手工检测原理如图 2-85 所示。

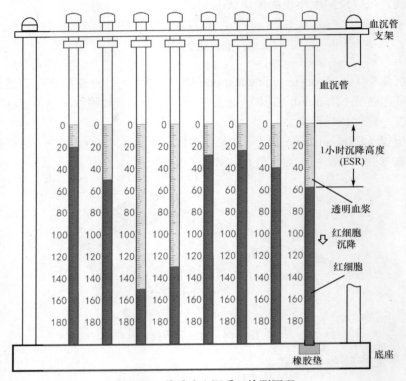

图 2-85　魏氏法血沉手工检测原理

按照 ICSH 要求，血沉管应厚壁、笔直、无色、两端开口，开口端平直与纵轴成直角，下端可打磨适度的斜边，以便与橡胶垫保持良好的气密性。血沉管长为 300±1.5mm，数字标记从 0~200，分度单位为 mm，管孔直径为 2.55±0.15mm，管孔一致性即误差 < 0.05mm。

测试时，采集空腹静脉血 1.6ml，按 1：4 比例与 106mmol/L 枸橼酸钠溶液（0.4ml）充分混匀，然后吸入清洁、干燥的标准魏氏血沉管，并调至"0"刻度处，将血沉管垂直固定在血沉支架上，避免阳光直照、振动和血液外溢，在室温下（18~25℃）经 1 小时自然沉降后，读出血浆凹液面底部至沉降红细胞柱顶部之间的距离（mm），即为血沉检测结果。

血沉手工检测法不仅测试时间长，而且受环境、人为、血沉管清洁度等因素影响较大，所以检测精度低，不适用于大批量样本的检测。

2. 自动检测　自动血沉分析仪大多采用魏氏法的检测原理，通过定时探测红细胞与血浆分界面，可以绘制出血沉曲线。红细胞沉降曲线如图 2-86 所示。

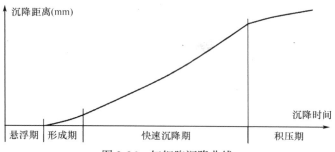

图 2-86 红细胞沉降曲线

血沉曲线可分为四个阶段。第一阶段为红细胞不下沉的悬浮期；第二阶段为缗钱状红细胞形成期，在这一阶段红细胞沉降较慢；第三阶段为形成缗钱状红细胞的快速沉降期；第四阶段为红细胞堆积在试管底部开始积压，为缓慢沉降期。

自动血沉分析仪的检测原理如图 2-87 所示。

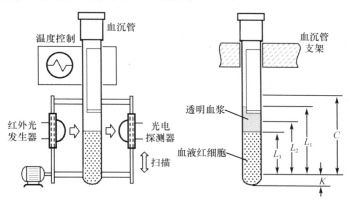

图 2-87 自动血沉分析仪的检测原理图

自动血沉分析仪由血沉管、温控系统、光电系统、数据处理系统等组成。其中，血沉管为透明的硬质玻璃管或塑料管；温控系统使待测样本处于37℃恒温状态；光电系统采用950nm 红外光源与相应的光电探测器，可以检测到透明血浆与血液红细胞的分界，动态扫描血浆与红细胞的分界线，由步进电机驱动的光电系统可以沿着机械导轨上下滑动；光电探测器接收的光电信号经整形、放大送入数据处理系统，通过分析、整理，可以得到血沉曲线并输出检测报告。

光电系统沿血沉管做上下机械扫描。图 2-87 中 L_1 表示初始高度（在零时刻），L_2 表示 30 分钟时红细胞高度，L_3 表示 60 分钟时红细胞高度，C 表示检测范围，K 代表红外光发射和接收（光电探测器）对管移至最底端时血沉管中血液的高度，K 由血沉分析仪本身系统决定。

红外光发射和接收对管在从最底端 K 向最高端 C 扫描的过程中，如果接收管接收的信号很弱，说明红外光线被高密度的红细胞遮挡。一旦红外光线能穿过血沉管到达接收管，接收管可以接收到较强的红外光信号，通过数据处理系统可以确定透明血浆与血液红细胞分界的准确位置。

30 分钟血液红细胞沉降的百分比为

$$X_{30} = \frac{L_1 - L_2}{L_1 + K} \times 100\%$$

60分钟血液红细胞沉降的百分比为

$$X_{60} = \frac{L_1 - L_3}{L_1 + K} \times 100\%$$

习　题　二

2-1. 血液检验主要包括哪些内容？临床意义是什么？

2-2. 临床血液检验的常用仪器和相关检测项目有哪些？

2-3. 血液的基本组成是什么？各具有什么作用？

2-4. 什么是血细胞直方图？试以红细胞直方图为例说明其作用。

2-5. 血细胞分析仪的基本结构包括哪些？简述各个系统的基本结构与功能。

2-6. 什么是电阻抗（库尔特计数）原理？说明其在血细胞检测中的应用。

2-7. 试述激光散射法血细胞计数仪的光路系统构成及其工作原理。

2-8. 简述射频电导技术应用于血细胞检测的原理。

2-9. 简述血红蛋白的检测原理。

2-10. 血细胞分析中，常见的散点图都有哪些？

2-11. 五分类血细胞分析仪常见的检测通道都有哪些？

2-12. 简述 VCS 法血细胞分析仪检测原理。

2-13. 试以 BF-6800 全自动五分类血细胞分析仪为例，说明其基本结构及工作原理。

2-14. 血细胞分析仪室内质控品的选择应符合哪些要求？

2-15. 血液凝固分析仪的检测原理主要有哪几种？

2-16. 什么是血凝仪生物物理检测法？可分为哪几种？

2-17. 简述光学法全自动血凝仪的检测原理。

2-18. 简述全自动血凝仪的基本结构和工作流程。

2-19. 血型分析系统的基本结构。

2-20. 什么是血型？人类主要的血型系统有哪些？

2-21. ABO 血型分析的基本原理是什么？试以正向定型为例说明。

2-22. 试述微柱凝胶法血型分析原理。

2-23. 试简述全自动血型分析仪的工作流程与基本结构。

2-24. 血液流变分析仪主要检测哪些物理量？

2-25. 血液流变学检查的临床意义是什么？

2-26. 简述毛细管式黏度计的工作原理。

2-27. 简述旋转式黏度计的工作原理。

2-28. 试绘制全自动血液流变仪的结构结构，并简述其工作原理。

2-29. 血小板聚集仪根据检测方法和原理可分为几类？分别是什么？

2-30. 简述光学法血小板聚集仪的基本结构和功能。

2-31. 什么是血沉？血沉检测的临床意义是什么？

2-32. 简述血沉分析仪的检测原理。

第三章 尿液、粪便检验仪器

为了保持机体内环境的相对稳定，人体需要将产生的废物排出到体外。排出废物的方式有两种，即排泄和排遗。排泄是由排泄器官将代谢中所产生的各种不为机体所利用的或有害的物质排出体外的过程，如二氧化碳、水、无机盐、尿素、尿酸等。人体的排泄途径包括呼吸、排汗以及排尿。其中，二氧化碳和一部分水以气体状态由呼吸系统排出，还有一部分水分、无机盐随汗液由皮肤排出，而其他大部分水分、无机盐、尿素、尿酸则以尿液形式由泌尿系统排出。排遗是消化系统功能的一部分，是食物经口腔和食道，在胃、小肠消化吸收后，未消化的食物残渣在大肠中形成粪便，由肛门排出体外的过程。

人体的排泄和排遗，不仅能将废物排出体外，而且还可以调节生物体内的水和无机盐的平衡，维持细胞生存环境的稳定性。因此，尿液和粪便检验在临床检验中具有重要意义，尿液和粪便组成成分及含量的变化不仅反映了泌尿系统、消化系统及其周围组织器官病变，也能反映血液循环、内分泌及肝、胆代谢功能，为临床诊疗监测及预后判断提供重要信息。

尿液、粪便检验的主要设备见图 3-1。

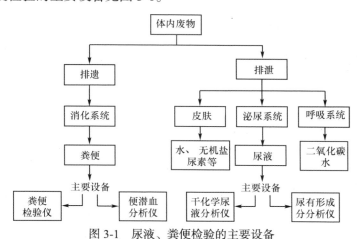

图 3-1 尿液、粪便检验的主要设备

本章将重点介绍干化学尿液分析仪的基本构成、工作原理和临床应用，并对尿液有形成分分析仪、便潜血分析仪、粪便自动检验仪作相应的介绍。

第一节 尿液检验

尿液是人体中具有重要意义的体液，尿液检验作为临床常规检验项目，为健康体检和疾病的诊断、治疗等提供重要依据。随着先进技术在尿液检验中的应用，检验方法和检测范围发生了很大的变化，从传统的手工检测向自动化分析发展，常规理学和化学检验已从液相化学法转变为固相化学法，并从单一成分分析发展为同时检测多种成分。随着干化学尿液分析仪、尿液有形成分分析仪的技术进步，使得尿液检验的准确性、工作效率和自动化程度有了较大的提升。

一、尿液的生成

泌尿系统是尿液生成和排泄的重要通道，由肾、输尿管、膀胱和尿道组成。泌尿系统组成如图 3-2 所示。

人体在生命活动中产生的代谢产物，如尿素、多余的水和无机盐等，通过血液运送到肾脏，在肾脏生成尿液，尿液经输尿管输送到膀胱暂时贮存，再从尿道排出到体外。肾脏位于腰部脊柱的两侧，是尿液生成的重要器官。

肾盂位于肾的内侧凹陷处，下端连着输尿管。每侧肾有 100 万~200 万个肾单位。肾单位是肾生成尿液的基本功能单位，由肾小体（包括肾小球、肾小囊）和肾小管构成，肾单位结构如图 3-3。

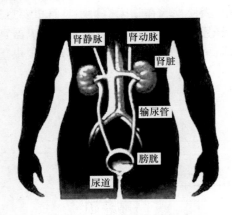

图 3-2　泌尿系统组成

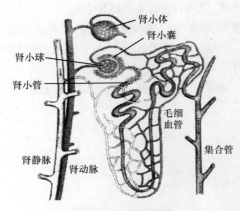

图 3-3　肾单位结构

肾小球是由入球小动脉分支形成的毛细血管球，其终端汇合成出球小动脉。肾小囊一端包裹着肾小球，另一端连着肾小管。肾小管细长而曲折，最终汇集成集合管，并与肾盂相连，出球小动脉分支形成许多毛细血管，环绕在肾小管周围。

1. 原尿　当血液流经肾小球时，由于肾小球的滤过作用，除血细胞和大分子蛋白质外，血液中其他成分通过由肾小球毛细血管壁和肾小囊内壁等组成的滤过膜进入肾小囊内，形成原尿。原尿中含有对人体有用的物质，除了无血细胞和极少蛋白质外，其他几乎与血浆相同，含有大量水、无机盐和营养物质。

2. 终尿　在原尿流经肾小管和集合管时，由于肾小管和集合管的重吸收作用，使原尿中含有的葡萄糖、大部分的水和部分无机盐被重新吸收回血液，剩下的便是终尿，终尿中含有少量氨的代谢产物和盐类。尿液从肾小管流入集合管，经过肾小管和集合管的排泌，汇集到肾盂内，经输尿管运送至膀胱暂时储存，最终由尿道排出。尿液中 9%~97% 为水，固体成分占 3%~5%，主要包括含氮废物（尿素和尿酸）、电解质、毒素、色素、激素、异常成分等，尿液成分不仅会因泌尿系统病变而改变，也与血浆的成分密切相关。

另外，肾脏的泌尿活动还可调控体液中大多数晶体成分的浓度，包括调节细胞外液量和血液的渗透压；保留体液所需的重要电解质，如钠、钾、碳酸氢盐及氯离子等；排出过剩的电解质尤其是氢离子。因此，肾脏在维持机体内外环境相对稳定中起着重要作用。此外，肾脏还兼有内分泌功能，能产生生物活性物质如促红细胞生成素、肾素以及与维生素D改造活化有关的物质等，在更大范围内调节新陈代谢，影响生命活动。

二、尿液检验的临床意义

尿液的生成和排泄依赖于泌尿系统正常的结构与完善的功能，同时也受神经、体液、内分泌系统及全身其他系统功能状态的影响。因此，尿液检验不仅能反映泌尿系统自身的功能状态，对其他系统的病变检查也有重要的临床意义。

1. **泌尿系统疾病的诊断与疗效观察**　当泌尿系统发生炎症、结石、肿瘤、血管病变及肾移植术后发生排异反应时，尿液成分会发生变化。尿液检验既能为泌尿系统疾病的诊断及鉴别提供依据，还可以在治疗过程中通过分析尿液成分的变化，观察病情与疗效，并判断预后。

2. **协助诊断其他系统疾病**　尿液来自血液，机体任何系统发生的能影响血液成分改变的疾病，均可引起尿液成分的改变。所以，尿液检验也有助于其他系统疾病的诊断。如糖尿病时尿糖增高、急性胰腺炎时尿淀粉酶增高、肝胆疾病时的尿胆色素增高等。

3. **安全用药监测**　某些抗生素类药物，如庆大霉素、卡那霉素、多黏菌素 B、磺胺药，抗肿瘤药如顺铂、甲氨蝶呤，解热镇痛药如非那西丁、阿司匹林，违禁药品如海洛因等对肾脏有一定毒性作用，用药前及用药过程中应随时注意尿液成分的改变，以确保用药安全。

4. **中毒与职业病的防护**　某些重金属铅、镉、铋、汞等，均可引起肾损害，对经常接触重金属的职业人群及作业场地附近的居民应进行定期体检，检验尿液中重金属排出量是否增多及其他异常，对劳动保护与职业病的诊断和预防有一定价值。

5. **健康人群的普查**　由于收集尿液样本方便、对人体无害，通过尿液分析可以筛查有无泌尿系统、肝胆系统疾病和代谢性疾病（如糖尿病）等，有助于发现亚健康人群，以达到早期诊断、早期预防、早期治疗的目的，提高人们生活质量。

三、尿 液 检 验

尿液检验可分为理学、化学和有形成分检查。

（一）理学检查

尿液理学检查是指一般性状检查，主要指尿量、尿色、气味、透明度、尿比密和尿渗量等，受食物、药物和病变等因素的影响会有不同程度改变。

1. **尿量**　尿量指 24 小时内排出体外的尿液总量。取决于肾脏生成尿液的能力、肾脏的浓缩和稀释功能，通常以量筒或其他有刻度的容器量取。

正常成年人 24 小时尿量为 1000~2000ml。病理状态下可能出现多尿、少尿，甚至无尿。

2. **尿色和透明度**　尿色和透明度指尿的颜色和混浊度，可以通过肉眼或仪器观察和判断，随患者的生理或病理状况而变化。新鲜尿液通常呈淡黄色、清晰透明。病理条件下可呈现红色血尿、深黄色胆红素尿、乳白色混浊的乳糜尿以及黄白色的菌尿或脓尿等。

3. **气味**　气味是由尿液中挥发性酸及酯类共同产生的，正常尿液具有特殊微弱的芳香气味，病理条件下出现浓重的氨臭味、烂苹果味、腐臭味或蒜臭味等。

4. 尿比密和尿渗量 尿比密和尿渗量与尿液中溶质的含量有关，均能反映肾脏的浓缩和稀释功能。不同点在于，尿比密易受溶质性质的影响，如大分子物质增多，比密增大。而尿渗量主要与颗粒数量有关，受大分子物质影响较小。

尿比密正常成人参考值：晨尿 1.015~1.025，随机尿 1.003~1.030；尿渗量 600~1000mOsm/kg·H_2O。

（二）化学检查

尿液中化学成分复杂且不稳定，这些成分既来自血液，也来自泌尿系统和生殖系统的组织及其分泌物。化学成分检查主要包括：酸碱度、蛋白质、糖、脂类及其代谢产物、电解质、酶、激素等，它可以通过生物化学反应的原理进行测定。常见的化学成分检查正常参考值及临床意义见表3-1。

表3-1 尿液化学检查项目的参考值范围和临床意义

项目	缩写	参考值范围	临床意义
尿胆红素	BIL	阴性	尿胆红素检查是显示肝细胞损伤和鉴别黄疸的重要检查。肝细胞性黄疸时尿胆红素中度增加；阻塞性黄疸时尿胆红素明显增加
尿胆原	UBG	阴性或弱阳性	尿内尿胆原在生理情况下仅有微量，在饥饿、饭后、运动等情况时稍有增加。尿胆原增多，常见于病毒性肝炎、溶血性黄疸、心力衰竭、肠梗阻、内出血、便秘等病症；尿胆原减少，多见于长期应用抗生素、阻塞性黄疸等
尿酮体	KET	阴性	（1）糖尿病酮症酸中毒 （2）感染性疾病（如肺炎、伤寒、败血症、结核等发热期），严重呕吐、腹泻，长期饥饿、禁食，全身麻醉后等都可能出现酮尿。另外妇女孕期因妊娠反应呕吐多、进食少，身体脂肪代谢明显增多，也能出现酮尿 （3）氯仿、乙醚麻醉后、磷中毒等情况也能出现酮尿
尿糖	GLU	阴性	（1）生理性糖尿为一过性糖尿，是暂时性的，排除生理因素后恢复正常。主要有三种：①饮食性糖尿；②应急性糖尿；③妊娠中后期多可见糖尿 （2）病理性糖尿也可分为三种：①真性糖尿，诊断糖尿病；②肾性糖尿，即肾小管对葡萄糖的重吸收功能减退，新生儿的近曲小管功能未完善也能出现糖尿；③其他糖尿，如生长激素过多（肢端肥大症）、甲状腺激素过多（甲亢）、肾上腺激素过多（嗜铬细胞瘤）、皮质醇增多症、胰高血糖素等都可使血糖浓度高过肾糖阈而出现糖尿；另外，肥胖病、高血压也可能出现糖尿
蛋白质	PRO	阴性	（1）生理性增多：常见于剧烈运动后（运动性蛋白尿）、体位变化（体位性蛋白尿）、身体突然受冷暖刺激或人的情绪激动等 （2）病理性增多：病理性蛋白尿，临床常见病有急性肾小球肾炎、肾病综合征、肾盂肾炎、慢性肾炎、高血压肾病、苯中毒等。①肾脏疾病：如急、慢性肾炎，各种原因引起的肾病综合征。②泌尿系统感染：如肾盂肾炎、膀胱炎或肾结核等。③其他疾病：如心脏功能不全、高血压性肾病、糖尿病性肾病、甲状腺功能亢进症、系统性红斑狼疮、败血症、白血病等
潜血	BLD	阴性	（1）血尿常见于尿路炎症（急性肾炎、肾结核、尿道炎等）、结核、肿瘤 （2）血红蛋白尿见于发作性血红蛋白症，还见于各种中毒、感染、链球菌败血症、疟疾（黑水热）、灼伤、溶血性输血反应等情况
酸碱度	pH	弱酸性	尿常规 pH 减低：见于糖尿病、痛风、酸中毒、慢性肾小球肾炎等 尿常规 pH 增高：见于频繁呕吐、泌尿系统感染、服用重碳酸盐药、碱中毒
亚硝酸盐	NIT	阴性	阳性常见于大肠埃希氏菌等革兰阴性菌引起的泌尿系统感染
维生素 C	VitC	阴性	（1）尿液维生素 C 降低，常见于维生素 C 摄入量不足或坏血病 （2）尿液维生素 C 长期增高可能与肾结石形成有关 （3）通过维生素 C 检测结果，有助于判断维生素 C 对其他试纸的影响程度

（三）有形成分检查

尿液有形成分有时也称为尿沉渣，是尿液经离心沉淀，在显微镜下看到的有形成分。它包括来自泌尿系统的肾脏或尿道脱落、渗出的细胞、肾脏发生病理改变形成的各种管型、结晶、感染的微生物以及寄生虫等，尿液中主要有形成分形态特点及临床意义见表3-2。

表3-2 尿液中主要有形成分形态特点及临床意义

项目		形态特点	临床意义
红细胞		正常时为双凹圆盘状，异常时可出现各种异形红细胞	尿液中检出较多的红细胞称为血尿，见于各种泌尿系统疾病、泌尿系统临近器官疾病、出血性疾病、全身性疾病等
白细胞		主要为中性粒细胞，呈圆形，核模糊，胞浆颗粒可见。成团时称为脓细胞	正常人尿液中没有或仅有很少白细胞。白细胞增加主要见于泌尿系统炎症，如肾盂肾炎、尿道炎、前列腺炎、结核、结石症以及膀胱癌、尿道癌等恶性肿瘤疾病
上皮细胞	肾小管上皮细胞	来自肾小管立方上皮，形态不一，多为圆形或多边形，胞核圆形易见，胞质中有空泡	该细胞明显增多时表示肾小管出现病变，导致肾小管上皮细胞脱落。急性肾小球肾炎时可在尿液中发现较多肾小管上皮细胞；当大量或成堆出现时，表示肾小管有坏死性病变。肾移植术后一周内，尿内可发现较多的肾小管上皮细胞，随后可逐渐减少至恢复正常。当发生排斥反应时，尿液中可再度出现成片脱落的肾小管上皮细胞
	移行上皮细胞	由肾盂、输尿管、膀胱、尿道近膀胱段等处的移行上皮组织脱落而来，分为表层、中层和底层移行上皮	（1）表层移行上皮细胞（大圆上皮细胞）在膀胱炎时可成片脱落，并可伴有较多的白细胞出现 （2）中层移行上皮细胞多来自于肾盂，有时可来自输尿管及膀胱颈部。提示肾盂肾炎 （3）底层移行上皮细胞（小圆上皮细胞）来自输尿管、膀胱和尿道，提示从肾盂到尿道有炎症坏死性病变
	鳞状（扁平）上皮细胞	形态扁平而薄，形状不规则、多边多角，胞核小呈圆形或卵圆形，可有2个以上核	来自于输尿管下部、膀胱、尿道和阴道的表层。当大量出现同时伴有白细胞数量增加时，表示泌尿道有炎症病变
管型	透明管型	呈规则圆柱状，两边平行或略弯曲，折光性较差	尿液中透明管型明显增加见于急慢性肾小球肾炎、急性肾盂肾炎、肾病综合征、肾淤血、高血压、肾脏动脉硬化和肾淀粉样变性
	白细胞管型	白细胞呈球形、团状重合，因其黏附性强，常可呈块状	若尿液中检出白细胞管型则提示肾脏有化脓性或细菌性感染，常见于急性肾盂肾炎、间质性肾炎、狼疮性肾炎、急性肾小球肾炎和细菌尿伴有尿路感染的患者
	红细胞管型	红细胞形态较完整清晰，但有时互相粘连而无明显的细胞界线，有的甚至残缺不全	若尿液中检出红细胞管型则提示肾单位有出血性改变。常见于急性肾小球肾炎、慢性肾小球肾炎急性发作、肾出血、肾充血、系统性红斑狼疮、急性肾小管坏死、肾移植排斥反应等疾病；还可见于狼疮性肾炎、亚急性细菌性心内膜炎、肾梗死、肾静脉血栓形成、恶性高血压等
	肾小管上皮细胞管型	呈瓦片状排列，大小不等，核型模糊	尿液中检出肾小管上皮细胞管型表示肾小管上皮细胞有脱落，可见于急性肾小管坏死、毒素反应、高热、重金属或化学品中毒、肾移植术后排斥反应期、肾淀粉样变等。在肾小球肾炎晚期，管型内的肾小管上皮细胞形态仍可保持完整
	颗粒管型	内含大小不等的颗粒，颗粒来自崩解变性的细胞残渣、血浆蛋白或其他物质，分为粗颗粒和细颗粒两种管型	正常人在剧烈运动后、高热、脱水等情况下可偶见细颗粒管型。尿液中颗粒管型往往同透明管型同时存在。尿液中细颗粒管型的出现和增加，提示肾脏有实质性病变，常见于急慢性肾小球肾炎、肾病综合征、肾小管硬化症、药物中毒等患者
结晶	胆红素结晶	成束的针状或小块状，黄红色，由于氧化有时可呈非结晶体色素颗粒	见于各种黄疸患者，如黄疸性肝萎缩、溶血性黄疸、肝癌、肝硬化和有机磷中毒、尿液中胆红素增高的患者尿液中应注意查此类结晶
	胱氨酸结晶	无色、六边形、边缘清晰、折光性强的薄片状	在正常尿液中少见。大量出现多为肾或膀胱结石的征兆。在遗传性胱氨酸尿症、严重的肝脏疾病、风湿病或梅毒患者尿液中也有检出

续表

项目	形态特点	临床意义
亮氨酸与酪氨酸结晶	淡黄色或褐色小球形或油滴状并有密集辐射状条纹；酪氨酸结晶略带黑色的细针状结晶，成束成团或羽毛状	出现提示预后不良，见于严重的肝脏疾病，如急性重型肝炎；还可见于组织大量坏死性疾病、急性磷中毒、糖尿病昏迷、白血病、伤寒等；也见于代谢紊乱型疾病。在罕见的高酪氨酸尿症、遗传性酪氨酸代谢症患者尿液中常可发现酪氨酸结晶。亮氨酸与酪氨酸结晶常可以同时出现
胆固醇结晶	呈缺角的长方形或方形，无色透明	可见于膀胱炎、肾盂肾炎、淋巴结病、乳糜尿、严重的泌尿道感染和肾病综合征患者，也偶见于脓尿患者
药物性结晶	因药物不同形态各异	药物结晶的出现提示所用药物过量，严重者可引起血尿、肾损伤及尿闭。发现后应及时提示临床医生暂停用药或减少用药量

通过尿液有形成分检查能弥补尿液因理化检查不足而造成的漏诊，可以了解泌尿系统各部位功能（如肾小球、肾小管以及膀胱、尿道等）的变化。目前，除显微镜外，还可应用干化学法和自动化尿液有形成分仪进行分析。

1. 细胞　细胞包括红细胞、白细胞和各种上皮细胞。尿液中出现大量红细胞提示有出血，出现大量白细胞提示尿路感染，出现上皮细胞根据其来源如肾小管、肾盂、输尿管、膀胱和尿道等，提示病变部位。根据细胞的形状特点，区分为肾小管上皮细胞、移行上皮细胞、鳞状（扁平）上皮细胞。尿液有形成分-细胞模式如图3-4所示。

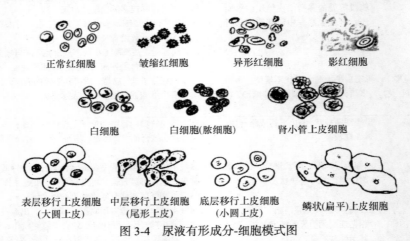

正常红细胞　　皱缩红细胞　　异形红细胞　　影红细胞

白细胞　　白细胞(脓细胞)　　肾小管上皮细胞

表层移行上皮细胞　中层移行上皮细胞　底层移行上皮细胞　鳞状(扁平)上皮细胞
（大圆上皮）　　　（尾形上皮）　　　（小圆上皮）

图3-4　尿液有形成分-细胞模式图

2. 管型　管型是一些有机物或无机物（如蛋白、细胞或结晶等成分）在肾小管和集合管内凝固聚合而成的圆柱状结构。其长短不一，两边多平行，末端多钝圆。常见尿液有形成分的管型有透明管型、颗粒管型、细胞管型、脂肪管型、蜡样管型等，如图3-5所示。

管型的出现提示肾脏有实质性的损害，结合临床症状，对急慢性肾炎、肾病综合征有特异的诊断价值，对糖尿病肾病、急性肾小管坏死、肾脂肪变性、肾盂肾炎、肝炎梗阻性黄疸、播散性血管内凝血、肿瘤等的诊断和鉴别诊断具有重要意义。

3. 结晶　结晶是机体进食后的代谢过程中产生的各种酸性产物（如硫酸、磷酸、碳酸、尿酸及氨基酸等），这些物质与钙、镁、铵等离子结合生成各种无机盐与有机盐。结晶的形成与尿液的酸碱度、温度等有关，它分为生理性结晶和病理性结晶。

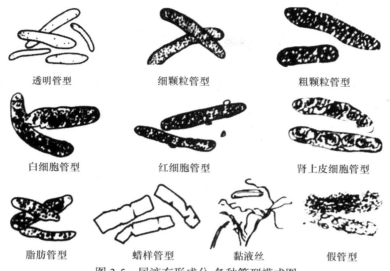

| 透明管型 | 细颗粒管型 | 粗颗粒管型 |

| 白细胞管型 | 红细胞管型 | 肾上皮细胞管型 |

| 脂肪管型 | 蜡样管型 | 黏液丝 | 假管型 |

图 3-5　尿液有形成分-各种管型模式图

（1）生理性结晶：生理性结晶多来自食物和正常代谢，一般无临床意义。但是，有些结晶（如草酸钙结晶）虽然是正常进食植物性食物后产生的结晶，若大量持续出现在新鲜尿液内时，可作为尿路结石的诊断，生理性结晶种类较多、形态各异，常见的有草酸钙结晶、尿酸结晶、磷酸钙结晶、非晶形尿酸盐、非晶形磷酸盐、碳酸钙结晶等。生理性结晶如图 3-6 所示。

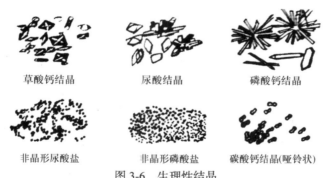

| 草酸钙结晶 | 尿酸结晶 | 磷酸钙结晶 |

| 非晶形尿酸盐 | 非晶形磷酸盐 | 碳酸钙结晶(哑铃状) |

图 3-6　生理性结晶

（2）病理性结晶：病理性结晶与各种疾病因素和某些药物在体内代谢异常有关，常见的有胱氨酸结晶、亮氨酸结晶、胆红素结晶、胆固醇结晶、酪氨酸结晶、磺胺嘧啶结晶等，病理性结晶如图 3-7 所示。

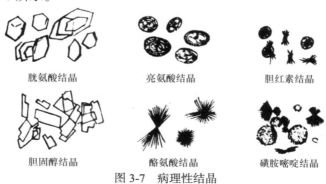

| 胱氨酸结晶 | 亮氨酸结晶 | 胆红素结晶 |

| 胆固醇结晶 | 酪氨酸结晶 | 磺胺嘧啶结晶 |

图 3-7　病理性结晶

四、尿液检验流程

尿液检验的基本流程和主要设备见图 3-8。

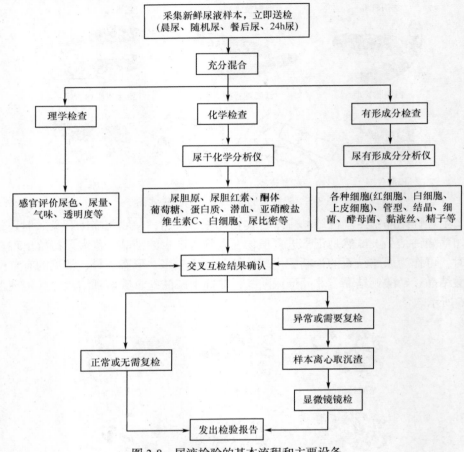

图 3-8　尿液检验的基本流程和主要设备

尿液检验分为理学检查、化学检查和有形成分检查。理学检查通过感官评价尿液的一般性状，如色、量、气味和透明度等外观检查；化学检查主要通过干化学分析仪或其他化学方法对尿中化学成分如葡萄糖、蛋白质、潜血、酮体等进行定性或定量；尿液有形成分检查主要通过尿液有形成分分析仪和显微镜镜检的方法，对尿液中有形成分（如细胞、管型、结晶等）的形态和微细结构特点进行定性或定量分析。

第二节　干化学尿液分析仪

20 世纪 70 年代，第一台尿液化学分析仪（urine chemistry analyzer）问世，成为现代尿液分析的标志。随着电子工程技术的发展，尿液分析仪的性能和自动化程度有了长足的进步，由液相化学检测发展为固相化学检测，由单项检测扩展为多向联合检测。目前，临床尿液化学检验应用最为广泛的是干化学尿液分析仪，干化学尿液分析仪（dry chemical urine analyzer）由干片载体和与配套的检测仪器组成，是对"蘸样"（干片载体浸入尿液）

反应后的干片载体进行光电比色、自动分析并得出检测报告的专用设备。

一、干化学试剂带

干化学试剂带（dry chemical reagent strip，以下简称试剂带）采用多联形式，它将多种检测项目的干片载体（试剂块）按一定的间隔、顺序固定在条状塑料支持体上，目的是一次浸入尿液即可同时测定多个项目。试剂带是与干化学尿液分析仪配套的专用耗材，一般来说，检测设备仅使用厂家指定的试剂带。

（一）试剂带的结构

试剂带上的试剂块以滤纸为载体，将各种试剂成分浸渍后干燥作为试剂层，然后在试剂层的表面覆盖一层纤维膜。尿液浸入试剂块后与试剂会发生反应，产生颜色的变化。试剂块的结构如图 3-9 所示。

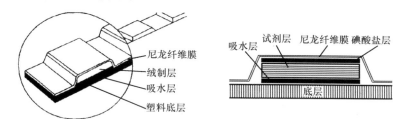

图 3-9　试剂块结构

如图，试剂块采用多层膜结构。最外层的透明尼龙纤维膜起保护作用，使试剂块有一定的机械强度，并能阻止大分子物质的污染。中间部分为绒制层，包括碘酸盐层和试剂层，碘酸盐层的作用是阻断维生素 C 等干扰物质；试剂层是反应层，当它侵入尿液时测定物质会在试剂层发生化学反应。试剂层下面为吸水层，吸水层的作用是让尿液均匀快速地浸入，并能抑制尿液流到相邻的反应区。底层选取尿液不能浸润的塑料片作为支持体，可以将各试剂块连成一体，组成试剂带。

不同型号的干化学尿液分析仪都使用与其配套的试剂带，测试项目、试剂块的排列顺序可能会有所不同。通常情况下，试剂带上的试剂块要比测试项目多出一个空白块，有的甚至多一个参考块又称固定块。使用空白块的目的是为了消除尿液本身的颜色在试剂块上分布不均等产生的测试误差，以提高测试准确性。参考块的作用是保证测试过程中试剂块位置准确，可以降低由位置而引起的误差。

以十一项试剂带为例，说明试剂带的结构。十一项试剂带固定在一块长 105mm、宽5mm 的透明塑料条上，靠一端每隔 2mm 黏上一块 5mm 宽的四方块试剂块，共有十二块。试剂块按 pH、空白块、亚硝酸盐、葡萄糖、维生素 C、尿比重、隐血、蛋白质、胆红素、尿胆原、酮体、白细胞的顺序排列。其中第二块是不参与反应的空白块，其余十一块各对应一项所测量的指标。十一项试剂带如图 3-10 所示。

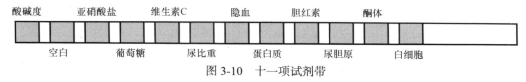

图 3-10　十一项试剂带

（二）试剂带的分析项目

试剂带上的试剂块经过与待测物质的化学反应，可以发生颜色的变化。下面仅扼要说明尿十一项的分析项目。

1. **尿胆红素（BIL）** 采用重氮反应法原理。在酸性条件下，尿液中胆红素与重氮盐起偶联反应形成偶氮胆红素，从而产生颜色变化。

2. **尿胆原（URO）** 尿胆原在酸性条件下与对二甲氨基苯甲醛反应形成红褐色的复合物，颜色深浅与尿胆红素含量有关。

3. **尿酮体（KET）** 采用亚硝基铁氰化钠反应测定酮体。在碱性条件下，尿中的乙酰乙酸、丙酮与亚硝基铁氰化钠反应，生成紫红色的复合物。这种测试方法不与 β-羟丁酸反应。

4. **尿糖（GLU）** 利用葡萄糖在有氧和水的条件下，被葡萄糖氧化酶氧化成葡萄糖酸和过氧化氢，过氧化氢在过氧化物酶催化作用下释放出新生态氧，使色源氧化而显色，其颜色深浅度与尿液中葡萄糖含量有关。

5. **尿蛋白质（PRO）** 利用 pH 指示剂蛋白误差的原理。某种特定的 pH 指示剂阴离子受蛋白质阳离子吸引，进一步电离，从而产生颜色变化，其颜色深浅与蛋白质的含量有关。

6. **隐血（也称潜血）（BLD）** 利用游离血红蛋白、溶解红细胞或肌红蛋白中的亚铁血红素具有过氧化物酶样的作用，催化过氧化氢释放出新生态氧，氧化指示剂，使指示剂显色，其颜色深浅度与血红蛋白含量有关。

7. **酸碱度（pH）** 采用 pH 指示剂原理，常用甲基红和溴麝香草酚蓝组成的复合型指示剂，呈色范围从 pH4.5~9 颜色由橙黄色、绿色变到蓝色。由此反应尿液的 pH。

8. **亚硝酸盐（NIT）** 某些细菌能将尿液中硝酸盐还原成亚硝酸盐，在酸性条件下使亚硝酸盐与芳香胺（对氨基苯砷酸或磺胺）结合形成重氮化合物，再与苯喹啉（N-1-萘基乙二胺盐酸盐或四氢苯并喹啉-3-酚）结合产生重氮色素，颜色变化与细菌数量不成比例，但阳性结果可以表明尿液中细菌数量在 10^5/ml 以上。

9. **白细胞（LEU）** 中性粒细胞内酯酶催化水解吲哚酚酯，产生游离酚，游离酚氧化偶合或与试纸中的重氮盐偶合而显色。

10. **比重（SG）** 尿液中电解质离子可和聚甲乙烯顺丁烯二酸供聚体中的氢离子发生置换，置换出的氢离子使溴麝香草酚蓝指示剂的颜色发生变化，颜色由蓝绿色、绿色变成黄绿色。

11. **维生素 C** 采用磷钼酸缓冲液或甲基绿与尿液中维生素 C 进行反应，形成钼蓝，颜色由蓝色变成紫色，颜色深浅度与尿液中维生素 C 含量有关。

（三）试剂带的光学检测原理

试剂带浸入尿液后，除了空白块外，其余的试剂块都会因与尿液发生了化学反应，引起颜色变化。试剂块的颜色深浅将影响光的吸收和反射程度，颜色越深，某种成分浓度越高（注意：维生素 C、尿比重与之相反，浓度值越大，颜色越浅），光量的吸收值就越大，光量反射值越小，反射率也就越小；反之，反射率越大。因为颜色的深浅与光的反射率成正比，颜色的深浅又与尿液中该成分的浓度有比例关系，所以，只要检测出光的反射率即可换算出尿液中某些成分的浓度。

干化学尿液分析仪一般采用双波长法测定试剂块的颜色变化。一种波长为测量波长，它是被测试剂块的敏感特征波长；另一种为参比波长，是被测试剂块不敏感的波长，用于消除背景光和其他杂散光的影响。各种试剂块都有相应的测量波长，其中亚硝酸盐、酮体、胆红素、尿胆原的测量波长为 550nm（绿光），pH、葡萄糖、蛋白质、维生素 C、隐血的测量波长为 620nm（红光）。各试剂块所选用的参比波长为 720nm（红外光）。

试剂块的颜色除了随被测成分的浓度变化，还与尿液本身的颜色有关。由于空白试剂块仅与尿液颜色变化有关，因此，通过判别空白试剂块的颜色变化，可以消除尿液颜色差异的影响。

试剂块的反射率 $R_{试剂}$

$$R_{试剂} = \frac{T_m}{T_s}$$

式中 T_m 为试剂块对测量波长的反射强度，T_s 为试剂块对参比波长的反射强度。

空白块的反射率 $R_{空白}$

$$R_{空白} = \frac{C_m}{C_s}$$

式中 C_m 为空白块对测量波长的反射强度，C_s 为空白块对参比波长的反射强度。

反射率 R 为试剂块的反射率与空白块的反射率之比：

$$R(\%) = \frac{R_{试纸}}{R_{空白}} = \frac{T_m C_s}{T_s C_m}\%$$

采用双波长测定法，可以有效地消除尿液本身颜色差异和外来光波干扰引起的误差，能提高检测的精度。

二、干化学尿液分析仪的分类与基本结构

干化学尿液分析仪种类繁多，各厂家生产的设备都有自己的专项技术和结构特色。

（一）仪器分类

干化学尿液分析仪可从不同的角度进行分类。

（1）按光源可分为卤灯、发光二极管（LED）和高压氙灯三种。

（2）按自动化程度可以分为半自动和全自动两种。

全自动干化学尿液分析仪可以兼顾多种检测项目，包括尿 10 项、尿 11 项或尿 13 项，有些设备还增加了浊度测定功能，对尿比重采用光折射率计算。全自动干化学尿液分析仪由于从加样到最后的结果输出全部由仪器自动完成，并且实现了校准的标准化，实时质量控制以及随时插放急诊样本等功能，真正实现了尿液检测的全自动化分析。

（二）基本结构

干化学尿液分析仪的基本结构如图 3-11 所示。

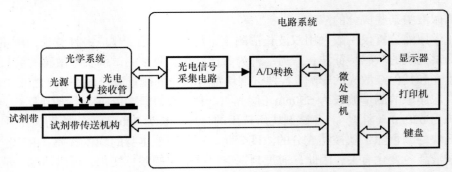

图 3-11 干化学尿液分析仪的结构框图

干化学尿液分析仪由光学系统、电路系统和试剂带传送结构组成。

光学系统的光源发出特定光谱的照射光，通过试剂带上某一试剂块的反射，光电接收管能接受到试剂块经尿样反应后的光学信息。

电路系统的核心装置是微处理器，通过光电信号采集电路和 A/D 转换器，它可以接收到光学系统的信息，经软件分析显示和打印检测结果。微处理器具有识读键盘和驱动试剂带传送机构的功能。

试剂带传送机构是通过步进电机传送试剂带的机械装置，它的控制电路包括试剂带传送电机驱动电路、试剂带到位检测电路和试剂带传送电机限位电路。

（三）性能参数

干化学尿液分析仪主要性能参数见表 3-3。

表 3-3 干化学尿液分析仪主要性能参数

测试项目	8 项、9 项、10 项、11 项、12 项、13 项、14 项
光源	卤钨灯、发光二极管、高压氙灯
光电检测器	球面积分仪、光电二极管，光电池
测定方式	单波长测定、双波长测定
测定波长	470nm，550nm，620nm，720nm
测试速度	120 标本/小时
显示器	LCD 显示
打印机	内置热敏打印机或外联打印机
工作环境	10~30℃
供应电压	220V±10%，（50~60）Hz±5%

三、干化学尿液分析仪的工作原理

干化学尿液分析仪如图 3-12 所示。

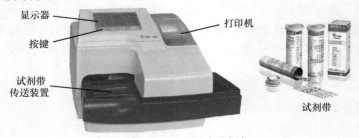

图 3-12 干化学尿液分析仪

下面以桂林优利特 URIT-330 为例，介绍干化学尿液分析仪的电路结构和工作原理。该机是使用发光二极管作为光源的干化学尿液分析仪，电路原理框图如图 3-13 所示。

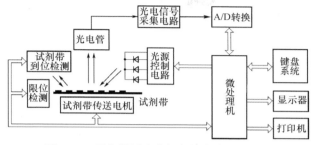

图 3-13 干化学尿液分析仪的电路原理框图

干化学尿液分析仪由光电信号检测电路、试剂带传送机构和微处理器组成。

（一）光电信号检测电路

本机采用三组发光二极管作为光源，它具有单色性好、敏感性高等优点。根据试剂带上不同试剂块的检测需求，三种不同波长的 LED 分时发光，通过光电接收管将反射的光信号转换成电信号。检测电路包括主要光源控制电路和光电信号采集电路。

1. 光源控制电路 检测头上装有三组不同波长的发光二极管，其中：绿色发光管（550nm）、红色发光管（660nm）为测量波长，红外发光管（820nm）为参比波长。发光管以 60°照射角照射到试剂带上，再经检测面垂直反射到安装在反应区上方的光电接收管。由于距反应区近，所以无光信号衰减，这使得光强度较小的发光二极管的照射也能得到较强的光信号。

光源控制电路的用途是根据检测需要，控制三色光源按规定的照度分时闪亮。其原理图如图 3-14 所示。

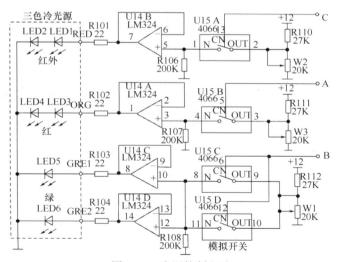

图 3-14 光源控制电路

光源控制电路有 A、B、C 三个控制信号输入端，这三个控制信号来自微处理器。微处理器通过数字电平控制 U15 中的四路模拟开关的"开"或"关"，以分别控制尿液检测仪的红、绿、红外三组冷光源的"亮"或"灭"。

冷光源照度是通过调整电位器 W1、W2、W3 的电压来实现的。U14 为射随放大器，目的是提高光源控制电路的驱动能力，使光源电压更加稳定。

2. 光电信号采集电路 光电信号采集电路的作用是接收试剂带反射光，将反射光信号转换为电信号，并经放大和 A/D 转换，传输给微处理器。本机的光电信号采集电路的原理如图 3-15 所示。

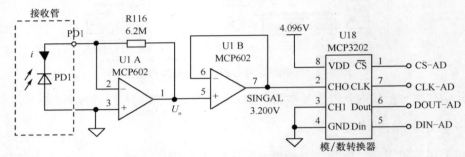

图 3-15 光电信号采集电路

光电信号采集电路的用途是完成试剂带上各试剂块的反射光信号的采集。接收管 PD1 通过接收试剂带的反射光，将光信号转换成微电流信号，经集成运算放大器 U1 A 电流／电压转换，输出的电压信号 U_O 为：

$$U_O = R116 \times i$$

U1 B 为射随放大器，它的输出传送给 U18 模/数转换器 MCP3202。通过 12 位逐次逼近型模/数转换器，可以将接收到的试剂带反射光信号，以串行数据传输的形式输送给微处理器电路。

（二）试剂带传送机构

试剂带传送机构如图 3-16 所示。

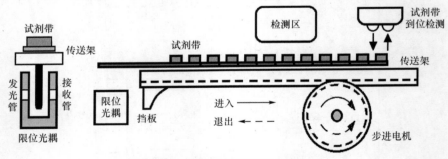

图 3-16 试剂带传送机构示意图

试剂带传送机构是通过步进电机传送试剂带的机械装置。它的作用是判断是否有待测试剂带，试剂带传送架携带试剂带从初始位置（限位光耦被遮挡）按检测程序要求，将试剂带有节奏地（与光学系统的指定光源配合）传送到指点位置，检测完成后试剂带传送架安全退出。

试剂带传送机构的初始状态是传送架位于最外侧（初始位置），在初始位置，传送架下面的挡板必须遮挡限位光耦。正常检测时，步进电机通过齿轮驱动传送架的齿条，使其水平方向移动，并带动试剂带进入检测区。微处理器能检测到是否完成检测，如果检测完毕，步进电机反转，传送架自动退回到初始位置（限位光耦被遮挡）。

1. 试剂带到位检测电路 试剂带到位检测电路的作用是检测试剂带是否到位，电路如图 3-17 所示。

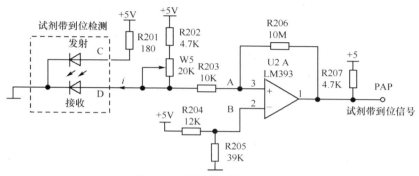

图 3-17 试剂带到位检测电路

由电路可见，通过上拉电阻 R201 发射二极管发出光波，它的反射光使接收二极管有电流存在。即 A 点的电压为

$$U_A = 5 - i(R202 + W5)$$

如果有试剂带，反射光较强，电流 i 也较大，U_A 小于 1V；反之，反射光弱，电流 i 接近等于零，U_A 接近 5V。

电压比较器 U2 A（LM393）的反向输入端的参考电压约为 3.8V。当有试剂带，同向输入端的电压 U_A 小于 1V，它的输出 PAP 为高电平；反之，U_A 接近 5V，PAP 为低电平。

2. 试剂带传送电机限位电路 每一次测试前仪器必须要检测传送架是否在初始位置，因为只有传送架在初始位置仪器才能准确的检测每一试剂块。试剂带传送电机限位电路的作用是确保测试前传送架在初始位置，它的电路如图 3-18 所示。

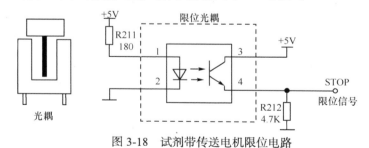

图 3-18 试剂带传送电机限位电路

试剂带传送电机限位开关使用的是 π 形光耦。光耦没有中间遮挡时，发射管的光波直接传射到接收管，接收管导通，图示电路的输出端 STOP 为高电平，说明试剂带传送电机没有到位；反之，光耦有遮挡，发射管的光波不能传射到接收管，接收管截止。STOP 为低电平，指示试剂带送电机已经到达初始位置。注意：仪器开机或进行测试时，微处理器都要先检测限位信号 STOP 是否为低电平。

3. 试剂带传送电机驱动电路 试剂带传送电机驱动电路的作用是提供步进电机的驱动脉冲信号，它的电路如图 3-19 所示。

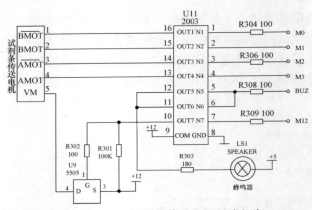

图 3-19 试剂带传送电机驱动电路

微处理器需要用一片电压转换驱动器 U11（ULN2003）来驱动试剂带传送电机。该芯片为双列 16 脚封装，达林顿电路驱动，最大驱动电压为 50V，电流可达 500mA，输入为 TTL 及 COMS 逻辑电平，可用来驱动步进电机等外部器件。

（三）微处理器

光电信号检测电路与试剂带传送机构的时序配合由微处理器系统程序控制。光源控制电路分时触发不同波长（颜色）发光管，使光源在试剂带指定位置（测试块）发出特定波长的光波（某一发光管亮），该光波经试剂带上的测试块反射，由光电管接收到相应的反射光信号。光信号采集电路将光电管接收的反射光信号整形、放大，送至 A/D（模拟/数字）转换电路，经转换后的数字信号送到微处理器，经微处理器处理后，得出的检测结果送至显示器或打印机。

微处理器是干化学尿液分析仪的控制核心。通过内置的操作软件，可以实现人机（键盘、显示器）对话，指令控制和分析、输出检测报告。

微处理器电路如图 3-20 所示。

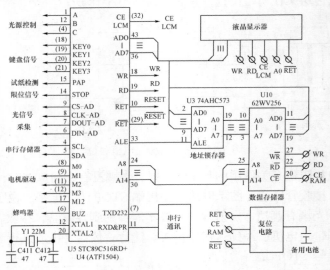

图 3-20 微处理器电路

　　微处理器电路的核心器件是一片八位单片机芯片 U5（STC89X516RD+）和一片可编程逻辑器件 U4（ATF1504）。

　　单片机 STC89X516RD+和可编程逻辑阵列芯片 ATF1504 主要引脚在本系统的连接和使用功能见表 3-4。

表 3-4　中央处理器的引脚功能

连接电路	引脚	功能	信号形式
光源控制信号	A	控制红色发光管亮	高电平有效
	B	控制绿色发光管亮	高电平有效
	C	控制红外发光管亮	高电平有效
键盘信号	KEY0~KEY3	键盘电平信号输出端	低电平有效
试剂带到位检测信号 LM393（U2）	PAP	试剂带到位检测信号输入	低电平有效
传送电机限位信号	STOP	传送电机限位信号输入	低电平有效
光信号采集 MCP3202（U18）	CS-AD	A／D 转换器片选输入	低电平有效
	CLKS-AD	A／D 转换器串行时钟	数字脉冲信号
	DOUT-AD	A／D 转换器串行数据输出	数字脉冲信号
	DIN-AD	A／D 转换器串行数据输入	数字脉冲信号
串行存储器 24WC02（U8）	SCL	串行存储器时钟端	数字脉冲信号
	SDA	串行存储器数据线	数字脉冲信号
液晶显示器	CE CLM	液晶显示器片选输入信号	低电平有效
传送电机驱动 ULN2003（U11）	M0~M3	步进电机脉冲信号输出	数字脉冲信号
	M12	步进电机中心端脉冲信号	数字脉冲信号
蜂鸣器驱动	BUZ	蜂鸣器工作信号	数字脉冲信号
复位电路 SP691（U12）	*RESET*	单片机系统复位	高电平复位
	$\overline{RESET}$	可编程逻辑器件复位	低电平复位
串行通讯 HIN202（U6）	TXD232	串行通讯发送数据端	数字脉冲信号
	RXD&PR	串行通讯接收数据端	数字脉冲信号
8 位数据总线	AD~AD7	8 位双向数据／地址总线	数字脉冲信号
地址线	A8~A14	外部设备地址总线	数字脉冲信号
读信号	RD	外部寄存器读有效信号	低电平有效
写信号	WR	外部寄存器写有效信号	低电平有效
振荡器 22MHz（Y1）	XTAL1	接 22NHz 振荡器 产生系统主频时钟信号	数字脉冲信号
	XTAL2		

　　1. 复位电路　为确保系统开机时中央处理器由初始程序开始执行,单片机系统必须有

复位电路。本机的复位电路就是在开机时为单片机系统提供一个足够时长的高／低电平。电路如图 3-21 所示。

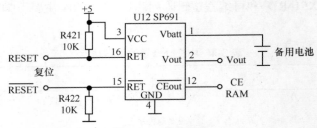

图 3-21　复位电路

复位电路采用一片兼有电池管理和看门狗功能的复位芯片 SP691。它既能完成系统复位，也能保证数据存储器和时钟电路不间断供电。

2. **串行通讯**　尿液分析仪等医疗仪器都要与外部服务器进行通讯联络，本机使用最常用的 RS-232 串行通讯方式。串行通讯电路如图 3-22 所示。

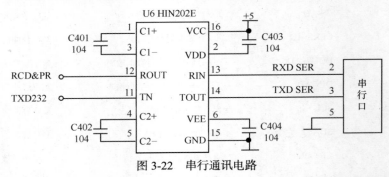

图 3-22　串行通讯电路

图示串行通讯电路使用的芯片为 HIN202E。HIN202E 是由+5V 单电源供电的高速 RS－232 收发电路，它以电源功耗低为显著特点，广泛应用于 ISDN 和高速调制解调器电路中。片内的电荷泵电压转换器可以利用外接 5V 电源产生+10V 与-10V 电压。收送器的输出与接收器的输入具有 ESD（静电放电）保护功能，可以承受正负 15kV 的静电放电。

3. **键盘电路**　键盘是人机对话的指令装置，电路如图 3-23 所示。

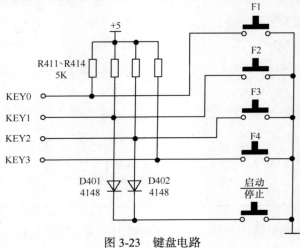

图 3-23　键盘电路

键盘由 4 个单线按键和 1 个双线复合按键组成。没按动键盘时，由于有 R411~R414 四个上拉电阻，KEY0~KEY3 均为高电平，微处理器通过应用软件判断没有按键请求。当 F1~F4 有按动时，它对应的控制线（KEY0~KEY3）会发生低电平，微处理器判断该按键按动有效，系统进入相应的程序指令。当按动启动／停止时，由于隔离二极管 D401、D402 的负端被拉低，则 KEY1 和 KEY2 同时为低电平，中央处理器判断启动／停止按键有效。

四、干化学尿液分析仪的使用

干化学尿液分析仪的使用包括基本操作和日常维护等。

（一）基本操作

干化学尿液分析仪的各种操作都是在内部程序控制下，通过显示屏的提示和指导进行操作。尿液分析仪的基本操作主要包括测试、查看和打印结果等。

1. 开机 开启尿液分析仪的电源开关，仪器首先进行自检，自检成功后显示屏则能显示初始界面，否则显示故障代码。

本系统初始界面的显示如图 3-24 所示。如果初始界面显示效果不清晰，可按顺序按动"F1"、"F3"、"F2"键后，再反复按动"F3"键循环调节显示屏对比度。显示屏对比度调节为最佳即可。

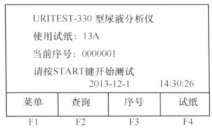

图 3-24 初始显示界面

开机如不能通过自检，显示屏上会显示相应的故障代码提示。故障代码、故障原因及解决方法见表 3-5。

表 3-5 自检故障提示代码

故障代码	原因	解决方法
TROUBLE-1	试剂带检测器故障	调整试纸感应板阈值
TROUBLE-2	固定平台没有放置到位或固定平台限位电路损坏	检查固定平台的安装；检测同步箱的运行及检测光耦的好坏
TROUBLE-3	试剂带放置位置不准	设置匹配的项数，清洗固定平台，调整光点及光亮值
TROUBLE-4	无试剂带或光量值弱	调整光亮值
TROUBLE-5	内部通信初始化错误或内部通信 6 芯排线接触不良	拔插处理数据线接头

2. 设置 在初始界面按"F1"键，执行"菜单"项功能，进入设置菜单。

设置菜单的内容包括：仪器设置、试剂带选择、样本查询、序号设置、打印设置、时钟设置、厂家信息等。根据显示屏的提示，可选择进入下级菜单。按"F1+F2"键时恢复出厂设置。

（1）"仪器设置"。可以选择测试速度、测试方法、项目显示、项目单位、使用语言和显示屏的对比度。

（2）"试剂带选择"。可以选择试剂带（11A、10A、8A）、检测灵敏度（高灵敏度、低灵敏度、出厂设置、逐项校正）、传感器（试剂带到位检测开关打开或关闭）。

（3）"样本查询"。可以查询到最近 1000 个的测试数据。

（4）"序号设置"。可以设置标本的序号。

（5）"打印设置"。可选择打印机"打开"或"关闭"。

（6）"时钟设置"。通过相应的按键操作，移动光标至需要修改的地方，完成对日期和时间的修改，设置完成确认无误后，按"确定"结束。

（7）"串口设置"。显示串口设置数据及可进行串口状态选择，可选择串口输出序号位数是 6 位数或是后 3 位数。

（8）"厂家信息"。可显示有关企业的信息。

3. 试剂带使用前的检查

（1）检查尿试剂带是否为配套试剂带，同时确定测试项数。仪器初始设置为 11A（11 项），如果尿试剂带项数不符，屏幕将出现"TROUBLE-7"。

（2）检查试剂带放置的位置是否正确。

（3）检查试剂带的有效期。

4. 尿液检测分析仪的校正 尿液分析仪要经常用随机附带的标准试剂带对仪器进行校验检查，该标准试剂带共两条，日常使用一条，另一条作为保存备用。

用标准试剂带进行检测后，将检测的打印结果与标准盒上的标准值相比较，如果相符则说明仪器正常，可以使用。如果不符，可用另一条标准试剂带再重复检测一次，如还不符，需查找故障原因并排除故障后再使用。

5. 常规尿液测试

（1）试剂带插入已混均匀的尿液中，经充分蘸取尿样后，将多余尿液用滤纸吸干。

（2）按 "开始／停止"键，听到蜂鸣器响后将试剂带放置在试剂带传送架上，试剂带面向上（注：必须在蜂鸣器响后才能将试剂带放到槽内，尽量放到顶头）。

（3）试剂带测试结束后，显示屏显示测试结果。

（4）在连续测试模式下，准备下一次测试，当蜂鸣器响，尿试纸浸尿，蜂鸣声停止后将其取出，替换前一次用过的试剂带（测试 10A、8A 尿试剂带，必须在试剂带传送架停止后才能替换）尽量放到槽内顶头，即可连续测试。试剂带传送架上没有试剂带或没有更换试剂带，仪器自动停止测试。

在单条测试模式下，按一次"开始／停止"键仅能测试一次。

（5）如果测试过程中发生问题，可按"开始／停止"键暂停当前检测，当前检测停止后，再按"开始／停止"键重新开始检测。

（二）临床应用及注意事项

干化学尿液分析仪在使用过程中必须严格按照临床要求和仪器的操作说明进行操作，否则会因操作不当影响测试结果。

（1）按照临床要求采取和保存尿样。尿样要新鲜，从排出到检测一般不能超过 2 小时。如确实不能及时送检时，应将尿样置 4℃下冷藏保存并不得超过 6 小时。检验时，尿样从冰箱取出后应使其温度平衡到室温后再混匀进行检测。

（2）尿液试剂带应在厂家推荐的条件下保存和使用，不应将试剂带放在直射光下照射或暴露在潮湿环境中。一次只取所需数量的试剂带，试剂带取出后应立即将瓶盖封好，禁止试剂带长时间暴露在空气中曝光和受潮。剩余试剂带不得放回原瓶，更不能将各瓶剩余的试剂带混合使用。

（3）试剂带取出后，应马上插入尿样中，不应放置时间过长。

（4）试剂带应充分浸泡尿样。试剂带上多余的尿样，测试前应去除干净（包括反应块、试剂带侧面及背面），以免影响测试结果。

（5）操作中不能接触试剂带反应块。手持试剂带要保持水平位置，避免尿液从一个反应块流到另一个反应块，造成交叉污染。

（6）测量过程中，不能移动试剂带和试剂带传送架。如不小心移动了试剂带传送架，仪器必须重新自检或校正后，才能进行测试。

（7）测试结果与手工法结果有一定的差异，并且影响因素也不完全一样。如干化学尿液分析仪主要对白蛋白起反应，对球蛋白反应不敏感。测定尿糖的灵敏度比班氏法高，但最高浓度只能测到（3+）；胆红素测定比手工法灵敏度低；干化学尿液分析仪只能与完整的粒细胞起反应，而不与淋巴细胞发生反应等。因此，当用两者作对比试验时，应注意这些细微的差别。

（8）干化学尿液分析仪主要作为尿液检查的过筛。因为干化学尿液分析仪只能作些一般的化学检查，对尿液中的许多有形成分如管型、精子、上皮细胞、癌细胞、结晶等成分不能进行定量的测试。因此，当对尿液检测结果有疑问时，应结合显微镜检验报告结果。

报告结果时还应注意报告清楚尿液颜色、透明度等一般性状检查。外观异常时，即使结果正常也应做显微镜检查。

（9）要结合临床进行结果分析，既不可一概以检验结果确定疾病，也不可一概否定检验结果，应对具体问题进行具体分析。

（10）定期清洗试剂带传送架。

第三节　尿液有形成分分析仪

尿液有形成分（urine visible components）是尿液中以固体有形状态出现的物质总称，由于需要对尿液进行离心或自行沉降处理，因此尿液有形成分检验有时也称为尿沉渣（urinary sediment）检验。尿液有形成分分析仪（urine analyzer）是对尿液内有形成分（包括红细胞、白细胞、上皮细胞、管型、结晶、细菌等）数量和质量进行分析的专用设备，检验包括有形成分计数和形态学分析两方面。

尿液中的有形成分种类繁多、细胞形态各异、且容易破坏或发生形态改变，通过传统的显微镜人工检查方式很难对尿液有形成分进行精确的定量检测。自20世纪80年代，在临床开始引用尿液有形成分分析的检测仪器。

目前，尿液有形成分分析仪主要有两大类。一类是基于显微镜镜检的影像分析技术。影像分析技术是模拟人工镜检的检测方式。首先由数码摄像机自动获取尿液有形成分在显微镜下的图像，再通过图像识别技术，对尿液中有形成分的图像进行分割、识别和统计。由于仪器还不能完成全部有形成分的自动识别，因此，仍需要人工在计算机屏幕上辨认和分类计数。另一类是基于流式细胞术、激光散射和电阻抗法联合的粒子检测技术。根据荧光、散射光以及电阻抗信号（各脉冲的幅度与宽度），绘制直方图和散点图，对尿液中的有形成分进行分类计数。这种检测方式能在相当大的范围内对尿液有形成分进行定性或定量检查，具有较好的重复精度和极低的互染率。但受多种因素影响，检测能力有限，目前仍不能检出滴虫、脂肪滴或药物结晶，也不能鉴别异常细胞，不能明确病理性管型的类型，对形态结构差别较小的不同性质的有形成分无法区别，假阳性率较高。

尿液有形成分分析仪对尿液的有形成分检验具有良好的初筛作用，但是，目前显微镜镜检仍是尿液有形成分检验的"金标准"，具有不可替代的作用。

一、尿液有形成分检验参数

尿液有形成分检验参数是指有临床诊断价值的定量参数，应用流式细胞分析技术的仪器还提供标记参数、直方图、散点图及有关的研究信息。尿液有形成分主要参数、英文缩写有红细胞（RBC）、白细胞（WBC）、上皮细胞（EC）、管型（CAST）、细菌（BACT）、病理性管型（Path.CAST）、小圆上皮细胞（SRC）、结晶（X'tal）、精子（SPERM）、类酵母细胞（YLC）、黏液丝（MUCUS）。

1. 定量参数 仪器可以直接定量的参数主要包括：红细胞、白细胞、上皮细胞、管型、细菌。

2. 标记参数 标记参数主要包括病理管型、小圆上皮细胞、类酵母细胞（酵母样真菌）、黏液丝、结晶和精子等，通常情况下，标记的参数提示需要进行显微镜镜检复查和识别。

3. 研究信息 仪器可以提供研究信息，主要包括红细胞信息、尿路感染信息和电导率信息。

（1）红细胞信息：红细胞信息主要是提示红细胞大小的均一性。由于不受主观因素影响，有助于快速判断出血部位、鉴别血尿来源。通常把血尿分为肾性血尿和非肾性血尿。均一性红细胞来源为非肾性血尿，红细胞形态基本与正常红细胞相似；非均一性红细胞来源为肾性血尿，其红细胞形态大小不等。如二者均有，为混合性血尿。

（2）尿路感染信息：根据白细胞的数量、形态特点，辅助诊断急、慢性尿路感染。

（3）电导率信息：尿液电导率反映了尿液中粒子具有的电传导能力，主要指电解质或离子浓度，可以用来评价肾脏的浓缩与稀释功能。

二、尿液有形成分的检测原理

目前，尿液有形成分分析仪主要采用影像分析原理和流式细胞分析原理。根据图像的获得方式，尿液有形成分影像分析可以分为流动型和静止型。

（一）流动型影像分析

影像分析与传统显微镜镜检的原理基本相似，即在光学显微镜下观察（拍照）尿液有形成分的形态，并分类计数。不同点在于，影像分析通过动力装置将离心后留取的尿沉渣经标本喷嘴送至鞘流管，在鞘流液的作用下，尿液有形成分形成单层平铺流动状态，通过高速频闪光灯、聚光透镜、显微透镜、CCD 摄像机等，在电脑显示屏上得到清晰的尿液有形成分图像。借助于计算机图像识别技术，可以对尿液有形成分进行特征抽取、分类和判别。图 3-25 为流动式显微镜成像影像分析的原理示意图。

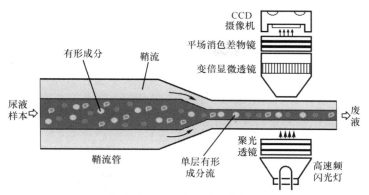

图 3-25 流动式显微镜成像影像分析原理示意图

1. 平板鞘流技术 流动型尿液有形成分影像分析使用平面流式成像技术,通过鞘流液包裹尿液样本,形成单层颗粒的薄层平板,在流动的过程中对样本进行拍摄。鞘液的作用是使样本中的有形成分在流动中不发生形态学改变,并分离样本中的有形成分,使其不发生重叠。通过鞘流的拉伸作用,使有形成分的正面朝向成像系统,以确保拍摄的图像清晰、准确。

2. 显微成像技术 显微成像系统由 CCD 摄像机、变倍显微透镜、平场消色差物镜、聚光透镜、高速频闪光灯和平板鞘流单元等组成。

显微成像系统使用连续变倍显微透镜,可以不需切换镜头进行低倍和高倍的观察。内置的 CCD 摄像机位于显微透镜后面,配合高速频闪光灯,能将流经物镜头视野的单个细胞或颗粒的影像放大并高速连续拍摄。对拍摄的图片还需要进行滤波、二值化、识别、分类、分析、统计、显示和存储,处理后的图片可供随时查阅。

3. 图片数据处理 图片数据的分类处理需要经过四个步骤,即获得目标区域、特征抽取、分类器分类和决策器判断。图片分类流程见图 3-26。

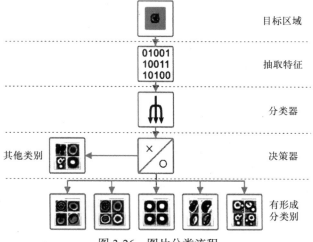

图 3-26 图片分类流程

获得目标区域是识别流程中至关重要的环节。能否准确、快速地从一张图片中找到待识别的物体,是进行所有步骤的前提条件。因为假如目标区域有所偏离,那么在特征抽取后得到的数据就与实际不符合。

（1）目标区域：原始数据为 8 位数字灰度图的形式，灰度图像每个像素点的灰度值都由 0~255 来表示。二值化是图像分割的一种常用方法，通过它能够实现图像中前景（有形成分区域）与背景区域的分离。在二值化图像处理时，将大于某一临界灰度值的像素灰度设为灰度极大值，把小于这个值的像素灰度设为灰度极小值，从而实现二值化。二值化的作用是，将目标物体从背景中提取出来，设定临界值 T，将大于或小于 T 的像素群，分别用黑/白色表示，二值化完成后的图片只有黑、白两种颜色。经过二值化处理的图片如图 3-27 所示。

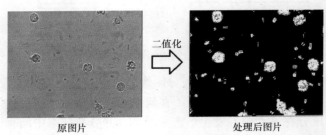

图 3-27 二值化处理的图片

二值化完成后通过边缘拟合算法确定闭合的有形成分目标区域。目标区域是指通过边缘检测得到的亮度显著变化的区域，它是进行特征提取前获得的最小单位图片。有形成分目标区域如图 3-28 所示。

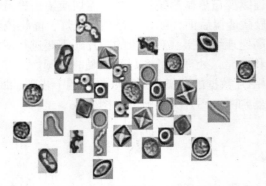

图 3-28 有形成分目标区域

（2）特征抽取：特征抽取是通过特定算法将图像的特征在低维空间中描述的过程。特征抽取的原理是，将目标区域的原始标本投影到一个低维特征空间，得到最能反应样本本质或进行样本区分的低维样本特征。特征抽取的图片如图 3-29 所示。

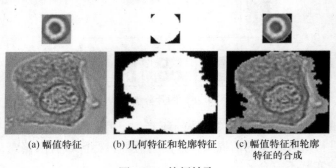

(a) 幅值特征   (b) 几何特征和轮廓特征   (c) 幅值特征和轮廓特征的合成

图 3-29 特征抽取

图像的特征一般包括颜色及幅值特征、几何特征、轮廓特征、纹理特征等。图 3-29（a）提取的是幅值特征，可以描述有形成分的明暗变化程度和幅值分布概率。图 3-29(b)提取的是几何特征和轮廓特征，用来描述有形成分的外形轮廓。图 3-29(c)是幅值特征与轮廓特征的合成，用于提取纹理特征，描述有形成分内部的特征，可以区别细胞有核或无核，是透明管型还是颗粒管型等。

（3）分类器：分类器采用的是支持向量机的分类方式，是一种有监督的、高效学习的模式识别装置。从图像中提取出来的特征，还需要通过仪器学习来实现自动识别。在实际应用中，不断地更新图像库，发现及提取更多的特征向量，重新训练分类器以获得更优的分隔超平面，从而提高系统的识别率。从理论的角度来说，图像库越大，训练后得到的分类器的识别率越接近真实水平，然而，对于计算机识别来说，真正的 100% 识别是很难达到的。因此，通过无限扩大图像库，能让分类器的识别率无限接近真实测试时的水平。

通过大量收集常见尿液有形成分的图像资料，并建立标准模板数据库，可以将拍摄的图像分割成含有单一有形成分（粒子）的图像，与数据库中的标准模板进行比对，根据粒子的大小、外形、对比度和纹理特征等多种特征性信息做初步鉴定。在显示器上看到的每个有形成分都是独立的，被分割在一个特定大小的格子内。如果有设备不能识别的粒子，系统能检出并有提示，这时需要人工辨认、识别和分类。

（4）决策器：决策器主要用于进一步判断和确认分类的正确性。使用分类器分类后会获得一组置信风险度量值，通过对这些度量值进行模糊判断和投票，最终确认分类。一般来说度量值高于 50% 的将被直接分类；度量值低于 10% 的将被归入其他类别中；度量值位于 10% 与 50% 之间的将通过模糊判断和统计投票来判别。

（二）静止型影像分析

静止型影像分析不使用鞘流装置，尿液样本也不流动，它的样本提取与人工显微镜镜检相似，是将尿液样本滴入到专用的计数板。在计数板上经一定时间静止沉淀后，再进行数码影像拍摄。专用的计数板分为固定流动式板和一次性计数板，尿液样本可以经离心沉淀或自然沉降，使尿液中的有形成分沉淀为静止不动，然后在计数板不同的部位拍摄一定数量的数字影像图片，送计算机进行图像处理。

（三）流式细胞分析

从粒子检测的角度，尿液中的有形成分可以看成"细胞"。因此，尿液的流式细胞分析与血细胞流式检测原理基本相同，也是联合应用激光散射、荧光染色和电阻抗等检测手段，对尿液有形成分进行分类和计数。尿液的流式细胞检测流程图如图 3-30 所示。

由尿液流式细胞法检测流程图可见，"细胞"检出需要采集前向散射光、荧光和电阻抗这三个的脉冲信号。图 3-31 为尿液有形成分流式分析的检测原理示意图。

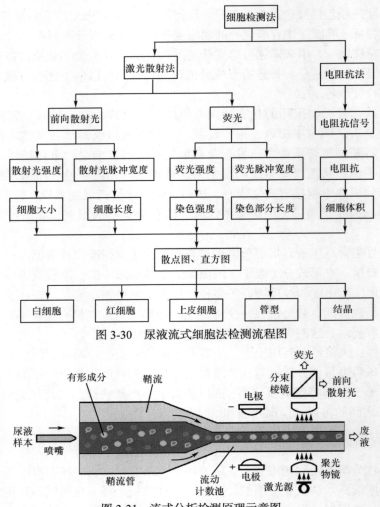

图 3-30　尿液流式细胞法检测流程图

图 3-31　流式分析检测原理示意图

　　经过稀释和荧光染色的尿液样本从喷嘴射出，在鞘流液的作用下，尿液中的"细胞"被鞘液包裹，以单个、纵列的形式通过鞘液流动计数池。在流动计数池，激光照射顺序流过的尿液有形成分，可以检测出相应的前向散射光和染色荧光信号；与此同时，通过电极能检测出尿液有形成分的电阻抗。其中，荧光信号反映了细胞染色质的大小，前向散射光信号可以表达细胞体积，电阻抗信号主要与细胞的体积成正比。尿液有形成分分析通过上述三个脉冲中的 5 个检测参数，可以得到相应有形成分的横截面积、长度、体积和染色质特征等资料。

　　1. 流式激光检测技术　流式激光检测系统的光学原理示意图，如图 3-32 所示。

　　激光源经聚光透镜聚焦，形成一个椭圆光斑（光斑的宽度应与细胞体积相当），这个椭圆激光束照射鞘流细胞室流动的细胞，会产生散射光。经聚光透镜和分束棱镜，散射光分解为相互垂直、照度均等的两路光束。一路经透镜聚焦，通过光电接收管接收前向散射光信号；另一路经滤色镜，由光电倍增管接收特定波长的荧光信号。由于从样本细胞中得到的前向荧光很微弱，因此，需要使用灵敏度和时间响应极高的光电倍增管。

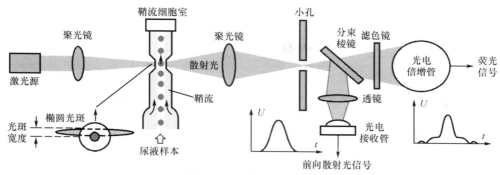

图 3-32　光学原理示意图

（1）前向散射光信号：由于尿液中有形成分的种类不同且分布不均，光的散射主要取决于有形成分的表面特征。因此，散射光的强度可以反映有形成分的大小，粒子越大，散射光信号越强。其中，前向散射光强度（Fsc）表示粒子横截面积，前向散射光脉冲宽度（Fscw）反映粒子长度。

前向散射光脉冲宽度（Fscw）为

$$\mathrm{Fscw} = \frac{CL + BW}{V}$$

式中 CL 为粒子长度，BW 为激光椭圆光斑的宽度，V 为细胞的流动速度。由此可见，粒子长度 CL 越大，前向散射光脉冲宽度 Fscw 也会相应的增加。

（2）荧光与荧光染色：荧光是物质吸收光照后激发出的光，发出光的波长比吸收的波长更长、能量更低。根据这一原理，可以使用荧光染色技术以区分尿液中的有形成分。比如，使用菲啶染料，对细胞的核酸成分（DNA）染色，在 480nm 光波激发时，能产生 610nm 的橙黄色光波，用于区别有核的细胞和无核的细胞（如 RBC 与 WBC，病理管型和透明管型）。又如，采用羧花氰染料，它穿透能力强，与细胞质膜（细胞膜、核膜和线粒体）的脂层成分发生反应结合，在 480nm 的光波激发时产生 505nm 的绿色光波，主要用于区别细胞的大小（如区分上皮细胞和白细胞）。

荧光脉冲信号反映了细胞染色质的大小，其中，荧光强度（Fl）代表细胞中 DNA 总量，荧光脉冲宽度（Flw）反映染色质长度。

荧光脉冲宽度（Flw）为

$$\mathrm{Flw} = \frac{NL + BW}{V}$$

式中 NL 为细胞核长度，BW 为椭圆光斑宽度，V 代表流动速度。可见，染色质长度 NL 越大，荧光脉冲宽度 Flw 也随之增加。

2. 电阻抗检测技术　与血细胞分析仪的电阻抗检测原理相同，应用电阻抗通道主要是用于测定尿液中细胞（有形成分）的体积。电阻抗检测原理示意图如图 3-33 所示。

鞘流池的一段狭窄处为流动室（或称为小孔），在流动室激光的垂直方向安装一对电极（电流维持恒定），当尿液细胞通过流动室时，电极之间的阻抗会增大使电压升高。因此，电阻抗引起的电压幅度改变能反映细胞的体积，脉冲信号的数量为流过细胞的数量。

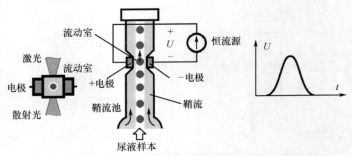

图 3-33 电阻抗检测原理示意图

几种典型尿液有形成分的脉冲图形如图 3-34 所示。

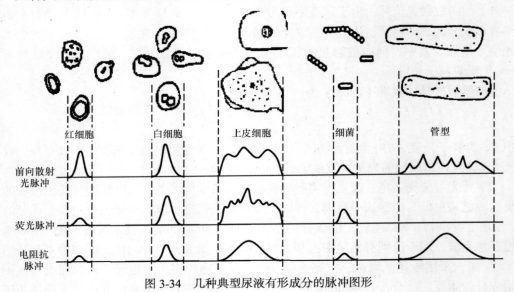

图 3-34 几种典型尿液有形成分的脉冲图形

另外,在电阻抗通道还能通过电极法测定尿液的电导率。方法是,在流动室前安装一对电传感受器,当样本进入流动室之前,通过感受器可以检测尿液样本中的电导率。

3. 直方图与散点图分析 根据荧光、散射光和电阻抗信号,通过计算机系统可以绘制散点图以及红细胞(RBC)、白细胞 (WBC)散射光强度分布直方图。

(1)直方图:图 3-35 为红细胞、白细胞的分布直方图,它可以为临床提供血尿和尿路感染等的诊断信息。

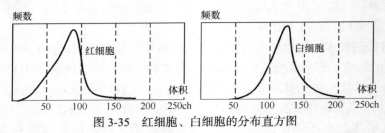

图 3-35 红细胞、白细胞的分布直方图

直方图的横坐标为红细胞、白细胞的体积,反映体积的大小可以使用前向散射光强度(Fsc)参数,也可以使用电阻抗的脉冲幅度;纵坐标为细胞出现的频数,可以通过统计不

同体积前向散射光或电阻抗的脉冲数量得到。

为了便于绘制直方图，计算机分析系统常将横坐标按细胞的体积（由小到大）划分250个计数通道，通过单独对每个通道出现的细胞计数，可以描绘出细胞群的体积分布曲线，即直方图。

（2）散点图：利用荧光信号（荧光强度 Fl 和荧光脉冲宽度 Flw）和散射光信号（前向散射光强度 Fsc 和前向散射光宽度 Fscw）四个参数中的两个，可以绘制如图 3-36 所示的二维散点图。散点图的意义是为临床提供尿液中各有形成分直观的分布状况，以辅助临床诊断。随着技术手段的提高，还可以通过检测更多的信息组合更丰富的散点图，实现对有形成分更准确的识别和分析，为临床提供更可靠的诊断依据。

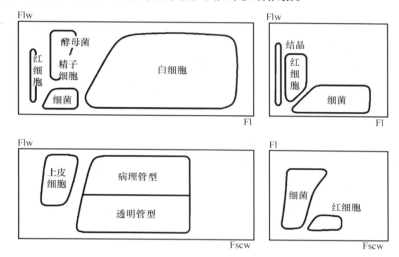

图 3-36　尿液有形成分散点图

三、尿液有形成分分析仪的基本结构与工作原理

本节以长春迪瑞 FUS-100/200 全自动尿液有形成分分析仪为例，介绍尿液有形成分分析仪的基本结构与工作原理。FUS-100/200 全自动尿液有形成分分析仪如图 3-37 所示。

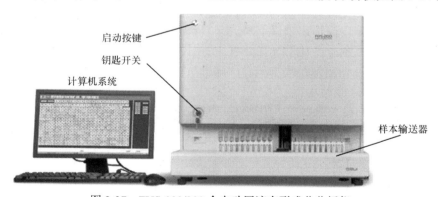

图 3-37　FUS-100/200 全自动尿液有形成分分析仪

（一）检测原理

FUS-100/200 全自动尿液有形成分分析仪采用流动式显微成像技术，检测原理示意图如图 3-38 所示。

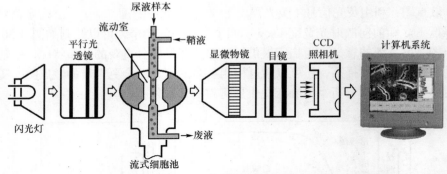

图 3-38　检测原理示意图

检测系统应用的核心技术为鞘流技术、高速摄像技术和人工智能识别技术。

1. 鞘流技术　与血细胞分析仪使用的鞘流室略有不同，尿液有形成分分析仪的流式细胞池采用特制的薄层流式板结构，尿液样本在双层（上、下层）鞘液的包裹下以单层细胞的厚度进入薄层板流动室，在流动室被高速拍摄成像。流式细胞池如图 3-39 所示。

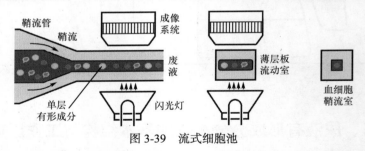

图 3-39　流式细胞池

2. 高速摄像技术　尿液样本在鞘液包裹下进入流动室，流动室的厚度、位置位于显微物镜的视野和焦距范围内，样本以平铺的层流形式流经物镜镜头正面。根据鞘流原理，任何粒子通过时，都会以最大的面积直接对准镜头。当显微物镜视野被高速频闪光灯照亮的瞬间，途经的有形成分会被快速拍摄下来。CCD 照相机在设置的时间间隔内，可以对每个样本拍摄 810/650 幅图像，含有尿液有形成分的图像通过数据接口传送到计算机系统。

尿液有形成分的原始图像是离散的，计算机系统首先要对有形成分进行分割和放大处理。形成的图像如图 3-40 所示。

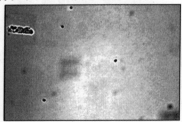

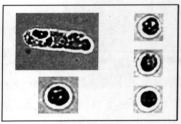

拍照的图像　　　　　　　　　分割、放大的图像

图 3-40　尿液有形成分图像

3. 人工智能识别技术　有形成分识别软件和高度训练的智能识别技术可以将有形成分的图像提取出来，根据拍摄到的"细胞"（尿液有形成分）的形态、纹理和频域特征来进行识别分类。

尿液有形成分识别系统的软件可以自动识别的"细胞"有 12 个大类，即红细胞、白细胞、白细胞团、透明管型、病理管型（未分类管型）、鳞状上皮细胞、非鳞状上皮细胞、细菌、酵母菌、结晶、黏液丝和精子。进行分类后，根据"细胞"影像数量和扫描的尿液样本体积可以计算有形成分的浓度。

系统可以自动识别的 12 个大类尿液有形成分如图 3-41 所示。

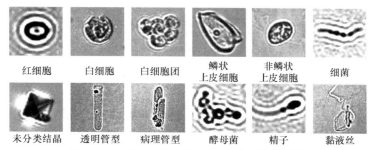

图 3-41　系统可识别的 12 个大类有形成分图

无法按照以上 12 种分类的单个微粒作为未确定名称。为了区别和鉴定结晶、病理管型（未分类管型）的类别，操作者应重新查看影像图片，通过屏幕编辑手工确认分类。

（二）基本构成

FUS-100/200 全自动尿液有形成分分析仪由计算机系统（上机位机）、样本传输器、探针、液路和光学系统等组成。它的结构原理框图如图 3-42 所示。

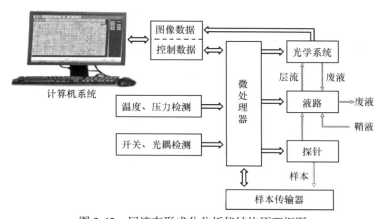

图 3-42　尿液有形成分分析仪结构原理框图

尿液有形成分分析仪通过计算机系统向微处理器传达分析指令，并接收图像数据和控制数据，由微处理器分别控制机内各单元和样本传输器。测试样本时，采样探针配合液路的阀、泵从样本输送器上采集尿液样本，然后由管道将样本运送到流动室，再通过高速数码照相机拍摄成图像。

机内各个单元在运行过程中不断地返回状态信息，微处理器通过处理反馈信息，可以实时地调整各单元的运行状态。

1. 光学系统 光学系统是尿液有形成分显微成像的关键技术装置。本系统采用高速显微摄影方式，是集机械、光学、流体力学、图像识别技术、电气控制为一体的综合性分析系统。本机无需对样本进行离心和染色，可以直接拍摄流动中的细胞（有形成分），能得到细胞直观的图像。本机光学系统的原理框图如图 3-43 所示。

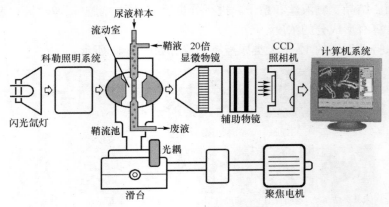

图 3-43　显微成像原理框图

高速显微摄影系统是由流式细胞技术和尿液"细胞"自身的特点决定的。尿液中的细胞在鞘液的包裹下进入鞘流池的流动室，经显微物镜成像于 CCD 照相机镜头内。由于细胞高速运动，所以适应运动长度所需的成像时间是重要的成像参数，就是说，要使 CCD 照相机获得良好的图像质量，必须精确地选择曝光时间和分辨率。

高速显微摄影的先决条件是缩短有效曝光时间。如果有效曝光时间远小于细胞运动自身长度所需的时间，那么，拍摄运动细胞的图像质量就等同于拍摄静止细胞。所以，拍摄细胞时，要精确控制拍照的曝光时间，以防形成拖尾等影响成像质量。

照明是影响成像分辨率的重要因素。由于尿液中的细胞透明度高，自身对比度较低，不同类型细胞的大小和对比度均存在差别。为兼顾各种细胞可以得到较高的对比度（分辨率），使计算机系统和人眼能清楚识别和分辨细胞图像，显微摄影系统要使用高速频闪光灯，目的是提高拍照现场的瞬间亮度。闪光灯闪亮与曝光时机的配合也会影响成像的对比度，因此，曝光瞬间闪光灯要同时触发，曝光过后闪光灯立即熄灭，这样细胞和背景会形成较高的对比度。科勒照明系统在高档显微镜中已普遍使用，它的作用是得到均匀照明背景的同时还能有效地控制杂散光，可以提高图像的成像质量。

（1）闪光氙灯：本机的闪光灯使用高频闪光氙气灯（也称高强度放电式气体灯）。氙气灯与传统卤素灯不同，它没有灯丝，是一种高压放电灯。氙气灯利用正负电刺激氙气与稀有金属化学反应发光，因此，灯管内有一颗小小的灌满氙气和少许稀有金属的玻璃球，只要提高电流刺激使它们进行化学反应，会发出高达 4000~12000K 的可见光。利用高频闪光氙气灯配合透射光照明，可以得到高对比度、成像清晰的图像。

（2）科勒照明系统：科勒照明系统（Kohler lighting system）是德国工程师科勒（Kohler）1893 年发明的一种可以使显微镜充分发挥潜能的照明方法。由于这一方法能使样本获得均匀且充分的照明，又不会产生眩光，因此，近代实验室的显微镜普遍应用科勒照明系统。本机的科勒照明系统如图 3-44 所示。

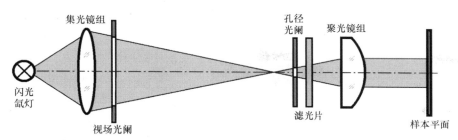

图 3-44　科勒照明系统

闪光氙灯发出的光束，经集光镜组、视场光阑形成汇聚后再放大的光源像，通过聚光镜转换成为平行光。由于发光体发出的所有光点被汇集起来然后放大，因此，在聚光镜的孔径光阑上形成了发光体的完整像。就是说，聚光镜射出的平行照明光，是发光体上所有发光点从各个方位上汇集起来的一束平行光，它穿越样本时能获得充分的照明，但又不会在成像视域中出现发光体的条纹。

集光镜后面设置视场光阑，主要作用是控制杂散光以及照明区域的大小。在聚光镜前焦平面位置附近设置孔径光阑，用来控制出射光线的数值孔径。在孔径光阑位置附近安装滤光片，使 550nm 左右的光通过，可以进一步提高细胞成像的对比。

（3）鞘流池及 XY 轴滑台：鞘流池包括流动室及鞘流池调节机构。样本由注射泵经探针吸入鞘流池中，在鞘液的包裹下形成层流。通过流动池仰俯调节机构和 XY 轴滑台的调节来分别实现鞘流池的仰俯调整和层流中心的调整，使样本可以位于 20 倍显微物镜的中心线。

（4）20 倍显微物镜和辅助物镜：本机采用 20 倍长工作距离无穷远像距平场消色差显微物镜。由于是无穷远像距的物镜，出射光为平行光，需要辅助物镜将光汇聚到照相机表面。无限共轭距显微物镜和辅助物镜的组合广泛应用于显微摄影领域，这样使物镜与照相机更易于匹配，并且能获得较高的图像质量。

（5）聚焦电机与光耦：在测试前需要进行聚焦操作，光耦为聚焦过程提供起始位置，在聚焦过程中，聚焦电机带动鞘流池前后往复运动，同时拍摄图像，通过分析拍摄图像的质量，找到图像最清晰的位置，最终使样本精确位于 20 倍显微物镜的焦点上。

（6）高速 CCD 照相机：CCD（charge coupled device）是电荷耦合器件图像传感器。它由一种高感光度的半导体材料制成，能把光线转变成电荷，通过模/数转换器芯片转换成数字信号，数字信号经过压缩以后由照相机内部的闪速存储器或内置硬盘卡保存。数字化的图像数据可以通过数据接口将数据传输给计算机系统，并借助计算机的处理手段，根据需要修整和选取图像。CCD 和传统底片相比，更接近于人眼对视觉的工作方式。

为了得到清晰的图像，CCD 照相机的触发与闪光灯的频闪同步进行，由样本的大小、在鞘流池中的流速、成像部分光学系统的放大倍率以及 CCD 照相机的参数确定曝光时间和闪光灯的触发频率。在一次测试过程中，通常要拍摄 650 张样本的图像，经上传至计算机系统，由上位机的专用软件对图像进行分割、分类，并将分类后的图像呈现在显示器屏幕上。

2. 样本传输器　样本传输器是为检测系统提供尿液样本的专用装置。本机的样本传输器如图 3-45 所示。

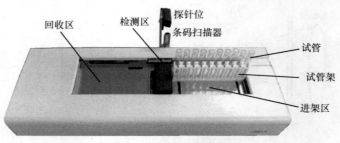

图 3-45　样本传输器

　　样本传输器分为三个工作区，即进架区、检测区和回收区。进架区的作用是通过试管架摆放装有待测尿液样本的试管；试管架带动试管在检测区横向移动，先通过条码扫描器记录待测样本资料，再由探针吸取样本液；回收区是容纳完成检测试管的区域。

　　样本传输器的电气控制原理框图如图 3-46 所示。

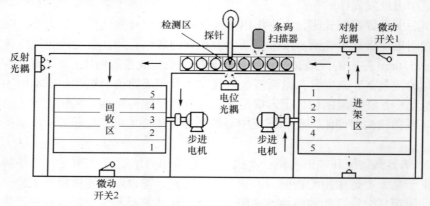

图 3-46　样本传输器电气控制原理框图

　　首先通过对射光耦的阻断信号，判断进架区是否存在试管架。若有试管架，由进架区的步进电机驱动送架机构推进试管架。当试管架触发微动开关 1 时，进架区步进电机停止、传架机构动作将试管架横向移动。到达样本探针位置后，定位光耦检测到待测试管，传架机构停止移动，条码扫描器扫描试管外壁的条形标识码，再由探针进行样本采集，探针取样后立即进入测试流程。完成取样后的试管再由传架机构横向驱动，当下一个待测试管到达样本探针位时，再重复扫描和探针取样过程。

　　当试管架上的所有试管依次完成检测流程后，传架机构将检测过的试管架横向移动至反射光耦检测到试管架。此时，同时触发三个动作，一是送架机构开始推送下一个试管架；二是传架机构等待下一个试管架到位，然后再横向移动重复扫描、采样过程；三是由步进电机驱动退架机构将试管架向外推出。

　　以此类推，当进架区无试管架时，对射光耦反馈信号，通知装载试管架；当触发微动开关 2 时，通知取下完成取样的试管架，否则，会因回收区为满试管架状态，仪器将强制停止检测。

　　3. 探针　　探针是提取尿液样本的执行机构。通过控制步进电机的运行状态，可以实现探针的上下移动和 60° 往复旋转。探针如图 3-47 所示。

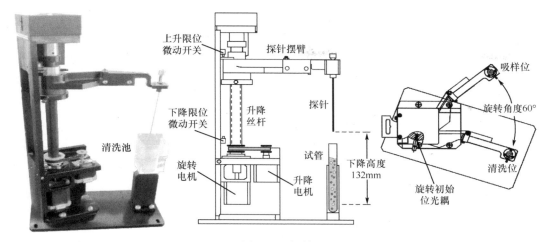

图 3-47 探针

探针的初始位置位于清洗位的最上方。在初始状态，探针摆臂压迫上升限位微动开关、旋转初始位光耦被遮挡（π形光耦中间被挡铁遮挡）。

检测时，升降步进电机带动丝杠旋转，通过控制步进电机的驱动步数，使探针向下运动（约 15mm）扎入到清洗池装置中，配合液路进行探针的内外壁清洗。清洗完毕，步进电机驱动探针向上运动到初始高度（探针摆臂压迫上升限位微动开关）。然后，由旋转步进电机带动摆臂逆时针旋转 60º（控制步进电机的驱动步数），探针运动到吸样位。探针摆臂停止约 1s 后，探针向下运动（约 132mm）扎到试管架上的样本试管中（探针摆臂压迫下降限位微动开关），启动样本注射泵开始吸取样本。样本采集完成后，探针返回到初始位置，等待下一次的检测指令。

4. 液路系统 液路是各组成机构液体流动的通道。尿液有形成分分析仪的液路通过模拟人工尿液检测流程，可以自动完成吸取样本液、形成鞘流和清洗探针、流动室等液路器件。本机的液路系统如图 3-48 所示。

（1）复位流程：每次执行检测指令之前，液路首先要完成复位流程。

1）启动鞘液泵 P4，将鞘液桶中的鞘液抽入到鞘液瓶，通过液面传感器控制鞘液瓶的鞘液容量。

2）启动气泵 P1 且电磁阀 V1 关闭，向气瓶中打入正气压，气瓶中有压力传感器，当到达设定压力，P1 泵自动停止加压。

3）经电磁阀 V9，将鞘液瓶中的液体抽入到清洗注射器。

4）通过电磁阀 V10，将鞘液瓶中的液体抽入到样本注射器。

（2）混匀及吸样流程：探针移动到样本位并下降扎入样本试管。此时，电磁阀 V1 接通，将气瓶储存的气体（复位已经对气瓶充气）打入到有样本液的试管，通过气泡对样本进行混匀。

样本混匀后，废液注射器通过电磁阀 V3、V8、V5、V11，将尿液样本吸入到电磁阀 V3 与 V8 之间的管路，吸入的样本量为 1ml。

（3）测试流程：测试过程中，液路的任务是为流动室提供具有一定压力的样本液和鞘流（鞘流的压力要大些）。

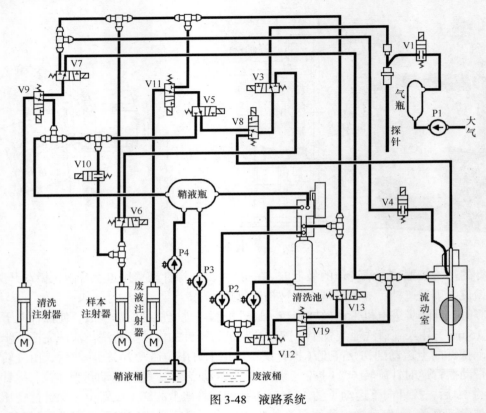

图 3-48　液路系统

样本注射器通过电磁阀 V6、V8、V3（电磁阀 V8、V3 通电，常开阀门接通），将电磁阀 V3 与 V8 之间管路的尿液样本打入到流动室中。

与此同时，清洗注射器将鞘液通过电磁阀 V9（电磁阀 V9 通电，常开阀门接通）、V7 打入到流动室。此时，鞘液会包裹样本形成层流，光学系统进行正常的显微成像。完成测试的液体，由流动池的废液出口经电磁阀 V13 流出。为避免形成鞘流时产生的气体干扰图像质量，通过电磁阀 V4 可以释放流动室的气体。

（4）清洗流程：为防止交叉污染，每个样本测试完成后必须要对探针（内壁和外壁）、流动室和相应的管路进行清洗。

1）清洗探针：探针返回到清洗位并下降扎入到清洗池。电磁阀 V5 通电（常开阀门接通），废液注射器经电磁阀 V5、V11 吸入鞘液；然后，电磁阀 V5 断电，废液注射器将鞘液通过 V11、V5、V8、V3 打入到探针内，对探针内壁进行清洗。

与此同时，P3 泵通过电磁阀 V12，将鞘液打入到清洗池，对探针外壁进行清洗。

2）清洗流动室：样本注射器通过电磁阀 V10 从鞘液瓶中抽取鞘液；然后，电磁阀 V10 断电，电磁阀 V8、V3 通电（常开阀门接通），通过电磁阀 V6、V8、V3，将样本注射器中的鞘液从到流动室的入口处打入到流动室。

同时，电磁阀 V12 通电（常开阀门接通），P3 泵通过电磁阀 V12、V19 将鞘液打入到流动池。电磁阀 V13、V4 将废液排泄到清洗池。开启 P2 泵，将废液排泄到废液桶，同时清洗清洗池。

第四节　粪便检验仪器

粪便是食物进入机体内消化、吸收营养成分后形成的剩余物质。其主要成分有食物中不消化的纤维素、消化道脱落的上皮细胞、细胞膜碎片和细菌，还有未被吸收的消化道分泌物（如黏液、胆色素、黏蛋白和消化液等），其中水分占 65%，固体占 35%。固体中细菌含量最多，可达总量的 1/3~1/2（粪便排出时大部分细菌已死亡）。另外，还有 2%~3% 的含氮物质，10%~20%的无机盐（如钙、铁、镁盐）。脂肪占 10%~20%，包括未被吸收的分解脂肪，以及由细菌和上皮残片而来的中性脂肪，另有少量的胆固醇、嘌呤基和维生素。

粪便的性状和组成不仅与进食有关，还与口腔、食管、胃、小肠、大肠、肛门以及通向消化道的肝、胆、胰腺等器官的功能状态、器质性病变有关。通常情况下新鲜粪便为淡黄色，有臭味的圆柱形软便。在病理情况下，粪便中可见血液、脓液、寄生虫及其虫卵、病原菌、胆石或胰石等。因此，粪便检验对疾病诊断与治疗具有重要意义。

一、粪便检验

粪便检验是临床检验的常规项目，通过粪便检查了解消化道及与消化道相通的肝、胆、胰等器官有无炎症、出血、寄生虫感染、恶性肿瘤等情况。根据粪便的颜色、性状、红细胞、白细胞等间接判断消化道系统的功能状况，了解肠道菌群分布是否合理，检查粪便中有无致病菌以协助诊断肠道传染病。

（一）粪便检验项目及意义

临床粪便检验可分为理学检查、化学检查和有形成分的显微镜检查。

1. 理学检查　粪便理学检查是指一般性状检查，主要指粪便量、颜色、气味及软硬程度等外观性状。

2. 化学检查　粪便的化学检查包括酸碱度、粪胆原、粪胆素、隐血试验以及细菌或病毒等病原微生物的检测等。

（1）酸碱度：健康成人粪便呈中性、弱酸性或弱碱性。食肉多者呈碱性，高度腐败时为强碱性，食糖类及脂肪多时呈酸性，异常发酵时为强酸性。

（2）粪胆原：正常人胆汁中的胆红素在回肠末端和结肠被细菌分解为粪胆原，除部分被肠道重吸收进入肠肝循环外，大部分在结肠被氧化为粪胆素，并随粪便排出体外。当溶血性黄疸、组织内出血等红细胞破坏显著时粪胆原增加，梗阻性黄疸时粪胆原减少。

（3）粪胆素：粪便由于粪胆素的存在而呈棕黄色，健康成人为阳性。当胆管结石、肿瘤而致完全阻塞时，粪便中因无粪胆素而呈白陶土色；溶血性贫血或黄疸患者，因胆汁生成过多而粪胆素呈强阳性。

（4）隐血：隐血（也称潜血）试验主要检查粪便中是否有红细胞及血红蛋白，是判断消化道出血和肿瘤筛查的重要手段。

（5）病原微生物：根据免疫学方法检查粪便中是否有引起感染的细菌或病毒等微生物，有助于肠道感染性疾病的诊断。

3. 显微镜检查　通过显微镜对粪便中的有形成分进行形态学检查，也称粪便残渣镜检。它主要包括各种细胞、寄生虫卵和虫体、结晶、结石、细菌、真菌等。

（二）粪便检查方法

粪便检查方法主要有传统手工法和自动化仪器检查法。

传统手工法便常规检查是依赖于显微镜，通过人工观察得到检测结果。它的操作流程是，手工挑取适量的粪便样本，用生理盐水适度稀释，提取少量的稀释后样本直接涂片（或涂片染色），在显微镜下观察并计数报告各种有形成分的数量。对于粪胆原和粪胆素、便潜血、病原微生物等化学检查采用手工方法进行定性或定量测定。由于操作人员直接接触样本，且敞开式玻片涂片散发粪臭味，不符合生物安全要求，易对环境和工作人员造成污染。另外，操作繁琐、费时，检测过程会受到人为因素影响，导致误差较大。

现在多采用自动化仪器检查法。如应用便潜血分析仪进行潜血检验，应用便有形成分分析仪进行有形成分检验，或通过粪便自动检验仪进行粪便检验。这些自动化仪器检查法通过样本浓缩收集管、自动加样装置、流动计数室、显微镜、电脑控制等设备，自动完成吸样、染色、混匀、重悬浮、管道清洁消毒、废液处理等，不仅可以完成粪便化学检查，还可通过系统内置数码相差显微镜和成像系统，根据光学原理观察和记录粪便有形成分的形态结构，应用计算机数据处理系统进行图像和文字传输。由于检查过程全封闭，可以有效避免了粪便样本对操作人员和实验环境的污染。粪便检验的一般流程和使用设备如图3-49所示。

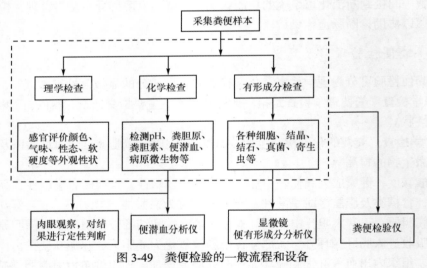

图 3-49　粪便检验的一般流程和设备

二、便潜血分析仪

便隐血（或潜血）是指消化道少量出血，红细胞被破坏，但粪便外观无异常改变，肉眼和显微镜均不能证实的出血。便潜血检验是用化学检查的方法检测粪便中微量、肉眼看不到的血液，即检测血红蛋白含量。粪便潜血是消化道异常的早期预警，对消化道出血的诊断有着重要价值，常作为消化道恶性肿瘤早期诊断的筛选指标。

便潜血检验主要有化学法和免疫法。化学法检测原理是利用血红蛋白中的亚铁血红素有过氧化物酶活性，可催化过氧化氢，释放出新生态氧，氧化还原物质而显色，显色的深浅与血红蛋白的含量呈正相关。常用方法有联苯胺法、邻甲苯胺法等，也可利用四甲基联苯胺和愈创木酯为显色基质的干化学试纸法。化学法的缺点是敏感性和特异性较低，受饮食和药物影响较大，易出现假阳性。免疫法检测原理是利用单克隆抗体标记技术和抗原抗体结合的特异性，如胶体金法、酶联免疫吸附法、免疫斑点法、胶乳凝集法等，所使用的抗体有抗人血红蛋白抗体和抗人红细胞基质抗体，优点是可以排除饮食和药物干扰，灵敏度与特异性均优于传统的化学法。

下面以长春迪瑞 FB-100 型全自动便潜血分析仪为例介绍便潜血分析仪（fecal occult blood analyzer）。FB-100 型全自动便潜血分析仪如图 3-50 所示。

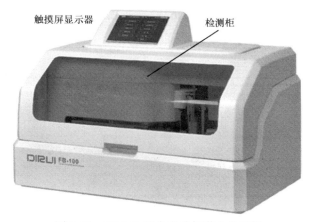

图 3-50　FB-100 型全自动便潜血分析仪

FB-100 型全自动便潜血分析仪采用免疫法的胶乳凝集法原理。当待测样本中血红蛋白与致敏的胶乳试剂发生特异性免疫反应形成凝集颗粒，凝集颗粒的数量、体积会引起透射光和散射光的强度发生变化，应用免疫比浊法可以定量检测血红蛋白含量。本机具有全封闭的自动化运行模式和自动清洗功能，采用触摸式液晶屏方便人机交互，内置条形码阅读器便于记录管理，通过数据传输可实现与医院信息管理系统的连接。

（一）采便管

采便管（stool sampling tube）是粪便采集的专用器具，采便管如图 3-51 所示。

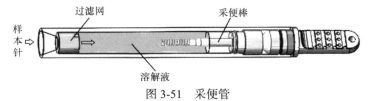

图 3-51　采便管

样本溶液密封在采便管内（能封闭样本的刺激气味），管内设有过滤网，样本针在穿刺过程中，向内推动过滤网，将样本中的颗粒、渣滓过滤后进行采样，这样可以避免因颗粒物堵塞管路系统。通过采便棒可以将留便送入采便管内，采便棒一般有两个形式，即螺旋采便棒、凹槽采便棒。采便棒如图 3-52 所示。

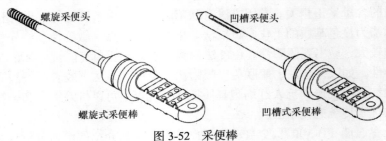

图 3-52 采便棒

将采便管的螺旋采样棒拔下,采便棒头部的细螺纹在便样本上旋转一圈后插入到采便管中。若留取的样本是水样便时,可使用凹槽采便棒。采便管的缓冲液可以稀释样本,并溶解红细胞形成血红蛋白溶液。

（二）探针

便潜血分析仪有三个探针,即试剂针、样本针和搅拌桨。控制主板通过对这三个探针的驱动,顺序完成加样、加试剂和搅拌动作,在反应杯内形成均匀的混合液体。探针如图 3-53 所示。

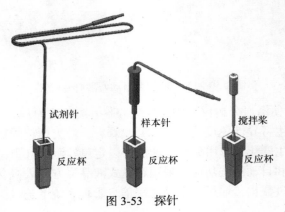

图 3-53 探针

（三）机械传送机构

FB-100 全自动便潜血分析仪的机械传送机构如图 3-54 所示。

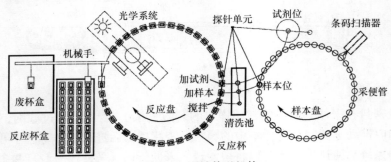

图 3-54 机械传送机构

本机的机械传送机构由探针单元、样本盘、反应盘、机械手、反应杯盒组成。各机械构件的工作时序与驱动完全由主板的中央处理器控制,其动作过程如下:

（1）分析仪启动首先进入复位状态，将样本盘、反应盘转到初始位置，反应杯盒到起始点，机械手停止在反应盘上方。

（2）条码扫描器读取样本盘上待测采便管的身份信息。

（3）经过清洗池清洗的试剂针移动到试剂位，吸取试剂后转到反应盘对反应杯加注试剂。

（4）将待检样本（采便管）移动到采样位、反应盘向前（顺时针）移动一位，样本针转到样本位吸取样本并注入至反应盘的反应杯内。

（5）反应盘再向前（顺时针）移动一位，通过探针上的搅拌桨对反应杯内的样本、试剂进行均匀搅拌。

（6）这一过程完成后，探针单元转到清洗池对试剂针、样本针、搅拌桨进行清洗。

（7）反应盘将反应杯转到光学系统测量位，进行比浊检测。

（8）待样本测试完成后，反应盘将反应杯转到机械手下方，机械手将反应杯夹起运输到废杯盒上方，将其丢入废杯盒并更换新反应杯，测试结束。

（9）当反应杯盒在机械手下方一排的反应杯被取完，反应杯盒会自动将下一排的反应杯移动到机械手下方。

1. 探针单元 探针单元负责吸取试剂、采集样本、液体搅拌，探针单元通过步进电机可以进行升、降和旋转运动。探针单元如图 3-55 所示。

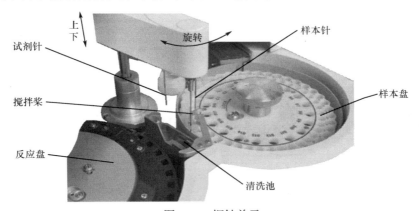

图 3-55 探针单元

探针上升时，能在试剂位、样本位、反应盘位置和清洗位置之间移动；下降时，完成吸取、加注、搅拌和清洗等动作。探针单元上升位由一个升降光耦限位，下降时通过控制步进电机的步数来确定探针下降位置。

探针单元的旋转有 6 个固定位置，分别为：反应盘位、清洗池、样本外圈、样本内圈、质控位和试剂位。摆到反应盘位样本针加样本、试剂针加试剂、搅拌桨搅拌；清洗池对样本针、试剂针、搅拌桨进行清洗；样本外圈和样本内圈存放样本供样本针采集和条码器读取患者信息；质控位置放置质控品，用来进行质量控制。

2. 样本盘 样本盘的作用是通过管架安放采便管，由步进电机将待检样本（采便管）旋转到样本位。样本盘主要包含管架、档杆、驱动组件，示意图如图 3-56 所示。

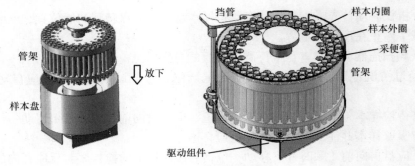

图 3-56　样本盘示意图

样本盘由步进电机驱动可单向旋转，由复位光耦确定样本盘的初始位置。使用时，管架可以取下，用来装载采便管。挡管的作用是在样本针对采便管穿刺后拔出的过程压住采便管，避免因样本针在摩擦力的作用下将采便管一同拔起。

3. 反应盘　反应盘通过步进电机将新装入的反应杯转到试剂加注位、样本加注位和混合液体搅拌位，并对反应杯进行加热处理（孵育）以满足检测的温度要求，加热完成后将待测反应杯转到光学系统位进行检测，检测完成后的反应杯转到机械手下方，机械手将用过的反应杯取走丢入废杯盒。反应盘上的清洗池可以对试剂针、样本针、搅拌桨进行清洗。

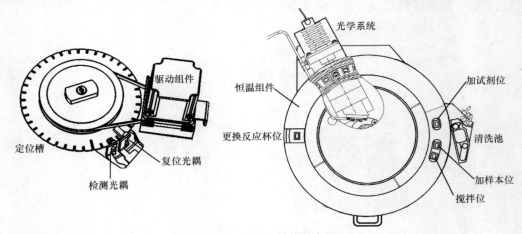

图 3-57　反应盘结构示意图

反应盘主要包含驱动组件、恒温组件、清洗池。它的结构示意图如图 3-57 所示。

反应盘单元为二维转盘结构，在步进电机的驱动下，可顺时针旋转。反应盘通过 2 个光耦定位，复位光耦确定反应盘的初始位置，检测光耦可以确定加试剂位、加样本位、搅拌位、光学系统测量位和机械手更换反应杯位。

反应盘的恒温组件包括通过加热带、加热盘、温度传感器和热保护器，通过恒温组件实现反应盘的温度控制，使反应杯中的液体温度达到满足试剂与样本反应所需的温度 36.8℃。

4. 机械手　机械手的作用是更换和放置反应杯。运行过程中，机械手既可以将反应盘内用过的反应杯取出并移动到废杯盒上方丢弃，还能夹取新反应杯移动到反应盘上方并插入到反应盘。机械手运动有 10 个固定位，分别为：废杯盒位、左反应杯盒 1~4 号位、右反应杯盒的 1~4 号位、反应盘位。机械手运行示意图如图 3-58 所示。

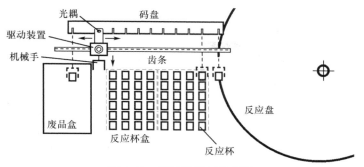

图 3-58　机械手运行示意图

机械手为二维机械臂结构，有驱动组件和机械手夹爪。机械手夹爪在步进电机的驱动下，可在水平和竖直两个方向运动。水平方向移动通过光耦可以确定 10 个固定位置，即 1 个废杯抛弃位、1 个反应盘加杯位、8 个反应杯供应位。竖直方向的上升极限位置由光耦控制，下降高度通过步进电机的步数来确定。

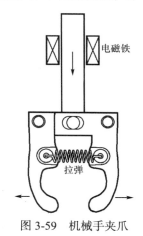

图 3-59　机械手夹爪

机械手夹爪如图 3-59 所示。机械手夹爪由夹爪机构成，在电磁铁和拉簧的作用下完成夹爪的张开动作和关闭动作。

在反应盘位，机械手夹爪在电磁铁的作用下，克服拉簧拉力张开夹抓，机械手夹爪下降，电磁铁断电，在拉簧的作用下机械手夹住反应杯；机械手上升，水平运动到废杯盒位置，机械手夹爪张开，将用过的反应杯丢弃在废杯盒中，完成废杯取走动作。当反应盘需要新反应杯时，机械手运动到反应杯盒上方，机械手张开下降，夹取新的反应杯上升，水平运动到反应盘上方，机械手下降，将反应杯插入反应盘的杯孔中；电磁铁断电，机械手张开并上升。

5. 反应杯盒　反应杯盒为自动测试提供新的反应杯。当机械手下方的反应杯取完后，反应杯盒会前进一排，将下一排反应杯推送到机械手下方。

反应杯盒组件为一维机械运动结构，由驱动装置和反应池盒组成。驱动装置通过两个步进电机分别驱动左右两反应杯盒进行直线运动，每个反应杯盒都有一个复位光耦和检测光耦，复位光耦负责初始位置的检测，检测光耦完成反应杯进入的位置检测，使反应杯盒总是停在机械手下方。反应杯按顺序提供给机械手夹取放入反应盘用于检测，当机械手下方一排的反应杯被取空时，反应杯盒向前进一排供机械手夹取；当反应盒中反应杯全部被取走，反应杯盒退回到起始位置，提示操作人员更换反应杯盒。另一个反应杯盒开始供给反应杯。

（四）光学系统

本便潜血分析仪应用免疫比浊法测定粪便中的血红蛋白含量。当粪便样本中血红蛋白与胶乳试剂反应，试剂中抗人血红蛋白抗体致敏的胶乳颗粒和血红蛋白发生特异性结合，形成免疫复合物，引起胶乳颗粒凝集，使介质浊度发生改变。分散的单个胶乳颗粒（直径小于入射光波长）不会阻碍光线通过，但是，当多个胶乳颗粒凝集时，必然会对光有吸收和折射作用，使透射光的强度降低并产生散射光。透射光与散射光的示意图如图 3-60 所示。

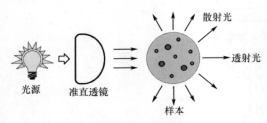

图 3-60　透射光与散射光示意图

胶乳溶液的吸光度或散射光强度与待测血红蛋白含量呈正相关，由此，通过比色或比浊的方法可以测定粪便样本中的血红蛋白含量。从原理上讲，当平行光束射入浑浊溶液时，一部分光被溶液吸收，一部分被其中的浑浊颗粒散射，剩余部分穿透溶液。因此，溶液越浑浊，散射光越强，透射光越弱。根据这一原理，粪便中血红蛋白含量的测定可归纳为三种方法。

1. 免疫透射比浊法　免疫透射比浊法仍遵循朗伯-比尔透射定律。粪便样本中的血红蛋白发生胶乳凝集反应后，对光有反射和吸收作用，使 0°角光的透射强度减弱。由此，可以通过检测透射的吸光度表达样本的血红蛋白含量。

2. 免疫散射比浊法　溶液中的微粒受到光线照射后，悬浮微粒对光发生散射作用，光线发生偏转，由于同时受到光散射和光吸收两个因素的影响，光的透射强度减弱、散射强度增加。复合物粒子颗粒对一定波长的光产生折射和偏转作用，偏转角度及散射光强度与复合物粒子的大小及数量有关。因此，免疫散射比浊法可以在 5°~96°角的方向上测量散射光强度，通过散射光强度换算出血红蛋白含量。

不同大小的颗粒，在 90°角的方向上光散射强度是相同的（该方向上对光散射对粒径大小不敏感）。因此，通常是测量 90°角的散射光强度。另外，90°角检测还可以有效地减少颗粒物尺寸、形状、颜色对测定结果的干扰。

3. 散射与透射比值法　透射比浊和散射比浊都存在溶液颜色对光的影响，为解决颜色对检测的干扰，目前主要采用散射与透射比值法。散射与透射比值法对样本同时进行透射光和散射光探测，然后做比值运算，这种方法可以过滤透射和散射的光共模干扰（如同差动放大器）。

本机采用的是散射与透射比值法，利用散射和透射光强度之比与溶液浊度成线性关系的原理，采用适当的系数，可计算出溶液的浊度，从而得到样本中血红蛋白的含量。

本机的光学系统如图 3-61 所示。

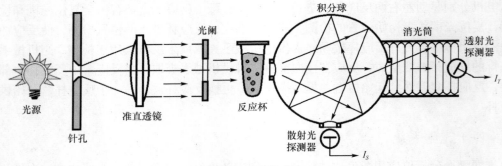

图 3-61　光学系统

如图 3-61，碘钨灯光源经针孔形成点光源，点光源通过准直透镜变为准平行光，再经光阑遮挡外围光线，将中心光束射入反应杯。平行光穿过反应杯发生光的吸收、穿透和折射等光学效应，形成的透射光和散射光进入积分球。

积分球是一个完整的中空球壳，内壁涂白色漫反射层，且球内壁各点漫射均匀。光源在球壁上任意一点产生的光照度是经多次反射光产生的光照度的叠加，用来收集和均匀化入射光。积分球的光学原理是，光线由输入孔射入后，在积分球内部被均匀的反射及漫射，因此输出孔所得到的光线为均匀的漫射光束，其入射光的入射角度、空间分布及极化程度不会对输出光束的强度、均匀度造成影响。

本机光学系统使用积分球的目的是分离透射光和散射光，在积分球入射光线的同轴输出孔、正交输出孔同时分别探测透射光和散射光。因此，积分球在结构上需要做几点技术处理。

（1）光束入射孔和透射输出孔与光源同轴，且入射孔与透射孔的直径相同，即透射光束不经积分球反射直接照射透射光探测器。为避免透射探测器的反射光再反射到积分球内，透射探测器有 30°角的转向。

（2）在透射输出孔外侧安装消光筒。消光筒的作用是，吸收散射光由透射输出孔出去和透射探测器反射的光。

（3）积分球内部均匀漫射的是散射光，在积分球下方开一个散射光输出孔，通过散射光探测器可以接收散射光。

由透射光探测器和散射光探测器接收表面上的光通量分别为 I_T、I_S，经滤波、放大等处理得到 D_T 和 D_S，由于

$$D_T = AI_T$$
$$D_S = BI_S$$

式中 A 为透射光放大整形系数，B 为散射光放大整形系数。

因此，散射与透射的比值 D 为

$$D = K\frac{D_T}{D_S} = K\frac{AI_T}{BI_S} = K\frac{I_T}{I_S}$$

式中 K 为比例系数。

散射与透射比值法的待测值（液体浊度或者血红蛋白含量）与 I_T/I_S 成线性关系，若选择适宜的比例系数 K，测量结果 D 即为液体浊度或者血红蛋白含量。

如果样本带颜色，进入样本的入射光将部分被吸收，它同时影响 I_T、I_S。也就是说，无论透射光或散射光它们的强度都衰减了同一系数值，因此，通过比值运算可以消除色差对测量的影响。

（五）液路系统

液路系统的任务是吸取并向反应杯加注试剂和样本，完成对各探针外壁、内壁的清洗。液路系统使用的注射器为直线步进电机驱动，上升时吸取、下降时排出，本系统有三个注射器，其中：一个 100μl 的为样本注射器、两个 500μl 的分别是试剂、清洗注射器。另外，有两个膜片泵（清洗液、废液）、电磁阀组、多个单向阀、管路和接头。

液路系统的原理示意图如图 3-62 所示。

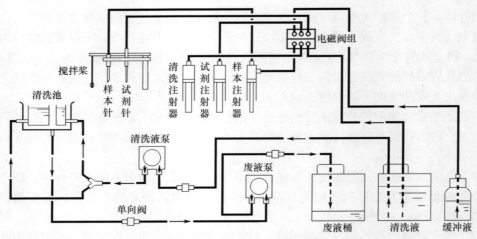

图 3-62　液路系统的原理示意图

1. 样本针液路流程　样本针使用 100μl 注射器，可以完成样本的吸取和向反应杯的加注，它的基本工作流程为：

（1）初始状态时，500μl 清洗注射器与清洗液桶管路相通吸取清洗液，然后，电磁阀组切换到 500μl 清洗注射器与样本针相通，将清洗液通过样本针排出。

（2）样本针插入到样本液面，电磁阀组切换 100μl 注射器与样本针连通，吸取 24μl 样本。

（3）探针机械移动到反应盘内的反应杯位，100μl 注射器将 24μl 样本液加注到反应杯中。

（4）样本针转到清洗池，电磁阀组切换 500μl 清洗注射器与清洗液桶相通，吸取清洗液，电磁阀组再切换到 500μl 清洗注射器与样本针连通清洗样本针内壁，同时由清洗池清洗样本针外壁（注意：样本针的内容积应大于 24μl，以避免污染管路）。

2. 试剂针液路流程　试剂针通过 500μl 注射器完成缓冲液、试剂的吸取和向反应杯的加注，它的基本工作流程为：

（1）初始状态时，电磁阀组切换 500μl 试剂注射器与缓冲液桶连通，吸取缓冲液。

（2）电磁阀组切换 500μl 试剂注射器与试剂针连通，将缓冲液排出。此时，液路充满缓冲液。

（3）试剂针机械移动至试剂瓶位，吸取 90μl 试剂到试剂针内（注意：试剂针的内容量应大于 90μl，避免污染管路）。

（4）探针的机械位置运动到反应盘内的反应杯位，500μl 试剂注射器将 90μl 试剂加注到反应杯中。

（5）探针转到清洗池内，电磁阀组切换 500μl 清洗注射器与缓冲液桶相通，吸取缓冲液，电磁阀组切换 500μl 清洗注射器与试剂针相连通，清洗试剂针内壁，同时在清洗池清洗试剂针外壁。

3. 清洗池液路　废液泵抽出清洗池内的液体，清洗液泵将清洗液加速排入到清洗池，利用高速流动的清洗液，对样本针外壁、试剂针外壁、搅拌桨进行清洗。

（六）电气系统

按功能模块划分，FB-100便潜血全自动分析仪的电气系统可分为主板（包含控制板）、模拟板、温控板、打印机、液晶触摸屏等。

电气系统结构框图如图 3-63 所示。

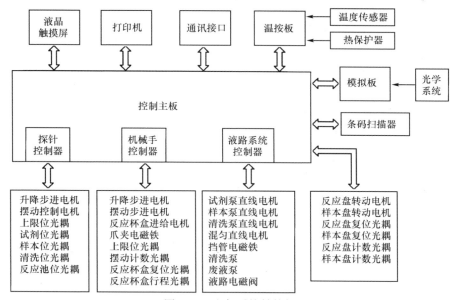

图 3-63 电气系统结构框

控制主板主要提供显示界面、触摸屏操作、数据存储与查询、打印机、通讯接口等人机对话应用软件。根据控制主板的指令和动作流程，分时控制样本盘、反应盘、反应杯盒、探针控制器、机械手控制器和液路系统控制器等，通过各控制器对底层的电机和液路系统实施驱动和控制，并实时检测和调整各机械装置的位置状态。控制主板还可根据程序流程，控制模拟板采集测量数据，并读取内置条码扫描器的信息。

三、粪便自动检验仪

粪便自动检验仪（automatic tester stool）是模拟传统的人工涂片操作方法，由设备自动完成进样、采样、涂片，通过光学技术、机器人技术和图像处理技术，一站式完成粪便的理学检查、化学检查及有形成分检查，并形成图文报告。

粪便自动检验仪工作流程，见图 3-64。

粪便自动检验仪的技术特点是，模拟手工操作流程，通过生成的图像对样本进行定性和定量分析。由于全部检测在密闭的系统中自动完成，改变了手工操作与粪便样本近距离接触的方式，有效避免了交叉感染，从而提高了工作效率和生物安全等级。

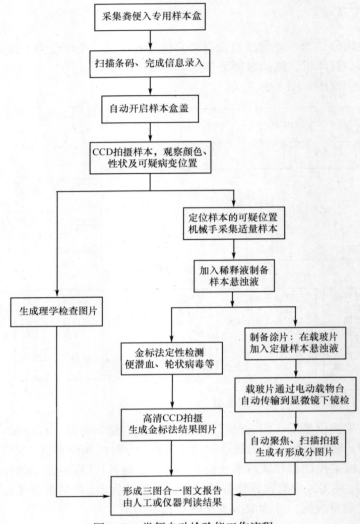

图 3-64　粪便自动检验仪工作流程

（一）检测原理

粪便检验主要应用显微镜成像技术和胶体金免疫标记技术。

1. 显微镜成像技术　模拟粪便检验的人工涂片操作，就是将自动稀释后的样本均匀涂到一次性载玻片上，然后，由载物台定位至显微镜物镜下进行镜检。再通过高清数码摄像机自动拍照，生成有关粪便样本颜色、性状及可疑病变位置的理学图片、便潜血试验等化学成分检查结果的图片以及有形成分的镜检图片，形成三合一图文报告，供人工判读或由计算机系统与数据库比对自动判读。便有形成分图像如图 3-65 所示。

2. 胶体金标记技术　粪便检验仪器的化学成分检查，主要指便潜血的半定量或定性试验，也可根据临床需要进行幽门螺杆菌、轮状病毒等病原微生物以及转铁蛋白等的定性检测。粪便化学检查采用的主要原理是胶体金免疫标记技术（简称金标法），与 FB-100 型全自动便潜血分析仪免疫比浊法的检测原理不同，它采用的是免疫学标记方法，即利用胶体金作为标记物。

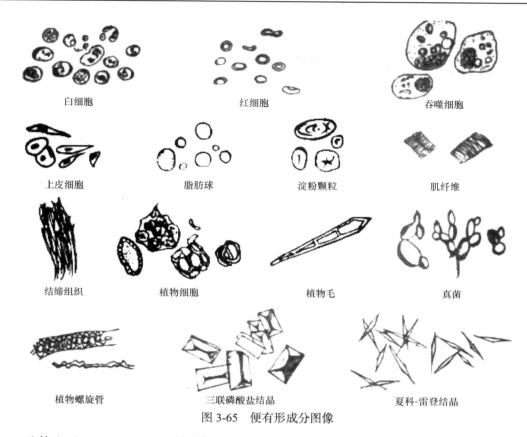

白细胞	红细胞	吞噬细胞
上皮细胞	脂肪球	淀粉颗粒
结缔组织	植物细胞	植物毛
植物螺旋管	三联磷酸盐结晶	夏科-雷登结晶

肌纤维

真菌

图 3-65 便有形成分图像

胶体金（colloidal gold）是指氯金酸（$HAuCl_4$）的胶体溶液，氯金酸在还原剂的作用下，聚合成特定大小的球形金颗粒，颗粒大小不同呈色也不同，呈现的颜色有橙黄、酒红、紫红和粉红等，在静电作用下可以形成稳定的胶体状态。胶体金在碱性条件下带负电荷，能与蛋白质分子的正电荷基团产生静电吸引，从而牢固结合。根据这个原理制成胶体金试剂及检测试纸条（卡）的结构示意图，见图 3-66。

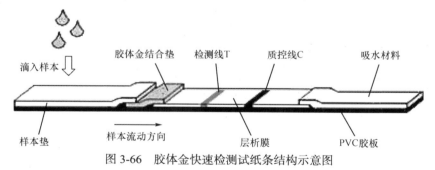

图 3-66 胶体金快速检测试纸条结构示意图

胶体金试纸条由样本垫、胶体金结合垫、层析膜（如硝酸纤维素膜）及吸水材料组成，通过 PVC 胶板固定制成卡盒或条带结构。

潜血试验时，先将粪便样本适当稀释，在样本孔滴入样本，利用了硝酸纤维素膜的毛细管作用，液体慢慢向层析膜渗移。到达胶体金结合垫时，如果样本中含有血红蛋白，会与胶体金试剂中的相应抗体结合，形成抗原抗体复合物，利用胶体金的呈色反应，在检测线 T 线处显色，说明潜血试验为阳性；如果样本中没有血红蛋白，检测线 T 线处不显色，试验为阴性。为保证测试结果的准确性，胶体金试剂条还设置了质控线 C 线，即无论结果阴性还是阳性，质控线均需显色，若质控线不显色，说明结果无效。粪便胶体金法潜血试纸条（卡）及结果示意图，如图 3-67 所示。

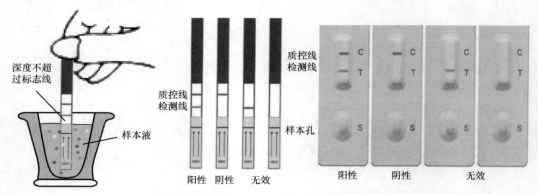

图 3-67　粪便胶体金法潜血试纸条（卡）及结果示意图

（二）粪便自动检验仪的基本构成与工作流程

下面以襄阳科瑞杰 KRJ/FJ1-16OB 粪便自动检验仪为例，介绍粪便自动检验仪的基本结构和工作原理。粪便自动检验仪如图 3-68 所示。

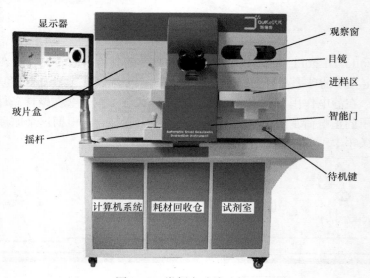

图 3-68　粪便自动检验仪

粪便自动检验仪是模拟人工操作直接涂片的方法，实现粪便自动检验的专用仪器。打开玻片盒的门，可以将玻片板放置到玻片盒内；人工阅片时，通过摇杆控制显微镜电动载物台上的玻片板横向、纵向移动，使操作人员能观察到玻片板上每个样本（1~16）的镜检图像；耗材回收仓可以回收使用过的耗材；计算机系统通过系统软件、显示器、键盘等，可以控制本机的自动化运行，并完成数据分析、图像处理和结果输出等功能；智能门为双控微调智能门，打开智能门，可以手动调节焦距，关闭此门，能通过键鼠进行自动聚焦；试剂室可容纳 2 升样本稀释液和清洁剂；进样区为待检样本入口。

1. 技术特点

（1）模拟人工直接涂片技术，粪便样本不需要过滤，确保生物样本的代表性。

（2）使用一次性载玻片，玻片在机内自动添加、回收，由于载玻片不重复使用，无需管道传输，因此没有交叉污染。

（3）通过高清 CCD 摄影机拍照，可以获得清晰的理学检查图像。

（4）仪器可以自动对样本瓶开盖、关盖、涂片、回收废弃物，并通过三维机械手将玻片送到显微镜下。

（5）可以与医学实验室信息平台连接。

（6）每小时可完成 250~300 人份样本的有形成分镜检检测，并完成潜血、轮状病毒等金标法检测。

（7）检验过程中，操作人员不直接接触样本，无任何感观的不良刺激，提高了实验室生物安全等级。

2. 基本结构　粪便自动检验仪的结构示意图，如图 3-69 所示。

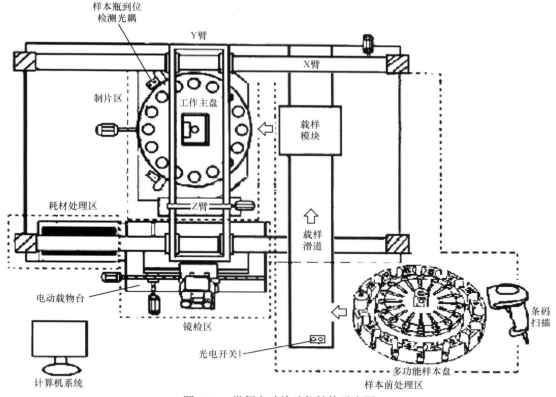

图 3-69　粪便自动检验仪结构示意图

粪便自动检验仪由样本前处理、制片、镜检、耗材处理和计算机系统构成。在样本前处理区，首先通过条码扫描器录入待检样本信息，再由载样模块、X 臂、Y 臂、Z 臂、机械手等传送机构，将样本盘送至制片区的工作主盘。光电开关 1 可以识别是否存在待测样本盘。在制片区，可以完成对待检样本的涂片、理学指标的获取和存储、胶体金法的检测与判读。在镜检区，实现对待检样本的有形成分（如红细胞、白细胞、虫卵等）检测和数据存储、图片拍照及显示。在耗材处理区，能完成加载玻片板、添加稀释剂和清洗剂等功能，并回收使用过的玻片板和废弃液等。计算机系统为本仪器的控制核心，能实现对下位机的控制与通讯，并可以分析数据、处理图像、建立档案等。

3. **工作流程** 粪便自动检验仪的基本工作流程图，如图 3-70 所示。

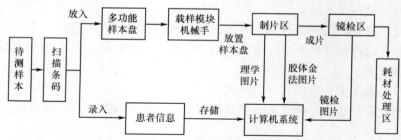

图 3-70 粪便自动检验仪的基本工作流程图

（1）对送检样本瓶的条码逐个扫描，经内部网络平台获取样本信息（如患者姓名、性别、住院号等）并存储至数据库。将扫描后的样本瓶按顺序放入样本盘上的样本瓶固定孔内，再将稀释盘，带潜血试纸条的潜血卡盘依次放入样本盘上。然后，把样本盘放至"载样模块"。

（2）载样模块上的样本盘经"光电开关 1"判断，计算机系统下达运转指令，步进电机带动载样模块经载样滑道到达指定位置，再由三维机械臂和机械手等传送机构，将样本盘放置到制片区的工作主盘。在制片区，主要完成四项操作，一是对样本瓶内的样本进行拍照获取颜色、性状等理学指标；二是从样本瓶取样，在稀释池将样本定量稀释后制成悬浊液；三是取悬浊液在玻片板上涂片，制备供镜检用的成片；四是完成潜血、轮状病毒等金标法检测，并通过拍照获取检测结果的图片。

（3）供显微镜镜检用的由三维机械臂传送到达镜检区，经电动载物台传送至显微镜下，由高清 CCD 摄镜头拍摄图片，完成样本的镜检。

（4）镜检完成后的玻片板、废弃液自动回收到耗材回收仓，样本瓶、稀释盘、潜血卡盘随样本盘一起经传送机构传送到仪器外部，经人工丢弃到耗材回收仓。

4. **检测流程** 粪便自动检验仪的检测流程图，如图 3-71 所示。

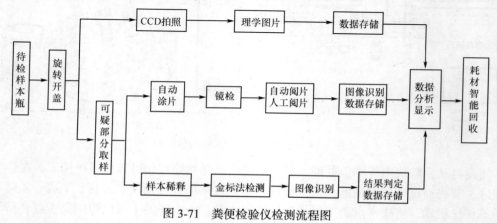

图 3-71 粪便检验仪检测流程图

（1）样本瓶随样本盘送至工作主盘后，开盖电机旋转，打开样本瓶盖并提起，装在三维机械臂上的摄像头对样本瓶内的样本进行拍照，获取样本的理学图片，判读颜色、性状及可疑点，并将图像数据进行分析、存储和显示。

（2）计算机系统需要对拍摄的图片进行必要的图像处理，处理前后的图片如图 3-72 所示。

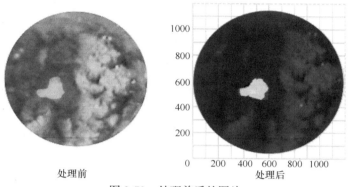

处理前　　　　　　　　　　处理后

图 3-72　处理前后的图片

经图像处理和分析，可以确定样本的可疑区域为（350，450；580，650）矩形区域，经计算选取取样点的坐标为（500，540）。根据对图片中的可疑点判断，发出取样指令，取样棒在可疑点处取出定量样本，转入到稀释池进行稀释，制备成样本悬浊液。

（3）计算机系统发出涂片指令，取样棒上的定量采样勺在样本悬浊液取出定量的悬浊液，经三维机械臂和机械手配合，到达玻片板上样本对应的玻片进行涂片，制成成片，同时在传送机构的带动下，盖上样本瓶盖。

（4）计算机系统发出特检检测指令，机械手上的工作主棒到达样本盘上的潜血卡反应按钮，正上方下压，使潜血卡盘上的试纸条，接触到样本悬浊液，计时反应完成后进行拍照。获得的图片数据传送至计算机系统，通过处理判断，将检测结果储存在数据库中，并在屏幕上显示。

（5）计算机系统发出检测结束指令，耗材智能回收模块将样本瓶、稀释盘、潜血卡盘随样本盘一起转运到仪器外部，操作人员手动丢弃到耗材回收仓内。

（三）样本前处理

样本前处理主要包括样本瓶、样本盘、进样器、玻片板、条码扫描仪等。

1. 样本瓶及开盖　样本瓶如图 3-73 所示。

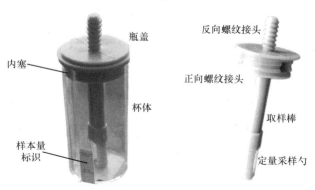

图 3-73　样本瓶

样本瓶采用无毒聚碳酸酯、聚丙烯材料开模制成，利用取样棒的正向螺纹、反向螺纹及开盖电机的顺时针、逆时针旋转，实现样本瓶的自动开盖和关盖。使用时，患者通过取样棒获取定量样本，装入杯体内顺时针拧紧并立即送检。检测中，仪器通过开盖电机旋转开盖，经定量取样勺获取定量样本后，再反向旋转合上样本瓶盖。

机械手开盖装置示意图，如图 3-74 所示。

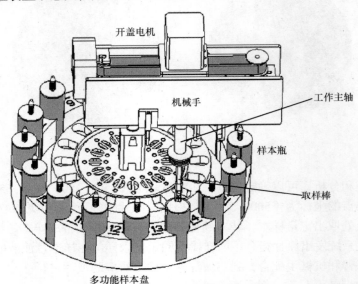

图 3-74　机械手开盖装置示意图

当机械手电机接收到开盖指令后，三维机械臂携带机械手到达样本瓶正上方。开盖电机顺时针旋转，同时机械手向下移动，带动开盖电机，使工作主棒套筒边旋转边接触样本瓶反向螺纹接头，当工作主棒的套筒与样本瓶反向螺纹接头拧紧时，即可打开样本瓶瓶盖。如操作过程相反，可以进行关盖动作。

2. 样本盘　样本盘如图 3-75 所示。

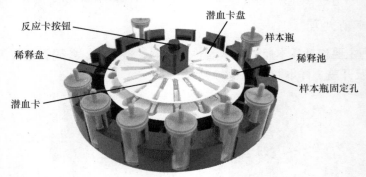

图 3-75　样本盘

样本盘采用丙烯腈-苯乙烯-丁二烯共聚物材料开模而成，一次可放入 16 个样本瓶、16 个胶体金试纸条，配套的稀释盘有 16 个稀释池。

以便潜血试纸条为例，介绍样本盘的基本应用流程。

（1）待检样本瓶，按一定顺序（标号 1~16）放入 16 个样本瓶固定孔中。

（2）放入如图 3-76 所示的稀释盘和潜血卡盘。

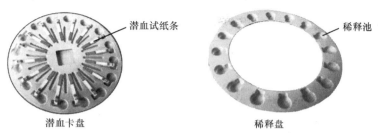

图 3-76　稀释盘和潜血卡盘

（3）仪器通过载物模块和三维机械臂携带的机械手，将样本盘放入到工作主盘。

（4）工作主盘携带样本盘转动，通过样本瓶到位检测光耦，可以检测样本盘上的各样本瓶固定孔是否存在样本瓶，并确定样本瓶的位置标号（1~16）。

（5）三维机械臂上的机械手到达样本瓶上方，通过机械手上的开盖电机旋转开盖，取样棒获取定量样本放入到稀释池内，制备成样本悬浊液。

（6）通过机械手上的工作主棒压下潜血卡反应按钮，带动潜血卡盘向下移动，使潜血试纸条接触到稀释池内的样本悬浊液，试纸条蘸样本悬浊液 10 秒后抬起，反应计时为 5分钟，反应完成后自动显示检测结果，通过拍照获取图片，用于人工或仪器自动判读。

3. **进样器**　进样器的结构示意图，如图 3-77 所示。

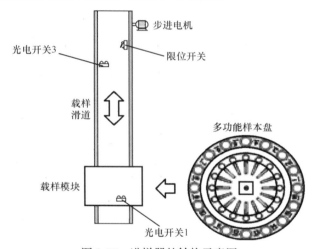

图 3-77　进样器的结构示意图

样本盘通过人工放在载样模块上，载样模块上的定位槽与样本盘底部的定位凹槽相吻合，光电开关 1 判断样本盘是否存在，若存在，步进电机带动载样模块经载样滑道进入仪器内部。限位开关确认样本盘到位，光电开关 3 可以检测样本盘是否已经成功转移到工作主盘。

4. **玻片板**　玻片板如图 3-78 所示。

玻片板采用透明亚克力开模制成，每板可涂 16 个样本，涂片间隔筋 4mm，涂片面积25mm×21mm，涂片深可达 1.8mm。定位槽的作用是玻片板定向放入玻片盒的标记。使用时，在对应的玻片上加入 0.5ml 的 0.9%生理盐水，然后从稀释池内取定量悬浊液样本，由电机带动取样棒进行涂片，制备好的成片由电动载物台传送到显微镜，进行镜检。

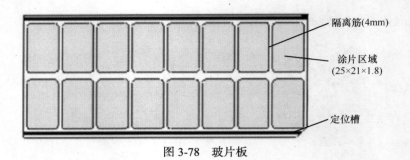

图 3-78 玻片板

（四）制片

制片单元主要包括三维机械臂、工作主盘、样本盘和玻片等，制片工作过程为：

（1）样本瓶由样本盘送至工作主盘，样本盘由载样模块转运到工作主盘的示意图，如图 3-79 所示。

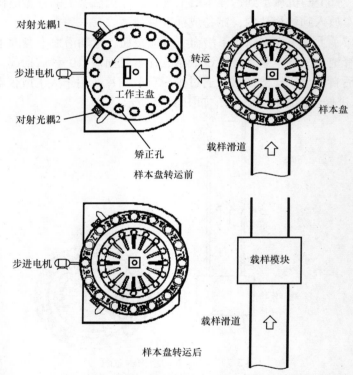

图 3-79 样本盘由载样模块转运到工作主盘示意图

样本盘由载样模块经载样滑道转运至工作主盘后，对射光耦 1 可以判断当前位置是否有样本瓶，对射光耦 2 和矫正孔配合可以精确矫正转盘的位置。步进电机带动工作主盘旋转，依次完成每个样本的检验。

（2）经计算机系统确认样本盘和样本瓶无误后，下达加试剂指令，驱动对应传送机构在对应的玻片和稀释池内加入定量试剂。

（3）计算机系统下达取样指令，三维机械臂（机械手）与开盖电机配合，到达待检样本瓶正上方，开盖电机带动工作主棒套筒旋转并与 Z 轴（上下移动）电机转动配合开启样本瓶盖，使含有待检样本的取样棒在工作主棒的套筒上。同时完成样本的理学拍照和存储。

三维机械臂的传送机构示意图如图 3-80 所示。

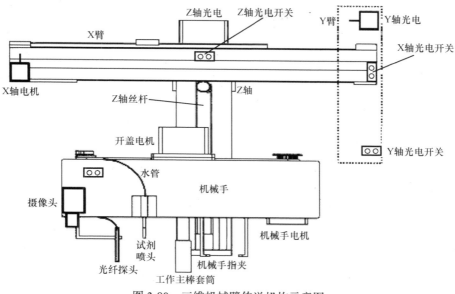

图 3-80　三维机械臂传送机构示意图

（4）计算机系统下达稀释指令，驱动 X 臂（横向移动）、Y 臂（纵向移动）运动，使携带取样棒的工作主棒到达指定稀释池上方，Z 轴下降，取样棒上的定量取样勺进入稀释池的试剂内。此时，开盖电机旋转，稀释池里面形成了待检样本的特检用液，特检用液为胶体金法的检测液。

（5）机械手涂片示意图，如图 3-81 所示。

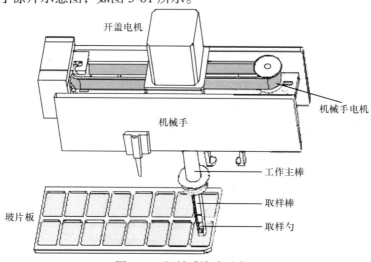

图 3-81　机械手涂片示意图

计算机系统下达涂片指令，驱动 Z 轴提起，X 轴电机、Y 轴电机、机械手电机运行，到达指定玻片正上方，Z 轴下降，使取样棒上定量取样勺进入玻片的试剂内。此时，机械手电机运行带动取样棒做水平运动，Y 轴电机运行带动取样棒做纵向运动，模拟人工涂片，往返几次样本涂片完成。

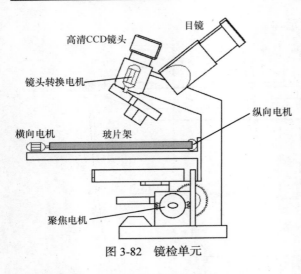

图 3-82 镜检单元

片在载物台上根据指令自动移动。

（5）系统下达涂片结束命令，驱动相应的传送机构完成样本瓶关盖。

（五）镜检

镜检单元如图 3-82 所示。

镜检单元主要包括显微镜、高清 CCD 镜头和电动载物台等。其中，显微镜为生物显微镜；高清 CCD 采集镜头的作用是获取镜检图像；镜头转换电机可以自动转换不同倍率的物镜；电动载物台由横向电机、纵向电机、焦距电机、玻片架构成，横向、纵向、焦距这 3 个电机构成三维机械臂，带动玻片架三维移动，从而实现玻

习 题 三

3-1. 尿液检验的临床意义是什么？

3-2. 尿液检验的基本流程和主要设备有哪些？

3-3. 干化学试剂带的基本结构分几层？各层的功能是什么？

3-4. 干化学尿液分析如何消除尿液色度对检测的影响？

3-5. 简述试剂带法的光学检测原理。

3-6. 干化学尿液分析仪的基本结构和功能。

3-7. 干化学尿液分析仪的主要性能参数有哪些？

3-8. 干化学尿液分析仪的光源控制电路和光电信号采集电路各由哪几部分电路构成？

3-9. 试绘制干化学尿液分析仪的试剂带到位检测电路，并简述其工作原理。

3-10. 简述干化学尿液分析仪微处理器电路组成特点和作用。

3-11. 尿液有形成分的检测原理分哪 3 种？各有何特点？

3-12. 如何应用流动型影像分析原理检测尿液有形成分？

3-13. 如何应用流式细胞激光原理检测尿液有形成分？

3-14. 以 FUS-100/200 为例，说明尿有液形成分分析仪的基本结构与工作原理。

3-15. 全自动尿液有形成分分析仪检测系统应用的核心技术有哪些？

3-16. 试绘制全自动尿有形成分分析仪的光学系统的原理框图。

3-17. 以 FUS-100/200 为例，全自动尿有形成分分析仪的样本传输器的工作原理和作用。

3-18. 粪便检查的主要内容有哪些？常用的检验设备是什么？

3-19. 粪便检查临床意义是什么？

3-20. 便潜血试验的基本原理有哪几种？请分别说明。

3-21. 以 FB-100 型全自动便潜血分析仪为例，说明潜血仪的基本结构和工作原理。

3-22. 以 KRJ/FJ1-16OB 粪便自动检验仪为例，说明粪便自动检验仪的基本结构和工作原理。

第四章　临床生化检验仪器

人体是以细胞为最基本的结构与功能单位，由若干化学成分按照一定的组织规律和方式构成。在整个生命过程中，始终伴随着不间断的生物化学反应，进而完成机体的新陈代谢。如果代谢中某个环节生化反应出现异常，化学成分发生质或量的改变，不能发挥正常生物学功能，机体将出现相应的临床症状和体征，由此产生疾病。临床生化是在人体正常生物化学的基础上，研究病理状态下生物化学的改变，通过分析相关代谢物的变化，寻找特征性标志物，建立相应的检测方法，为疾病预防、诊断、治疗和预后提供生物化学信息和决策依据。

临床生化检验仪器（clinical biochemistry instrument）是临床实验室的重要设备，是采用生物化学的分析方法对各种化学成分进行检测的仪器。19 世纪初，开始使用最原始的手工方法对样本完成极少量生化指标检测。在这一阶段，样本、试剂等液体的吸取方法，主要是使用移液管，通过人工调节吸液量，其工作效率极低且误差较大。20 世纪 50 年代随着自动稀释器的出现，液体的吸取实现了自动化或半自动化，并陆续应用半自动比色计，通过采用固定的流动式比色杯完成样本液的比色测定。由于微处理器应用技术的进步，逐步实现通过微处理器完成自动记录、测定结果并进行单位换算，自此开创了生化检验仪器的初级阶段，即半自动化生化分析时代。随着分光技术、离心技术、层析技术、电泳技术、放射性核素和免疫学技术等分析技术的应用，有力地推动了临床各种生化检验仪器的快速发展。20 世纪 80 年代后期，研制出采用固相酶、离子特异电极和多层膜片的"干化学"试剂系统（干化学分析仪），从技术层面上使即时检验（床边检验）成为现实。随着技术的进步，仪器检测速度大幅提升，从最初每小时几十个测试发展到几千个，检测项目也随之不断增加，分析的精密度和准确度也越来越高。由于引入免疫化学、发光化学、电化学等原理和方法，并联合应用计算机技术，使高度自动化、多技术多功能组合、数字化的生化分析仪成为目前生化检验的主流设备。

临床生化检验仪器种类繁多，检测范围广泛，包括应用电解质分析仪检测小分子的无机物质（如钾、钠、氯、钙离子等电解质），应用电泳分析仪或特种蛋白质分析仪检测大分子物质（如蛋白质、核酸等），应用血气分析仪检测血液酸碱度和气体成分（如血氧气、二氧化碳等），应用紫外-可见分光光度计、生化分析仪等检测多种化学成分（如葡萄糖、尿素、肌酐以及各种酶类等）。

本章将重点介绍半自动生化分析仪的基本构成、工作原理和临床使用，并对紫外-可见分光光度计、全自动生化分析仪、干化学分析仪、电解质分析仪及血气分析仪、电泳分析仪做相应的介绍。

第一节　临床生化检验概述

临床生化检验是临床检验的重要内容，其主要任务是利用物理学、化学、生物学、遗传学、病理学、免疫学、生物化学和分子生物学的理论和方法，由专用试剂对样本（血液、体液、分泌物及排泄物等）进行有针对性的化学反应，通过肉眼观察和仪器分析等技术手段对样本中的化学成分进行定性和定量分析，获得能反映机体功能状态、病理变化或病因学的客观指标，为研究病理过程中的特异性化学标志物或体内特定成分的变化状态、探讨疾病的发病机制提供帮助。

一、生物化学指标

有生命活动就一定会发生相应的生物化学反应，生物化学反应必然要伴随着生化指标的变化。人体在病理状态下，这些生化指标也会有相应的异常表现。经过近半个世纪的发展，利用糖、脂类、蛋白质、酶、电解质、激素和维生素等相关理论建立起来的生化检验指标迄今已有 300 余项。临床常见生化检验项目见表 4-1。

表 4-1　临床常见生化检验项目

类别	主要检测内容	生化检验项目	临床意义
蛋白质与非蛋白含氮化合物	各类蛋白质及其衍生物	蛋白质（总蛋白、清蛋白、球蛋白、蛋白质电泳、尿液微量白蛋白等）；非蛋白氮（肌酐、尿酸、尿素等）	反映蛋白质、氨基酸和嘌呤核苷酸代谢变化，用于肝、肾功能受损以及免疫相关疾病诊断
糖类	葡萄糖及其代谢产物	葡萄糖、酮体、乳酸和丙酮酸、糖化血红蛋白、糖化血清蛋白	反映糖代谢变化，用于糖尿病的诊断和分型诊断
脂类	脂质、脂蛋白及载脂蛋白	胆固醇、甘油三酯、高密度脂蛋白、低密度脂蛋白、载脂蛋白、脂肪酸等	反映脂类代谢变化，用于高脂血症或高脂蛋白血症的诊断和监测
酶类	各种血清酶、同工酶及亚型	转氨酶及其同工酶、γ-谷氨酰转移酶及其同工酶、肌酸激酶及其同工酶和亚型、乳酸脱氢酶及其同工酶、碱性磷酸酶及其同工酶、酸性磷酸酶及其同工酶、淀粉酶及其同工酶、脂肪酶、胆碱酯酶等	反映肝功能、心功能及胃肠功能变化，用于心脏及肝脏、胃肠等消化系统疾病的诊断
血气	血气、电解质分析	血气（血液氧分压、二氧化碳分压、pH 等）；电解质（钾、钠、氯等）	反映水、电解质、酸碱平衡，用于分析电解质紊乱、酸中毒或碱中毒的类型及原因
无机离子	常量及微量元素	常量元素（钙、磷、钠、钾、氯、镁等）；微量元素（锌、铁、铜、锰、钴、碘、氟等）以及铅、铝、汞等有害元素	缺乏和过量与多种疾病有关，如缺碘引起甲状腺肿、过量引起甲亢
激素	各种激素及其代谢产物	促甲状腺激素释放激素、促甲状腺激素、促肾上腺皮质激素、生长激素、抗利尿激素、肾上腺激素、绒毛膜促性腺素等检查	反映甲状腺、肾上腺、性腺内分泌代谢变化，用于内分泌系统疾病的诊断
肿瘤标志物	肿瘤特异性、相关性抗原和相关酶类	肿瘤相关酶类、癌胚抗原、甲胎蛋白、前列腺特异性抗原、糖类抗原、鳞状细胞癌抗原、组织多肽抗原等	用于肿瘤和肿瘤相关疾病的诊断、分型
维生素	脂溶性和水溶性维生素	脂溶性（维生素 A、D、E、K）；水溶性（维生素 B_1、B_2、B_6、B_{12}、维生素 C、叶酸、烟酸等）	不能合成或合成很少，由食物提供，缺乏会引起多种疾病

随着分子生物学的引入，为生化检验开拓了新的技术领域。采用遗传基因分析技术，使生物样本不单纯局限于血、尿、穿刺液等体液成分，而逐渐扩大到生物体的任何组织（如骨骼、牙齿、头发、肌肉、脱落细胞等），监测的对象也由妊娠母体拓展到体内胎儿，通过对羊水、绒毛等检验实现对胎儿生化指标的监控。

二、临床诊疗的应用价值

临床生化在医疗保健和疾病诊治中的作用日趋显著，其临床意义主要在于：

（1）揭示疾病的病因和发生机制，如动脉粥样硬化、糖尿病等。

（2）根据发病机制，采取合理治疗方案，如针对苯丙酮尿症患者给予低苯丙氨酸饮食。

（3）诊断特异性疾病，如利用肌红蛋白、肌钙蛋白诊断心肌梗死。

（4）为某些疾病的早期诊断提供筛选试验，如测定甲状腺素或促甲状腺素用以诊断新生儿先天性甲状腺功能减退症。

（5）监测疾病的病情转归、恶化或复发，如利用肝功能对肝脏疾病诊断和治疗监测。

（6）治疗药物监测，根据血液或其他体液中药物浓度，调整剂量，保证药物治疗的有效性和安全性。

（7）辅助评价治疗效果，如测定癌胚抗原含量监测结肠癌的疗效。

（8）遗传病产前诊断，降低出生缺陷病的发病率。

每一项生化检验指标都有各自不同的临床意义，对某一疾病而言，可能仅是一项或几项的生化指标发生变化。随着生化检验自动化程度的提高和临床诊治过程中对实验室信息要求的增加，常根据健康体检和临床检查的不同需要，合理制定生化检验项目组合，科学有效的利用临床检验资源，不仅有助于对健康人群进行体检筛查，而且为疾病诊断、疗效监测和预后评估等提供客观的实验室依据。

目前，临床生化检验的项目组合尚无统一规定，多由实验室根据临床需要或实际检测能力决定。通常可根据检测项目（如电解质类、血脂类、蛋白类）、器官标志物组合（如肝脏标志物、肾脏标志物）或根据疾病标志物（如糖尿病、心肌梗死）等进行组合，最常见的生化组合有肝功能、肾功能、血脂、糖代谢、电解质、血气分析、肿瘤标志物组合等。

1. 肝功能检测 肝功能检测是对能反映肝脏生理状态的生化指标的测定，它包括代谢功能、免疫功能、合成功能，用于检查肝脏有无疾病、肝脏损害程度以及查明肝病原因、判断预后和鉴别发生黄疸的病因等。通常选择几种有代表性的指标，如胆红素、白蛋白、球蛋白、丙氨酸氨基转移酶、血氨、凝血酶时间等。

2. 肾功能检测 肾功能检测包括肾小球滤过功能、肾小管重吸收和排泌功能，用于了解有无肾脏疾病、严重程度、治疗方案的选择、预后的评估有重要意义。常选用肌酐、尿素、尿酸、内生肌酐清除率、尿 β_2-微球蛋白、溶菌酶等检测指标。

3. 血脂类检测 血脂是血浆中的中性脂肪（甘油三酯）和类脂（磷脂、糖脂、固醇、类固醇）的总称，是生命细胞的基础代谢必需物质。检测包括总胆固醇、胆固醇酯、甘油三酯、脂蛋白、载脂蛋白、游离脂肪酸、总胆汁酸、类固醇激素和脂溶性维生素等。

4. 糖代谢检测 糖的主要生理功能是为机体提供能量，提供碳源并构成细胞的主要成分。糖代谢主要受激素调节，它的代谢紊乱会导致糖尿病或低糖血症。糖代谢检测包括血糖、糖化血清蛋白、糖化血红蛋白、胰岛素、胰高血糖素、皮质激素等，用于糖尿病诊断、分型、判断血糖控制水平、选择用药及疗效评估等。

5. 电解质分析 人体细胞内液和外液间阴、阳离子相等，并与水共同保持渗透压和内环境的稳定，各种离子（如钾、钠、钙、镁、氯等）还有其各自特殊的生理功能，如钙磷维持骨的生长，这些离子过高过低会引起多种疾病。又如，高钾血症会引起心律失常、肌肉无力、神志不清以及恶心呕吐等消化系统症状。

6. 血气分析 正常机体能通过供氧和排出二氧化碳，保证气体的通畅交换，并通过肾脏、肠道排泄代谢的酸碱废物维持机体酸碱平衡，血气分析指标包括血液酸碱度、氧气分压、二氧化碳分压、氧含量、氧饱和度等。如果肺、肾功能受损或体内酸碱失衡，会发生酸中毒或碱中毒，使患者处于危急状况，需紧急救治，纠正酸碱紊乱。

三、生化检验的基本流程与主要设备

临床生化检验（clinical biochemistry）的样本是血液、尿液、胸水、腹水、脑脊液、关节腔穿刺液以及羊水等。血液生化检验的基本流程和主要设备见图4-1。

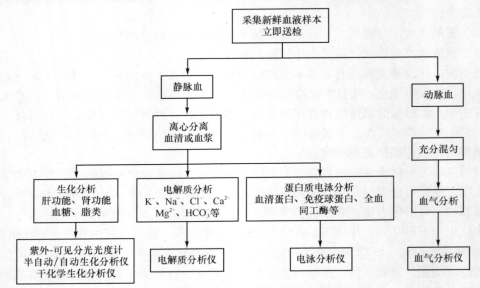

图4-1 血液生化检验的基本流程和主要设备

1. 采集血液样本

（1）血液样本来源：生化检验血液样本来源于静脉、动脉和毛细血管。静脉血是最常用的采样方式，它通过肘前静脉、腕背静脉等穿刺采集；动脉血很少用，主要用于动脉血气分析，可以通过肱动脉、桡动脉和股动脉穿刺获取；毛细血管血适用于微量样本或婴幼儿，可以在耳垂、指尖上提取。

生化血液样本分为血清、血浆和全血三种，血清和血浆最为常用。血液离体后自行凝固收缩析出的淡黄色液体为血清，加入抗凝剂的全血经离心分离后上层的浅黄色液体为血浆，二者主要区别在于血清中除不含纤维蛋白原外，其余化学成分与血浆一致，仅含量上略有差异。全血样本在生化检验中很少使用，主要用于动脉血气和血红蛋白电泳分析。另外，在某些床边检验（POCT）需样本量较少时，也可采集全血，因无需分离血清或血浆，能节省检验时间。

（2）采样管：根据检测项目和目的不同，采集血液样本时需选择适当的生化采样管。常用的生化采样管有：绿色头盖的肝素管、灰色头盖的血糖管、橙黄色头盖的促凝管（快速血清管）、淡黄头盖的惰性分离胶促凝管、红色头盖的普通血清管（无添加剂管）、浅绿色头盖的肝素锂血浆分离管。

2. 血液样本保存　样本采集后应立即送检,运送过程中注意容器的密闭性、注意避光、避免剧烈震荡,防止污染和溶血。若不能及时检测时,应密闭放于 2~8℃冰箱冷藏保存,以避免水分蒸发造成样本浓缩或细胞内外交换影响检测结果。

3. 离心分离　采血后应在 2 小时内完成血清或血浆的分离,离心机相对离心力为1000~1200g,离心时间 10 分钟,温度控制在 20~22℃。对特殊温度依赖性化学成分如促肾上腺激素、环腺苷酸、儿茶酚胺等应在 4℃以下离心。

4. 生化检验　血液样本分离后,根据不同的检测项目应选择相应的检测程序和设备。生化检验一般要经过取样、稀释、加试剂、去干扰、混匀震荡、温度控制、清洗消毒、结果计算等步骤,最后出具检测报告。

如图 4-2 所示,生化设备通常由上位计算机、前处理模块、反应模块、检测计算模块和机械手模块等组成。

上位计算机系统通过数据接口控制各模块运行,机械手模块在上位计算机的控制下按程序和预定路径,通过在各试剂仓,样本试管、反应杯和检测模块间的转移完成加样,加试剂操作;前处理模块完成进样过滤分配等操作;在反应模块实现样本的混匀、孵育反应,最后进入检测计算模块,通过光电检测装置等得到检测结果,并传输给上位计算机。

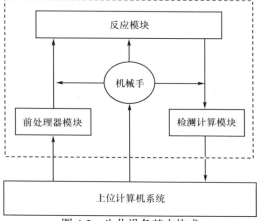

图 4-2　生化设备基本构成

第二节　紫外-可见分光光度计

分光光度计(spectrophotometer)隶属光谱分析仪器,是利用分光光度技术对物质进行定量、定性分析的检测设备。分光光度计是分光技术与光度计技术的结合,利用分光技术,能够在多种波长的复合光(白光)中分离出单色光,再通过光度计测量待测物质的光吸收强度。

分光光度计按照波长和应用领域的不同可以分为:

(1)紫外分光光度计。测定波长范围为 200~400nm 的紫外光区。

(2)可见光分光光度计。测定波长范围为 400~760nm 的可见光区。

(3)红外分光光度计。测定波长范围为大于 760nm 的红外光区。

(4)荧光分光光度计。用于扫描液相荧光标记物所发出的荧光光谱。

(5)原子吸收分光光度计。光源发出被测物的特征光谱辐射,通过测定特征辐射被吸收量,测定待测元素的含量。目前,实验室使用的紫外-可见分光光度计(ultraviolet-visible spectrophotometer)为紫外光与可见光的组合光谱,测定的波长范围涵盖 200~760nm,多数紫外-可见分光光度计的波长范围可达到 100~1000nm。

一、分光光度计的光学基础

分光光度计的光学基础包括电磁光谱、吸收光谱、光的吸收定律和显色原理等。

1. 电磁光谱 光是电离辐射，也是电磁波，是一种以光速传播的光子流，具有波粒二象性，即在光的传播过程中表现出波动性，在与物质发生相互作用时呈现粒子性。

光的波动性可用波长 λ、波数 K 和频率 ν 来表征。光的粒子性的主要表现在每个光子具有能量 E 的特征，与光波频率或波长的关系为

$$E = h\nu = \frac{hc}{\lambda}$$

式中 E 为光子的能量（J），h 为普朗克常数（6.626×10^{-34} J·s），ν 为光波的频率（Hz），c 为光速（2.9977×10^8 m·s^{-1}），λ 为光波的波长（m）。由上式可见，不同波长的光，其能量不同，短波对应的光子能量大，长波对应的光子能量小。

为了便于研究，把电磁辐射按波长顺序（或频率顺序）的排列称为电磁频谱，电磁频谱见表 4-2。

表 4-2 电磁频谱

波谱区名称	波长范围	频率范围（Hz）
γ 射线	0.005~0.14nm	6×10^{14}~2×10^{12}
X 线	0.0001~10nm	3×10^{14}~3×10^{10}
远紫外光	10~200nm	3×10^{10}~1.5×10^9
近紫外光	200~400nm	1.5×10^9~7.5×10^8
可见光	400~760nm	7.5×10^8~4×10^8
近红外光	0.75~2.5μm	4×10^8~1.2×10^8
中红外光	2.5~50μm	1.2×10^8~6×10^6
远红外光	50~1000μm	6×10^6~3×10^5
微波	0.1~100cm	3×10^5~3×10^2
射频	1~1000m	3×10^2~0.3

2. 光的吸收定律 朗伯-比尔定律（Lambert-Beer）是描述物质对单色光吸收程度与吸光物质浓度（C）和光程（液层厚度，b）之间定量关系的定律，是光吸收的基本定律。

若设入射光强度为 I_0，透射光强度为 I，通常将透射光强度 I 与入射光强度 I_0 的比值称为透光度（也称为透射比），用 T 表示。实验证明，当液层厚度 b 或溶液浓度 C 按算术级数增加时，透光度 T 按几何级数减少，其数字表达式为

$$T = \frac{I}{I_O} = 10^{-kbC}$$

为方便起见，以 A 代表 $-\lg T$，称为吸光度，用来表征光被溶液吸收的程度。

$$A = -\lg T = -\lg \frac{I}{I_O} = kbC$$

式中 k 为比例常数或吸收系数，b 为光程或液层厚度，C 为溶液浓度。

由此，朗伯-比尔定律可表述为：平行单色光束通过待测溶液，溶液的吸光度 A 与溶

液的浓度 C 和厚度 b 的乘积成正比。由于检测容器的厚度是已知量，因此，待测溶液的浓度 C 正比于吸光度 A。

吸光系数有两种表达方式，即摩尔吸光系数和百分吸光系数。

（1）摩尔吸光系数 ε：是有色物质在一定波长下的特征常数，表示显色反应的灵敏度。ε 越大，说明该有色物质对此波长光的吸收能力越强，显色反应越灵敏。一般 ε 的变化范围是 $10\sim10^5$，其中 $\varepsilon > 10^4$ 为强度大的吸收，$\varepsilon < 10^3$ 为强度小的吸收。

（2）百分吸光系数 $E_{1cm}^{1\%}$：又称为比吸光系数。是指一定的波长，试样溶液光程厚度 b 为 1cm，溶液质量浓度为 1% 时溶液的吸光度，用 $E_{1cm}^{1\%}$ 标记。

两种吸光系数之间的关系为

$$\varepsilon = \frac{M}{10} \times E_{1cm}^{1\%}$$

式中 M 是吸光物质的摩尔质量。

朗伯-比尔定律的适用范围：

（1）朗伯-比尔定律适用于单色光源。若波长范围越大，单色光纯度降低，对朗伯-比尔定律的偏离会增大。

（2）待测溶液应是稀溶液。稀溶液中存在的邻近分子不会改变待测分子的特征，即分子间互不干扰。如果溶液浓度很大，由于分子的相互干扰，该定律不再成立。

3. 吸收光谱　原子或分子中的电子，总是处于某种运动状态中。每一种运动状态都具有一定的能量，称为能级。这些电子由于各种原因，如光、热、电等原因的激发，释放出光或热，从一个能级跃迁到另一能级。当电子吸收了外来辐射的能量，会从能量较低的状态跃迁到能量较高的能级。因此，每次跃迁都会对应吸收一定能量（一定波长）的辐射。谱线的频率 ν（或波长 λ）与跃迁前后的能级差（$\Delta E = E_2 - E_1$）服从普朗克（Planck）条件，即

$$\Delta E = E_2 - E_1 = h\nu = \frac{hc}{\lambda}$$

分子吸收光谱的形成机理是能级之间的跃迁。由于分子内部运动涉及的能级变化较为复杂，所以吸收光谱也比较复杂。一个分子的总能量 E 可以认为是内部能量 E_0、平动动能 $E_{平}$、振动能量 $E_{振}$、转动能量 $E_{转}$ 以及电子运动能量 $E_{电子}$ 的总和，即

$$E = E_0 + E_{平} + E_{振} + E_{转} + E_{电子}$$

其中，E_0 是固定内能，不随时间变化；$E_{平}$ 是连续变化的，不会量子化。因此，它们的改变不会产生光谱。所以，分子吸收外来辐射的能量变化 ΔE 为 $\Delta E_{振}$、$\Delta E_{转}$ 及 $\Delta E_{电子}$ 的总和。即

$$\Delta E = \Delta E_{振} + \Delta E_{转} + \Delta E_{电子}$$

式中 $\Delta E_{电子}$ 所占比例最大，一般在 $1\sim10$eV，表现为分子吸收光子后，吸收的能量能使多原子分子的电子跃迁到高能级，从而产生的吸收光谱，波长为 $100\sim760$nm。分子的振动能级间隔 $\Delta E_{振}$ 大约比 $\Delta E_{电子}$ 小十倍，一般在 $0.05\sim1$eV，大都在分布于近红外区，波长为 $2000\sim25000$nm，它反映了分子结构和性质。分子的转动能级间隔 $\Delta E_{转}$ 大约比 $\Delta E_{振}$ 小

十倍或百倍，一般小于 $0.05eV$ ，也可以小到 $10^{-4}eV$ 以下，波长在 $10^6 \sim 10^8 nm$，处于远红外区。当发生电子能级之间的跃迁和振动能级之间的跃迁时，也就不可避免地要发生转动能级之间的跃迁。

由此可见，分子内部电子能级变化产生的光谱在紫外-可见光区内，分子振动能级之间的跃迁产生的光谱在近红外区，分子转动能级产生的光谱在远红外区。物质呈现特征颜色的原因是，物质对可见光中某些特定波长的光线有选择性吸收的缘故。

根据普朗克条件 $\Delta E = h\nu$ ，当用频率为 ν 的电磁波照射分子时，分子发生跃迁的能级之差 ΔE 恰好等于该物质有选择性吸收电磁波的能量。此时，在微观上出现分子由较低的能级跃迁到较高的能级，在宏观上则表现为该波长吸光度的减小。由于各物质分子的能级是千变万化的，它们内部各能级之间的间隔也近不相同，因此，根据物质对光有选择吸收的这一性质，可以了解分子内部结构的信息。

图 4-3 为两种物质的吸收光谱图。

由吸收光谱图可见，同一种物质对不同波长 λ 光的吸光度不同。吸光度最大处对应的波长称为最大吸收波长 λ_{max}。物质不同，其分子结构不同，则吸收光谱的曲线及最大吸收波长也会不同。

如图 4-4 所示，对于同一物质，当浓度不同时，吸收光谱的曲线形状相同，最大吸收波长不变，只是相应的吸光度不同。

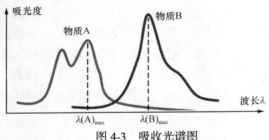

图 4-3　吸收光谱图

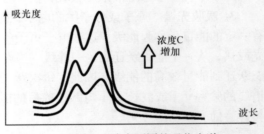

图 4-4　浓度不同的吸收光谱

紫外-可见区的分子吸收光谱一般是谱带较宽的带状光谱，它是由于电子能级跃迁而形成的光谱，因此，吸收光谱也称为电子光谱。

4. 吸光度的加和性　如果溶液中若含有多种彼此互不影响的吸光物质，则总的吸光度等于各种物质吸光度的总和，即吸光度具有加和性。因此，根据吸光度加和性原理，对有两种或两种以上吸光组分的混合物进行定量分析，分光光度计可以不需要分离混合物。

5. 光的显色原理　若把两种颜色的光，按一定的强度比例混合，能够得到白色光，则这两种颜色的光称之为互补色。互补色光的示意图如图 4-5 所示。

不同溶液会呈现出不同的颜色，其原因是溶液中有色质点（分子或离子）选择性地吸收某种颜色的光。实验证明，溶液呈现的颜色是主要吸收光的互补色。比如，一束白光通过高锰酸钾溶液时，大部分绿光被选择吸收，绿光的互补色是紫色光，所以高锰酸钾溶液呈紫色。

由于有色溶液对光有选择性的吸收，因此，进行比色测定时，单色器波长（相当于滤光片的颜色）对应的颜色

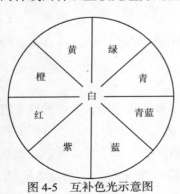

图 4-5　互补色光示意图

应为待测溶液颜色的互补色,否则灵敏度很低,会影响测量的结果。这是因为单色器与有色溶液的颜色为互补色,具有相似的透光特性,与它们本身颜色相同的色光能够最大限度地透过。表 4-3 为待测溶液颜色与选择滤光片颜色、对应波长的关系。

表 4-3 待测溶液颜色与选择滤光片颜色、对应波长

待测溶液颜色	滤光片的颜色	波长范围（nm）
绿	紫	300~400
黄绿	青紫	430~440
黄	蓝	440~450
橙红	蓝绿	450~480
红	绿蓝	490~530
青紫	黄绿	540~560
蓝	黄	570~600
蓝绿	橙红	600~630
绿蓝	红	630~780

紫外-可见分光光度计的可见光谱分析要求被测溶液的颜色与所用的单色光互补,以求达到溶液对光的最大吸收。

二、紫外-可见分光光度计的基本构成

紫外-可见分光光度计如图 4-6 所示。

紫外-可见分光光度计的工作原理是,利用一定波长的紫外-可见光照射待检物质,待检物具有选择性的吸收入射光,引起物质分子中价电子的跃迁,通过检测吸收光谱的波长和强度,可以对物质进行定性和定量分析。

如图 4-7 所示,紫外-可见分光光度计由光源、单色器、吸收池、光电探测器（光电倍增管）、接口电路和分析系统构成。

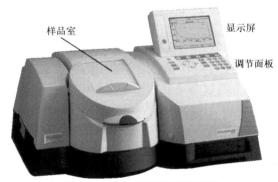

图 4-6 紫外-可见分光光度计

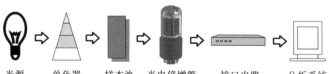

光源　单色器　样本池　光电倍增管　接口电路　分析系统
图 4-7 紫外-可见分光光度计的基本构成

（一）光源

光源是提供入射光的装置。紫外-可见分光光度计对光源的基本要求是,能在整个紫外光区和可见光区发射连续光谱,具有足够的辐射强度、较好的稳定性、较长的使用寿命且发光面积小。

紫外-可见分光光度计的光源，直接影响仪器的可靠性和使用效果，常用的光源有热辐射光源和气体放电光源两类。热辐射光源用于可见光区，如钨丝灯或卤钨灯；气体放电光源用于紫外光区，如氢灯或氘灯。

1. 钨丝灯或卤钨灯 钨丝灯是可见光区使用的光源，又称白炽灯。它是利用固体炽热发光的光源，能发射较宽波长的连续光谱，适用波长范围是 350~1000nm；卤钨灯是在钨丝灯中加入适量的卤素或卤化物而制成，其发光强度要比普通钨丝灯高地多，使用寿命更长。这类光源的辐射能量与工作电压有关，在可见光区，辐射的能量与工作电压的 4 次方成正比。光电流也与灯丝电压的 n 次方（n > 1）成正比。因此，必须严格控制灯丝的工作电压。

2. 氢灯或氘灯 氢灯或氘灯是紫外光区使用的光源。它们都采用气体放电发光，能发射 150~400nm 的紫外连续光谱。考虑到玻璃对紫外光的吸收，灯泡或灯管通常使用石英材料。氘灯的灯管内充有氢的同位素氘，其光谱分布与氢灯类似，较氢灯更为昂贵，但同功率下的发光强度与使用寿命比氢灯高 2~3 倍。因此，氘灯是现在紫外-可见分光光度计紫外光区应用最广泛的一种光源。

（二）单色器

单色器（monochromator）利用分光技术，是将光源辐射的复合光按波长顺序色散，并从中分离出一定宽度谱带 $\Delta\lambda$ 的光学装置。单色器的性能直接影响入射光的纯度，从而影响测定的灵敏度、选择性及校准曲线的线性范围，因此，单色器是影响分光光度计检测质量的关键部件。

实际上，单色器分离出的某种波长的单色光，不可能是真正的单色光，总是包含某一狭窄的光谱区间 $\Delta\lambda$，由于这个区间的波长范围很小，因而可以近似认为是单色光。

紫外可见分光光度计使用的单色器主要分为棱镜单色器和光栅单色器两大类。

1. 棱镜单色器 棱镜单色器（prism monochromator）由入射狭缝、准直透镜、棱镜、聚焦透镜、出射狭缝等组成。图 4-8 为棱镜单色器结构示意图。

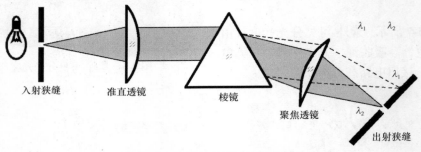

图 4-8　棱镜单色器结构示意图

棱镜单色器原理是，来自光源并聚焦于入射狭缝的复合光，经准直镜变成平行光，平行光均匀且广泛地投射于棱镜的折射面上，经过棱镜的折射，平行光就分解成沿不同方向传播的单色光。然后，成谱系统将沿不同方向的单色平行光再经聚焦透镜聚焦于出射狭缝，获得按波长顺序排列的光谱线图。转动色散元件（棱镜）的方位，可以使所需波长的单色光从出射狭缝分出。

棱镜单色器在紫外——可见分光光度计具有广泛的应用，常见的结构有：透射式棱镜单色器、反射式立特洛（Littrow）型棱镜单色器、自准式 30° 棱镜单色器和瓦茨沃斯（Wadsworth）型棱镜单色器

2. 光栅单色器 与棱镜单色器不同，光栅单色器（grating mono-chromator）是通过衍射来实现复合光的分解。光栅单色器主要是由光栅、入射狭缝、成像系统和感光板（或出射狭缝）等部件组成。光栅单色器与棱镜单色器最大的不同主要是在光学系统，以光栅为色散元件的单色器结构示意图，如图 4-9 所示。

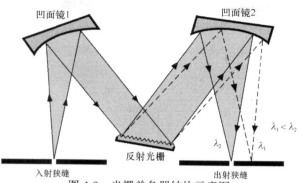

图 4-9 光栅单色器结构示意图

光栅单色器的工作原理是，光源发出的光均匀地照射入射狭缝，经凹面镜 1 反射到反射光栅。由光栅的衍射光再经过凹面镜 2 反射到出射狭缝。由于每个波长产生的干涉都位于不同的角度位置，即不同波长的衍射光以不同的衍射角出射。所以，光栅光谱中的不同波长谱线都不重合，并按波长的次序顺序排列，形成一系列分立的谱线。这样，混合在一起入射的各种不同波长的复合光，经光栅衍射后彼此被分开，在出射狭缝形成单色光。与棱镜单色器相同，转动色散元件（光栅）的方位，可以使需要波长的单色光从出射狭缝分出。

光栅单色器常见的结构有：艾伯特（Ebert）型光栅单色器、立特洛（Littrow）型光栅单色器、濑谷-波冈型凹面光栅单色器和切尔尼-特纳（Czerny-Turner）型光栅单色器。

3. 棱镜单色器与光栅单色器的比较 棱镜单色器与光栅单色器采用的色散原理不同，因此，这两种单色器的性能也会有所不同。

（1）光谱排列的均匀性：在棱镜光谱中，由于不同波长的光线发生不同程度的折射以形成色散。由于棱镜材料对不同波长的折射率是不与波长成线性变化，棱镜材料在短波区向的折射率要比长波区的大得多。因此，棱镜光谱中的谱线排列是不均匀的。在短波区，谱线排列稀疏；而在长波区，谱线排列稠密。所以，同样大小的波长差值，相应的谱线之间的距离，短波区要大于长波区。

光栅光谱的排列比较均匀，不同波长区中同样波长差的两根谱线之间的距离变化不太大。光栅光谱的匀排性不但使光谱更加整齐、匀称，而且对定性分析时的初步判断、估计谱线的波长值等更为便捷。

（2）出射光强度：相比于棱镜单色器，光栅单色器由于没有太多折射，光强减少相对较小，在相同的入射光的前提下，出射光强度较大。

（3）谱线的波长分布顺序：在谱线的波长分布顺序方面，光栅与棱镜也不同。在光栅光谱波长越长的光线衍射角数值越大，谱线越偏离光栅法线。在棱镜光谱中，波长越长的光线，偏向角越小，相应的谱线分布越接近入射角方向的位置。

4. 滤光镜 滤光镜也称为滤光片，通常采用塑料或玻璃片加入特种染料做成，是最简单、最廉价的单色装置，是用来选取所需辐射波段的光学器件。滤光镜的特性可以用最大透光波长（或称中心波长）和谱带半宽度（有效带宽）来表征。最大透光波长是指在此波长光源的辐射最强，有效带宽是指最大透光度值的一半处的谱带宽度。在分光光度计中，滤光片一般用来消除单色器的杂散光。

滤光片可分为五种：中性滤光片、截止滤光片、通带滤光片、干涉滤光片和校正滤光片（标准滤光片）。下面介绍分光光度计中常用的几个滤光片的功能。

（1）干涉滤光片：干涉滤光片是用来获得某一光区近似单色光的光学器件，主要用于检定分光光度计（可见光区）的波长准确度及重复性。在使用干涉滤光片检定时，应按照规程的要求，选择多片标准滤光片进行检定，最终确定峰值的波长。

（2）镨钕滤光片和氧化钬滤光片：镨钕滤光片和氧化钬滤光片是一种具有特征吸收峰(或透射峰)的波长标准物镜，其吸收峰多而稳定，波长范围分别为 400~900nm（镨钕滤光片）、200~700nm（氧化钬滤光片），主要用于检定紫外——可见分光光度计的波长准确度与重复性，特别适用于具有自动扫描功能的分光光度计。

（3）杂散光滤光片：杂散光是指入射到仪器探测器上的与测试波长不同的其他波长的光，是分光光度计的误差来源之一。若使用某一型号杂散光滤光片，在对应的波长处的透射比等于零，说明该波长的光就是该仪器在测试波长下的杂散光。因此，检定规程对不同的分光光度计的杂散光测定做了相应的测试波长规定，紫外-可见分光光度计的测试波长为 220nm 和 380nm，棱镜式可见分光光度计的测试波长为 420nm 和 700nm，光栅式可见分光光度计的测试波长为 380nm。因此，检定时必须根据不同的类型选用适宜的滤光片。

（三）吸收池

吸收池（absorption cell）又称为比色皿或样本池、参比池、液槽，是光度计的关键部件，是用来盛放待测溶液的器件。

分析测试时，一般是同时利用两个分别盛有参比溶液和待测样本溶液的比色皿，对它们进行分别测试（单光束或准双光束是分别测试，双光束仪器可同时测试），比较测试的吸光度。因此，为了准确比较，所使用的比色皿的大小、形状，比色皿两个透光面的平行度、光路长度、光谱特性均应该匹配（配对，即同一批次生产的同一规格的比色皿）。

吸收池的基本结构如图 4-10 所示。

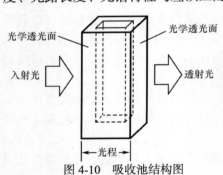

光学透光面　　光学透光面

入射光　　　　透射光

光程

图 4-10　吸收池结构图

吸收池一般为长方体（也有圆桶形或其他形状，但长方体最为普遍），内容量一般为几毫升，光线透射的两面为光学透光面，另外两侧及底部为毛玻璃，是手指接触面。根据光学要求，光学透光面有光学玻璃吸收池和石英池两种。光学玻璃吸收池常用于可见光测光区，由于玻璃比色皿对紫外线的吸光度非常大，因此，在紫外（包括可见光）测光区主要使用石英吸收池。

吸收池的光程范围为 0.1~10cm，其中以 1cm 光程的吸收池最为常用。盛空白溶液的吸收池与盛试样溶液的吸收池应互相匹配，即应有相同的厚度与相同的透光性。吸收池应具有良好的透光性和较强的耐腐蚀性，光学透光面容易损蚀，须注意保护。

（四）光电探测器

光电探测器（photoelectric detector）是一种光电能量转换器件，是将光信号转换为电信号。根据器件对辐射响应方式或工作机理，光电探测器可分为光子探测器和热探测器。主要有光电管、光电倍增管、光敏电阻、光电池、光电二极管、光电二极管阵列和电荷耦合器件等。

由于紫外-可见分光光度计工作在紫外-可见光区（一般要求的接收光谱为200~760nm），而且经吸收池透射的光信号非常微弱。因此，大多光电探测器件难以满足仪器的检测要求。紫外-可见分光光度计对光电探测器的基本要求是：

（1）转换的电信号与照射光强度有稳定的函数关系。

（2）光谱的频率响应满足紫外-可见光区的波长范围。

（3）灵敏度高、响应速度要求小于10^{-8}秒、检测的电信号噪音低、易于检测等。

目前，紫外-可见分光光度计使用的光电探测器多为光电倍增管。光电倍增管如图4-11所示。

图4-11中，侧窗式为光线从侧面入射到光电倍增管的方式；端窗式为入射光线从端面（顶部）进入光电倍增管的方式。

光电倍增管可以工作在紫外-可见光区，是灵敏度极高的光电转换器件。管内除光电阴极和阳极外，两极间还放置多个瓦形倍增电极（称为打拿极，dynode），通过倍增电极间的加速电子，激发出不断倍增的电子，

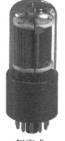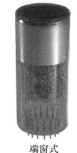

侧窗式　　　　　端窗式

图4-11　光电倍增管

阳极最后收集到的电子数量可增加至$10^4 \sim 10^8$倍。由于光电倍增管的输出电流与入射光子数成正比，可以测量较暗弱的光信号，所以广泛应用于紫外-可见分光光度计。

1. 倍增原理　光电倍增建立在外光电效应、二次电子发射效应和电子光学的理论基础上，结合高增益、低噪声、高频率响应和大信号接收区等特征，是一种具有极高灵敏度和超快时间响应的光敏电真空器件。光电倍增管主要由光电阴极、若干个打拿极（倍增电极）和阳极等组成，其原理示意图如图4-12所示。

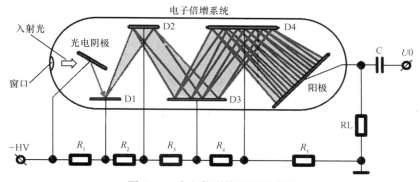

图4-12　光电倍增管原理示意图

当光照射到光电阴极时，光电阴极向真空中激发出光电子。这些光电子按聚焦极电场方向进入倍增系统。

倍增系统内相邻的电极间均加有外电压，电压值由负电压源和分压电阻（$R_1 \sim R_5$）来确定，极间电压的作用是在倍增电极之间建立电场（或磁场）。工作时，光电阴极发射的电子被外电场加速，聚焦于第一打拿极（D1）。这些冲击电子能使第一打拿极释放出更多的二次发射电子，二次发射电子接着又在下一级电场的作用下冲击第二打拿极（D2）。如此继续下去，激发的二次发射电子会成倍增加，最后被高电位的阳极收集。光电倍增系统

一般需要经十次以上的倍增，放大倍数可达到 10^8。

打拿极采用能在较小入射电子能量下有较高灵敏度和二次发射系数的材料，常用的材料有锑化铯、氧化的银镁合金和氧化的铜铍合金等。打拿极的形状应有利于收集前一级发射的电子，光电阴极、各打拿极和阳极之间应依次逐渐增高电压，相邻两极之间的电压差应使二次发射系数大于 1。

2. 倍增系统的结构分类　电子倍增系统有聚焦型和非聚焦型两类结构形式。所谓聚焦，不是指电子束会聚于一点，而是指电子从前一级倍增极飞向后一级时，在两电极间的电子运动轨迹可能有交叉。非聚焦则是指在两电极间的电子运动轨迹是平行的。光电倍增管各种倍增系统的结构示意图如图 4-13 所示。

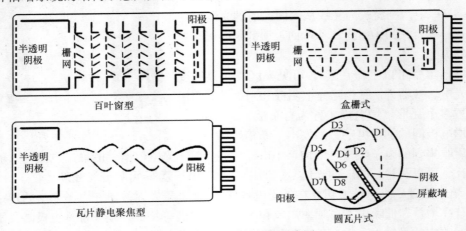

图 4-13　倍增系统结构示意图

聚焦型和非聚焦型充电倍增管，聚焦型有瓦片静电聚焦型和圆瓦片式。各种倍增系统的结构形式与特点见表 4-4。

表 4-4　倍增系统的结构与特点

倍增极结构形式		特点
聚焦型	直瓦片式	极间电子渡越时间零散小，但绝缘支架可能积累电荷而影响电子光学系统的稳定性
	圆瓦片式	结构紧凑，体积小，但灵敏度的均匀性差些
非聚焦型	百叶窗式	工作面积大，与大面积光电阴极配合可制成探测弱光的倍增管，但极间电压高时，有的电子可能越级穿过，收集率较低，渡越时间零散较大
	盒栅式	收集率较高（可达 95%），结构紧凑，但极间电子渡越时间零散较大

3. 主要技术指标

（1）**阴极和阳极的光谱灵敏度**：阴极和阳极光谱灵敏度是衡量光电倍增管探测光信号能力最重要的技术指标。阴极光谱灵敏度取决于光阴极材料，阳极光谱灵敏度等于阴极光谱灵敏度和光电倍增管的电流放大倍数的乘积。

（2）**放大倍数**：放大倍数是指电流增益（内增益），是阳极电流与阴极电流之比。放大倍数与工作直流高压有关，所加电压越高，放大倍数就越大。一般光电倍增管的电流增益为 $10^4 \sim 10^8$，工作直流高压为 150~1000V。

（3）**光电特性**：阳极输出电流与光电阴极入射的光通量之间的函数关系，称为倍增管的光电特性。

（4）暗电流：光电倍增管的暗电流是指在施加额定电压后，在无光照情况下测定的阳极电流。光电倍增管的暗电流值在正常应用的情况下是很小的，一般为 nA 级，是光电探测器件中暗电流最低的器件。

暗电流主要有两个来源。一是来自光电阴极和光电倍增极发射的热电子。温度越高，热电子发射越多，则暗电流越大。如果要减小暗电流，可采用冷却光电倍增管的方法。二是光电倍增管的漏电流。如果要进一步减少暗电流，需从结构上考虑。例如，采用热电子发射能力弱的光电阴极和倍增极；或采用合适的屏蔽，以减小自然界中的辐射线照射。

4. 工作电路 工作电路是保证光电倍增管正常工作的必要条件，一般光探测器件的工作电路是比较复杂的。光电倍增管的工作电路如图 4-14 所示。

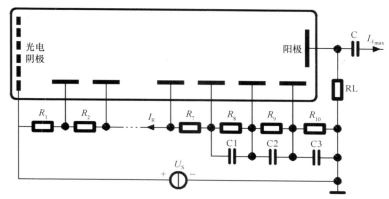

图 4-14 光电倍增管的工作电路

光电倍增管的工作电路要确定分压电阻、并联电容、直流高压电源和接地方式。

（1）确定分压电阻：光电倍增管的工作电路要求阳极的输出电流 $I_{A_{\max}}$ 与极间的电流 I_R 的关系为

$$I_R > （10\text{~}20）I_{A_{\max}}$$

根据总电压 U_S 和倍增极极间电压 U_D 的分配关系，可以确定分压电阻。

（2）并联旁路电容：探测光脉冲的最后几级脉冲电流会很大，极间电压容易发生不稳定，需要在最后几级并联旁路电容 C1、C2、C3。

（3）接地方式：工作电路的接地方式有阳极接地（负高压接法）和阴极接地（正高压接法）。阳极接地的方式便于相连后续放大器，操作安全。但由于阴极为负高压，对它的屏蔽比较困难，暗电流和噪声也较大。阴极接地发生它的屏蔽罩靠近阴极效果好，暗电流和噪声较低。缺点是高压不利于安全操作，隔直电容器要求有较高的耐压。

5. 使用注意事项

（1）不宜强光照射。光照过强时，光电线性会变差而且容易产生光电阴极疲劳（轻度疲劳经一段时间可自行恢复，重度疲劳不能恢复），会缩短使用寿命。

（2）工作电流不宜过大。工作电流大时会烧毁阴极面，或使倍增级二次电子发射系数下降，增益降低，光电线性变差，缩短寿命。

（3）测量交变光时，负载电阻不宜很大。因为负载电阻和管内等效电容一起构成电路的时间常数，若负载电阻较大，时间常数就会增大，频带将变窄。

（五）接口电路

尽管光电倍增管可以将吸收池的透射光信号放大 $10^4 \sim 10^8$ 倍，但是，它输出的光电流还是非常微弱（ $< 1mA$ ）。若要使后续的微处理器系统能应用这些光电信息，紫外-可见分光光度计的电路系统还需要衔接一组接口电路。接口电路首先要对光电流信号进行 I/V 转换，将光电流信号转换为电压信号，然后再进行电压整形和放大。

三、紫外-可见分光光度计的光学系统

紫外-可见分光光度计的光学系统有单光束光学系统、双光束光学系统、双波长双光束光学系统等。

（一）单光束光学系统

单光束光学系统是分光光度计中最简单，并应用最为普遍的一种。它的特点是只有一个光路通道，通过手动交换参比液和样本液的位置，使其分别进入光路检测。参比液进入光路的作用是通过参比液进行"调零"。然后，将样本液的检测信号和参比信号进行比对，可以得到样本液的透过比和吸光度。单光束光学系统的结构示意图如图 4-15 所示。

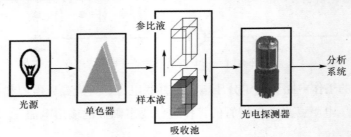

图 4-15　单光束光学系统

由于单光束光学系统对每个波长都需要手动变换参比液和样本液的位置，所以不能完成吸收光谱的扫描。

（二）双光束光学系统

单光束光学系统虽然结构简单，但它的光路存在先天性的技术缺陷，就是由于只能采用手动分时检测，因此要求在整个测定过程中光源必须稳定，否则会影响比对的准确度。另外，光电探测器和放大器如有不规则的特性变化也会给测量结果带来误差。为克服分时检测的技术缺点，引出了双光束光学系统。双光束光学系统如图 4-16 所示。

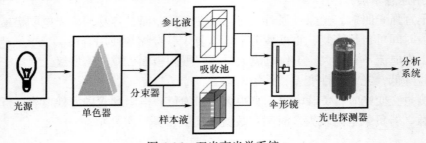

图 4-16　双光束光学系统

双光束光学系统与单光束的结构基本相似。差别在于双光束光学系统在与吸收池之间加了一个分束器（分束体积），分束器的作用是将单色器输出的光束分成两路照度和波长完全一致的光束。这两路光束分别照射参比液和样本液，然后，光电探测器通过伞形镜交替接收参比液和样本液信号。伞形镜的工作原理示意图如图4-17所示。

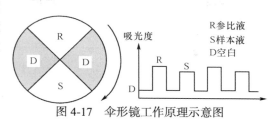

图4-17 伞形镜工作原理示意图

双光束光学系统使测定程序大大简化，不仅可以直接读数、记录结果并数字显示，而且还能进行"全波段自动扫描"，实现自动化分析。

（三）双波长光学系统

由于单、双光束分光光度计都不能克服因非特征吸收信号（如试液混浊引起的散射，比色皿-空气界面与比色皿-溶液界面的折射差别等）的影响而带来测量误差。为此，提出了双波长测定法，用双波长光学系统测定高浓度的混浊样本、多组分的混合物具有很大的优越性，可以有效地提高检测的灵敏度和准确度。双波长光学系统如图4-18所示。

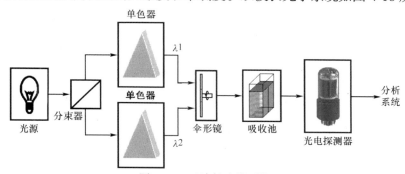

图4-18 双波长光学系统

双波长光学系统的工作原理是，光源发出的光分成两束，分别经过单色器，得到两束具有不同波长（$\lambda 1$ 和 $\lambda 2$）的单色光。利用伞形镜使这两束光以一定的时间间隔交替地照射到同一个吸收池。经过光电探测器和分析系统，在记录器可以显示出两束光（$\lambda 1$ 和 $\lambda 2$）的吸光度差 ΔA，即 $\Delta A = A_{\lambda 1} - A_{\lambda 2}$。

只要 $\lambda 1$ 和 $\lambda 2$ 选择得适当（待测样本液在一个波长上有最大吸收峰，非检测液对两种波长的吸光度是相同的），ΔA 可以消除了非特征吸收影响的吸光度。

设在双波长测定中入射到吸收池的两束光强度相同，对应波长分别为 $\lambda 1$ 和 $\lambda 2$，吸光度分别为

$$A_{\lambda 1} = k_1 bC + A_{S1}$$
$$A_{\lambda 2} = k_2 bC + A_{S2}$$

式中 A_S 为背景吸收。

若 $\lambda 1$ 和 $\lambda 2$ 选择适当，可认为 $A_{S1}=A_{S2}=A_S$，即背景吸收相同，这样透过吸收池的两束光的吸光度差值为

$$\Delta A = A_{\lambda 1} - A_{\lambda 2} = (k_1 - k_2) bC$$

从上式可看出：ΔA 与被测组分的浓度 C 成正比。这就是双波长光学系统定量分析的依据。

由此可见，双波长光学系统具有技术上的优势。首先它不用参比溶液，只通过待测溶液就能消除背景噪声干扰，大大提高了测定的效率和准确度；其次，对于检测相互有干扰的多组分混合物时，可以不经分离直接进行分析。

四、紫外-可见分光光度计的性能指标与临床应用

紫外-可见分光光度计是利用物质对光的选择吸收现象，进行物质定性与定量分析的仪器，其测定结果的可靠性取决于仪器的性能指标。因此，即使是一台性能良好的分光光度计，在使用之前，也需要对仪器的主要性能指标检查和校正。

（一）主要性能指标

1. 波长准确度和重复性　波长准确度一般用仪器波长标尺示值与真实值之间的差值即波长误差来衡量，是分光光度计的一项重要技术性能指标。不同型号的仪器，在不同波段范围，其波长准确度会有所不同。

波长重复性是指在对同一个吸收带或发射线进行多次测量时，峰值波长测量结果的一致程度。通常取测量结果的最大值与最小值之差来衡量。

2. 光度准确度　光度准确度是指标准样本在最大吸收峰处测量时获得的样本吸光度与其真实吸光度之间的偏差。偏差越小，准确度越高。检测光度准确度的方法主要有标准溶液法和滤光片法。常用的标准溶液有重铬酸钾溶液、硫酸铜、硫酸钴铵等。

3. 光照度线性范围　光照度线性范围是指仪器光度测量系统对于照射到接收器上的辐射功率与系统的测定值之间符合线性关系的功率范围，即仪器的最佳工作范围。在此范围内测得的物质吸光系数是一个常数，此时仪器的光度准确度最高。分光光度计测得的光度数据是一个相对值，如果一个光度系统的响应在 0~100% 范围内是线性，可认为光度读数是正确的。

4. 分辨率　分辨率表示可分辨相邻两吸收带的最小波长间隔的能力，它是狭缝宽度和单色器色散率的函数。较小的狭缝可得到较高的分辨率，但由于辐射能量减弱，使信噪比降低，因此，通常在可允许噪音水平条件下选择最小的狭缝宽度。

5. 光谱带宽　光谱带宽是指从单色器射出单色光（实际上是一条光谱带）最大强度的 1/2 处的谱带宽度。它与狭缝宽度、分光元件、准直镜的焦距等有关，可以认为是单色器的线色散率的倒数与狭缝宽度的乘积。

光谱宽带可以用测量钠灯的发射谱线如钠双线（589.0nm、589.6nm）的宽度的方法来测量。由于元素灯谱线本身的宽度大大小于单色器的宽度，故测得的光谱带可以认为就是单色器的光谱宽带

6. 杂散光　杂散光是指所需波长单色光以外其余所有的光，是测量过程中的主要误差来源，会严重影响检测的准确度。测定杂散光一般采用截止滤光器，截止滤光器对边缘波长或某一波长的光可全部吸收，而对其他波长的光却有很高的透光率，因此测定某种截止滤光器在边缘波长或某一波长的透光率，即表示杂散光的强度。

7. 基线稳定度　基线稳定度是指不放置样本的情况下扫描 100%T 或 0%T 线时，读数偏离的程度，是仪器噪音水平的综合反映。一般取最大的峰缝之间的值作为绝对噪音水平。

如果基线稳定度差,光度准确度就低。

8. 基线平直度　基线平直度是指在不放置样本的情况下,扫描100%T或0%T时基线倾斜或弯曲的程度,是仪器的重要性能指标之一。在高吸收时,0%线的平直性对读数的影响大;在低吸收时,100%线的平直性对读数的影响大。基线平直性不好,使样本吸收光谱中各吸收峰之间的比值发生变化,给定性分析造成困难。

（二）临床应用

紫外-可见分光光度计是一种应用范围很广的分析仪器,特别是在医学检验等众多领域均能发挥重要作用。

1. 定性分析　紫外-可见分光光度计的定性分析是对未知样本测定的光谱参数与已知化合物进行比对,从而确定未知样本基本性质的方法,又称定性鉴定。定性分析时要注意两点:

（1）选择的测试溶剂应当有较好的稳定性,要对标准物质和待测物有良好的溶解度,测试溶剂本身在测定的波长内无吸光度或吸光度很小。

（2）标准物和待测物的测试条件要完全相同。

2. 定量分析　定量分析是对被测物质进行含量测定。定量分析主要包括比色分析法测定和消光系数法测定。

（1）比色分析法测定:比色分析法是通过测定溶液吸光度的变化来确定该溶液中物质的含量,又称比色分析方法,大多是在可见光范围内进行。

（2）消光系数法测定:消光系数法测定的是待测溶液对光的吸收大小值。被测溶液浓度越高,溶液显色后颜色深,对光吸收大,光透射率低。紫外线吸收法是测定蛋白质溶液浓度的最为常用方法,而已知蛋白质的消光系数是紫外线吸收法准确测量蛋白质溶液浓度的前提条件。

3. 纯度鉴定　一种物质在一定的波长范围内,吸收光谱是一定的。根据吸收光谱最大吸收峰的位置或吸收峰形状和数量,能够对物质的纯度进行判断。

（三）建立最佳检测条件

分光光度计是通过检测待测物质的吸光度来分辨物质成分和测定物质浓度,颜色反应是光度分析的基础。因此,用于光度测定的颜色反应至少要具备,反应有较高的特异性、反应产生的有色物质吸光系数要大、有色产物的离解度要小。此外,还要求有色产物有恒定的组成成分,使产生的颜色稳定。

1. 选择合适的吸收光谱　通过描述待测物质颜色反应的光吸收曲线,选择适宜的吸收光谱。方法是,在紫外-可见光区（200~760nm）以10nm（在接近最大吸收波长范围还应再细分）为间隔分多个测试点,测定不同波长的吸光度。然后以吸光度为纵坐标,波长为横坐标绘制成光吸收曲线。若条件许可,可采用双光束分光光度计进行波长扫描。同时,还要以相同的方法分别描述空白液和标准物的吸收曲线。绘制光吸收曲线的目的是确定最大吸收波长,因为选用最大的吸收波长,可获得更高的检测灵敏度。

然而在实际应用中,不能单纯考虑提高灵敏度,还要兼顾在测定浓度范围能否符合比尔定律,并能在光度计准确区域内（吸光度0.2~0.85）读出读数。有时由于测定的最大吸收波长并不是所要测定物质的特性吸收波长（即同时存在具有相似最大吸收的干扰物质），为了保证检测的特异性，常改用非最大吸收波长进行测定。例如，用磷钼酸法测定血糖，选用波长 420nm，溶液对此波长的吸收比其他波长光线的吸收都低，其目的是使参考值有一个较低的吸收，这样可允许在相同情况下，对高出参考值的血糖也能得到准确的读数。

2. 选择线性浓度测定范围 根据光吸收原理，溶液的吸光度应与溶液的浓度成正比。但是，当溶液被稀释或增浓时，由于有色物质的电离、水解、络合等原因，颜色的深浅度并不一定会按比例降低或增高，因而应用光吸收定律会产生较大的误差。

通常稀溶液都是符合比尔定律的，但是在浓度过高或过低时往往都会呈现非线性。这说明，若要使浓度检测的范围落在线性区，需要适宜调整溶液浓度。

3. 观测颜色影响因素 由于影响颜色反应的因素很多，如溶液的 pH、杂质、反应的温度与时间、颜色的稳定性等。

（1）溶液 pH 的影响：溶液 pH 对某溶液的颜色影响非常敏感。例如，白蛋白在 pH 4 左右可与溴甲酚绿结合后由黄色变成绿色，绿色的深浅度与白蛋白浓度成正比。但是，溴甲酚绿本身是一种 pH 指示剂，当 pH 5.4 时即由黄色转变成绿色，在 pH 3.8 时又由绿色变为黄色。因此，白蛋白与溴甲酚绿结合颜色反应中，如果 pH 控制不好就很容易出现颜色误差。又如，每种酶都有各自最适宜的 pH，酶促反应中，只有在最适宜的 pH 时才能充分发挥催化活性。因此，在建立方法时可在不同 pH 条件下（其他条件不变）令其反应，以观察颜色反应的吸光度变化，从而选择合适的 pH 范围来保证颜色反应的线性。有时还根据需要，使用相应的 pH 缓冲液来维持反应过程中的 pH。

（2）杂质的影响：由于样本中除含待测物质外，还会含有许多非测定物质（对待测物质来说是杂质，称为干扰物），干扰物的成分比较复杂，可能会发生有色反应，影响被测物溶液的颜色。检查干扰物的方法是，将各种可疑物质的纯溶液作样本单独进行测定，如产生颜色反应，这说明该方法的特异性不高（干扰物发生有色反应）。如果将待测物质混入可疑物质作样本测定，改变了被测物质与试剂间的反应，说明这是干扰。为此，需要进一步改进方法，或设立样本空白；或将样本作适当处理，除去干扰物；或加入干扰物掩蔽剂等。

（3）反应温度和时间的影响：待测物质有色反应的生成温度和时间也是影响颜色反应的因素。有些有色物质能迅速反应生成，还有一些有色物质须经过较长时间才能完全反应。提高反应的温度可以加速化学反应，缩短反应的时间。因此，如果在不恰当的温度和时间内进行比色，将会造成相当大的误差。为此，这可以在不同的温度下（如设定 25℃、30℃、37℃）令其反应，通过检测吸光度分别观察各自反应终点时间（一般达到反应终点，随后测定的吸光度不再变化），以选定适宜检测的最佳反应温度和时间。

（4）稳定性试验：待测物质经显色反应产生的有色物稳定与否，关系到测定结果的可靠性。某些有色物质虽然生成很快，但却不稳定，放置后色泽会逐步消退或起变化，有些干扰物虽不能与被测物质同时发生颜色反应，但当放置一段时间后也能缓慢地与试剂显色，使溶液颜色加深。因此，在方法建立的同时做稳定性试验很有必要。试验的方法是，用被测样本、标准溶液、空白溶液按方法要求进行显色反应后，放置不同的时间，分别测定各自吸光度，根据吸光度的变化确定方法稳定的时间范围。一般要求，有色溶液能稳定 2 小时以上就可以满足临床应用的需要。

第三节 生化分析仪

自 20 世纪 50 年代面世以来，生化分析仪（chemistry analyzer）发展十分迅速。目前，已广泛应用于药品、水质、食品和临床医学检验等领域。生化分析仪是临床检验中最重要分析仪器，它可以用于测定血液或者其他体液的生化指标，为临床诊疗监测、药物疗效和预后判断、疾病预防等方面提供信息。

一、生化检验参数与试剂

临床生化检验是利用各种生化试剂，通过与样本发生的化学反应，对人体血液和其他体液进行分析，测定各种生化指标。

（一）临床生化检验的主要参数

机体的任何生理反应过程都有生化反应的参与，生化检测在疾病的诊断和治疗中占有重要位置。临床生化检测的主要参数见表 4-5。

表 4-5 临床生化检测主要参数

分类	参数	代号
肝功能	丙氨酸氨基转移酶	ALT
	天冬氨酸氨基转移酶	AST
	γ-谷氨酰基转移酶	γ-GT
	碱性磷酸酶	ALP
	总蛋白	TP
	白蛋白	ALB
	球蛋白	GLB
	白蛋白与球蛋白比值	A/G
	总胆红素	TBIL
	直接胆红素	DBIL
	胆汁酸	TBA
	胆碱酯酶	CHE
	前白蛋白	PALB
肾功能	肌酐	Cr
	尿素	Urea
	尿酸	UA
	半胱氨酸蛋白酶抑制剂 C	Cysc
血脂分析	总胆固醇	TC
	甘油三酯	TG
	载脂蛋白 AI	ApoAI
	载脂蛋白 B	ApoB
	载脂蛋白 a	Apo(a)
	高密度脂蛋白-胆固醇	HDL-C
	低密度脂蛋白-胆固醇	LDL-C

分类	参数	代号
心肌酶	天冬氨酸氨基转移酶	AST
	乳酸脱氢酶	LDH
	肌酸激酶	CK
	肌酸激酶同工酶	CK-MB
	α-羟丁酸脱氢酶	HBDH
血铁	铁	IRON
	总铁结合率	TIBC
离子及其他生化参数	钾	K
	钠	Na
	氯	Cl
	钙	Ca
	无机磷	P
	镁	Mg
	葡萄糖	GLU
	淀粉酶	AMS
	脂肪酶	LPS

（二）生化试剂

生化试剂（biochemical reagent）是临床生物化学检验最重要的组成部分。从 20 世纪中叶生产第一代生化试剂开始，生化试剂得到了迅速的发展，从手工配置到大工业化生产，生化试剂在测试项目、测试反应的特异性、试剂的稳定性、测试结果的重复性和准确性、测试的线性范围等方面都发生了质的变化。

1. **生化试剂的作用**　生化试剂的主要作用是通过化学反应或免疫学反应将人体中的特定组分（比如糖类、蛋白质、脂类、电解质等）转换为可以分辨的物理信号。试剂与标准液按检测项目组合成一套，放在一个包装盒内，称为试剂盒或试剂组合。按方法学可分为化学法试剂、酶法试剂、免疫法试剂；按物理性状可分为液体型试剂、冻干型试剂、片剂型试剂或干粉型试剂；按组合方式可分为单剂型试剂、双剂型试剂和多剂型试剂。目前，液体型试剂仍为临床检验中的主要应用剂型，液体型试剂还分为液体单试剂、液体双试剂。

（1）液体单试剂：液体单试剂是将某种生化检验项目所用到的试剂科学的混合在一起，组成为一种试剂。应用时，只需将样本盒试剂按一定比例混合即可进行相应的生化反应，然后用适宜的方法或仪器检测结果。

（2）液体双试剂：液体双试剂是将某些生化检测项目所用到的试剂，按用途分成两类，分别配成两种试剂。通常，第一试剂的作用是消除或减弱内源性干扰，第二试剂是启动被检测物质反应的试剂。两种试剂混合后，共同完成被检项目的生化反应，然后用适当的方法检测结果。

2. **双试剂的特点**　双试剂将反应体系的全部试剂分成两大部分，第一试剂先与被检样品中的干扰物质反应，排除其干扰作用；然后，加入第二试剂，样本中的被检物质与反应体系中的试剂起反应，再进行测定。

双试剂的主要优点在于：

（1）抗干扰反应能力强。例如甘油三酯测定，先用试剂 I（包括甘油激酶、3-磷酸甘油氧化酶、辣根过氧化物酶及抗坏血酸氧化酶，不含脂蛋白脂肪酶）与样本反应，彻底耗尽样本中的游离甘油，再加入试剂Ⅱ（含脂蛋白脂肪酶）启动甘油三酯水解反应，消除了样品中游离甘油的干扰，保证了结果的真实可靠。

（2）增强了工作试剂的稳定性。液体双试剂从分配上解决了干粉、片剂型试剂复溶后稳定性的影响用户可根据每次标本量多少按一定比例配置适量工作液，当天配置当天用完，这样便可减少试剂损失。如果用户使用的自动生化分析仪有双试剂测定功能，那么，就不必把双试剂混合成工作液进行测定，试剂的有效期就是工作液的有效期。同时也消除了水质对试剂的影响。

（3）提高了测定结果的可重复性。

二、生化分析仪的分析方法

生化分析仪是利用光谱分析方法进行生化信息检测的专用检验仪器，它的分析方法是基于常规生化实验室的基本方法，如终点法和动态法等。

（一）终点法

终点法（ending assay）是实验室最常用的方法。它是指被测物质加入试剂后，经过充分反应达到平衡（完全被转变为产物），可以达到呈色反应处于稳定阶段（反应终点）。此时，检测其颜色对光的吸收强度，根据测定的吸光度换算出被测物质的浓度。

1. **一点终点法**　一点终点法是指加入试剂后，样本与试剂充分混合且反应到达终点，即在时间-吸光度曲线上吸光度不再改变时，测定一次吸光度，计算出待测物质的浓度。一点终点法反应如图 4-19 所示。

检测结果的计算公式

待测物浓度$=\Delta A$（待测物吸光度 A_m – 空白液吸光度 A_o）$\times K$（校准系数）

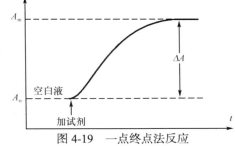

图 4-19　一点终点法反应

2. **两点终点法**　两点终点法也称固定时间法，两测量点间的时间间隔为测定时间。自动生化分析仪问世后，两点终点法才得以广泛应用。两点终点法的优点是可以消除样本、试剂的颜色、浊度以及一些干扰物质对测定的干扰。

两点终点法反应示意图如图 4-20 所示。

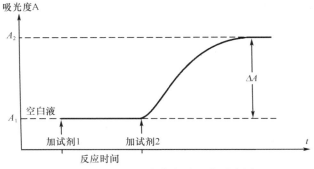

图 4-20　两点终点法反应示意图

检测结果的计算公式

待测物浓度=ΔA（待测物吸光度A_2-待测物吸光度A_1）×K（校准系数）

两点终点法可以使用一种试剂，也可以使用两种试剂。在被测物反应或指示反应尚未开始时，读取第一个吸光度（A_1），在反应到达终点或平衡时读取第二个吸光度（A_2），通过这两点吸光度之差（$\Delta A = A_2 - A_1$）求得测定物浓度。两测量点间的时间间隔为测定反应时间。

3. 透射比浊法　抗原与相应的抗体结合形成的免疫复合物，在反应中形成一定浊度，浊度的高低与样本中抗原（血清）的含量呈正相关，由此可以测定出待测物的浓度，这种方法称为透射比浊法（turbidimetric method）。透射比浊法也是一种终点法，是目前自动生化分析仪测定特种蛋白常用的方法。

4. 双波长法　双波长法不仅适用于终点法，也可用于动态监测法。其原理是检测计在检测一待测物时，同时使用两个检测波长，用主波长的吸光度减去副波长的吸光度，可以计算待测物的浓度。双波长法的优点是可以通过消除背景吸收，减少样本的颜色和浊度所产生的影响。它不仅可以有效地消除样本的混浊、溶血、黄疸等的干扰，还可对电源波动有补偿效果。

（二）动态法

动态法（dynamic method）又称为速率法，适用于酶活性和代谢物检测，这种方法多有酶的参与。动态法是连续测定酶促反应的过程中某一反应物或底物的浓度随时间变化的情况。原理是在酶反应的最适条件下，用物理、化学或酶促反应的分析方法，在反应速度恒定期（零级反应期）连续观察一定反应时间内底物或产物量的变化，以单位时间酶反应初速度计算出酶活力和代谢物的浓度。

计算方法有两种：

（1）绝对法：

酶活力（U／L）=ΔA×（反应液体积/样本体积）×（1000/消光系数）

（2）相对法：

酶活力（U／L）=[ΔA（测定）/ΔA（标准）]× 标准物的活力或浓度动态法的检测方法都是在反应呈线性期连续观察，计算出单位时间内的吸光度值变化。

1. 两点速率法　两点速率法如图 4-21 所示。

读取两个时间点（在线性区）的吸光度，与单试剂两点终点法相似，但必须是在零级反应期。用两个吸光度的差值（ΔA）除以时间间隔（T），然后计算出每分钟的吸光度值变化。

2. 多点速率法　多点速率法如图 4-22 所示。

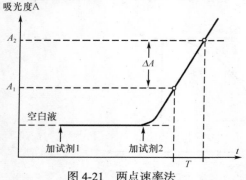

图 4-21　两点速率法

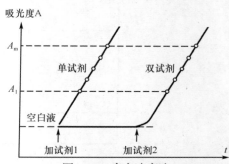

图 4-22　多点速率法

在酶促反应进程的零级反应期间，每隔一定时间（2~30s）进行一次监测，连续监测多次，求出单位时间内的反应速度即 ΔA。

（三）多项同测法

多项同测法是指在反应过程中，在一个比色杯内按时间顺序加入几种试剂，并能够测定两个或两个以上的项目，这种分析方法主要应用于全自动生化分析仪。

1. **双项同测动态法**　双项同测动态法，如用动态法作两个项目的测定见图4-23。

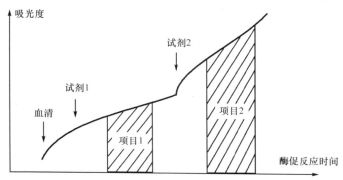

图 4-23　同波长双项同测动态法示意图

同一波长、血清下，对 AST、ALT 进行测定。首先加入第一种试剂测定 AST，再加入第二种试剂测定 ALT。采用双项同测动态法，可以是相同波长，也可以使用二个不同的波长。

2. **三项同测动态法**　三点双项同测法，如在同一个比色杯中，先加入试剂，用终点法测定第一个项目。然后，再加入几种试剂用两点速率法测定第二个项目，共测定了三次吸光度。不同的只是第一个项目为终点法。

三、生化分析仪的分类与基本结构

生化分析仪种类繁多，根据分类条件，可以分成不同的种类。按仪器自动化程度可分为全自动和半自动两大类；按仪器的复杂程度及功能可分为小型、中型、大型；按仪器的反应方式可分为液体和干化学式生化分析仪；按仪器同时可测定项目可分为单通道和多通道；按反应装置的结构特点分为管道式、离心式和分立式；还可以根据仪器规定程序的可变性和根据各仪器之间的配置关系进行分类。以下主要介绍管道式生化分析仪、离心式生化分析仪和分立式生化分析仪的基本结构与技术特点。

（一）管道式生化分析仪

管道式生化分析仪又称为连续流动式生化分析仪。仪器的特点是，测定项目相同的各待测样本，在同一管道的流动过程中完成与试剂混合后的化学反应。这类仪器一般可分为空气分段系统式和试剂分段系统式两种，但以空气分段系统式居多。

试剂分段系统是靠试剂空白液或缓冲液来间隔每个样本的反应液；而空气分段系统则是在吸入的每个样本、试剂以及混合后的反应液之间均由一小段空气（气泡）间隔，管道内气泡可将样本、试剂分隔为多个液柱。气泡还能起到搅拌混匀液体的作用，但气泡会产生"鼻塞"现象，因此，需要在比色前除去。

管道式生化分析仪的结构示意图如图 4-24 所示。

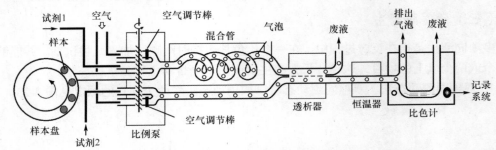

图 4-24　管道式生化分析仪结构示意图

管道式生化分析仪由样本盘、比例泵、混合管、透析器、恒温器、比色计等组成。样本盘用来放置待测样本；比例泵可以提供使样本在仪器内进行运动的压力以及向流经管道的液体注入空气；混合管是一种由玻璃制成的螺旋管，可将比重不同的液体充分混匀；透析器可以去除反应管中大、小分子对反应的干扰，尤其是蛋白质等大分子物质；恒温器能控制孵育反应所需的温度；比色计通过对混合液的比色，检测探测样本的浓度，通过记录器获得检测结果。

管道式生化分析仪的优势是：结构简单、价格便宜，由于使用同一流动比色器，可以消除比色器间的吸光性能差异。但是，由仪器的结构可见，管道式生化分析仪有着"先天"的缺欠：

（1）污染率较高，样本之间、试剂间的相互影响不可避免。

（2）每次使用后，需要严格的冲洗，因为冲洗时间较长，影响了运行速度。

（二）离心式生化分析仪

离心式生化分析仪的基本原理是，首先将样本和试剂分别加入特制的圆形反应器（转头）内，然后，再将转头固定在离心机的转子位置。离心机转动时，转头内的样本和试剂受离心力的作用而相互混合发生反应，经过一定时间的温育，反应液最后流入转头外圈的比色凹槽内。垂直方向的单色光通过比色孔进行比色，用所得吸光度值换算检测结果。在分析过程中，样本与试剂的混合、反应与检测等每一步骤同时完成，属于"同步"分析。

离心式生化分析仪的结构示意图如图 4-25 所示。

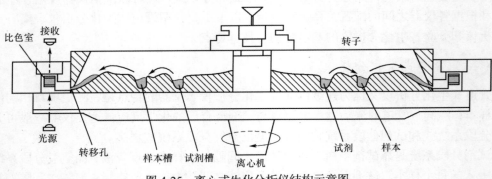

图 4-25　离心式生化分析仪结构示意图

离心转盘是仪器的关键部件，巨幼圆形排列 12 个相同的凹槽组合，每个组合有呈放射状的三个凹槽，靠内侧的凹槽为加试剂槽，中间的为加样本槽。最外侧凹槽的上下表面用透明塑料制成，孔壁靠上部分有孔和中间凹槽相通，它的作用是比色。加入样本和试剂后，转动转盘，转盘在离心力的作用下，内侧凹槽中的试剂和中间凹槽中的样本混合，被一起甩向最外侧的比色室，光线以垂直方向通过比色室进行比色测定。

离心式生化分析仪由加样系统和分析系统两部分组成。加样系统包括样本盘、试剂盘、吸样臂、试剂臂和机电控制系统。加样时转头置于加样部分，加样完毕后转头移至离心机上。分析系统包括装有转头的离心转盘、温控系统、光学检测系统、微机信息处理系统和显示系统。

离心式生化分析仪的特点是：交叉污染小，比色的准确性较高；测试中不用清洗比色杯，可同时批量孵育反应，提高了分析速度。主要缺点是：

（1）自动化程度低。

（2）按项目检测，不能按样本检测，使用不够灵活。

（3）使用不同比色杯时，存在吸光度的差异。

（三）分立式生化分析仪

所谓分立式，是指多个反应杯同时按各自的检测项目独立完成的分析方式，由于这种方式操作灵活、检测速度快、各反应杯互不影响，因此，它是自动生化分析仪的主要结构形式。分立式生化分析仪能按照预定的检测流程（如同手工操作），通过有节奏的机电动作依次进行检测，所以它是"顺序式"分析模式。

分立式生化分析仪与连续流动式的主要差别在于，每个待测样本与试剂混合后的化学反应都是在各自的反应杯中完成，它不易出现交叉污染，结果重复性好，准确性高。

分立式生化分析仪的结构示意图如图 4-26 所示。

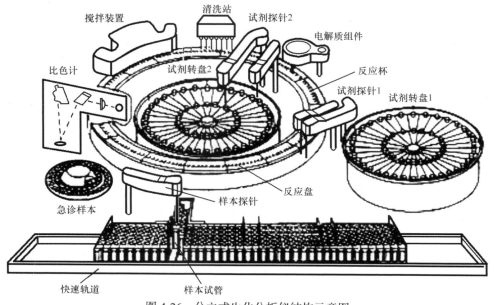

图 4-26　分立式生化分析仪结构示意图

分立式生化分析仪由样本系统、探针系统、搅拌装置、冲洗站、恒温系统、反应盘、光路系统等构成。

（1）样本系统包括样本装载、输送和分配等装置，它分为样本架和急诊圆盘。样本架通过快速轨道为待测样本定位，提供样本探针向反应杯提供常规检测样本。由于每一个试管都有专一的条码（条码有待检样本的信息），根据条码提供的检测项目，样本探针可以向多个反应杯同时定量注入样本（每个检测项目需要使用一个反应杯）。急诊圆盘的待检样本有检测的优先权。

（2）探针系统由步进电机驱动，承担样本和两种试剂的定量吸入并吐出。探针下降的位置通过检测阻抗或电容、电流的变化来感知液面，液面感知装置能使探针下降至液面时自动停止。这样，既可以加快检测速度，也能避免因探针下降过深（液体的底部会有杂质）产生的污染或堵塞。每个探针都设有专用的清洗池，在更换液体前需要对探针内、外壁进行严格的清洗。

（3）搅拌装置的作用是使样本与试剂充分混匀，以保证测试质量。常用的搅拌方法有冲入空气（气泡）、机械搅拌、振荡等，但这些方法都容易产生气泡和外溢等问题。目前，最好的方法是通过附着特富龙涂层的螺旋式搅拌棒搅拌，这种方法一是能减少气泡，另一方面可以减少携带和污染。

（4）冲洗站的作用是及时清洗并吹干反应杯。清洗站上有多个探针，各探针作用分别为：排出残留物；放入碱性洗液清洗，然后排出；放入酸性洗液清洗，然后排出；放水冲洗，然后排出；放水做空白检测，检查反应杯是否合格；将水排出；擦干反应杯。

（5）恒温系统设有 30℃和 37℃两种温度控制。目前，加热的常用方法为水浴、空气浴。水浴的优点是温度均匀、稳定；缺点是升温缓慢，开机预热时间长，因水质化（微生物、矿物质沉积）影响测定，因此，要定期换水和更换比色杯。空气浴的优点是升温迅速，无需保养；缺点是温度易受外界环境影响。恒温液循环加温既有水浴温度稳定、均匀的优点，又有空气浴升温迅速、无需维护保养的长处。

（6）反应盘装载一系列反应杯，多为转盘形式。反应测定过程中，按固定程序流程在加样探针、试剂探针、搅拌装置、光路（比色计）和清洗站之间转动。

分立式生化分析仪的反应孵育和检测都在反应杯中完成，因此，反应杯多采用硬质石英玻璃、硬质玻璃或无紫外光吸收的丙烯酸塑料等制成，对反应杯的基本要求是透光性好，易清洁，不易磨损。

为了使比色测定连续、快速地进行，仪器使用进样架或进样盘，将反应后的试管（反应杯）放入一个专用的进样架或进样盘上，由传送装置带动进样架一步步前进（进样盘转动），使试管（反应杯）依次进入光路进行比色测定。

四、生化分析仪的性能评价

自动生化分析仪的性能评价主要是针对检测精度、检测速度、检测项目和自动化程度的综合指标评价。

1. **检测速度**　检测速度是指在相同测定方法的前提下的分析速度。检测速度本身虽然与仪器的检测性能无关，但是速度快对设备的性能、自动化程度要求更高。目前，大多数自动化生化分析仪的分析速度为 200~3000 测试/小时。

2. **测定方法及可测定项目**　测定方法及可测定项目与仪器的工作原理和结构有关，是一个综合性指标。近年推出的自动生化分析仪，除了注明有终点法、速率法外，还有比浊法、比色法、离子选择电极法、酶学电极法、免疫法等。测定方法多意味着测定项目范围会更加广泛，为开展或开发新项目提供了技术条件。

3. 反应体积　反应体积是试剂用量与样本用量的总和，反应体积越小，所用的试剂与样本量就越少。但是，反应体积不是越少越好，如果仪器自动取样精度达不到相应的要求，势必影响到检测的准确度和重复性，使检验质量降低。

4. 精密度　精密度表示测量结果中的随机误差，是在一定条件下进行多次测定时，所得测定值之间的符合程度。它是决定自动化生化分析仪准确性和可靠性的主要指标之一，其高低取决于设备的自动化程度和运行精度。通过改进搅拌器，可以降低搅拌器的表面携带率，减少样本间的交叉污染；通过改进光路系统和信号检测系统，能提高测定的精密度和准确度等。精密度主要包括批内精密度和总精密度两个方面。

（1）批内精密度：测定批内精密度就是对样本的某一个或几个项目各重复测定 20次，计算它的 CV 值，即不精密度，然后与生产厂家的该项技术指标进行比对。

（2）总精密度：选择某一常用的临床项目的两个浓度（有医学决定水平的正常和异常值），每天做室内质量控制，然后计算总精密度。X^2 与厂商估计的精密度或临床要求的精密度比较，将计算的批内精密度和总精密度用 X^2 检验法进行比较。若所计算的 X^2 值小于表中的值，则说明所测精密度与厂商估计值无显著性差异。

5. 波长的准确性和线性　波长的准确性和线性是仪器精密度和准确度的保障。检查波长的准确性方法有两种：

（1）用已知摩尔浓度和摩尔消光系数（ε）的溶液在特定波长比色，计算 $\varepsilon = A$ 值与摩尔浓度比值，然后与标准的 ε 比较。

（2）与已知准确波长的仪器比较，如有漂移，应进行适当校正。

线性检查方法是用系列标准溶液在最大吸收处读取吸光度，然后绘制标准曲线或用回归法计算线性相关。

6. 与其他仪器的相关性　使用不同仪器检测同一个项目时，不可避免地会存在一定的差异，为了取得较接近的结果，拥有两台以上仪器的实验室，应进行仪器间的校正。在仅有一台仪器时，为了得到实验室之间的一致性，也可以用参考实验室的仪器进行校正。方法是相同的试验项目在不同的仪器上测定，然后用线性回归进行比较和校正，大部分的全自动生化分析仪都设有仪器校正系统。

五、半自动生化分析仪

本节以优利特 URIT-810 型半自动生化分析仪为例介绍半自动生化分析仪，优利特URIT-810 型半自动生化分析仪如图 4-27 所示。

由图 4-28 所示的原理框图可见，半自动生化分析仪由光源、单色器（滤光片、光栅或棱镜）、比色池（比色器）、光电检测器、信号放大器、温控电路、微处理器及显示器、打印机等部分组成。

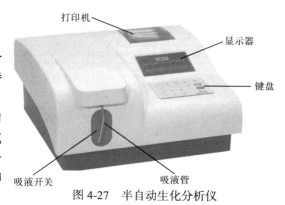

打印机
显示器
键盘
吸液开关
吸液管

图 4-27　半自动生化分析仪

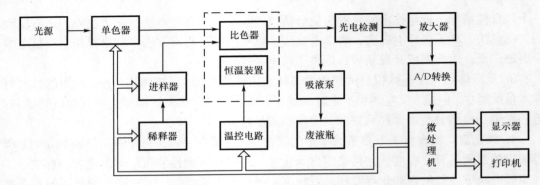

图 4-28　半自动生化分析仪原理框图

光源发出的复合光经单色器转换为单色光。单色光照射装有样本液的比色池后，透射到光电检测器。光电检测器能将透射光信号转变为电信号，电信号经整形、放大，送至 A/D 转换电路，转换后的数字信号进入微处理器，由微处理器得到的检测结果送至显示器或打印机。

在程序控制下，稀释器用来完成对样本的稀释。进样器将稀释的样本吸入比色池。比色分析后，吸液泵将分析后的液体排到废液瓶。

比色池通常被放在一金属块中，金属块内装有恒温装置，恒温装置由加热、制冷及感温元件组成。感温元件实时检测比色池处的温度，一旦比色池处的温度超出设定值，温控电路便根据实际情况，进行加热或制冷，以保证比色池的温度满足使用要求。

（一）光路

半自动生化分析仪的光路主要包括光源、透镜组、单色器（滤光片或光栅或棱镜）、比色池（比色器）、光电检测器四个部分。

1. 光源　半自动生化分析仪的光源一般采用卤素灯，该灯的特点是发光稳定、寿命长（一般可达 2000 小时以上）。仪器型号不同，灯泡的灯丝形状（横丝、竖丝）、灯座和封装形式也会不同，所以在更换灯泡时要注意区分，最好选用与原配灯泡型号一致的配件。若必须代换，应认真比较参数，以防因换用不恰当的配件而导致仪器检测失准。

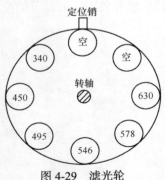

图 4-29　滤光轮

2. 单色器　单色器的作用是将光源发出的复合光色散（分光）成所需要的单色光。本机需要使用多个滤光片，为此采用滤光片轮结构，滤光轮如图 4-29 所示。

滤光轮上都安装有六个滤光片，对应的波长为 340nm、405nm、495 nm、546 nm、578 nm、630 nm，滤光轮留有 3 个空位已供用户自行选配。轮上的定位销（定位槽）可以用来确定初始位置，仪器根据定位标记，可以选择滤光轮上的滤光片。

3. 比色池　生化分析仪用的比色池（比色器、比色杯）绝大部分为流动型，也可称为流动池。比色池有可分解式的，也有一体式。

比色池是半自动生化分析仪中最昂贵的部件之一，也是最精密、最复杂的部件，所以对于比色池的维护就显得格外重要。比色池一般由不锈钢杯体、石英比色窗组成，一般还有液路接口、温度控制装置和温度检测装置等，是一个机电一体化的部件，所以轻易不要拆卸，以免造成不可逆的故障。

4.光电检测器 光电检测器的作用是从比色池中透射出来的光束转变为电信号。由于在比色池光电传感器转换的电信号很微弱，容易带来干扰，因此许多仪器把光电传感器（光电池、光电二极管、光电倍增管等）和前置放大器组集成为一体。光电传感器能将光信号转变为较微弱的电信号，这些微弱的电信号经过前置放大器放大后送出至后级处理电路。该部分从严格的意义上讲，应该属于电路部分。

（二）液路

半自动生化分析仪的液路如图4-30所示。

半自动生化分析仪的相对比较简单，主要由吸液管、比色池、连接管、泵管、吸液泵和废液管等组成。

吸液泵有许多不同的种类，但以蠕动泵应用居多。蠕动泵原理示意图如图 4-31所示。

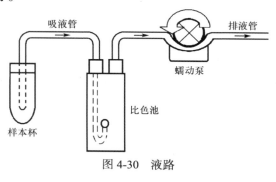

图 4-30 液路

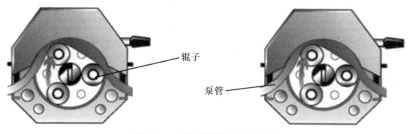

图 4-31 蠕动泵原理示意图

蠕动泵的工作原理是，通过步进电动机驱动数个辊子沿着弹性胶管交替挤压／释放，产生泵送效能。胶管受到挤压的液体产生管内流量输出、压力消失后管子依靠自身弹性恢复原状时，容积增大，产生真空，吸入液体。蠕动泵连续转动可以通过吸液管将样本杯中的液体吸入到比色池内，再由废液管排出废液。

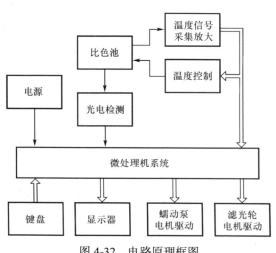

图 4-32 电路原理框图

蠕动泵是通过旋转的滚柱使胶管蠕动来输送液体的，被输送的液体只是在胶管里流动，与泵的其他零件不相接触，从而避免了接触污染。蠕动泵的胶管材质多采用符合卫生标准的硅橡胶原料。

（三）电路系统

半自动生化分析仪的电路原理框图，如图4-32所示。

由图可见，半自动生化分析仪的电路主要包括光电检测电路、比色池温度信号采集放大电路、温度控制电路、蠕动泵电机驱动电路、滤光片轮电机驱动电路、电源电路、键盘电路、显示器（显示屏）电路和微处理机系统等部分。

1. 光电检测电路 本机的光电传感器、前置放大器与比色池集成为一体，其信号输出为 GL+（为 1V 左右）、DL-（为模拟地）。前置放大器输出信号进入光电检测电路，光电检测电路如图 4-33 所示。

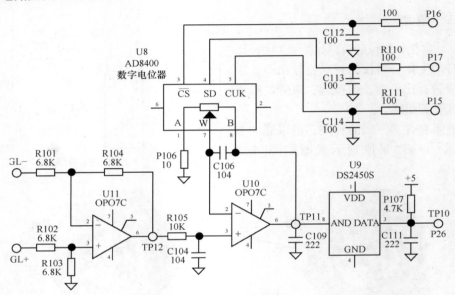

图 4-33 光电检测电路

光电检测电路有两级由 OP07 集成运放（U11、U10）组成的同相比例放大器。其中由 U11 组成的第一级放大器的放大倍数不可调整，其放大倍数为：

$$A = \frac{R103}{R102 + R103} \times \frac{R104 + R101}{R101} = 1$$

U10 组成的第二级放大器是光源补充调整放大电路，就是当光源（卤钨灯）亮度渐低，光路采集的信号幅度也会较低。开机时，经过自检程序，系统能检测到采集信号电平过低。那么，在检测过程中系统能通过启动 AD8400（U8）数字电位器，自动调整放大器的反馈电阻以改变第二级放大器的增益。经两级前置放大后，TP11 的电平应处在 1V 左右。

DS2450（U9）是 12 位总线式逐次比较型 A/D 转换器，它可以将经前置放大处理后的信号（TP11），转换成相应的数字信号（TP10），为微机控制单元进行信号处理提供原始数据。

在半自动生化分析仪的全部波长中，不同波长的光信号强度是不同的，其中波长340nm 处的光强度最弱，光电传感器的响应度也最小。因此，340nm 信号的检测成为系统的关键。

2. 比色池温度信号采集放大电路 对于普通的比色分析，温度显得并不特别重要。通常的光电比色计及分光光度计对温度都没有特别要求。但是对于各类生化反应，尤其是酶类对温度波动非常敏感，需要一个恒定的温度，才能取得可靠、准确的检测结果。为此，半自动生化分析仪通常要求在一定的温度下进行测量（控温精度为 0.1℃）。分析所用的温度通常有 25℃、30℃ 及 37℃三种。温度的恒定是由温度传感器来感应，温度信号采集放大电路放大，由微机控制单元控制温控电路共同来完成的。

比色池温度信号采集放大电路如图 4-34 所示。

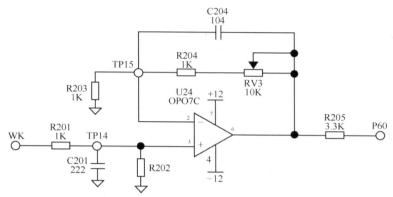

图 4-34 比色池温度信号采集放大电路

比色池温度采集电路是由 OP07 集成运放（U24）组成的同相比例放大器，它的放大器为 10 倍。比色器温度采集电路的输出信号接到微机控制单元。该电路中 RV3 阻值的变化，直接影响到放大器的放大倍数，从而改变温度采集电路输出的测试精度。

3. **温控电路** 半自动生化分析仪采用的温控方法有半导体加热法、空气浴法、恒温水浴法、恒温液加热法等。小型半自动生化分析仪的温控部件通常采用半导体元件（帕尔贴元件，peltier 元件）来控制。帕尔贴元件既能制冷，又能制热。它有两条引线，电流从一个方向流过时，能制冷，将比色池的温度降下来；从另一个方向流过时，能制热，将温度升高。

一般仪器恒温装置通常是一块铝合金的金属块，中间开一个槽，放置比色池。或金属块本身就是比色池的一部分。帕尔贴元件和温度传感器都装在金属块内部。帕尔贴温控电路如图 4-35 所示。

图中的 L6202（U23）是复合型集成电路，该芯片通过编码驱动四个 DMOS 场效应管的工作状态，实现对电器的全桥控制和驱动。它具有高速、高驱动能力、有热保护(过流保护)、与 TTL、CMOS、μC 等逻辑电平兼容的特点。本机采用集成电路 L6202，控制流过帕尔贴的电流方向，达到控制帕尔贴温度上升或下降的目的。

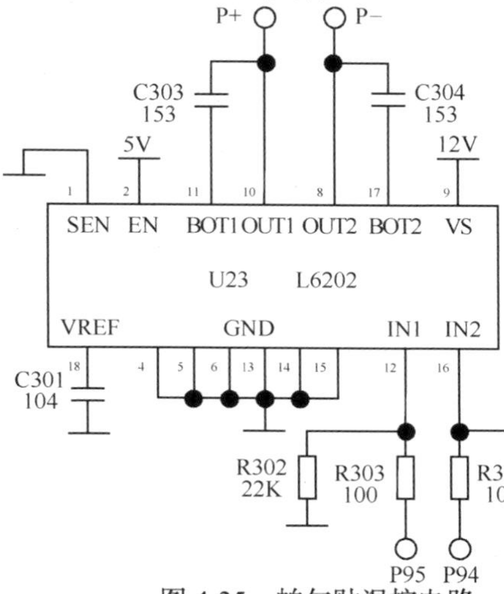

图 4-35 帕尔贴温控电路

4. **蠕动泵电机驱动电路** 由于生化分析设备对每次检测的吸液量有严格控制，因此生化分析仪蠕动泵的驱动电动机通常为步进电动机。蠕动泵控制电路的原理如图 4-36 所示。

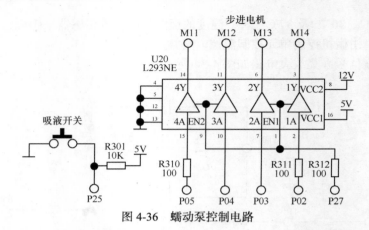

图 4-36　蠕动泵控制电路

　　蠕动泵步进电机驱动集成电路为 L293NE。L293NE 为 4 通道推拉式驱动器，输出通道有 1A 电流的驱动能力。它具有高速、高驱动能力、与 TTL 逻辑电平兼容等特点。

　　5. 键盘电路　键盘是在微机控制系统中实现人机对话的控制单元，通过键盘向微机控制系统输入指令和数据。由于本机的键盘系统需要 18 个按键，因此键盘识别电路采用 4×5 矩阵形式。键盘电路如图 4-37 所示。

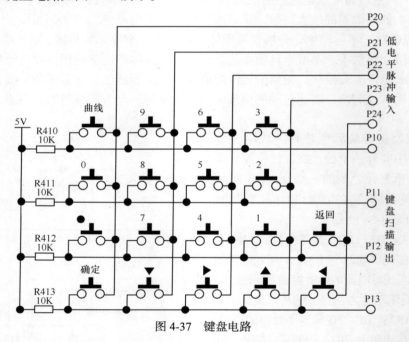

图 4-37　键盘电路

　　键盘矩阵有 5 列脉冲输入线（P20~P24），4 行扫描输出线（P10~P13）。根据键盘扫描程序，中央处理器(U16 单片机)顺序向 P20~P24 端口提供低电平脉冲，同时读输入 P10~P13 的数据。如果有键按下，则矩阵交差点被按键短接，相应的扫描线为低电平。比如：按键（6）按下，P22 与 P10 相连。那么，当 P22 为低电平时，中央处理器会检测到 P10 为低电平，则判断按键（6）被按下。

　　6. 控制主板　半自动生化分析仪的整个工作过程，控制信号的输入和输出，数据的计算，数据的存储，检测结果的输出（显示和打印）都是通过微机控制单元完成的。

由图 4-38 所示的电路可见，微机控制单元的核心器件是一片 16 位微处理控制芯片 MB90F553A。该芯片在 F2MC-8 系列制作架构基础上，增加了支持高级语言功能、扩展选址方式、加强乘除功能命令和提供多位处理能力。芯片采用 32 位累加器，可以进行长字节数据的处理。

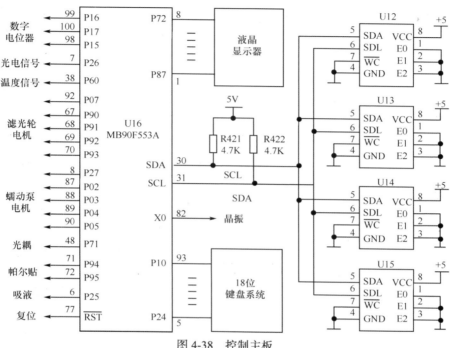

图 4-38　控制主板

单片机 MB90F553A 主要引脚在本系统的连接和使用功能如表 4-6。

表 4-6　MB90F553A 主要引脚在本系统的连接和使用功能

连接电路	引脚	功能	信号形式
数字电位器	P15	提供时钟 *CLK*	低电平有效
AD8400（U8）	P16	片选 *CS*	数字脉冲信号
	P17	数据装载 *SD*	数字脉冲信号
光电信号 A／D 转换器 DS2450S（U9）	P26	A/D 转换后数字信号输入	数字脉冲信号
温度信号采集电路 OP07C（U24）	P60	比色器温度模拟信号输入	模拟信号
滤光轮电机控制电路	P90~P93	滤光轮电机驱动信号	数字脉冲信号
L293NE（U21）	P07	滤光轮电路选通信号	高电平有效
蠕动泵电机控制电路	P02~P05	蠕动泵电机驱动信号	数字脉冲信号
L293NE（U20）	P27	蠕动泵电路选通信号	高电平有效
滤光轮光耦	P71	滤光轮矫正位置信号输入	数字脉冲信号
帕尔贴电路 L6202（U83）	P94、 P95	帕尔贴电路控制模式	高、低电平
复位电路 MCP130（U19）	$\overline{RST}$	系统复位	低电平复位
有源振荡器 OSC1	*X*0	系统主频时钟信号输入	16M 频率振荡

续表

连接电路	引脚	功能	信号形式
串行存储器	DSA	存储器双向数据线	数字脉冲信号
	SCL	提供串行存储器时钟	数字脉冲信号
键盘系统	P10~P13	键盘扫描输入端	数字脉冲信号
	P20~P24	键盘脉冲输出端	数字脉冲信号
液晶显示器	P73	数据/命令（H/L）选择端	高、低电平
	P74	读/写（H/L）控制信号	高、低电平
	P72	使能信号 E	高电平有效
	P80~P87	DB0~DB7 数据总线	数字脉冲信号
	P76	并行/串行（H/L）模式	高、低电平
	P77	液晶显示器复位端	低电平有效

本系统使用四片外部串行存储器 M24C64（U12、U13、U14、U15），这种存储器具有不怕掉电功能。

（四）主要性能参数

本款半生化分析仪主要性能参数见表 4-7。

表 4-7 URIT-810 型半自动生化分析仪主要性能参数

光源	卤钨灯
光电检测器	光电二极管，光电池等
单色器	1. 干涉滤光片： 半宽度小于 10nm 波长准确度±2nm 配置 6~12 片滤光片，标准配置为：340nm、405nm、495nm、546nm、578nm、623nm、690nm 2. 光栅：波长准确度±1nm，重复性 0.5% 3. 棱镜：波长准确度±1nm，重复性 0.5%
分辨能力	0.001A
测光范围	－ 0.100A~2.500A
重复性	不大于 0.005 A
准确度	1. 干涉滤光片式： A=0.5A 时，准确度±0.02A A=1.0A 时，准确度±0.04A 2. 光栅和棱镜式： A=0.5A 时，准确度±0.01A A=1.0A 时，准确度±0.02A
10 分钟内零点漂移（稳定性）	0.002A
比色池	石英比色池，光径 1cm，内体积 50μl
温度	帕尔元件控温，温度误差±0.1℃，可选温度为 25℃、30℃和 37℃
测试方法	吸光度法、终点法、动态法
测试类别	吸光度，浓度及活性
校准	1~6 个标准物校准，单点校准（1 个标准浓度），多点校准（2~6 个标准浓度）
测试值贮存	根据不同的分类贮存结果
显示器	LCD 或 CRT 显示
打印机	内置热敏打印机或外联打印机
电源	220V±10%，（50~60）Hz±5%

六、自动生化分析仪

半自动生化分析仪具有的体积小、价格低廉等特点，是目前基层医疗机构的主要生化检验设备。但是，它的操作模式、检测精度与速度、自动化程度等还存在着缺陷，难以适应较大型的医院。半自动生化分析仪主要的技术弱点为：

（1）自动化程度低，操作繁琐。半自动生化分析仪实际上是一台自动比色计，加样、混匀、孵育等过程均需要手工操作。此外，它只能按项目检测，不能按样本测试，所以操作繁琐、不便。

（2）检测速度慢。由于采用单通道检测，每次只能测试一个样本，加之每次使用后需要较长时间冲洗才能进行下一次测定，所以，速度极慢，每小时只能完成几十个测试。而最快的模块式全自动生化分析仪检测速度可达 9600 测试/小时。

（3）准确度较差。进样探针结构简单，没有做涂层处理，携带污染率大。此外，由于所有项目都在同一个管道中检测，不易冲洗干净，项目之间会有影响。由于采用手工加样，加样准确性也较低。大多采用滤光片单色器，分光效果较差，且无法应用双波长比色，因而不能去除本底干扰。

（4）开展项目少。一般仅能开展终点法和两点法，少部分可开展连续监测法，但都不能开展免疫比浊项目。

（5）重复性较差。由于手工操作环节多，影响了检测的精密度。

（6）试剂和样本用量大。

（7）信息处理能力差。一般只有简单的计算和存储功能，无法进行数据的分析处理，也不能与医院检验科实验室信息管理系统（laboratory information management system，LIS）系统连接。仪器没有相应的传感器，无法对各组成部分进行实时监控，不能自动判断仪器状态。

与半自动生化分析仪相比，自动生化分析仪的结构更加复杂、精密，在光路、液路、机械传动系统、计算机系统等各方面性能都有极大的提高，实现了从样本识别和取样、混匀、检测到结果分析、报告打印及清洗等全过程的自动运行。自动生化分析仪技术优点为：

（1）通过条码识别器，可以从样本试管的条形码读取有关检测资料。

（2）由微处理器（与计算机系统连接）控制的样本传输系统，实现了样本连续、有选择（急诊优先）的进样和回收等自动化传输功能。

（3）由电磁阀和注射泵组成的液路系统代替了蠕动泵，使得加样更加准确，减少了样本和试剂的用量。

（4）采用光栅、后分光和双波长技术检测，使得检测的准确性进一步提升。

（5）由石英玻璃或有机玻璃制成的反应盘代替了流动比色池，可同时进行上百个测试，大大提高了检测速度。

（6）具有冷藏功能的双试剂盘配置，使得试剂性能更加稳定并实现了双试剂检测，提供了更加丰富的检测项目。

（7）独立的计算机工作站和功能强大的软件系统，不但可实现自动计算结果和打印报告，还可监控测试的全过程和设备各部件的工作状态，自动进行质控、定标等数据的分析和处理，使检验质量更有保证。

全自动生化分析仪在准确度、精密度和检测速度上大大优于半自动生化分析仪，是现代临床实验室的主要生化检验设备。

本节以长春迪瑞 CS-6400 全自动生化分析仪为例，介绍自动生化分析仪的基本结构与工作原理。迪瑞 CS-6400 全自动生化分析仪如图 4-39 所示。

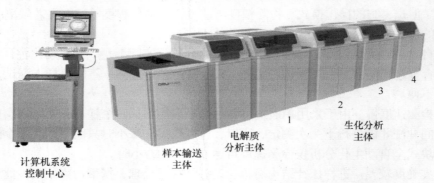

图 4-39 迪瑞 CS-6400 全自动生化分析仪

CS-6400 全自动生化分析仪为分立式、急诊优先、外置计算机系统的模块化生化全自动分析仪。本机的分析部由样本输送主体（简称样本台）、1~4 个生化分析主体（简称分机）和电解质分析主体（选配）组成。

（一）整机的构成与工作流程

CS-6400 全自动生化分析仪的最小系统包括一台计算机系统、一节生化分析主体（分机）和一台样本输送主体（样本台）。一节分机的最高测试速度为每小时完成 1600 项测试。样本台的作用是输送和回收样本架（装载样本试管），它通过与分机前端的三组平行轨道连接，可以分别输送常规样本和急诊样本，并回收样本试管。

CS-6400 全自动生化分析仪的最小系统如图 4-40 所示。

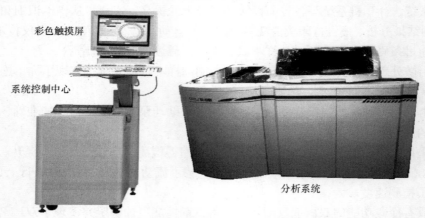

图 4-40 CS-6400 全自动生化分析仪的最小系统

最小系统涵盖了全自动生化分析仪的全部功能，只不过测试速度比多节联机低。生化分析主体的结构框图如图 4-41 所示。

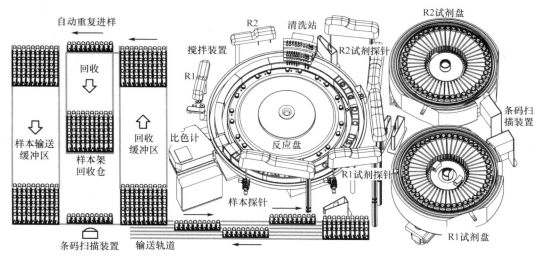

图 4-41 生化分析主体结构框图

生化分析主体的结构采用"三盘+五针+四搅拌棒"的方案。三盘是指一个反应盘和两个试剂盘；五针为四个试剂探针和一个样本探针，四个试剂探针分别用于 R1 试剂盘与 R2 试剂盘的加注试剂（内圈、外圈），一个样本探针用来吸取样本；四搅拌棒是指有两组搅拌装置，每个搅拌装有两个搅拌棒，四个搅拌棒可以分别同时对四个反应杯（内圈、外圈，第一试剂搅拌、第二试剂搅拌）进行混匀。光度计为光学测量机构，采用"后分光+光栅+光电池阵列"方式，能对反应杯进行实时光电检测。清洗站负责对反应杯的自动清洗。

生化分析的基本试流程如图 4-42 所示。

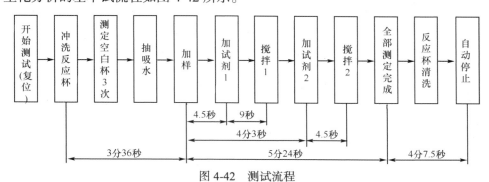

图 4-42 测试流程

（二）基本结构与工作原理

CS-6400 全自动生化分析仪的原理框图如图 4-43 所示。

本机的生化分析由样本输送系统（样本台+分机的连接轨道）、探针与搅拌装置、清洗站、反应盘、试剂盘、液路系统和光学系统等组成。

1. 样本输送系统 样本输送系统以样本试管架为单位，是样本试管架自动传送、回收的机械装置。样本试管架的作用是放置样本试管，样本试管分为常规检测试管和急诊试管，急诊试管具有检测优先权，样本输送系统通过条码扫描装置判别急诊试管架，并转送到急诊检测区（轨道二）。本机的试管架可以装载 10 支样本试管，试管架如图 4-44 所示。

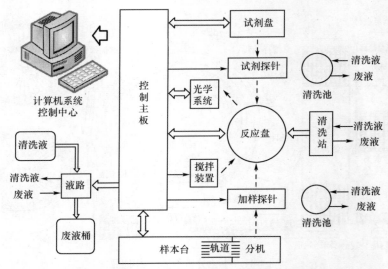

图 4-43 CS-6400 全自动生化分析仪的原理框图

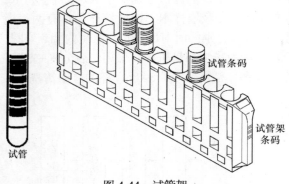

图 4-44 试管架

根据试管架的用途不同，试管架的颜色和前端的条码也不同。常规架条码为 N，架体为白色；急诊架条码为 E，架体为红色；质控架条码为 C，架体为绿色；校准架条码为 S，架体为黄色；复查架条码为 R，架体为橙色。

样本输送系统分为圆盘状、传送条带状等类型，一般单机低速的自动生化分析仪采用圆盘状设计，模块化高速自动生化分析仪多采用传送条带状类型。CS-6400 全自动生化分析仪为模块化结构，采用轨道式传送条带状的样本输送系统。本机的样本输送系统包括样本台和轨道两部分，样本台是独立模块结构，通过内置条码扫描装置确定试管和试管架信息，并负责样本试管架的定位输送和回收；轨道贯通于各分机之间，可以为各分机提供待测样本，并将完成取样的试管送回样本台。样本台如图 4-45 所示。

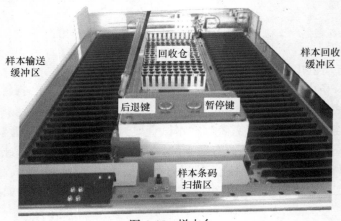

图 4-45 样本台

样本台由样本输送缓冲区、样本回收缓冲区、样本条码扫描区、样本架回收仓等组成。样本输送缓冲区是存放待测样本试管架的区域；待测样本试管架进入到样本条码扫描区，可以通过条码扫描装置得到待测试管架和试管的有关信息，其中：待测试管架上的条码反映是否为急诊试管架、试管的条码告知分析系统将检测的项目及相关资料；样本回收缓冲区暂存分析后试管架，分析后试管架若需要复检，能通过样本复检推送电机再返回样本输送缓冲区；样本架回收仓放置检测完成的试管架。

样本台的工作原理示意图如图4-46所示。

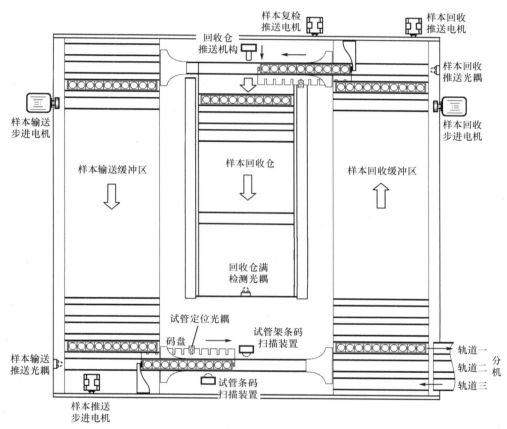

图4-46 样本台工作原理示意图

（1）样本输送：在样本输送缓冲区可以存放30个待测样本试管架，急诊试管架需要通过人工将其摆放到样本输送缓冲区最前面。分析时，样本输送步进电机带动输送链条将样本试管架向前移动，当样本输送光耦检测到有待测试管架时，样本输送步进电机立即停止，同时启动样本推送步进电机，待测试管架开始横向运动。只有待测试管架完全进入条码识别区后，样本输送步进电机才能启动，前移下一个样本试管架。

当有急诊测试需要插入到已排列的常规样本前端时，可按"后退"键，如长按则样本输送链条一直后退。测试中如果要进架暂停，可按进架"暂停"键，再次按下此键，进架继续。这项功能也可以通过操作上位计算机来实现。

（2）条码识别：待测试管架横向运动进入条码识别区，通过码盘和试管定位光耦确定试管位置，由试管条码扫描装置记录每一个待测试管的信息，分析系统根据这些信息进行检测分析。试管架条码扫描装置可以分辨常规检测或急诊检测，如果是常规样本，样本回收步进电机"前进一格"（一个试管架），样本推送步进电机将待测试管推入轨道一；若是急诊样本、校准样本或质控样本，则直接进入轨道二。

（3）测试区：待测试管架进入测试区的工作原理示意图如图4-47所示。

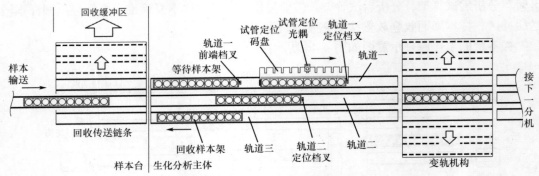

图 4-47　样本进入测试区原理示意图

常规检测试管架在轨道一。若轨道一没有待测试管架，试管架直接被推进到轨道一的定位档叉处，通过试管定位码盘和光耦确定试管位置，由样本探针逐一吸取样本液。取样完成后，试管架向前推送至变轨机构，变轨机构下移两格，通过轨道三将试管架返回到样本回收缓冲区。若轨道一有待测试管架，轨道一前端档叉抬起，待测试管架只能推进到前端档叉处，等待前面取样完毕后，前端档叉落下，该试管架才能进入取样区。

急诊试管架具有检测优先权。检测时，急诊试管架直接进入轨道二，样本探针优先对其采样。采样完成后同样由变轨机构下移一格，通过轨道三返回。另外，轨道二是下一级分机样本输送轨道。

（4）试管回收：轨道三返回的试管架，经样本回收步进电机带动回收链条将样本试管架向上（图4-47）移动，当样本回收光耦检测到有回收试管架，回收输送步进电机立即停止，同时启动样本回收推送电机，试管架横向运动。若该试管架需要复检，由样本复检推送电机推送到样本输送缓冲区；否则，通过回收仓推送机构将试管架推送至样本回收仓。回收仓最多可以放置30个试管架，如果回收仓装满，回收仓满检测光耦有效，系统立即停止检测，并报警提示。

2. 探针与搅拌装置　探针分为样本探针和试剂探针。样本探针的作用是从样本试管内吸取样本液，然后注入到相应的反应杯，由于每个反应杯只能测试一个项目，所以，样本探针需要对同一个样本试管进行多次取样。试剂探针是吸取反应试剂的探针，本系统有两个试剂盘，每个试剂盘分为内圈和外圈，因此，共有4个试剂探针。搅拌装置是对加注试剂的样本进行混匀，由于采用双试剂检测法，所以，需要两组搅拌装置。为提高效率，本系统的搅拌装置为双棒结构，可以对内外圈反应杯同时混匀。

（1）样本探针：样本探针如图4-48所示。

样本探针上升到顶点位置时，可以进行水平摆动。样本探针水平摆动有五个固定位置，即，轨道急诊位、轨道常规样本位、清洗位、反应盘外圈和反应盘内圈。样本探针水平摆动通过光耦合码盘来定位，每个位置都分别对应码盘上的一个齿。复位时，样本探针落在清洗位。样本探针顶端的垂直光耦可以用来确定探针上升位置。样本探针具有液面探测的功能，下降时，若探测到液面或者触碰限位光耦时立即停止，如果这两个信号都没有，则下降到程序设定的最大步数为止。当样本针发生触碰、堵塞或检测到血凝块时，系统会报警提示。样本探针检测到液面后，再下降 4mm 左右进行吸样。

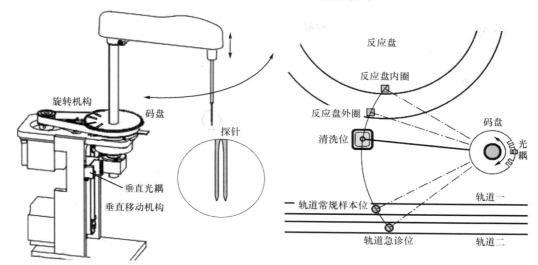

图 4-48　样本探针

　　本机的样本探针采用双针形式,两个探针具有完全一样的结构,可分别定量(1.5~30μl)吸取样本，然后分别加注到内圈、外圈反应杯中。由于双针可以同时取样、分别吐样，因此，双针即能提高取样速度，又可以通过足够精细的取样针头提高取样精度。

　　样本探针在清洗位进行清洗，清洗分为内壁清洗和外壁清洗。内壁清洗是将有一定压力的纯水从针内喷出，以清洗针内壁；清洗针外壁则通过清洗槽喷出的水柱进行清洗。

　　（2）试剂探针：加样完成后，反应盘旋转到试剂探针加试剂位，试剂盘对应的试剂瓶转到试剂位，试剂探针将试剂加注到对应的反应杯内。试剂探针如图 4-49 所示。

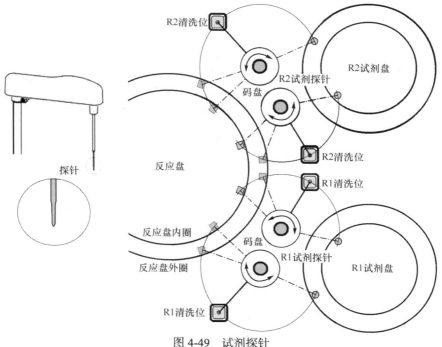

图 4-49　试剂探针

　　试剂探针有四个摆动位置：反应盘内圈、反应盘外圈、清洗位和试剂位。试剂探针的升降和摆动的原理、流程与样本探针基本相同。

　　（3）搅拌装置：注入样本和试剂后，反应盘转到搅拌位，搅拌棒转到反应盘位置，下降旋转搅拌棒将反应杯中的混合液混匀。搅拌装置如图4-50所示。

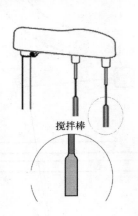
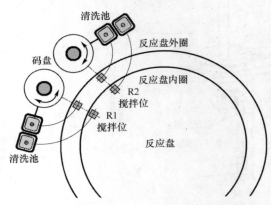

图 4-50　搅拌装置

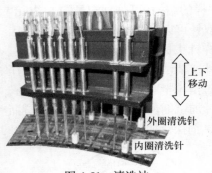

图 4-51　清洗站

　　本机采用双搅拌棒，可以同时对反应盘内外圈的两只反应杯进行混匀。搅拌器由旋转电机和搅拌棒组成，旋转电机可以提供反应液混匀的动力；搅拌棒的下端是一个表面有不黏性材料的扁形金属杆，作用是减少携带物，使反应液混匀。搅拌装置只有两个摆动位置，反应杯位和搅拌棒清洗位。上下与摆动的工作原理与探针相同。搅拌棒下降到搅拌清洗槽内，通过槽内的纯水自动对搅拌棒冲洗。

　　3. 清洗站　清洗站的作用是清洗测试完毕的反应杯，本机的清洗站如图4-51所示。

　　本机的清洗站为双排结构，当清洗探针下降到反应杯内，可以对内外圈的反应杯同时进行清洗。清洗站的各探针功能如图4-52所示。

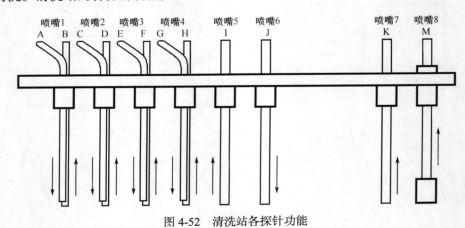

图 4-52　清洗站各探针功能

清洗站共有 8 个喷嘴，分别装有吐液探针、吸液探针和擦拭块。清洗站的基本工作流程为：吸出反应液→注入清洗剂→吸干→注入纯水→吸干→擦干。本机清洗站对反应杯清洗分为 10 步骤：

（1）反应盘旋转将待清洗的反应杯对位于喷嘴 1，清洗机构下降进入反应杯，由探针 B 吸出检测完毕的反应混合物，再通过探针 A 注入碱性清洗液 Ⅱ，然后清洗机构上升，反应盘按程序旋转；

（2）反应盘旋转一圈，将该反应杯对位于喷嘴 2，探针 D 吸出反应杯中的碱性清洗液 Ⅱ，探针 C 再一次注入碱性清洗液 Ⅱ，清洗机构上升，反应盘按程序继续旋转；

（3）反应盘再旋转一圈，将该反应杯对位于喷嘴 3，探针 F 吸出反应杯中的碱性清洗液 Ⅱ，探针 E 注入纯水，清洗机构上升，反应盘按程序继续旋转；

（4）反应盘再旋转一圈，将该反应杯对位于喷嘴 4，探针 H 吸出反应杯中的纯水，探针 G 再一次注入纯水，然后清洗机构上升反应盘继续旋转；

（5）反应盘再旋转一圈，该反应杯对位于喷嘴 5，探针 I 吸出反应杯中的纯水；

（6）反应盘再旋转一圈，该反应杯对位于喷嘴 6，探针 J 向反应杯中注入纯水（空白液），反应杯转到比色计处进行吸光度测量；

（7）反应盘再旋转一圈，在比色计处再一次对盛有空白液的反应杯进行吸光度测量；

（8）反应盘再旋转一圈，第三次对盛有空白液的反应杯进行吸光度测量，三次对盛有空白液的反应杯吸光度检测的目的是检测反应杯是否清洗干净；

（9）反应盘再旋转一圈，该反应杯对位于喷嘴 7，探针 K 吸出反应杯的空白液；

（10）反应盘再旋转一圈，将该反应杯对位于喷嘴 8，探针 M 吸出反应杯中的残留水，同时对反应杯进行擦拭。

4. 反应盘　反应盘的作用是装载反应杯，为生化检验提供反应场所和反应环境。反应场所是通过对反应杯的定位，自动完成加样、加注试剂、搅拌混匀和清洗等功能。反应环境是为待测混合液（样本+试剂）提供适宜的孵育温度和时间。

（1）反应杯组。本机的反应盘由 11 块反应杯组构成，反应杯组如图 4-53 所示。

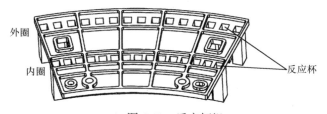

图 4-53　反应杯组

每个反应杯组有两排，每排装有 15 个反应杯，11 块反应杯组围成一个有内外圈的反应盘，每圈有 165 个反应杯，反应盘共计可以装载 330 个反应杯。

（2）反应盘驱动和定位装置，如图 4-54 所示。

反应盘的旋转由步进电机驱动，它与下方的码盘系统为同轴联动。检测复位时，复位挡块遮挡复位光耦，反应盘的 1 号对位于清洗站的喷嘴 1（图 4-55）。测试时，定位光耦通过对码盘的检测和并计数，可以确定反应盘的旋转位置。

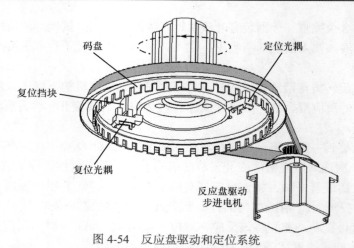

图 4-54 反应盘驱动和定位系统

反应盘的工作流程，如图 4-55 所示，11 块反应杯组构成一个完整的反应盘。

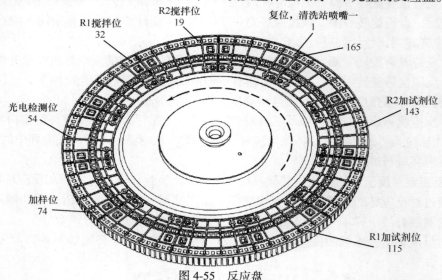

图 4-55 反应盘

（3）反应盘的旋转方向为逆时针，转动 41 个反应杯为一步（用时 4.5s），转动 4 步为 1 圈（41×4=164 个反应杯，用时 18s）。由于反应盘一圈有 165 个反应杯，因此，反应盘旋转 1 圈实际上是逆时针转动 164 个反应杯，就是说，反应盘转动的每一圈都少一个反应杯位，相当于反应杯顺时针转动 1 个反应杯位。比如，第一圈 1 号位（1 号反应杯位）对位于喷嘴 1，那么在第二圈时，2 号位（2 号反应杯）则会对位于喷嘴 1（1 号反应杯在 165 号位，对位于喷嘴 2），以此类推。

本机每个反应杯检测需要反应盘旋转 41 圈，即反应盘旋转 41 圈为一个检测周期。每个检测周期的具体检测流程为：

第一圈。喷嘴 1 对位于反应盘 1 号反应杯，清洗机构下降到反应杯，喷嘴 1 吸取反应混合物，然后注入碱性清洗液 Ⅱ。

第二圈。喷嘴 2 吸取 1 号反应杯中的碱性清洗液 Ⅱ，然后再一次注入碱性清洗液 Ⅱ；与此同时，喷嘴 1 对准 2 号反应杯，喷嘴 1 吸取反应混合物，然后注入碱性清洗液 Ⅱ。

第三圈。喷嘴 3 吸取 1 号反应杯中的碱性清洗液 Ⅱ，然后注入纯水；与此同时，喷嘴 2 对位 2 号反应杯，喷嘴 1 对位 3 号反应杯。

第四圈。喷嘴 4 吸取 1 号反应杯中的纯水，然后再一次注入纯水；与此同时，喷嘴 3 对位 2 号反应杯，喷嘴 2 对位 3 号反应杯，喷嘴 1 对位 4 号反应杯。

第五圈。喷嘴 5 吸取 1 号反应杯中的纯水；与此同时，喷嘴 4 对位 2 号反应杯，喷嘴 3 对位 3 号反应杯，喷嘴 2 对位 4 号反应杯，喷嘴 1 对位 5 号反应杯。

第六圈。喷嘴 6 对 1 号反应杯注入纯水；与此同时，喷嘴 5 对位 2 号反应杯，喷嘴 4 对位 3 号反应杯，等。1 号反应杯路经比色计时，检测吸光度。

第七圈。1 号反应杯路经比色计时，检测吸光度；与此同时，喷嘴 6 对 2 号反应杯注入纯水并检测吸光度，喷嘴 5 对位 3 号反应杯，喷嘴 4 对位 4 号反应杯，等。

第八圈。1 号反应杯路经比色计时，检测吸光度；与此同时，2 号反应杯检测吸光度，喷嘴 6 对 3 号反应杯注入纯水并检测吸光度，喷嘴 5 对位 4 号反应杯，喷嘴 4 对位 5 号反应杯，等。

第九圈。喷嘴 7 吸取 1 号反应杯的纯水；与此同时，2 号反应杯检测吸光度，3 号反应杯检测吸光度，喷嘴 6 对 4 号反应杯注入纯水并检测吸光度，喷嘴 5 对位 5 号反应杯，喷嘴 4 对位 6 号反应杯，等。

第十圈。喷嘴 8 吸取 1 号反应杯中的残留水，同时对其擦拭；与此同时，喷嘴 7 吸取 2 号反应杯的纯水，3 号反应杯检测吸光度，4 号反应杯检测吸光度，喷嘴 6 对 5 号反应杯注入纯水并检测吸光度，喷嘴 5 对位 6 号反应杯，喷嘴 4 对位 7 号反应杯，等。

第十圈相当于反应盘旋转了 9 圈，第 1 个反应杯被擦干，旋转 2 步（两个 41 反应杯位），1 号反应杯位于 74 号位，样本探针吸取样本并加入到 1 号反应杯；再旋转 1 步（41 个反应杯位），1 号反应杯位于 115 号位，R1 试剂探针将试剂 R1 加入到 1 号反应杯；反应盘再转 2 步，1 号反应杯位于 32 号位，R1 搅拌棒对 1 号反应杯的混合液进行搅拌；反应盘继续旋转，1 号反应杯通过测光点（54 号位）时，开始第一次测光。

反应盘继续旋转到第 23 圈，在 143 号位，R2 试剂针将试剂 R2 加入到 1 号反应杯，再转 1 步，1 号反应杯位于 19 号位，R2 搅拌棒进行溶液搅拌。从第 10 圈开始到第 41 圈结束，本系统将对反应杯进行 31 次测光。

（4）温控系统：生化分析仪通过温控系统保持反应盘的温度恒定，以保证样本的正常孵育反应。分析仪一般设有 30℃ 和 37℃ 两种温度，稳定温度主要采用水浴和空气加热两个方法。本机反应盘为循环水恒温方式，孵育温度设定为 37℃。

5. 试剂盘　试剂盘是存放试剂瓶的装置，通过试剂盘的驱动和码盘定位系统，可以将检测项目需要的试剂旋转到试剂探针位，试剂盘的运行和定位原理与反应盘相同。本机有两个试剂盘（R1 试剂盘、R2 试剂盘），可以分别装载试剂 1（R1 试剂）和试剂 2（R2 试剂）。本机的试剂盘如图 4-56 所示。

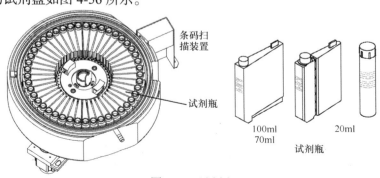

图 4-56　试剂盘

R1 试剂盘与 R2 试剂盘的结构完全相同，每个试剂盘的外圈可以有 45 个试剂位、内圈有 22 个试剂位。试剂瓶的容量分为三种：100ml、70ml、20ml。试剂盘设有条码扫描装置，通过对试剂瓶的条码扫描，可以确定试剂盘中每种试剂（试剂瓶）所处的位置。试剂盘还有试剂冷藏装置，冷藏温度为 5~15℃。

6. **液路系统** 液路系统的主要作用是：清洗样本探针、试剂探针和搅拌棒，清洗反应杯，为反应盘提供 37℃ 循环水浴孵育环境。

（1）样本探针、试剂探针和搅拌棒的清洗液路，如图 4-57 所示。

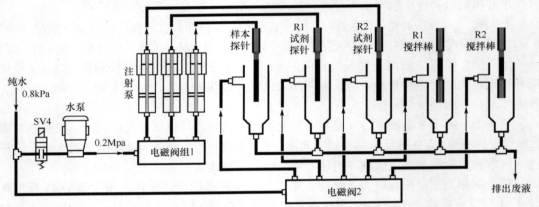

图 4-57　样本探针、试剂探针和搅拌棒的清洗液路

电磁阀 SV4 通电，它的阀门闭合引入纯水，通过水泵使纯水的压力增高至 0.2MPa，电磁阀组 1 闭合，具有一定压力的纯水可以清洗各注射器和探针的内壁；与此同时，电磁阀组 2 闭合，通过压力为 0.8kPa 的纯水对各探针的外壁和搅拌棒进行清洗。

（2）清洗站液路，如图 4-58 所示。

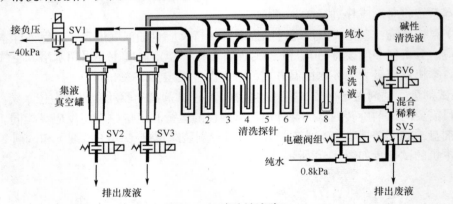

图 4-58　清洗站液路

首先，电磁阀 SV1 闭合，SV2、SV3 断开，在两个集液真空罐内形成负压（-40kPa），由于负气压作用，清洗探针的喷嘴 1、2、3、4、5、7、8 同时吸取各对位反应杯的溶液。电磁阀 SV1 断开，SV2、SV3 闭合，排出废液。

各反应杯清空后，三通电磁阀 SV5 通电，它的常开阀门闭合，0.8kPa 的纯水进入混合稀释位，电磁阀 SV6 闭合，碱性稀释液与纯水混合后，通过喷嘴 1、2 进入对位的反应杯；与此同时，电磁阀组闭合，经喷嘴 3、4、6 对各对位的反应杯注水。三通电磁阀 SV5 断电后，常闭阀门接通，可以排出混合稀释位的残留清洗液。

（3）反应盘的循环水浴液路：循环水浴液路的作用是通过水浴循环系统，为反应盘建立稳定的 37℃孵育环境。循环水浴液路如图 4-59 所示。

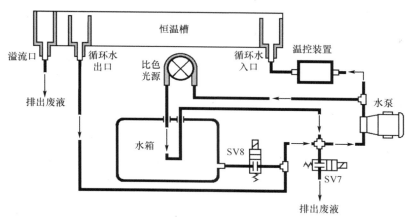

图 4-59　循环水浴液路

温控装置内设加热器和温度传感器，通过控制电路构成温度控制闭环系统。当传感器检测到反应盘恒温槽的温度低于 37℃时，加热器工作；温度达到 37℃，加热器断电；如果温度高于 37℃，电磁阀 SV8 闭合，从水箱引入常温的纯水。

水泵是水浴循环系统的动力源。水泵通电，将循环水经加热装置进入循环水入口，流过恒温槽，在循环水出口流出，经过三通、四通返回水泵。如果恒温槽的循环水太满，可以通过溢流口排出。

比色计光源（卤钨灯）的冷却回路也在水浴循环系统内，光源的冷却管路经过水箱可以对光源循环管路冷却。另外，光源的热量可以为循环水加热。分析系统开机或复位时，电磁阀 SV7 闭合，排干所有水浴循环系统内的存水（循环水是否清洁，直接影响光电比色的测量精度）。然后，关闭 SV7、接通 SV8，通过水箱补充新鲜的去离子水。

7. 光学系统　生化分析仪的光学系统实际上就是一个分光光度计，它通过色散器（本机使用光栅）和光电池阵列，可以同时测定 13 个固定波长的吸光度。13 个固定波长为：340nm、380nm、405nm、450nm、480nm、505nm、546nm、570nm、600nm、660nm、700nm、750nm、800nm。本光学系统采用后分光方式，当反应杯旋转到比色位时，比色计可以实时检测每一路过的反应杯吸光度。控制主板和计算机系统能根据当时反应杯内置的溶液，选取适宜的波长信号。光学系统如图 4-60 所示。

（1）光源：本机的光源采用卤钨灯，卤钨灯的光谱范围为 320~2500nm，亮度较高且稳定。光源发出的光波，经隔热玻璃去除红外波长光谱，再通过前聚光物镜将混合光谱汇聚到石英光纤的入口。

（2）光纤：光纤是传导光波的导体，由于微细的光导纤维可以放入在柔性护套内，因此，它能够弯曲而不被断裂，应用光纤可以使光学系统的结构设计更加灵活。本机的光源通过 "一分二"石英光纤，可以同时为两个比色计（内、外圈比色计）提供混合光源。

（3）测光：光纤出口射出的光波，经前透镜聚焦，通过反光镜转向后照射到反应杯的中心，反应杯的透射光再由后透镜组聚焦到狭缝，狭缝射出的光波投向平场光栅。

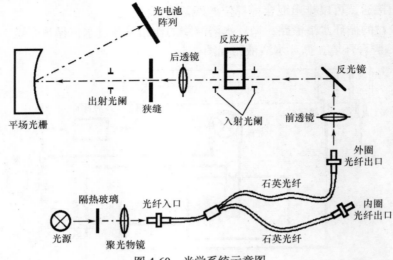

图 4-60　光学系统示意图

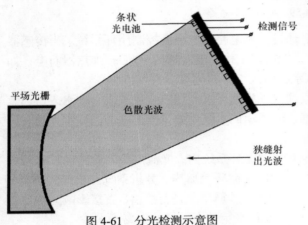

图 4-61　分光检测示意图

（4）分光：分光检测示意图如图 4-61 所示。

平场光栅是色散（分光）器件，因此，狭缝的光波照射到平场光栅可以将光波按波长排序色散。本机的光电池阵列由 13 个平行条状的光电池组成，每条光电池对应一个光波频率（频段），由此可以检测到 13 个波长的吸光度。

七、干化学生化分析仪

干化学生化分析仪（dry biochemical analyzer）是利用干化学试纸（简称干片），通过其颜色或电离子的变化来检测生化指标的设备。由于它测定样本用量少，不需配置试剂，操作简便、报告结果快速，准确度和精密度可以满足临床要求，除干片外无其他任何废液、废物。因此，在临床（尤其是急诊）应用广泛。

干化学分析技术是区别于需要液态试剂的化学检测技术而进行命名的。其原理是，将某项检测所需的全部或部分试剂成分固相在具有一定结构的试剂载体中（干片），当液态样本注入到这个载体表面，样本中的水分会使载体上的试剂溶解，在潮湿状态下发生反应，得到相应的物理量变化。比如，干片发生颜色或电离子特性的改变。

（一）干片

干片采用多层薄膜的固相试剂技术，通过在基片上依次喷涂各种化学反应试剂，形成多层膜状结构。这种多层涂膜均匀吸湿性好，只要把液体样本直接加到已固化于特殊结构的试剂载体，即干片的试剂中，以样本中的水为溶剂，将固化在载体上的试剂溶解后，再与样本中的待测成分进行化学反应，从而进行分析测定。干片可以进行量化分析，它的定量检测准确度已达到常规湿化学法的测定水平。

多层涂膜技术不仅能掩盖待测物的有色物质并提供背景，选择性地阻留或去除干扰物质，而且还将等同于湿化学反应原理的各种物理、化学反应在各分层中进行，使某一层中的产物可进入另一层中进行反应，从而引导反应序列，其各层可以给出特定的环境用以控制反应序列和反应时间。

目前，根据检测技术的不同，临床干化学检验有两种多层膜干片类型。即基于反射光度法的比色多层膜干片、基于差示电位法的离子选择电极多层膜干片。干片的外形如图4-62所示。

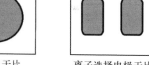

比色干片　　　　　离子选择电极干片

图4-62　干片外形

1. **比色多涂层膜干片**　比色多层膜干片从上（表面）至下有四个基本结构层，扩散层（光反射层）、试剂层、指示剂层和支持层。比色多层膜干片的结构如图4-63所示。

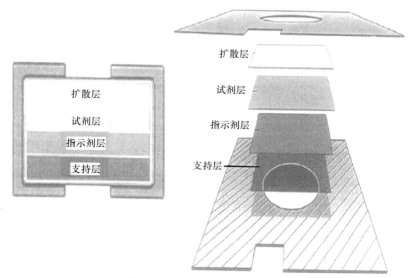

图4-63　比色多层膜干片结构

（1）扩散层：也称为光漫射层，位于干片的最上层。它的主要作用是使样本能够均匀地分布在干片内，并匀速向下渗透。由于扩散层采用不同密度的填充物质，能有效地阻滞细胞、结晶以及大分子蛋白质物质，将溶血、高血脂血及胆红素干扰减至最低。

扩散层的孔径为 $1.5 \sim 30 \mu m$ 的醋酸纤维素骨架，不仅可以有效地屏蔽大分子干扰物质，同时还提供反射测定的背景，使光源不通过有色干扰物，全部漫反射回去，以减少因光吸收引起的检测误差。

（2）试剂层：是由干性试剂和亲水多聚物组成。亲水多聚物可以使样本产生快速渗透反应，并通过试剂涂层的结构分布控制不同物质的反应顺序。通常根据不同的检测项目，会在试剂层和扩散层中加入一个屏蔽层或辅助试剂层，目的是更好的去除样本中干扰物质。

（3）指示剂层：包含染料以产生显色的复合物，使反应产生颜色变化，进而出现反射光吸光度的变化。

（4）支持层：由透明的塑料薄片组成，允许入射光和反射光自由通过，作用是支撑并提高整个干片的机械强度。

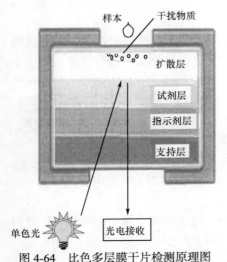

图 4-64　比色多层膜干片检测原理图

比色多层膜干片是利用生成的颜色来检测被分析物的浓度。比色多层膜干片的检测原理如图 4-64 所示。

当样本滴入干片后，随着重力作用以及干片的亲水作用均匀的向下渗透，在干片的指示剂层内按照顺序参与反应，产生颜色的变化，通过颜色变化的程度计算出样本中待测物质的含量。为降低干扰物质对检测结果的影响，单色光在扩散层的底部反射，由于干扰物质大多被扩散层隔离，光电接收装置接收的反射光不包含干扰物质对光的影响。

2. 离子选择电极多层膜干片　离子选择电极多层膜干片测定对象主要是无机离子。对于无机离子项目，干片将两个电极用盐桥连接涂层在载体上，当参比液与样本分别滴入干片的两个电极表面时，两个电极会产生各自不同的电动势，通过电压计即可检测两个电极之间的电势差，通过电势差可以计算样本中无机离子的浓度。离子选择电极多层膜干片的结构如图 4-65 所示。

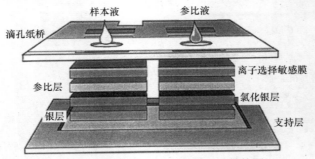

图 4-65　离子选择电极多层膜干片结构图

离子选择电极多层膜干片也采用多个片层结构，它包括滴孔纸桥、离子选择敏感膜、参比层、氯化银层（Ag/AgCl）、银层（Ag）和支持层。离子选择电极多层膜干片通过离子选择性电极检测特定离子的浓度。

离子选择性电极多层膜干片的差式电位法工作原理如图 4-66 所示。

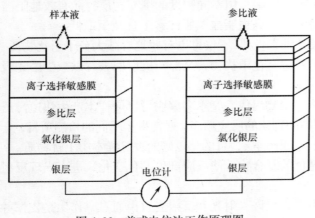

图 4-66　差式电位法工作原理图

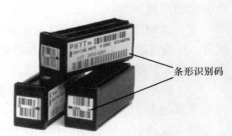

图 4-67　条形识别码

离子选择电极多层膜干片的工作原理是：同时将等量的样本液和电解质参比液（ERF）分别加入干片的两个滴入孔，这两种液体通过纸桥各自的圆孔分别向下层渗透，纸桥与支持层之间的片层分为两半，一半吸收样本液而另一半吸收电解质参比液，利用氯化银层作为电极形成两个半电极。离子选择敏感膜仅允许样本中的目标离子参与反应，即在有效的"选择"目标离子的同时也"阻断"其他存在的离子。样本液与参比液（电解质参比液包含已知浓度的离子）之间存在不同浓度的选择性离子，导致两个电极之间产生不同的电势。利用电位计检测样本液体电极与电解质参比液电极之间的电势差值，利用这个电势差值即可检测出样本中目标电解质的浓度。

通常，每个检测项目需要一种专用的干片。因此，干片装载盒的显著位置上有特定的条形识别码，干化学生化分析仪可以通过条形识别码自动识别和选取相应的干片。条形识别码如图 4-67 所示。目前，临床上干化学生化检验使用的干片项目已超过 40 个。

（二）基本结构与工作原理

干化学生化分析仪如图 4-68 所示。

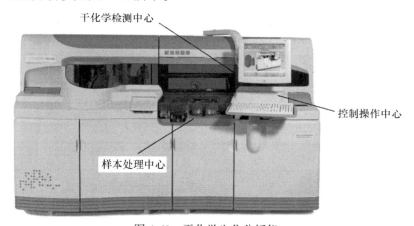

图 4-68 干化学生化分析仪

干化学生化分析仪主要包括样本处理中心、干化学检测中心和控制操作中心。

1. 样本处理中心 样本处理中心的基本作用是装载样本容器（试管），合理地对样本排序。样本处理中心如图 4-69 所示。

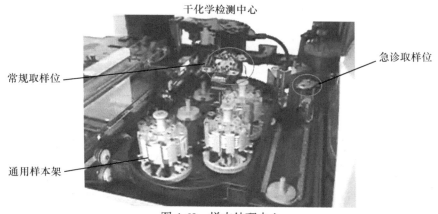

图 4-69 样本处理中心

本机的样本处理中心采取中置式设计，两个采样臂可互不干扰的同时平行采样。本机有 8 个常规样本通道和 1 个急诊样本通道，能同时装载 90 份样本，可以对 50 个样本进行自动排序，选择最佳的采样顺序以提高分析速度。另外，根据需要可以随时插入分析急诊样本。

样本处理中心的关键器件是通用样本架（universal sample tray）。无需适配器，通用样本架也能够容纳多种规格的样本容器（子弹形管除外）。由于不需要将样本转入专用容器或为不同类型的容器使用专门的样本架，因此，提高了工作效率、降低了检验成本，同时也大大减少了出错的机会。通用样本架如图 4-70 所示。

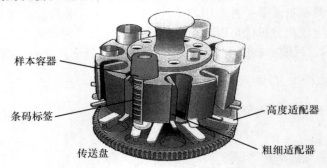

图 4-70 通用样本架

通用样本架安装在样本供应仓中的载架上，控制传送盘可以选择样本容器。每个样本架包含 10 个大小、直径不同的样本容器，通过高度适配器和粗细适配器（弹簧夹）能适应各种容器。常规检验和急诊检验都使用通用样本架取样，每个样本容器都有专用的条码标签，设备可以通过检测条码识别和选择样本容器。

2. 干化学检测中心 干化学检测中心的任务是进行干化学生化分析检验。本机的干化学检测中心如图 4-71 所示。

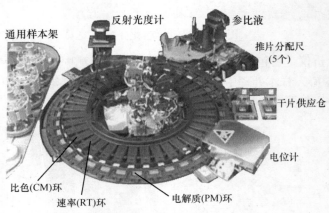

图 4-71 干化学检测中心

干化学检测中心有三个同心环。最外侧的为电解质（PM）环，它有 36 个干片插槽，主要作用是运送干片和电离子测定。加入样本的干片在比色（CM）环孵育（孵育温度一般为 37℃），在速率（RT）环进行反射光测定

推片分配尺的作用是将干片推送至指定的环内。本机有 5 个推片分配尺，分别为：推片尺、插入推片尺 1、插入推片尺 2、CM 丢弃推片尺、RT 丢弃推片尺。

干化学检验主要采用比色法（包括比色速率法）和离子选择电极法的检验分析技术。

比色法干片检测：比色法使用特定波长的光照射干片，通过反射光度计测量的光吸收值来计算样本中分析物的浓度。比色法的反射光度计如图 4-72 所示。

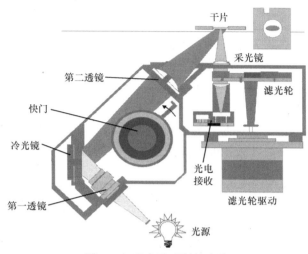

图 4-72　比色法反射计光路

反射光度计的光源使用 16W 卤素灯，开机后常亮，通过快门的遮挡动作实现光亮控制。冷光镜可以隔离 90%以上的红外线。第一透镜的作用是将光源的光线转化为平行光，第二透镜可以将光线聚焦于干片底部。滤光轮有八个滤光镜位置，分别为：340nm、400nm、460 nm、540nm、600nm、630nm、670 nm 和 680 nm。反射光接收端的采集镜可以将从干片反射的光线聚焦到光电接收装置的上方，光电接收装置将反射光转换为电信号。

比色法干片检测的基本流程为：

（1）推片尺将完成加样的干片推入 PM 环，环逆时针方向旋转。

（2）插入推片尺 1 或 2（根据扩散层定）将干片推入 CM 环。

（3）CM 环逆时针转动时，干片在 CM 环内孵育。

（4）RT 丢弃推片尺将干片推入 RT 环。

（5）当干片完成孵育时间，在反射光度计位快速读取反射光度值。

（6）CM 丢弃推片尺在 CM 丢弃位置丢弃干片。

如果需要对有酶促反应的项目进行速率检测，则要在速率（RT）环的多个时间点读取反射光度值。速率法的检测的基本流程为：

（1）推片尺将完成加样的干片推入 PM 环，环逆时针方向旋转。

（2）插入推片尺 1 或 2（根据扩散层定）将干片推入 RT 环。

（3）在干片孵育期间，通过反射计位置时快速读取反射光度值，先后可以最多读取 32 个数值。

（4）RT 丢弃推片尺在 RT 丢弃位置丢弃干片。

3. 离子选择电极法干片检测　通过电位计检测参比液与样本之间的电势差，离子选择电极法能计算出电解质浓度。离子选择电极法的基本流程为：

（1）样本与电解质参比液一起加样，然后推片尺将完成加样的干片推入 PM 环。

（2）在孵育期间 PM 环逆时针方向指示 28 个位置，使干片到达电位计位置。

（3）电位计快速读数。

（4）PM 环继续旋转，到达电位计位置电位计继续快速读数。

（5）检测完成后，到 PM 丢弃位置，干片被丢弃。

第四节　电化学分析仪

人体内的液体统称为体液，主要有血液、脑脊液、胃液和其他消化液、尿液、阴道分泌物等。体液中除了水以外，还含有大量的化学成分（包括有机物和无机物）。由于新陈代谢作用，人体在不断摄入各种营养物质和氧气的同时，要排出代谢产物和二氧化碳，因此，体液中各种化学成分的含量和理化特性，会在一定范围内发生变化，并保持动态平衡。体液的这种动态平衡有助于维持机体内环境的稳定，保证机体正常的生理功能。

临床生化检验中应用电化学分析的原理，可以对血液、尿液等体液中具有电化学性质的某些成分进行分析。溶液的电化学性质是指对电解质溶液通电时，其电位、电流、电导和电量等电化学特性随化学组分和浓度而变化的性质。电化学分析法（electrochemical analysis）是建立在溶液电化学性质基础上，是通过电极（能量转换器）将被测物质的浓度转变成电学参数的分析方法。

在体液中具有电化学性质的成分主要是无机盐类和部分小分子的有机物，它通常分为两类，一类是电解质，主要指体液中的各种离子成分，如 Na^+、K^+、Ca^{2+}、Mg^{2+}、H^+、Cl^-、HCO_3^- 等；另一类是血气，即血液中的气体成分，如 CO_2、O_2 等。机体的水、电解质、酸碱度是维持人体内环境稳定的三个重要因素，也称为体液平衡因素。体液平衡易受到多种因素影响，一旦体液失衡或紊乱，机体就会出现严重的代谢失调。因此，电解质分析和血气分析是评价体液平衡状态的重要生化指标，对临床综合分析水、电解质、酸碱平衡紊乱的原因及代谢失调的影响具有重要意义。

目前，临床实验室的电化学分析仪（electrochemical analyzer）主要有电解质分析仪和血气分析仪。本节将介绍电解质分析仪和血气分析仪的主要检测项目、工作原理和仪器结构。

一、主要检测项目

应用电化学原理和方法检测的生化指标主要有电解质和血气，它是评估体液平衡或紊乱状态的重要依据。

（一）电解质

电解质（electrolyte）是指溶于水溶液中或在熔融（加热融化）状态下能够导电（电解离成阳离子与阴离子）并产生化学变化的化合物。电解质在固态不一定能导电，而在溶于水或熔融状态时电离出自由移动的离子后才能导电。

电解质的电离过程如图 4-73 所示。

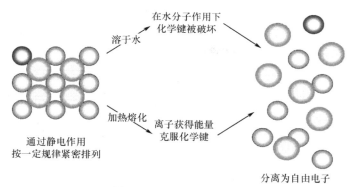

在水分子作用下
化学键被破坏

溶于水

通过静电作用
按一定规律紧密排列

加热熔化

离子获得能量
克服化学键

分离为自由电子

图 4-73　电解质电离过程

电解质是指能解离成带电离子，具有导电性能的化学物质。体液中含有大量的无机物和有机物，通常把体液中存在的离子（包括无机盐类和部分以离子形式存在的小分子有机物）统称为电解质；将不能解离成离子形式的有机物称为非电解质，如葡萄糖、尿素等。体液中主要的阳离子有钠（Na^+）、钾（K^+）、钙（Ca^{2+}）、镁（Mg^{2+}）等，阴离子有氯（Cl^-）、碳酸氢根（HCO_3^-）、磷酸根（HPO_4^{2-}，$H_2PO_4^-$）、硫酸根（SO_4^{2-}）以及有机阴离子（如乳酸和蛋白质）等。另外，还有氢离子（H^+），通常以酸碱度（pH）表示。体液中的这些电解质，具有维持体液渗透压的作用，能保持证体液在细胞内、外的正常分布。

按照党南（Donnan）平衡理论，体液中阳离子总数应与阴离子总数相等，并始终保持电中性。阴离子常随着阳离子总量的改变而变化，某一种阴离子的减少会引起另一种阴离子增加，以维持电中性。因此，水、电解质平衡有助于维持体液的平衡。另外，血浆中主要电解质是钠（Na^+）、钾（K^+）、氯（Cl^-），其中钾（K^+）主要分布在细胞内液，这种分布与细胞膜上的钠钾泵主动转运功能有关。因此，钠钾泵在维持细胞内外电解质平衡中起重要的作用，一旦细胞膜受损或功能障碍会引起钠钾的失衡，导致电解质紊乱。

电解质具有许多重要生理功能，当机体某些器官发生病变或受到外源性因素的影响，都可能引起或伴有电解质代谢紊乱，会引起各器官、脏器生理功能失调，严重者可致死亡。主要电解质的正常参考区间及临床意义见表 4-8。

表 4-8　主要电解质的正常参考值及临床意义

电解质	正常参考区间	临床意义
钾（K^+）	3.5~5.3 mmol/L	增高：摄入过多，如大量输入库存血，补钾过快过多，过度使用含钾药物。钾排泄障碍，见于肾功能衰竭、肾上腺皮质功能减退症、长期使用保钾利尿药物，长期低钠饮食。细胞内钾外移增加，如大面积烧伤，创伤，组织挤压伤、低醛固酮血症、重度溶血等
		减低：肾上腺皮质功能亢进、严重呕吐、腹泻、服用利尿剂和胰岛素、钡盐中毒、代谢性碱中毒、低钾饮食等
钠（Na^+）	137~147 mmol/L	增高：垂体前叶肿瘤、肾上腺皮质功能亢进、严重脱水、中枢性尿崩症、过多输入含钠盐溶液、脑外伤、脑血管意外等
		减低：糖尿病、肾上腺皮质机能不全、消化液丢失过多(如呕吐、腹泻)、严重肾盂肾炎、肾小管严重损害、应用利尿剂大量出汗、大面积烧伤、尿毒症的多尿期等
钙（Ca^{2+}）	2.1~2.6 mmol/L	增高：维生素 D 过多症、结节病、急性骨萎缩、甲状旁腺功能亢进、多发性骨髓肿瘤、血中 CO_2 分压增加等
		减低：佝偻病、软骨病

续表

电解质	正常参考区间	临床意义
镁（Mg^{2+}）	0.65-1.25	增高：甲状腺功能减退症、甲状旁腺功能减退症、阿狄森病、肾功能衰竭、多发性骨髓瘤、严重脱水症、关节炎、镁制剂治疗过量、糖尿病昏迷等 减低：呕吐、腹泻、使用利尿剂、慢性肾功能衰竭、甲状腺功能亢进、甲状旁腺功能亢进、长期使用糖皮质激素者、高血钙、糖尿病酮症酸中毒、低白蛋白血症、长期使用氨基糖类抗生素等
铁（Fe^{2+}）	7.16-28.60μmol/L	增高：贫血、急性病毒性肝炎、肝坏死、维生素 B_6 缺乏症、铅中毒、雌激素及铁剂治疗时 减低：缺铁性贫血、感染、尿毒症、痔疮、溃疡病、子宫功能性出血、饮食中缺铁或铁吸收障碍、恶性肿瘤等
锌（Zn^{2+}）	μmol/L 0-1 岁 58-100 1-2 岁 62-110 2-3 岁 66-120 3-5 岁 72-120 75 岁 76.5-150	增高：急性锌中毒、溶血、甲状腺功能亢进等 减低：可引起青少年生长迟缓、贫血；成人可见于急性心肌梗死、乙醇中毒性肝硬化、慢性感染、胃肠吸收障碍、肾病综合征、急性传染病、急性白血病、长期多汗、反复失血等
铜（Cu^{2+}）	11.8-39.3μmol/L	增高：风湿热、白血病、贫血、结核、甲状腺功能亢进、肾脏病透析者、恶性肿瘤、心肌梗死、肝硬化、各种感染等 减低：肝硬化、营养不良、吸收不良、肾病综合征所致的低蛋白血症、脑组织萎缩
氯（Cl^-）	99-110	增高：摄入过多，如输入过多的生理盐水；排出减少，如尿路梗阻、肾炎少尿、脱水等，高血压、代谢性酸中毒或呼吸性碱中毒 减低：摄入过少，丢失过多，如呕吐、腹泻、胃肠减压、肠胆胰瘘等、阿狄森病、代谢性碱中毒、呼吸性酸中毒等

（二）血气

血气（blood gas）通常是指血液中所含的 O_2 和 CO_2 气体。生命活动的基础是新陈代谢，一方面通过消化系统摄取食物，排出废物；另一方面通过呼吸系统，吸入氧气，呼出二氧化碳。O_2 被机体利用的同时会产生排出体外的 CO_2，这种消耗 O_2 产生 CO_2 的过程，均有赖于机体的气体交换系统。血液是气体交换和运输的重要载体，机体的气体交换发生在血液与组织细胞间。由于组织细胞不间断地消耗 O_2 并产生 CO_2，因而组织细内 O_2 的含量低于血液中的含量，CO_2 的含量高于血液的含量。O_2 通过血液扩散进入组织细胞，组织细胞内的 CO_2 扩散进入血液。这样，组织细胞所需要的 O_2 可以源源不断地得以补充，产生的 CO_2 则会被及时运走。所以，血液中的 O_2 和 CO_2 是反映机体呼吸和代谢状态的重要指标。

O_2 在血液中有两种存在形式，一是物理溶解，只占总量的 4%，以氧分压（PO_2）表示；二是与血红蛋白（Hb）结合成 HbO_2，这部分占总量的 96%，通常以血氧饱和度来表达。CO_2 在血液中有三种存在形式，一是物理溶解，占总量的 7.3%，以二氧化碳分压（PCO_2）表示；二是与血红蛋白（Hb）结合成氨基甲酸血红蛋白，占总量的 24.4%；三是与水结合形成 HCO_3^-，占总量的 68.3%。

血气分析中的还有一重要指标是酸碱度，用 pH 表示。人体内的酸和碱，主要来源食物、饮料和药物中的酸碱性物质以及体内代谢后产生的酸碱性物质。由于人体血液属于弱酸水溶液，且二氧化碳为人体代谢的最终产物，因此，在正常生理状态下，pH 应稳定在 7.35~7.45，偏低引起酸中毒，偏高则引起碱中毒。

血气分析在临床上的应用价值主要有以下三方面：

（1）用于昏迷、休克、严重外伤等危急患者的抢救。

（2）用于手术，尤其是用体外循环进行的心脏手术等引起的酸碱平衡紊乱的监视、治疗效果的观察和研究。

（3）用于肺心病、肺气肿、气管炎、糖尿病、呕吐、腹泻、中毒等疾病的诊断和治疗。

血气分析主要是测定血液的酸碱度 pH、二氧化碳分压 PCO_2、氧气分压 PO_2，还包括经计算求得的如 TCO_2、AB、BE、SO_2、$ContO_2$ 等十余项指标。人体动脉血气分析主要指标见表 4-9。

表 4-9 动脉血气分析主要指标

主要指标	正常参考值		非正常值	
pH	7.35~7.45		>7.45	<7.35
			碱血症	酸血症
PO_2	10.64~13.3kPa		<7.3kPa	<4kPa
			呼吸衰竭	有生命危险
PCO_2	4.65~5.98kPa		<4.65kPa	>5.98kPa
			低碳酸血症	高碳酸血症
Hb	男	女		
	130~175g/L	115~150g/L		

人体血液气体的生理变化过程为：当正常人血液中 H^+ 浓度增高（即 pH 变低）或 CO_2 分压增高时，血红蛋白（Hb）与 O_2 亲和力降低；H^+ 浓度降低（即 pH 变高）或 CO_2 分压降低时，Hb 与 O_2 亲和力增高。当血液流经组织时，因细胞的 pH 比血液低，CO_2 分压较血液高，有利于氧合血红蛋白（HbO_2）释放 O_2，同时又促进了 H^+ 和 Hb、CO_2 的结合。当血流经肺时，肺泡的 O_2 分压高，HbO_2 的生成促使 Hb 释放 Hb 和 CO_2，同时 CO_2 呼出也有利于 HbO_2 的形成。

根据 pH 、PCO_2、HCO_3^- 这三个指标可初步了解酸碱紊乱的类型。pH 降低时，称为酸中毒，其中：如果伴随 PCO_2 升高，为呼吸性酸中毒；若伴随 HCO_3^- 降低，为代谢性酸中毒。反之，pH 升高为碱中毒，如伴有 PCO_2 降低，为呼吸性碱中毒，伴有 HCO_3^- 升高，为代谢性碱中毒。机体维持酸碱平衡主要依靠缓冲系统、肺调节、离子交换和肾调节。正常情况下，血气指标都处在一定的生理范围之内，一旦超出了正常范围，需要及时纠正，以防止发生酸中毒或碱中毒。

（三）酸碱失衡与电解质紊乱的关系

1. 酸碱失衡会导致电解质紊乱

（1）酸碱失衡发生后，pH 的变化常导致细胞内外离子的交换，引起电解质失衡或紊乱。

（2）酸中毒时 pH 降低，细胞内 K^+ 外逸，血清 K^+ 升高。

（3）碱中毒时，pH 升高，K^+ 进入细胞内，致血清 K^+ 降低。

（4）酸碱失衡发生后，由于 HCO_3^- 升高或降低，根据电中和定律必有其他阴离子，如 Cl^- 或有机酸 UA 的降低或升高，以维持阴、阳离子电荷总量的相等。

2. 电解质紊乱也会引起致酸碱失衡

（1）当血 K^+ 增高时，较多的 K^+ 与 Na^+ 进行交换，从而使 H^+ 排出减少，血浆 H^+ 升高，pH 降低而导致酸中毒。

（2）当血 K^+ 降低时，肾小管排泌较多的 H^+ 与 Na^+ 进行交换，且回吸收 HCO_3^- 增加，使 pH 增高而导致代谢碱中毒。

（3）低氯血症时，因肾小管对 HCO_3^- 的重吸收增加，使血浆 HCO_3^- 增高而致代谢性碱中毒。

（4）血氯增高时，致血浆 HCO_3^- 降低而引起代谢性酸中毒。

由于电解质紊乱与酸碱失衡互为因果，因此，临床往往同时监测血气和电解质，以便更快查明病因，及时纠正失衡或紊乱。

二、电化学检测原理

电化学分析法（electrochemical analysis）是建立在溶液电化学性质基础上，检测的物理量主要有电位、电导、电流、电量等。其中，测量溶液的电位是最重要的电化学分析方法。

（一）原电池

电位分析法的理论依据是电化学池（电池）的电化学反应原理，基本结构是原电池。

1. 原电池的形成　原电池（primary battery）是将化学能转变成电能的装置。形成原电池的基本条件是：

（1）有两个活泼性不同的金属（或金属与非金属）导体作为电极。

（2）两个电极均插入电解质溶液。

（3）电极间组成闭合回路。

（4）有自发性的氧化还原反应。

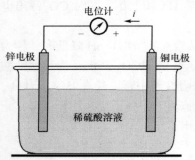

图 4-74　锌铜原电池示意图

锌铜原电池示意图，如图 4-74 所示。

锌铜原电池的正极选用较不活泼的金属铜（Cu），负极为较活泼的金属锌（Zn）。当两个电极插入稀硫酸溶液中时，锌板（负极）本身易失电子发生氧化反应，铜板（正极）出气泡发生还原反应。用导线将两个电连联接起来，会有微弱的电流通过，这说明两个电极之间存在电位差，通过电位计可以测量锌铜原电池输出的电压。

2. 能斯特方程式　电位分析法是利用电极电位和浓度之间的关系来确定待测物质含量的分析方法，表示电极电位的基本公式是能斯特方程式（Nernst equation）。能斯特方程式反映了电动势（电位差）和化学势之间的关系，是电位分析法定量分析的基础。对于某一指定的电极而言，它的电极电位应该是一个可测定的值，电极电位的大小符合能斯特方程式。

$$E = E^0 \pm \frac{RT}{nF} \ln\alpha_X = E^0 \pm \frac{RT}{nF} \ln C_X f_X$$

式中 E 为溶液中待测的电极电位，E^0 为电极零电位（标准电极电位），它取决于电极材料，电极制好后为常数，R 为气体常数（8.314J/K·mol），T 为热力学温度（25℃相当于298.15K），F 为法拉第常数（96486.7 C/mol），n 为离子价数，电极反应中得失的电子数，阳离子电极为+，阴离子电极为-，α_X 为离子活度，C_X 为被测离子浓度，f_X 为被测离子活度系数，当溶液中的离子浓度低于 10^{-3}mol/L 时，活度系数接近于 1，即活度近似等于浓度。

将各常数值代入能斯特方程式，其中 $R = 8.314$，$T = 298.15$，$F = 96486.7$，$f_X = 1$代入上式有

$$E = E^0 \pm \frac{RT}{nF}\ln\alpha_X \approx E^0 \pm 2.303\frac{RT}{nF}\lg C_X = E^0 \pm \frac{0.0592}{n}\lg C_X$$

由此式说明，电极电位的大小与待测溶液浓度的对数成线性关系，即 E 与 $\lg C_X$ 为线性函数关系。

（二）离子选择性电极分析法

电位法是基于原电池电动势的测量原理。测量溶液中任何一种离子的浓度都必须有两个电极，其中，一个电极能对被测离子发生响应、电位随待测离子浓度变化，可以指示待测离子浓度，称为指示电极；另一个是电极不受测试溶液组分变化的影响，对应不同离子浓度始终保持不变的电极电位，称为参比电极（参考电极）。指示电极与参比电极共同浸入待测溶液，构成一个原电池，通过测定原电池的电位，可以求得待测离子的浓度，这一方法亦称为直接电位法。

1. 参比电极 分取参比电极（the reference electrode）是提供一个稳定的参考电位（零电位）的电极，参比电极的电位不随待测离子和浓度变化。以参比电极的电位为参考点，通过各指示电极可以进行电位监测。

（1）标准氢电极：标准氢电极是国际纯粹和应用化学协会（IUPAC）选定的标准电极。标准氢电极是指氢离子浓度为 1mol/L、氢气的压力为 101.325kPa 的电极，结构如图4-75 所示。

在装有浓度为 1mol/L 的硫酸溶液容器中插入一铂片，为了增大吸附氢的能力，铂片表面镀有一层疏松的铂黑。向容器内输入压力为 101kPa 纯氢气（H_2），直到铂黑吸附氢气到饱和状态。此时，铂黑吸附的 H_2 和溶液中的 H^+ 构成了氢电极，其电极反应 $2H^+ + 2e \rightarrow H_2$。国际纯粹和应用化学协会规定，在温度为 25℃（即 298K）时，标准氢电极的电极电位为零。

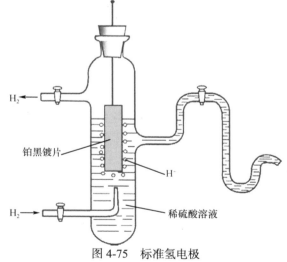

图 4-75 标准氢电极

严格地讲，标准氢电极只是理想的电极，使用的条件要求极严，实际上很难实现，无法普遍应用。目前，使用比较普遍的参比电极是作为二级标准电极的甘汞电极、银-氯化银电极。

（2）甘汞电极：甘汞电极是汞、甘汞与氯化钾溶液（KCl）组成的电极。它的电极电位可以用标准氢电极进行精确测定，所以甘汞电极为二级标准电极。甘汞电极如图4-76 所示。

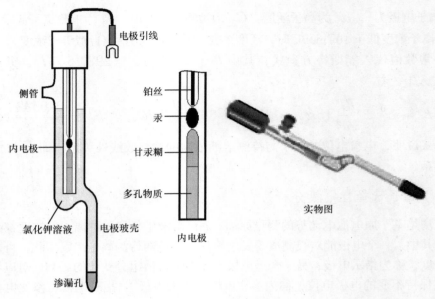

图 4-76 甘汞电极

甘汞电极有内电极及外壳两部分。内电极为一个前端开口小玻璃管，玻璃管内部有三种物质，上边是汞液，有一根电极引线深入到汞液中；中间是汞与甘汞的糊状物；最下端是石棉或纸浆等多孔物质。内电极与外壳之间，充有饱和的氯化钾（KCl）溶液。外壳的前端有一个微渗孔（渗漏孔），多以能微渗溶液的特殊薄膜来充当。微渗孔的作用是为内外溶液和导电离子提供通路。在测量时，微渗孔与测量溶液接触，允许微量的 KCl 溶液通过微渗孔进入待测溶液，起到"盐桥"的作用，目的是传导电流。

甘汞电极反应是 $Hg_2Cl_2+2e \rightarrow 2Hg+2Cl^-$，根据能斯特方程式得到

$$E = E^0_{Hg_2Cl_2,Hg} - \frac{0.0592}{2} \lg\alpha_{Cl^-}$$

$E^0_{Hg_2Cl_2,Hg}$ 为甘汞电极的零电位（标准电极电位），它为常数 0.851。

根据标准电极的电位与 KCl（Cl$^-$）的浓度的对数成定量函数关系，通过计算能得到不同浓度下的标准电位值。在 25℃下饱和 KCl 溶液时，甘汞电极的标准电位值为 0.2438。

甘汞电极通过其尾端的烧结陶瓷塞或多孔玻璃与指示电极相连，这种接口具有较高的阻抗和一定的电流负载能力，在不同温度下均可完成测定，因此是很好的参比电极。

（3）银-氯化银电极：银-氯化银（Ag-AgCl）电极是由表面覆盖有氯化银的多孔金属银浸在含 Cl$^-$ 的溶液中构成的电极。银-氯化银电极电位稳定，重现性好，是常用的参比电极。银-氯化银电极如图 4-77 所示。

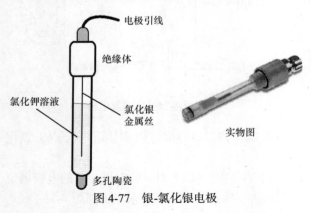

图 4-77 银-氯化银电极

　　银-氯化银电极主要由一根涂上氯化银的银丝浸泡在饱和氯化钾溶液中构成。由于使用饱和氯化钾溶液，电极在各种温度条件下均能保持恒定的氯离子浓度。与甘汞电极相同，氯化银电极与待测溶液之间也是用氯化钾做盐桥。电极端部的多孔陶瓷是微渗孔，起到连接作用。有的氯化银电极内部的 KCl 溶液与外界有两个联系小孔，一个是用来添加 KCl 溶液，另一个用来向外抽取溶液。这样电极可以定期更换内部的 KCl 液体。也有的氯化银电极无需加液孔。

　　银-氯化银电极反应是 AgCl+e→Ag+Cl⁻，根据能斯特方程式得到

$$E = E^0_{AgCl,Ag} - 0.0592\lg\alpha_{Cl^-}$$

$E^0_{AgCl,Ag}$ 为银-氯化银电极的零电位（标准电极电位），它为常数 0.222。

　　根据标准电极的电位与 KCl（Cl⁻）浓度的对数成线性关系，通过函数关系曲线或计算能得到不同浓度下的标准电位值。

　　以上这两种二级标准电极常用作参比电极。它们都具有电极电位稳定、可逆性好、重现性好、使用方便、寿命长等优点，在电化学仪器中得到广泛应用。

　　2. 离子选择性电极　　离子选择性电极（ion selective electrode，ISE）作为指示电极，利用选择性电极膜对溶液中特定离子产生选择性响应，其电极电位随离子浓度变化而改变，从而可以指示离子浓度。由于离子选择性电极只能对某种特定的离子响应，因此，检测时根据待测离子成分的不同，需要选择不同的离子选择性电极。如，测定电解质 Na⁺应选择对 Na⁺响应的玻璃电极，测定血气中的 CO_2 应选择对 CO_2 感应的气敏电极。不同的离子选择性电极对相应离子的特异性选择性是由其敏感膜的结构特点所决定的，根据制作工艺、化学组分、比例不同以及材料的不同，可以制成多种不同的离子选择性电极。

　　离子选择性电极的基本结构如图 4-78 所示。

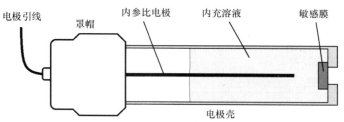

图 4-78　离子选择性电极的基本结构

　　离子选择性电极主要结构件是敏感膜、内充溶液、内参比电极。

　　（1）敏感膜：离子选择性电极的敏感膜，也称电极膜，是一种选择性透过膜，多采用玻璃或高分子聚合物等材料制成，使用黏结剂或机械的方法固定在电极管的端部，与待测溶液直接接触。不同的离子选择性电极由于敏感膜结构特点不同，对离子的响应也不同，通常分为晶体膜、玻璃膜、流动载体膜和气敏膜。如 Na⁺敏感电极用玻璃离子交换膜制成，对 Na⁺具有高度选择性响应；K⁺敏感电极用含有缬氨霉素的聚氯乙烯中性载体膜制成，对 K⁺具有高度选择响应性；Cl⁻敏感电极则用含有聚氯乙烯中的四价胺的液体膜制成，对 Cl⁻具有高度选择响应性。

　　（2）内充溶液：电极管内装有内充溶液，一般为响应离子的强电解质和氯化物溶液，其浓度为已知且保持稳定。如果敏感膜两侧的电解质溶液，即待测溶液与内充溶液为相同离子，则敏感膜对离子的通过无阻碍，它仅起到防止两种溶液迅速混合的作用；若为不同离子，敏感膜会阻止离子通过。因此，离子选择电极的内充溶液与待测离子有关。

（3）内参比电极：内参比电极常用银-氯化银丝制成，内参比电极插入内充溶液，可以保持膜内表面和内参比电极电势的稳定。由于敏感膜的电阻抗很高，所以内参比电极需要良好的绝缘，以免发生旁路漏电流而影响测定。另外，内参比电极要使用屏蔽线与测量仪器连接，以消除周围电场及静电感应的影响。

离子选择性电极是一类利用膜电位测定溶液中离子的活度或浓度的电化学传感器。当它与待测离子的溶液接触时，在敏感膜与待测溶液的相界面上会产生与该离子活度有关的膜电

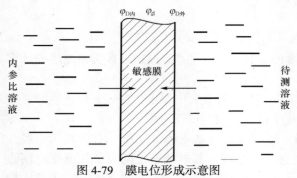

图 4-79　膜电位形成示意图

位。膜电位形成示意图，如图 4-79 所示。

膜电位由扩散电位和党南电位组成。扩散电位也称膜内电位，发生在液/液界面或固体膜内。在液/液界面上，两种不同离子之间或离子相同而浓度不同的溶液之间，由于离子扩散速度不同，会形成液接电位，使离子的扩散速度趋于一致。同样，扩散电位也存在于固体膜内，形成电位差 φ_d，这类扩散是自由扩散，正负离子可自由通过界面，没有强制性和选择性。党南电位发生在膜和溶液的两相界面上，由于作为选择性透过膜或离子交换膜，至少阻止一种离子从一个液相扩散至另一液相或与溶液中的离子发生交换，而使两相界面之间电荷分布不均匀，形成双电层所产生的电位差 $\varphi_{D内}$ 和 $\varphi_{D外}$，这类扩散具有强制性和选择性。

如果膜内、外是同一离子、不同浓度的溶液，膜内为已知浓度的标准溶液（内参比溶液），膜外为待测溶液，基于膜内、外离子的浓度差而进行离子扩散和交换，直至达到平衡，膜电位 φ_M 是膜内扩散电位 φ_d 和膜液两相形成党南电位 φ_D 的代数和。

$$\varphi_M = \varphi_{D内} + \varphi_{D外} + \varphi_d$$

3. 电极电位的测定　指示电极（离子选择电极）与参比电极（甘汞电极或银-氯化银电极）浸入待测样本溶液中构成一个原电池，通过测定原电池的电动势，可以检测待测离子的活度或浓度。离子选择性电极法测量原理示意图，如图 4-80 所示。

根据能斯特方程式，在一定的实验条件下，指示电极的电位与溶液中被测离子的活度（或浓度）的对数成线性关系。指示电极电位 E_{ISE} 与参比电极电位 E_{SHE}（参考电位）之间的电位差 E_φ 为

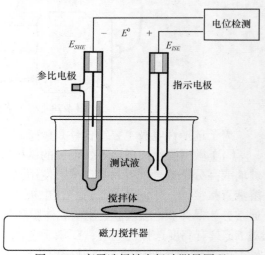

图 4-80　离子选择性电极法测量原理

$$E_\varphi = (E^0 - E_{SHE}) \pm 0.0592 \lg C_X = K \pm 0.0592 \lg C_X$$

式中 E^0 与 E_{SHE}（零电位）为已知量，则 K 为常数。因此，所测的电极电位差（电动

势）与其浓度的对数成线性关系。通过绘制标准曲线，即可换算出待测溶液的浓度。

三、电解质分析仪

电解质分析仪（electrolyte analyzer）是采用离子选择性电极（ISE）测量体液中离子浓度的专用仪器，可以测量全血、血浆、血清和尿液等样本中电解质的含量，是评价人体内环境的主要工具之一。电解质分析仪如图 4-81 所示。

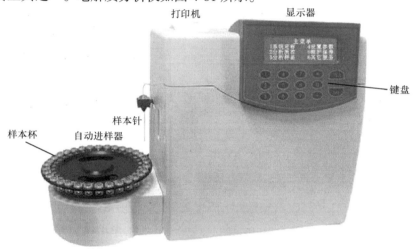

图 4-81 电解质分析仪

电解质分析仪具有结构简单、操作方便、灵敏度高和选择性好、成本低、微量、不破坏被测试样和不用进行复杂的预处理等优点，可以做微量和连续自动测定，能与血气分析仪、自动生化分析仪联合进行检测。

（一）电解质分析仪的分类

电解质分析仪按自动化程度分类，可分为半自动电解质分析仪和全自动电解质分析仪。按工作方式可分为湿式电解质分析仪和干式电解质分析仪，临床上最常用的电解质分析仪是湿式电解质分析仪，它将离子选择性电极插入被测样品中组成原电池，通过测量原电池电动势进行测试分析。干式电解质分析仪一般采用基于离子选择的差示电位法进行分析测定。

电解质分析仪也有按照临床测量项目多少进行分类的。电解质分析仪主要检测 Na^+、K^+、Cl^-，部分机型还可以检测 Ca^{2+}、Mg^{2+}、Li^+ 等离子。目前，按照测量项目分类有 3 个项目（即生理参数）、4 个项目、5 个项目的多种型号的电解质分析仪。

检测电解质的仪器很多，电化学法检测电解质可以分为电解质分析仪、含电解质分析的血气分析仪，含电解质分析的自动生化分析仪 3 大类。

1. **电解质分析仪** 电解质分析仪都带有高效率、准确可靠的数据分析仪系统。如，许多厂家生产的电解质分析仪，能进行全自动吸样及冲洗操作，既可以做急诊化验又可进行批量分析。全自动电解质分析仪可以分析血清、血浆、全血和稀释尿液等样本，采用直接进样而无须增加适配器，具有自动定标、连续监测功能和数据处理功能。

2. **含电解质分析的血气分析仪** 这类血气分析仪可以对 H^+、Na^+、K^+、Cl^-、Ca^{2+}、Mg^{2+}、Li^+ 等电解质进行分析，既可以做急诊化验又可以批量分析。

3. 含电解质分析的自动生化分析仪 20世纪80年代以来，分立式全自动生化分析仪技术日趋成熟，这些产品中许多是含有电解质分析的仪器。自动生化分析仪检测速度更快、准确度更高，精密度更好，线性范围更宽。虽然全自动生化仪大多采用酶法测定电解质，试剂相对较昂贵。但是，由于电解质分析仪通常是24h不关机，连续运转要消耗大量定标液、清洗液，以保持电极膜的湿润活化与电极膜的离子平衡。否则，长时间干燥会使电极膜活性降低、电极使用寿命缩短，长时间停机也会使液路堵塞，加上每半年至1年左右需要换新电极。因此，全自动生化仪酶法的耗材成本要明显低于电极法的电解质分析仪。全自动生化仪充分利用了仪器的自动化程度，可以进行大批量测定，同所有生化项目一起一次性加入血清样本，能节省检测时间，降低人工工作量和被感染的概率。

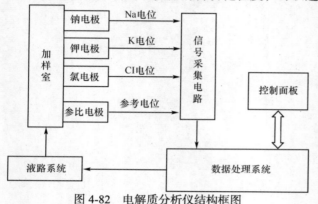

图4-82 电解质分析仪结构框图

（二）电解质分析仪的结构与工作原理

电解质分析仪的基本结构框图，如图4-82所示。

电解质分析仪由电极组（加样室）、信号采集电路、液路系统、控制面板等组成。

1. 电解质分析仪的电极 电解质分析仪检测的项目不同，需要使用的电极也不同。电解质分析仪将离子选择性电极（指示电极）、参比电极与测量毛细管做成一体化的结构，通过电极套使各电极对接在一起自然形成测量毛细管。电解质分析仪指示电极与参比电极的结构示意图，如图4-83所示。

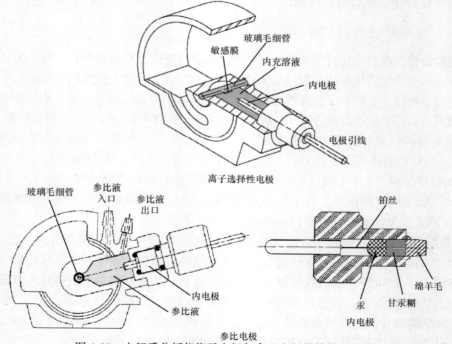

图4-83 电解质分析仪指示电极与参比电极的结构示意图

电解质分析仪通常要使用多个离子选择性电极（Na⁺、K⁺、Cl⁻等电极）和一个参比电极。离子选择性电极和参比电极插入在各自的电极套中，电极套内设有玻璃毛细管，各电极的玻璃毛细管密闭连接，形成可以通过待测溶液的毛细管管路，其优点是测量毛细管不容易堵孔，且便于维护。当毛细管管路充满待测溶液时，待测溶液可以与各自电极的敏感膜接触，进行相应的离子检测。

为了减少样本用量，毛细管的管路一般会很细。测量过程中，如果操作不当，很容易引起毛细管的堵塞，因此，要注意正确的使用方法和维护保养。

2. **信号采集与处理** 目前,临床实验室应用的电解质分析仪多采用离子选择电极测量法，其关键器件是离子选择电极和参比电极。离子选择电极法的测量原理是，将待测样本与测量电极相连，通过测量外部参考电极和插有内部参考电极的离子选择电极之间的电位差，可以测定溶液中的离子浓度。离子选择电极的响应机制是由于界面上发生了待测离子的交换和扩散，而非电子转移。离子选择电极的电极电位与样本中相应离子之间的作用服从能斯特方程。

离子选择性电极的测量原理示意图，如图 4-84 所示。

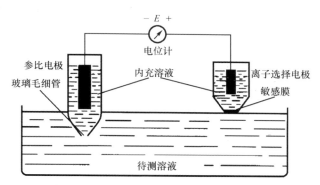

图 4-84 离子选择性电极的测量原理示意图

离子选择电极与参比电极浸入待测溶液中，如同构成一个原电池。通过测量原电池的电动势 E，即可转化成待测溶液离子的活度或浓度。例如，对于血清 pH 的测定，其测量电极采用玻璃电极，pH 的敏感程度取决于电极的玻璃膜，与仪器的参比电极构成的原电池电位差 E 为

$$E_\varphi = K - 0.0592 \lg \text{pH}$$

通过信号采集与处理电路，将电极检测的电位差 E 放大、模/数转换，可以换算出相应的结果。

电解质分析仪通常可以同时检测多组参数（Na⁺、K⁺、Cl⁻等），因此，实际应用的离子选择电极是电极组。电极组内有电解质分析仪需要的各种离子选择电极和参比电极，各电极安装在各自的电极套中，并由电极套的密封圈紧密结合。每个电极的毛细管相通，在各电极间形成待测溶液的毛细管通路。电解质分析仪的检测原理示意图，如图 4-85 所示。

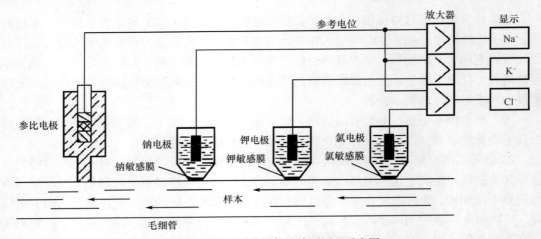

图 4-85　电解质分析仪的检测原理示意图

　　为使离子检测可靠、准确，毛细管管路要通过温度处理系统控制温度。当液路系统驱动样本流通过毛细管时，各离子选择电极的敏感膜能有选择性的与待测溶液中相应的离子产生反应，产生与相应离子浓度有关的膜电位，与参比电极的电位（参考电位）比较，得到相应的电位差 E，经信号处理，通过标准曲线与待测离子电位差值对照，可以同时计算出各离子的浓度值。

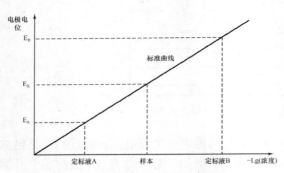

图 4-86　电极电位与待测溶液离子浓度关系图

　　标准曲线通常由两点定标法确定。具体的方法是，使用相同的测试环境，通过各电极检测 A 标和 B 标定标液的电位，可以确定标准曲线，再测定待测样本溶液的电位，即可换算出某一电解质的浓度。电极电位与待测溶液离子浓度关系如图 4-86 所示。

　　离子选择电极法分为直接法和间接法两类。间接法并非直接测定样本中离子浓度，而是经过专用稀释液进行稀释后检测；直接法不需任何稀释将样本直接与电极接触，从而使电极的小型化成为可能。

　　离子选择电极法方法简单、快速，测定的浓度范围较宽，灵敏度较高，待测溶液中的大多数干扰易于屏蔽和消除，受到样本的颜色、浊度影响较小，故得到广泛的应用。

　　3. 液路系统　液路系统的主要作用是为加样室（接入各电极的毛细管）提供样本溶液（包括定标液）的装置。它通常由样本盘、定标液（A、B）、加样器、蠕动泵（包括电磁阀）等组成。液路系统的原理示意图，如图 4-87 所示。

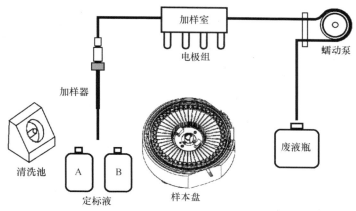

图 4-87 液路系统原理示意图

蠕动泵为样本、试剂的流动提供动力，样本盘、电磁阀和蠕动泵的工作均由微机自动控制。液路系统中的管路包括定标液管路、冲洗液管路、样本管路、废液管路等。

不同型号的电解质分析仪具有配套的电极和液路系统，电极和液路系统直接影响到样本浓度测定的准确性和稳定性。在电解质分析仪的日常使用中应根据生产厂家要求定期进行维护。

液路维护主要包括：检查各电极之间、电极与样本的测量管道间的"O"形密封圈是否压紧，避免漏液或产生气泡；检查样本针与测量管道之间的连接管道是否堵塞、松动；检查泵管、阀管等管路是否老化、破裂，如有老化、破裂更换管路。

电极的维护主要包括：检查参比电极内 KCl 溶液水平，及时补充 KCl 内充液；使用次氯酸钠溶液浸泡参比电极套，再用蒸馏水冲洗；按照厂家规定方法使用配套的电极清洁液清洗（或清洁）电极膜，清除附着在电极膜上的纤维蛋白等；检查电极套内充液，补充或更换电极套内充液；检查或更换电极套。

（三）干式电解质分析仪的结构与工作原理

干化学式电解质分析仪是集光学、化学、酶工程学、化学计量学及计算机技术于一体的新型生化检测仪器。干化学式电解质分析仪如图 4-88 所示。

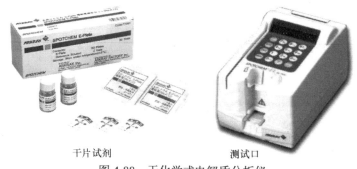

干片试剂　　　　　　　　　测试口
图 4-88 干化学式电解质分析仪

目前，电解质的干化学测定法目前主要有两类：一类是基于反射光度法，另一类是基于离子选择电极（ISE）的方法。

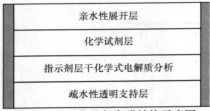

图 4-89 干化学复合膜结构示意图

1. 反射光度法 干化学复合膜结构示意图,如图 4-89 所示。

测试时,首先将待测液体样本直接加至已固化于特殊结构的试剂载体上。亲水性展开层起到样本预处理的作用,使样本均匀分布,过滤大分子,提供反射测定的背景;化学试剂层包含多层干性试剂,控制反应顺序;指示剂层包含染料,促使反应完成并产生显色复合物;疏水性透明支持层提供反应支持的基垫,允许光路自由通过。测试时,以样本中的水分将固化在载体上的试剂溶解,再与样本扩散层中的待测成分发生化学反应。该方法完全脱离传统的分析方法,所有测定参数存储于仪器的信息模块中,操作简便,速度快,不需要使用去离子水,没有复杂的清洗系统,对环境污染小,灵敏度和准确性与分立式相近,适用于急诊检测和微量检测。

由于干化学复合膜的亲水展开层几乎不透明,所以不能使用传统的透射比色法进行检测,但是疏水支持层是透明的,因此,可以通过反射光测量系统进行检测。反射光度法干式电解质分析仪结构示意图,如图 4-90 所示。

光源以 45°通过疏水性透明支持层,穿过反应层再由亲水性展开层反光背景层反射,为减少镜面反射光的影响,在 90°角位置测定反射光的强度。

2. 离子选择电极法 离子选择电极法是半导体技术和电化学技术相互渗透的产物,是在离子敏场效应晶体管(ISFET)的基础上发展起来。基于 ISE 法的干式电解质分析仪的检测结构示意图,如图 4-91 所示。

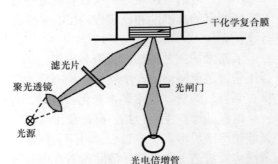

图 4-90 反射光度法干式电解质分析仪结构示意图

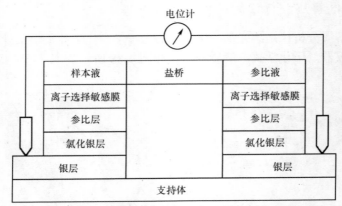

图 4-91 基于 ISE 法的干式电解质分析仪的检测结构示意图

多层膜片包括两个完全相同的离子选择性电极,两者均由离子选择性敏感膜、参比层、氯化银层和银层组成,并用一盐桥连接。左边为样本电极,右边为参比电极。测试过程如图 4-92 所示。

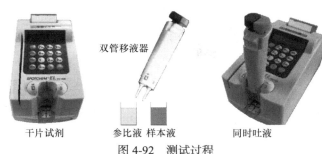

双管移液器

干片试剂　　参比液　样本液　　同时吐液

图 4-92　测试过程

测定时，首先将干片试剂插入专用插口，用双管移液器吸取 10μl 血清和 10μl 参比液滴入两个加样孔内，仪器可以测定二者的差示电位，并给出检测结果。

通常每测一个项目需要用一个干片试剂，并一次性使用。因此，它具有 ISE 的优点，并且没有在通常条件下的电极老化和蛋白干扰等缺陷。每个干片上都有专用的识别条形码，仪器可以自动识别，并自动进行相应的项目测定。

四、血气分析仪

血气分析仪（blood gas analyzer）是测量血液中的酸碱度（pH）、二氧化碳分压（PCO_2）和氧分压（PO_2）等参数，用来分析和评价人体血液酸碱平衡（紊乱）状态和输氧状态的专用仪器。血气分析仪如图 4-93 所示。

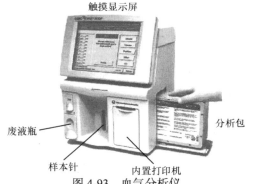

触摸显示屏

废液瓶

分析包

样本针　　　内置打印机

图 4-93　血气分析仪

（一）血气分析仪的概况

自 20 世纪 50 年代第一台供临床使用的血气分析仪诞生以来，血气分析技术在急性呼吸衰竭诊疗、外科手术、急救与监护过程中发挥着至关重要的作用。随着科学技术的发展，血气分析仪的性能也得到提高，为病因分析和治疗方案制定提供了科学的依据，现已成为医院临床实验室不可缺少的检验设备。

血气分析通过检测技术与计算机技术结合，使仪器的自动化程度不断提高，向智能化、信息化发展。同时，为满足即时诊断（point of care testing，POCT）需要，血气分析仪正朝着便携式、免维护、易操作的方向发展。

血气分析仪按工作方式分为湿式血气分析仪和干式血气分析仪。湿式血气分析仪是将离子选择性电极插入待测样本溶液中组成原电池，通过测量原电池电动势可以进行血气分析；干式血气分析仪使用一次性测试卡（集成化电极），测试卡内包含了集成微电极，液路，定标液，可以即时对样本测量并处理废液。

（二）血气分析仪的工作原理与基本结构

目前，血气分析仪的型号很多，自动化程度也不尽相同，但是，仪器的基本构成是相同的，都包括电极（pH、PCO_2、PO_2）系统、液路系统、电路系统、显示屏和打印机等部件。

1. 电极　血气分析仪至少要使用四支电极，它们是 pH 电极和 pH 参比电极、二氧化碳分压（PCO_2）电极和氧分压（PO_2）电极，其中 pH 电极和 pH 参比电极共同完成对 pH 的测量。另外，具有离子检测功能的仪器还配有钾（K^+）电极、钠（Na^+）电极、氯（Cl^-）电极等离子选择电极。

（1）pH 电极及 pH 测量：血气分析仪使用的 pH 电极和 pH 参比电极与酸度计的电极基本相同。pH 电极是一个对氢离子（H^+）敏感的玻璃电极，与水接触时 $NaSiO_3$ 晶体骨架中 Na^+ 与水中 H^+ 发生交换，在膜的表层形成 $0.05\mu m$ 左右的水化层。由于内部溶液与待测溶液的 pH 不同，电极的敏感膜与样本溶液接触会形成外膜电位、与参比液接触形成内膜电位，内膜电位与外膜电位之间钩成跨膜电位。

pH 参比电极一般为甘汞电极或银-氯化银电极。pH 测量原理如图 4-94 所示。

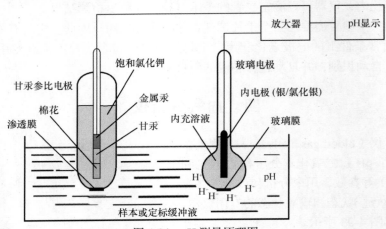

图 4-94 pH 测量原理图

测量时，要同时使用 pH 电极和配套的参比电极。动脉血样本中的 H^+ 与玻璃电极膜中的金属离子进行交换，产生的电位差与血样的 H^+ 浓度成正比，二者之间符合能斯特方程。玻璃电极内充溶液为 pH 溶液，与玻璃膜接触。电极的内电极（Ag-AgCl）浸泡在 pH 恒定液中，电极线连接至放大器的输入端。检测与样本中氢离子浓度成正比的电位差，经放大转换为 pH。参比电极内的氯化钾溶液与样本溶液形成接触面，由于氯化钾溶液处于饱和状态，所以，样本中离子组成的差异不会改变参比电极上的电位。pH 电极要求 pH 的测定范围为 6.80~8.00，精密度达到 0.001pH。

（2）PCO_2 电极及 PCO_2 测量：二氧化碳分压（PCO_2）电极是一个气敏电极。测量原理如图 4-95 所示。

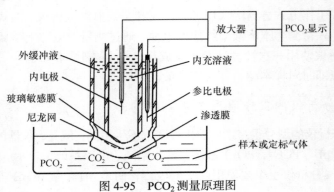

图 4-95 PCO_2 测量原理图

　　PCO_2 电极的基本组成部分是玻璃电极。玻璃电极的玻璃敏感膜厚约 0.1mm，电极内充溶液为含有 KCl 的磷酸盐缓冲液，其中浸有杆状的 Ag-AgCl 内电极，内参比电极是环状 Ag-AgCl 电极，位于玻璃电极杆的近侧端。玻璃电极与参比电极的外面充满 PCO_2 电极外缓冲液，它的 pH 随血液的 PCO_2 而改变。玻璃敏感膜的前端有渗透膜和尼龙网，可以阻止其他气体分子和离子通过。

　　当电极的端部插到样本室时，溶解在血液样本中的 CO_2 通过渗透膜扩散进入电极内。扩散一直进行到样本与电极内充溶液的 CO_2 浓度相同为止。进入电极内的 CO_2 和水生产碳酸（$CO_2+H_2O \rightarrow H_2CO_3$），碳酸（$H_2CO_3$）又会分解成氢离子（$H^+$）和碳酸氢根离子（$HCO_3^-$），（$H_2CO_3 \longleftarrow H^+ + HCO_3^-$）从而改变了电极内溶液的 pH。样本溶液中 CO_2 含量越高扩散到电极内的 CO_2 越多，生成的 H_2CO_3 越多，从而使溶液的 pH 的下降幅度越大。电极内的玻璃电极与参比电极将此 pH 的变化测量出来，即可间接地测出 PCO_2。反之，当样本中 PCO_2 降低时，电极内中的 H_2CO_3 分解，CO_2 气体通过扩散出去，使得 pH 升高。溶液 pH 的变化和 PCO_2 分压成负对数关系。所以，测得的 pH 经过反对数变换就可以得到 PCO_2 值。由于 pH 和 PCO_2 是一种比例关系，检测前应使用两种已知 PCO_2 气体对仪器进行校准。校准气体一般是采用大气中的空气和纯 CO_2 气体，按一定比例混合产生。

　　（3）PO_2 电极及 PO_2 测试：氧分压（PO_2）电极也是一个气敏电极，是氧化还原电极，对氧的测量是基于电解氧的原理。PO_2 的测量原理如图 4-96 所示。

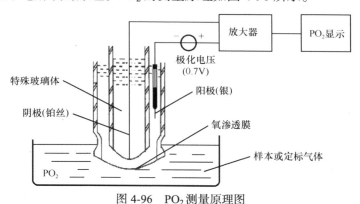

图 4-96　PO_2 测量原理图

　　电极前端为允许 O_2 分子通过的氧渗透膜，渗透膜用约 $20\mu m$ 的聚丙烯膜或聚四氟乙烯膜制成。电极内由一个铂电极和一个银-氯化银（Ag-AgCl）电极浸在电解液（KH_2PO_4、NaH_2PO_4、KCl 和蒸馏水）中。KH_2PO_4 和 NaH_2PO_4 可稳定电解液的 pH，KCl 能增加电解液的电导，并参与离子导电。在两极之间加有 0.7V 左右的极化电压。在极化电压的作用下，进入内充溶液的 O_2 被电解。此电解电流的大小正比于 PO_2。即通过电极的转换，PO_2 的值可转换成电流的大小。

　　PO_2 电极产生的电流很小，通常仅为 nA 级。所以，PO_2 电极所配的放大器为高输入阻抗、低噪声的微电流放大器。当 PO_2 的值为零时，电路中电流并不为零，也会有一个微小的电流值，通常称为基流。校准 PO_2 电极时，也要采用两种气体。首先用不含氧的纯 CO_2 气体通过测量管，将电路中的基流调为零。然后，用第二种气体去测定 PO_2，便可得出 PO_2 和电流的标准曲线。

　　2. 液路系统　液路系统是血气分析仪测量样本的通路，在主板的控制下，能够自动完成气体和液体的定标，自动完成样本的测量，以及自动完成对电极和液路通道的清洗。管路系统比较复杂，通常由气瓶、试剂包、管路、电磁阀、泵以及转换装置等部分组成。液路系统原理框图，如图 4-97 所示。

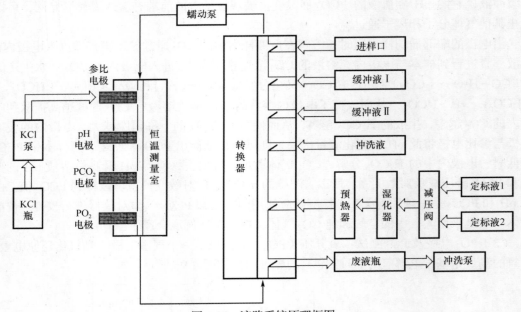

图 4-97　液路系统原理框图

恒温测量室是血气分析仪的心脏，也是液路系统的中心，四支电极安装在测量室（通过毛细管连接）上面。为保证仪器的准确性，测量室要严格控制温度，保证电极、管道及所有进入的液体、气体均恒温在 37±0.1℃，测量室内设有温度传感器、加热器、过温开关和液位检测器。

为了向测量室抽吸样本和定标液，血气分析仪一般使用蠕动泵进行吸液。冲洗泵采用真空泵，以产生足够大的负压，使冲洗液快速冲洗管道。

转换器的作用是完成各种液体、气体的通路转换。转换器通过主板控制各电磁阀的通或断，可以驱动不同的液体或气体按程序设置顺序进入测量室。转换器一边接有各种气体和液体管路，另一边是液体或气体的出口。缓冲液Ⅰ、Ⅱ用于 pH 定标，定标液 1、2 用于 PCO_2、PO_2 定标。每种气体中含有不同比例的氧和二氧化碳，其中：一种是含有 5% 的 CO_2 和 20% 的 O_2；另一种是含 10% 的 CO_2 不含 O_2。气体经过减压阀减压后，首先经过湿化器饱和湿化（同时也起净化作用），再经过预热器将定标气体加热到 37℃，经转换器送到测量室中，分时对 PO_2、PCO_2 电极进行定标。湿化器的结构通常是一个带有进气孔和出气孔的小容器，容器里装有约一半的蒸馏水。定标气体从容器的下部输入，以气泡的形式从水中冒出。在容器上方定标气体中的水蒸气是饱和水蒸气，且水蒸气产生的压力为恒定值。定标时，只要从总压力中减去饱和水蒸气的分压，再乘以某种气体的含量，便是该气体的分压值。

与电解质分析仪一样，血气分析仪具有配套的电极和液路系统，电极与液路系统直接影响到样本测定的准确性和稳定性。在血气分析仪的日常使用中应根据厂家的要求定期进行维护。

液路维护主要包括：检查样本进样口的密闭性，更换老损的密封套；检查各电极与测量室之间的"O"形密封圈是否密闭，避免漏液或产生气泡；测量管道之间的连接管道是否堵塞、松动；检查泵管、阀管等管路是否老化、破裂，如有老化、破裂更换管路。

电极维护主要包括：检查参比电极内 KCl 溶液水平，及时补充 KCl 内充溶液；使用次氯酸钠溶液浸泡参比电极套，再用蒸馏水冲洗；按照厂家规定方法使用配套的电极清洁液清洗（或清洁）电极膜，清除附着在电极膜上的纤维蛋白等；检查电极套内充溶液，补充或更换电极套内充液；检查或更换电极套。

3. 血气分析仪工作原理　血气分析仪的原理框图，如图 4-98 所示。

待测样本通过蠕动泵被抽进测量室内的测量毛细管，测量毛细管的管壁上开有四个孔，孔内分别插有 pH、PCO_2 和 PO_2 三只测量电极和一只参比电极。待测样本溶液进入测量毛细管后，同时被四个电极所检测。四个电极检测出 pH、PCO_2 和 PO_2 三项参数所对应的电信号。这些电信号经分别放大、模数转换，由控制主板的单片机系统分析、运算，通过显示器显示测量结果。

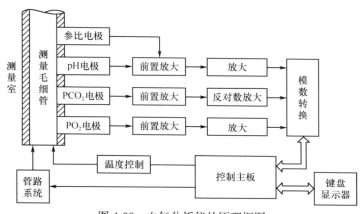

图 4-98　血气分析仪的原理框图

控制主板的单片机系统还可以监控测量室的温度和管路系统的动作时序。由于电极检测稳定性对温度非常敏感，所以，测量室要处于恒温状态。恒温系统通常是将一铝块开槽、打孔后，装入加热器、温度感测装置和透明的测量毛细管。由于金属是良好的导热体，整个金属块就相当于一个恒温体，因此，这种固体恒温装置的加热速度快、热均匀性好。

第五节　电泳分析仪

电泳（electrophoresis）是指溶液中带电粒子在直流电场的作用下，往极性相反的电极方向移动的物理现象。电泳技术就是运用电泳原理，通过测试带电粒子在电场中不同的移动速度，进行样本多组分的分离。实现电泳分离技术的仪器称为电泳分析仪（electrophoresis analyzer）。

目前，电泳技术已广泛应用于蛋白质、多肽、氨基酸、核苷酸以及无机离子等成分的分离和鉴定，还可用于细胞与病原微生物的研究、基因的定量分析、基因治疗等。随着新的电泳技术的不断出现，各种自动化、智能化的电泳分析仪相继问世，并更多地引入临床实验室，在疾病的诊断和鉴别诊断中发挥越来越重要的作用。

一、电泳的基本原理

物质分子在正常情况下一般不带电，即所带正、负电荷量相等，故不显示带电性。但是在一定的物理作用或化学反应条件下，某些物质分子会成为带电的离子（或粒子）。不同的物质，由于带电性质、颗粒形状、大小及所带电量的不同，在一定电场强度下移动的方向和速度亦不同，因此，可以使它们分离。

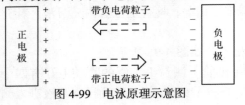

图 4-99　电泳原理示意图

电泳的原理示意图，如图 4-99 所示。

若溶液里带电粒子的电量为 Q，在场强为 E 的电场中以速度 v 移动，则它所受到的电场力 F 应为

$$F = QE$$

根据斯托克司位移（Stoke's shift）定律，在液体中泳动的球状粒子所受到的阻力 $F`$ 为

$$F` = 6\pi\eta\, rv$$

式中 η 为介质的黏度系数，r 为粒子半径。

当电场力 F 与阻力 $F`$ 平衡，有

$$F = F`$$

此时，粒子匀速泳动的速度 v 为

$$v = \frac{QE}{6\pi\eta\, r}$$

因此，电泳不仅与粒子本身性质有关，还会受到其他外界因素的影响。即电泳速度与电场强度、所带电量成正比，与其半径及介质黏度成反比。

二、影响电泳的因素

从电泳的原理可以看出，分子所带的电荷、分子大小和性质都会对电泳有影响。一般来说，分子带的电荷量越大、直径越小、形状越接近球形，其电泳迁移速度会越快。反之则电泳速度越慢。在电泳过程中，除了分子自身的因素外，电泳体系中的电场强度、溶液性质、温度、电渗作用以及支持介质的性质等都影响电泳的迁移速度。

1. 电场强度　电场强度是指在电场方向上单位长度的电势梯度，对电泳的迁移速度起着重要的作用，电场强度越大电泳速度越快。但是增大电场强度会引起通过介质的电流强度增大，从而造成电泳过程中产热过多，引起介质温度升高，这会影响电泳效果。降低电流，可以减少产生的热量，但会延长电泳时间，减慢待分离生物大分子的扩散而影响分离效果。

根据电场强度大小，电泳分为常压电泳和高压电泳。常压电泳的电场强度为 2~10V/cm，高压电泳为 90~200V/cm。使用高压电泳分离样本需要的时间比常压电泳短。

2. 溶液的性质　溶液的性质主要体现为样本溶液的 pH、离子强度和黏度等。

（1）pH：溶液的 pH 不仅影响着带电粒子的解离程度，也能决定物质所带净电荷的多少。蛋白质分子为两性电解质，在特定的 pH 溶液中所带正电荷数量恰好等于负电荷数，即分子的净电荷等于零，此时，蛋白质在电场中不会发生移动。溶液的这一 pH 称为该蛋

白质的等电点（isoelectric point，pI）。若溶液呈酸性，即 pH < pI，则蛋白质的质点带正电荷，它会向电场的负极移动；反之，溶液呈碱性，pH > pI，带负电荷的质点向正极移动。

溶液的 pH 离其等电点越远，则粒子所带净电荷量就越多，电泳迁移速度就越快。反之，则越慢。因此，当分离某一蛋白质混合物时，应选择 pH 适当的缓冲液，并保证缓冲液的 pH 在电泳过程中保持恒定。

（2）离子强度：离子强度是衡量溶液导电能力的重要指标，它的大小与离子浓度有关。一般情况下，适合电泳的溶液离子强度为 0.02~0.2。离子强度过高，带电颗粒会将溶液中与其电荷电性相反的离子吸引在自己周围形成离子扩散层，从而降低粒子的电泳迁移速度。离子强度过低时，电泳迁移速度往往会因为溶液 pH 变化而受到影响。此外，电泳迁移速度还与溶液黏度呈反比。

3. 温度　电泳过程中会产生焦耳热，导致溶液的温度升高，这对电泳的影响很大。温度升高主要表现为：一是温度升高可以使样本和缓冲离子扩散速度增大，从而引起样本分离带的加宽；二是溶液温度升高会产生对流，容易引起待分离物的混合；三是对热敏感样本极易引起蛋白变性；四是可导致介质黏度降低、电阻下降，影响电泳效果。为了降低热效应对电泳的不利影响，通过采用控制电压、电流或在电泳系统中安装冷却散热装置等方法。

4. 电渗　电渗是指电泳过程中液体对固体的相对移动。电渗作用与电泳同时存在于电泳过程中，它只影响电泳速度而不影响电泳的分辨率。实际上，电泳的表现速度是电泳速度和电渗速度的代数和。如果电渗方向与待分离分子电泳方向相同，则电泳表现速度加快，反之则减慢。

5. 支持介质　支持介质（支持物）的筛孔具有分子筛的作用，能够分离分子。其大小对待分离生物大分子的电泳迁移速度有明显的影响，在筛孔大的介质中泳动速度快，反之则泳动速度慢。此外，支持介质的黏性可阻碍泳动，起到吸附作用。

三、电泳的常用方法

电泳分析的方法较多，目前尚无统一的分类规范。根据自动化程度不同，可分为半自动电泳和全自动电泳；根据用途不同，可分为蛋白电泳、核酸电泳等；根据原理不同，可分为等速电泳、等电聚焦电泳、免疫电泳等；根据电泳中是否使用支持介质，分为自由电泳和区带电泳。

自由电泳是指不使用支持介质，电泳在溶液中进行。这类电泳又分为非自由界面电泳和自由界面电泳。非自由界面电泳为悬浮在溶液中的带电粒子（如各种细胞）通电后全部移动，不出现界面，如等电聚焦电泳、等速电泳、密度梯度电泳及显微电泳等。自由界面电泳中被分离物质集中在某一层，形成各自的界面，可以进行定性或定量分析。自由界面电泳需要使用昂贵的精密电流检测仪器，因此，仅在少数特殊电泳（如等电聚焦电泳和等速电泳）中使用。

区带电泳在临床中应用非常广泛，特点是需要使用支持介质。常用的支持介质有滤纸、醋酸纤维薄膜、非凝胶性支持物、凝胶性支持物及硅胶-G 薄层等，分子生物学领域中最常用的是琼脂糖凝胶电泳。此外，根据支持介质装置形式的不同又分为水平板式电泳、垂直板式电泳、垂直盘状电泳、毛细管电泳、桥形电泳和连续流动电泳等。下面介绍几种常用的电泳分析方法。

1. 纸电泳 纸电泳（paper electrophoresis，PE）是指用滤纸作为支持介质的电泳方法，是最早使用的区带电泳，由于操作简单方便，因此在很多领域都得以广泛应用。在分离、确定某些蛋白质（如糖蛋白、脂蛋白等）尤其在分离氨基酸的混合物时，PE 是一种很有价值的分析技术。纸电泳的原理示意图，如图 4-100 所示。

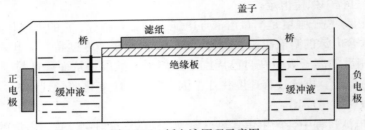

图 4-100　纸电泳原理示意图

滤纸条水平架放在两个装有缓冲溶液的容器之间，将样本（如血清）点于滤纸上，当滤纸条通过桥被缓冲液润湿后，盖上绝缘密封盖子，电泳电源输入直流电，产生强电场进行电泳。经过一段时间电泳后，血清蛋白中迁移率最大的白蛋白（ALB）移动距离最大，迁移率最小的 γ 球蛋白移动距离最小，$α_1$ 球蛋白、$α_2$ 球蛋白、β 球蛋白依次排列在两者之间，形成电泳区带。正常人血清蛋白电泳区带，如图 4-101 所示。

将分离后的 5 条区带用蛋白染色剂染色，由于蛋白质的量与结合的染料量成正比，故可用紫外线-可见分光光度法测定，可以将蛋白质染色后的干滤纸用薄层扫描仪检测吸光度，以吸光度为纵坐标，滤纸的长度为横坐标，绘出电泳图谱，见图 4-102。图中每一峰代表一种蛋白质，用面积仪测峰面积，则各峰的面积对总面积的百分数就代表各种蛋白质在血清蛋白质中的质量百分数。

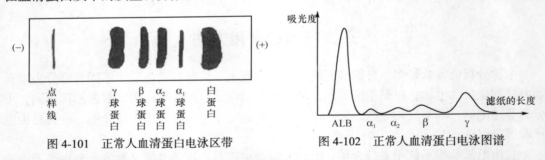

图 4-101　正常人血清蛋白电泳区带　　　图 4-102　正常人血清蛋白电泳图谱

2. 醋酸纤维素薄膜电泳 醋酸纤维素薄膜电泳与纸电泳的原理相同，不同的是所用的支持物。醋酸纤维素是纤维素的羟基乙酰化形成的纤维素醋酸酯，由该物质制成的薄膜成为醋酸纤维素薄膜。由于这种薄膜对蛋白质样本的吸附性小，能几乎完全消除纸电泳中出现的"拖尾"现象，又因为膜的亲水性较弱，所容纳的缓冲液也少，电泳时经过膜的预处理、加样、电泳、染色、脱色与透明即可得到满意的分离效果。醋酸纤维素薄膜电泳的特点是分离速度快、电泳时间短、样本用量少，特别适合于病理情况下微量异常蛋白的检测，故广泛用于分离和测定血清蛋白、血红蛋白、糖蛋白、结合球蛋白、脂蛋白、同工酶等的临床医学检验。

3. 凝胶电泳 凝胶电泳（gel electrophoresis）是由区带电泳派生出的一种用凝胶物质作为支持物的电泳方式。普通的凝胶电泳在板上进行，以凝胶作为介质，凝胶电泳中常用的凝胶为葡萄糖、交联聚丙烯酰胺和琼脂糖，这种介质具有多孔性，有类似于分子筛的作用，流经凝胶的物质可按照分子的大小逐一分离。

凝胶电泳中的琼脂糖凝胶电泳（常用于临床生化检验中 LDH、CK 等同工酶的检测）和聚丙烯酰胺凝胶电泳（可用于蛋白质、核酸等分子大小不同的物质的分离、定性和定量分析；还可结合去垢剂十二烷基硫酸钠，测定蛋白质亚基的相对分子质量），是普通电泳中应用最多的两种形式。特别是十二烷基硫酸钠-聚丙烯酰胺电泳（SDS-PAGE），由于电泳时各种蛋白质棒状分子表现出相等的电荷密度，纯粹按分子大小由凝胶的分子筛效应进行分离，因此，被广泛用来测定蛋白质的分子量。

4. 等电聚焦电泳　等电聚焦电泳（isoelectric focusing electrophoresis，IFE）是 20 世纪中期问世的一种利用有 pH 梯度的介质，是分离等电点不同蛋白质的电泳技术。对于与蛋白质类似的两性电解质分子而言，其电荷状况视介质的 pH 而异。不同的蛋白质等电点不同，如果分子处于 pH 和等电点一致的溶液中，泳动会停止进行。如果溶液内的 pH 是位置的函数，或者说有一个 pH 的位置梯度，那么在一个稳定连续的线性 pH 梯的溶液（两性载体电解质）中进行分离，每一种被分离的两性物质都移向与它的等电点相一致的 pH 位置，在那里不再移动（称为聚焦）。由于在这点静电荷（正负抵消）为零，因而又称等电聚焦。

等电聚焦电泳的特点：

（1）具有浓缩效应，样本分离产生稳定而不扩散的狭窄区带，对于一步分离、纯化和鉴别蛋白质有很大应用价值。

（2）使用两性载体电解质，在电极之间形成稳定、连续、线性的 pH 梯度。

（3）由于"聚焦效应"，即使很小的样本也能获得清晰、鲜明的区带界面。

（4）电泳速度快、分辨率高。

（5）加入样本的位置可任意选择。

（6）可用于测定蛋白质类物质的等电点和分离分子量相近而等电点不同的蛋白质组分。

（7）适用于中、大分子量（如蛋白质、肽类、同工酶等）生物组分的分离分析。

5. 等速电泳　等速电泳（isotachophoresis，ITP）是电泳中唯一的分离组分与电解质一起向前移动，同时进行分离的"移动界面"电泳方法，其在毛细管中的电渗流为零。它采用两种不同浓度的电解质，一种为前导电解质，充满整个毛细管柱；另一种为尾随电解质，置于一端的电泳槽中。前导电解质的迁移率高于普通样本组分，尾随电解质则低于普通样本组分，被分离的组分按其不同的迁移率夹在中间，在强电场的作用下，各被分离组分在前导电解质与尾随电解质之间的空隙中移动，从而实现分离。一旦分离完毕，达到平衡，各区带都以与前导电介质中离子相同的速度向前移动，此时若有任何两个区带脱节，其间阻抗趋于无穷大，在恒流源的作用下电场强度迅速增加，迫使后一区带迅速赶上，以保持迁跃速度恒定。

等速电泳的特点：

（1）所有谱带以同一速度移动。

（2）区带锐化。在平衡状态下，若有离子改变速度扩散进入相邻区带，由于它的速度和这一区带上主体组分离子的速度不同，迫使它立即返回自己的区带，因此，界面清晰，能显示很高的分离能力。

（3）区带浓缩。组分区带的浓度由前导缓冲液决定，一旦前导缓冲液浓度确定，各区带内离子的浓度亦即为定值。

6. 双向凝胶电泳　双向凝胶电泳（2-DE）技术，又称二维凝胶电泳技术，主要用于分离和分析混合的蛋白质组分，是目前唯一的能够连续地在一块胶上分离数千种蛋白质的方法，广泛应用于生物学研究的各个领域。双向凝胶电泳的原理是，将高分辨率的等电聚集电泳和十二烷基硫酸钠—聚丙烯酰胺凝胶（SDS-PAGE）联合组成双向电泳。

第一向采用等电聚集电泳。蛋白质是由 20 中不同氨基酸按不同比例通过肽键的链接构成，蛋白质的一些氨基酸侧链在一定的 pH 的溶液中是可解离的，从而带有一定的电荷。在低 pH 的条件下，蛋白质所带的静电荷为正；而在高 pH 条件下，其静电荷为负。在 pH 为等电点（pI）的溶液中，蛋白质的静电荷为零。当把蛋白质加入到含有 pH 梯度的载体时，如果蛋白质所在位置的 pH 与其等电点不同，则该蛋白质会带一定量的正电荷或负电荷，在外加强电场的作用下，蛋白分子就会分别向正极（或负极）泳动，直到 pH 与其等电点相等的位置，蛋白质不再泳动，而被浓缩成狭窄的区带。等电聚焦电泳就是依照这个原理，根据蛋白质成分中各蛋白质不同的 pI，将蛋白质进行分离。

第二向采用 SDS-PAGE。蛋白质的电泳迁移率取决于各种蛋白质所带的静电荷、分子量的大小以及形状的不同。十二烷基硫酸钠（SDS）是一种阴离子去污剂，可以断裂分子内和分子间的氢键，是蛋白质分子去折叠，从而破坏其分子的二级和三级结构；巯基乙醇和二硫苏糖等强还原剂能使半胱氨酸残基之间的二硫键断裂。在蛋白质样本和凝胶中加入 SDS 和强还原剂后，蛋白质分子被解聚成多肽链，与 SDS 结合成 SDS-蛋白质复合物，由于 SDS 上带有的大量负电荷，远远超过天然蛋白质分子原有的电荷，因而消除了不同种类蛋白质分子间原有的电荷差异，又因为形成的复合物在水溶液中的形状呈椭圆棒状，进一步消除了蛋白质形状对其电泳迁移率的影响。SDS-PAGE 就是按蛋白质分子量的大小使其在垂直方向进行分离。

蛋白质样本经过双向凝胶电泳两次分离，其结果不再是条带状，而是呈现为斑点状，在一个方向上按照 pI 的大小排列，在垂直的另一个方向按照分子量的大小排列，细胞提取液的二维电泳可以分辨出 1000~2000 个蛋白质，可以分辨出 5000~10 000 个斑点，这与细胞中可能存在的蛋白质数量接近。IFE/SDS-PAGE 双向电泳对蛋白质的分离极为精细，因此，特别适合分离细菌或细胞中复杂的蛋白质组分。

7. 免疫电泳　免疫电泳（immunoelectrophoresis）是电泳分析与沉淀反应的结合产物。该技术有两大优点：一是加快了沉淀反应的速度；二是将某些蛋白组分根据其带电荷的不同而分开，再与抗体反应，从而使此方法更加微量化、多样化。

免疫电泳是琼脂平板电泳和双相免疫扩散两种方法的结合。将抗原样本在琼脂平板上先进行电泳，使其中的各种成分因电泳迁移率的不同而彼此分开，然后加入抗体做双向免疫扩散，已分离的各抗原成分与抗体在琼脂中扩散而相遇，在两者比例适当的地方，形成抗原抗体复合物，呈现出肉眼可见的沉淀弧。

四、电泳分析仪的基本结构与工作原理

电泳分析仪是实现电泳分析的作用仪器，一般由电源、电泳槽(包括电极、缓冲液槽、支持介质)、检测单元等组成。支持介质应具备不溶解溶液、不导电、不带电荷、没有电渗、不吸附、热传导度大等特点。

（一）手工电泳分析装置

临床实验室最早应用的电泳仪均为手工电泳分析装置，滤纸电泳分析装置的原理示意图，如图4-103所示。

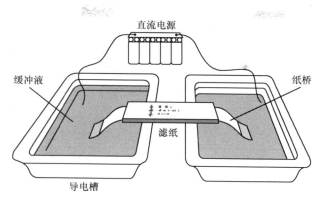

图 4-103 滤纸电泳分析装置原理示意图

手工电泳分析装置的左右2个导电槽分别注入缓冲液，并各自连接电源的正、负极。槽的中间放电泳介质（滤纸），通过纸桥与两侧2个电泳槽内的缓冲液接触。

1. 电源 电泳仪电源为一个稳定的直流电源，可以根据需要调整电泳过程中需要的电压、电流或功率。电泳仪电源分为稳流电源、稳压电源和稳功率电源。

电泳中有电流通过时，使待分离的蛋白质泳动速度加快，同时水分挥发也会加速，水分的丢失使离子浓度增加，导致电阻减少、电泳的电流增大（电压一定时）。若要降低电流增大对电泳的影响，首选的办法是采用稳流电源。根据欧姆定律，电阻减少时，若同时降低电压，仍可维持电流不变，这样可以维持泳动速度相对稳定。如果采用稳压电源，则会因为电阻减少，使得泳动速度加快。稳压电源与稳流电源结合，组成稳压和稳流的电泳电源，即双稳电源。如果增加稳定输出电压、电流乘积的功能，就构成稳定输出功率的电源，亦组成三恒电源。三恒电源的电泳结果有良好的重复性，测量的精确度会有所提高。

2. 电泳槽 电泳槽一般设计为3个导电槽。左右两侧的2个分别注入缓冲液，并各自连接电源的正、负极；中间槽常不注入缓冲液，只放置电泳支持物（如滤纸、醋酸纤维膜等）。

3. 电泳条带的分析设备 电泳分离后每一片段的结果以百分率报告。假如已知总含量，还可以报告计算得到的定量结果。分析是，将电泳片段洗脱后，用分光光度计测定洗脱液，也可用其他分析仪器直接对电泳结果进行扫描分析。

（1）使用光密度扫描仪对电泳结果进行扫描，从而可以绘出各条带相对比例的曲线图，并计算出相对面积。

（2）使用其他图谱分析设备。

目前，国内的电泳仪多为手工操作。电源和电泳槽有分离的，也有合二为一的。加样多采用手工方法，电泳支持物可根据需要选用醋酸纤维膜、滤纸、载玻片等。电泳条件通过人工设定和调节，根据分析目的不同，可以选用适宜的稳压电源、稳流电源或稳功率电源。电泳后的染色和脱色多为手工操作，手工电泳仪一般有3个导电槽，2个分别注入缓冲液，并各自连接电源的正、负极；中间槽不注入缓冲液，只在槽上面放电泳介质。

（二）自动电泳分析仪

随着电泳技术的发展，各种自动电泳仪相继问世，自动电泳仪简化了传统电泳的操作步骤，统一了实验条件，此外生产自动电泳分析仪的厂家，也备有配套的试剂盒供血清和体液内各种蛋白质的分析。

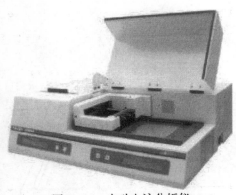

图 4-104 自动电泳分析仪

自动电泳分析仪如图 4-104 所示。

临床常规使用的自动化电泳仪一般分为两个部分，即电泳可控制单元（包括电泳槽、电源、恒温/冷却装置）以及染色单元。目前，自动电泳仪的整个电泳过程，包括点样、电泳、染色和脱色、检测全部均可自动控制，操作简便和快速，并保证了检测结果的准确性和可重复性。恒温/冷却装置系统主要用于冷却凝胶温度，它有两种形式，一种是在电泳槽中有冷却管或冷却板与外恒温循环系统相连；另一种是凝胶板下有半导体冷却装置。自动电泳仪多采用后者。扫描或检测仪器分为可见光源、紫外、荧光和激光等检测仪器。可见光源和激光光源对染色的凝胶进行扫描，紫外光源可以扫描不经染色的凝胶，并且荧光测量的灵敏度较高。还一些电泳仪器可以自动对不同条带的光吸收度进行分析，综合计算后得出报告结果。

1. 自动醋酸纤维素薄膜电泳仪 自动醋酸纤维素薄膜电泳仪使用醋酸纤维素薄膜电泳片。优点为自动化程度高，只需将样本、试剂、电泳片放好，可离机完成实验并得到分析结果。缺点是灵敏度较低，如无法分析尿蛋白、脑脊液蛋白。

2. 自动荧光/可见光双系统电泳仪 自动荧光/可见光双系统电泳仪系统电泳仪只需将样本、试剂和琼脂糖凝胶电泳胶片放好，可离机完成实验。它的最大优点是荧光系统全自动、灵敏度和准确度较，并且采用高压、低温系统，只需要 20 分钟即可完成电泳分析。

3. 自动琼脂糖电泳仪 自动琼脂电泳仪，有可见光单系统，使用琼脂糖凝胶电泳胶片，灵敏度高，可适用于低浓度蛋白检验，如尿蛋白、脑脊液蛋白、同工酶的分离。但其自动化程度较差，当电泳结束并完成染色脱色后，需要通过人工取出电泳片。

（三）高效毛细管电泳仪

高效毛细管电泳（high performance capillary electrophoresis，HPCE）是在传统电泳基础上继现代高效液相色谱技术之后发展起来的一种新型高效分离技术，样本剂量仅为纳升水平，使得细胞分析乃至单分子分析成为可能。毛细管电泳技术不但能分析中、小分子量样本，更适合分析扩散系数小的生物大分子样本，这是一般高效液相色谱仪不可能达到的。

自动高效液相色谱毛细管电泳仪如图 4-105 所示。

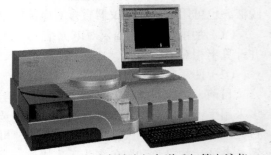

图 4-105 自动高效液相色谱毛细管电泳仪

1. 高效毛细管电泳仪的基本原理 高效毛细管电泳是一类以空芯、微小内径的石英毛细管（内径 10~200μm）为分离通道、以高压直流电场为驱动力，根据样本中各组分之间迁移速度和分配行为的差异而实现高效分离的液相分离技术，高效毛细管电泳仪的原理示意图，如图 4-106 所示。

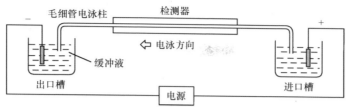

图 4-106 高效毛细管电泳仪原理示意图

毛细管电泳柱两端分别浸入到进口槽、出口槽的缓冲液内，在两缓冲液中分别插入连有高压电源的电极，待测溶液的带电粒子以高压电场为驱动力，沿毛细管通道以不同速度向与其所带电荷相反的电极方向迁移，根据被分离物之间电荷和体积的不同，各种分子在高电压下被分离。由于毛细管的管径细小、散热快，即使是较高的电场和温度下，也不会影响分辨率。

电泳的电渗流大小取决于电场强度、电解质的 pH、缓冲液的组成和离子强度、内摩擦和毛细管表面的电渗等特点，这些因素能单一或互相结合地提高分离效果。检测可使用 UV 直接通过毛细管上的小窗口进行检测，也可选择激光诱发荧光、电化学和质谱检测器检测。样本进样方式是应用气压或电压将样本压入毛细管中。高效毛细管电泳具有多样化分离模式，其分离的机制是不同的，它们之间具有相互补充的作用。

2. 毛细管电泳的分离模式 毛细管电泳有多种分离模式。

（1）毛细管区带电泳：毛细管区带电泳（capillary zone electrophoresis，CZE）也称为毛细管自由溶液区带电泳，是毛细管电泳中使用最为广泛的一种技术，通常把它看成是其他各种电泳操作模式的母体。在充满电解质溶液的毛细管中，基于各被分离物质的净电荷与质量之间比值的差异，不同离子按照各自表面电荷密度的差异，在电场的作用下，以不同的速度在电解质中移动而导致分离。

（2）毛细管凝胶电泳：毛细管凝胶电泳（capillary gel electrophoresis，CGE）是将板上的凝胶移到毛细管中作支持物进行电泳。凝胶具有多孔性，类似分子筛的作用，能根据待测组分的质荷比和分子体积的不同而进行分离。常用聚丙烯酰胺在毛细管内交联制成凝胶柱，依据分离支撑物的分离作用不同，CGE 又分为非变性 CGE 和变性 CGE，前者以分子筛、电荷/质量比的作用进行分离；后者则以质量、分子筛的作用进行分离。

（3）毛细管胶束电动色谱：毛细管胶束电动色谱（micellar electrokinetic capillary chromatography，MECC）又称为微团电动毛细管层析，是电泳技术和色谱技术的交叉，当把离子型表面活性剂加入缓冲液中，并且其浓度足够大时，这种表面活性剂的单体就结合在一起，形成有疏水内核、外部带负电称为胶束的球体，使 MECC 系统中存在流动的水相和起固定相作用的胶束相。虽然带负电的胶束的电泳方向是朝着电场的正极，但一般情况下，电渗流的速度大于胶束的电泳速度，故胶束实际上是以较低的速度向负极移动。在含有胶束的流动相中，溶质在"水相"和"胶束相"（准固定相）之间进行分配，即使是中性溶质，因其本身疏水性不同，在两者之间的分配也会有差异，疏水性强的溶质在"胶束相"中停留时间长，迁移速度慢。反之，亲水性强的溶质迁移速度就快，最终中性溶质将依其疏水性不同而得以分离。

为取得良好的分离度，可通过选择不同的胶束种类和浓度，改变缓冲液的种类、组分、pH、离子强度和添加有机改性剂等手段进行优化，提高选择性和分离度。这种方法的特点是使毛细管电泳有可能在用于离子型化合物分离的同时进行中性物质的分离，加强了毛细管电泳的选择项，弥补了中性分子分离方向的不足。

（4）毛细管等电聚焦电泳：毛细管等电聚焦电泳（capillary isoelectric focusing，CIEF）

是在毛细管内实现的等电聚焦过程，具有极高的分辨率，通常可以分离等电点差异小于0.01pH 单位的两种蛋白质，例如对肽类、蛋白质的分离。

（5）毛细管等速电泳：毛细管等速电泳（capillary isotachophoresis，CITP）是一种较早采用的模式，是在毛细管内实现等速电泳，用于分离小离子、小分子、肽类及蛋白质，目前应用并不很多。

习 题 四

4-1. 临床生化检验的基本流程和主要设备有哪些？

4-2. 何谓朗伯-比尔定律，适用范围是什么？

4-3. 紫外-可见分光光度计的基本工作原理是什么？包括哪些基本结构？

4-4. 光栅单色器的工作原理是什么？常见结构有哪几种？

4-5. 双波长光学系统的工作原理是什么？与单光束光学系统和双光束光学系统相比具有哪些优势？

4-6. 简述紫外-可见分光光度计的主要性能指标。

4-7. 简述如何建立分光光度计的最佳检测条件？

4-8. 生化分析仪按反应装置的结构特点可分为哪几类？各自特点是什么？

4-9. 生化分析仪的主要性能评价指标有哪些？

4-10. 半自动生化分析仪由哪几部分组成？各部分的主要元件有哪些？

4-11. 单色器的作用是什么？有哪些种类？

4-12. 何谓光栅？其主要作用是什么？

4-13. 滤光片的种类有哪些？选择滤光片的原则是什么？

4-14. 与半自动生化分析仪相比，全自动生化分析仪的优势有哪些？

4-15. 分立式自动生化分析仪由哪几部分构成？

4-16. 全自动生化分析仪主要由哪些系统构成？

4-17. 简述双波长法的原理及优点。

4-18. 什么是干化学生化分析仪？干化学分析技术的原理是什么？

4-19. 干化学生化分析仪的基本结构是什么？各个部分的主要作用是什么？

4-20. 什么是电化学分析法？它利用哪些电化学特性进行检测？

4-21. 何谓能斯特方程？有何意义？

4-22. 离子选择性电极的工作原理是什么？其基本组成部分有哪些？

4-23. 简述电解质分析仪的基本组成及工作原理。

4-24. H 测定的基本原理是什么？试说明该电极的结构特点。

4-25. 简述血气分析仪的基本组成及工作原理。

4-26. PO_2 电极属于何类电极？其工作原理如何？

4-27. PCO_2 电极属于何类电极？其工作原理如何？

4-28. 什么是电泳？什么是电泳技术？

4-29. 简述电泳的基本原理。

4-30. 影响电泳的外界因素有哪些？

4-31. 什么是蛋白质的等电点（pI）？

4-32. 溶液的 pH 对电泳速度有何影响？

4-33. 简述手工滤纸电泳装置的工作原理。

4-34. 简述毛细管等速电泳的工作原理。

第五章　免疫检验仪器

免疫检验（immunity test）或免疫分析是利用免疫学的检测原理与技术，对血液和其他体液中的免疫相关物质（如免疫活性细胞、抗原、抗体、补体、细胞因子、细胞黏附分子等）以及其他微量或超微量的生物活性物质（如激素、微量元素、维生素、血浆特种蛋白、肿瘤标志物、病毒标志物、心脏标志物等）进行检测。免疫检验在临床疾病的病因学研究，诊断、治疗和预后，以及流行病学调查等方面有着重要的作用。

随着免疫标记技术的成熟和自动化技术的进步，免疫检验仪器（immune test instruments）已逐步实现了自动化，通过计算机控制系统，可以自动完成取样、加试剂、混合、温育、固相载体分离、信号检测、数据处理、报告打印和检测后的清洗等全过程。本章从免疫检验的原理和方法出发，介绍免疫检验相关的设备。

第一节　免疫检验基础

"免疫"（immunity）一词源于拉丁文，最初含义是免除瘟疫，是指人体对某些传染病再次感染的抵抗力，如天花的幸存者不再患天花。随着对免疫认知的深入，现代免疫学认为，机体的免疫系统能识别"异己"成分，可以清除外环境入侵的病原生物及其产生的毒素、内环境中因基因突变产生的肿瘤细胞以及自身衰老死亡的组织细胞，维持机体内环境的相对稳定。

一、免疫系统的组成

免疫系统是由免疫器官、免疫细胞和免疫分子组成。

1. **免疫器官**　按功能的不同，免疫器官分为中枢免疫器官和外周免疫器官。人类中枢免疫器官由骨髓和胸腺组成，是免疫细胞产生、分化和成熟的场所；外周免疫器官由淋巴结、脾脏及其他淋巴组织等组成，为成熟的免疫细胞定居和发生免疫应答的场所。

2. **免疫细胞**　凡参与免疫或与免疫有关的细胞统称为免疫细胞。按用途可分为三类，一类是淋巴细胞，它包括能识别异己成分，产生免疫效应的 T 淋巴细胞、B 淋巴细胞和NK 细胞等；第二类是单核-吞噬细胞，包括血液中的单核细胞和组织中的巨噬细胞等；第三类是参与免疫应答的细胞，包括中性粒细胞、嗜酸粒细胞、嗜碱粒细胞和肥大细胞等。

3. **免疫分子**　免疫分子是由免疫活性细胞或相关细胞分泌的蛋白质及小分子多肽物质组成，主要参与免疫应答，发挥免疫调节作用，它包括免疫球蛋白、抗体、补体、细胞因子等。

免疫细胞和免疫分子经血液循环及淋巴循环，进出淋巴器官及外周淋巴组织，形成免疫网络。通过免疫网络，免疫细胞和免疫分子可以及时到达各脏器及皮肤黏膜病原生物等异物入侵的部位，执行免疫功能。

二、免疫系统的功能

免疫系统的功能主要表现为三个方面，一是防御功能，即防止外界病原体入侵并清除已入侵病原微生物及有害生物分子，防止感染性疾病的发生；二是监视功能，即能识别、杀伤并及时清除自身体内出现突变的细胞，防止肿瘤发生；三是自稳功能，即能识别和清除自身衰老、变性损伤和死亡细胞，但对自身正常组织和细胞耐受和稳定，防止自身免疫病的发生，除此以外，免疫系统在神经、内分泌调节中也发挥重要作用。

机体发挥免疫功能是通过免疫应答实现的。当外来异物（称为抗原）侵入机体，激发免疫细胞活化、分化和产生效应，并排出或分解该异物的过程称为免疫应答。正常情况下，免疫应答是机体对外来抗原或自身变性抗原的清除效应，具体表现为溶菌、杀菌、中和毒素、促进吞噬作用等。机体的免疫应答是一个复杂连续的过程，根据参与免疫应答的细胞种类及其机制的不同，分为细胞免疫和体液免疫。

1. 细胞免疫　细胞免疫是由 T 淋巴细胞介导的免疫应答。当 T 淋巴细胞受到抗原刺激后，增殖、分化、转化为致敏 T 淋巴细胞。当相同抗原再次进入机体时，致敏 T 淋巴细胞可以直接杀伤该抗原，或释放细胞因子发挥协同杀伤作用。

2. 体液免疫　体液免疫是由 B 淋巴细胞介导的免疫应答。当 B 淋巴细胞受到病毒或细菌等抗原物质刺激后产生一种具有免疫活性的球蛋白（称为抗体）。当相同抗原再次进入机体时，抗体和相应抗原发生特异性结合，达到清除抗原的作用。

三、免疫检验的基本原理

最初的免疫检验是检测病原微生物的抗原或抗体，通过肉眼观察抗原和抗体反应后形成的如凝集、沉淀等物理现象，对被测物进行定性或半定量测定。所以，免疫检验的基础是抗原与抗体反应，即抗原与抗体发生的特异性反应。

（一）抗原与抗体

1. 抗原　抗原（antigen，Ag）是免疫应答的始动因子，是一种能刺激机体免疫系统产生抗体和致敏淋巴细胞、并能与相应抗体和致敏淋巴细胞发生特异性结合的物质。抗原具有免疫原性和反应原性。免疫原性是指抗原诱导机体免疫系统产生免疫应答的能力，免疫反应原性则是指抗原能与相应抗体或致敏淋巴细胞发生特异性结合的能力。从抗原的基本性质来说，主要具有异物性、特异性和大分子性。

（1）抗原的异物性：抗原通常是非自身物质，即具有异物性。对免疫系统而言，凡在胚胎期从未与自身免疫活性细胞接触过的物质均视为异物，根据来源不同可将抗原分为三种：

1）异种抗原：异种抗原是指非同一种属的抗原。对于人类来说，病原微生物及其代谢产物、动物血清蛋白及异种组织细胞都是良好的抗原。通常认为，物种亲缘关系越远，化学结构差别越大，抗原性越强，反之，抗原性越弱。

2）同种异体抗原：同种异体抗原是指同一种属不同个体之间的抗原。同种不同个体之间，由于遗传基因不同，其组织细胞成分也存在着不同程度的差异。例如，人类红细胞表面的 ABO 血型抗原、人体的白细胞及其他有核细胞的组织相容性抗原。如果在不同血型个体之间输血或不同个体间进行器官移植，由于供、受双方存在同种异体抗原，会引起输血反应或移植排斥反应。

3）自身抗原：正常情况下，免疫系统能识别自己和非已成分，对自身物质不产生免疫应答。但是，在外伤、感染、电离辐射、药物、手术等影响下，自身组织成分发生改变或与免疫系统相隔绝的隐蔽成分暴露，甚至是免疫系统本身发生异常，使免疫系统将自身物质当作非己异物来识别，诱发自身免疫应答，发生自身免疫病。

（2）抗原的特异性：特异性是指一种抗原只能与相应的抗体或效应 T 淋巴细胞发生特异性结合，这是由抗原特异性表位决定的。抗原表位是存在于抗原分子中决定抗原特异性的特殊化学基团，又称抗原决定簇，一般由 5~12 个氨基酸、单糖或核苷酸残基组成。位于抗原分子表面的决定簇，容易被相应的淋巴细胞识别，具有易接近性，可以启动免疫应答。若受到某种理化因素的作用而暴露出内部的决定簇即可使抗原结构发生改变，成为变性抗原。一个抗原分子可具有一种或多种不同的抗原表位，大多数天然抗原的分子结构十分复杂，由多种、多个抗原表位组成，是多价抗原，可以和多个抗体分子交互结合。

（3）抗原的大分子性：构成抗原的物质通常是相对分子质量大于 10000 的大分子物质，分子量越大，抗原性越强。绝大多数蛋白质都是很好的抗原。抗原物质通常都是大分子物质是因为大分子物质能够较长时间停留在机体内，有足够的时间和免疫细胞（主要是巨噬细胞、T 淋巴细胞和 B 淋巴细胞等）接触，引起免疫细胞作出反应。如果外来物质是小分子物质，将很快被机体排出体外，没有机会与免疫细胞接触。如大分子蛋白质经水解后成为小分子物质，就失去了抗原性。

2. 抗体 抗体（antibody，Ab）是指在抗原刺激下，B 淋巴细胞增殖分化为浆细胞，由浆细胞合成并分泌的具有免疫活性的球蛋白。免疫球蛋白广泛存在于血液中，其中约 20%分布在组织液及外分泌液。人体血清中有五种具有抗体活性的免疫球蛋白，即 IgG、IgM、IgD、IgE 和 IgA。各种免疫球蛋白的分子结构、体内分布、含量不同，其生物学活性也不同，因此，可以利用抗原与抗体反应原理，通过检测血清中抗体的含量来反映机体的体液免疫功能。

（二）抗原与抗体反应

抗原与抗体反应是指抗原与其相应的抗体发生的特异性结合反应。这种特异性结合是基于抗原与抗体分子间的结构互补性及亲和性，是由抗原、抗体分子空间构型所决定的。根据抗原、抗体分子空间构型的互补性与亲和性原理，免疫检验可以利用已知的抗原（或抗体）来检测未知的抗体（或抗原）。通过对抗原或抗体的检测，为临床疾病的诊治、病因学研究以及流行病学调查提供理论依据。

抗原抗体反应受很多因素影响，一方面是抗原、抗体自身因素，另一方面是环境因素。适宜的环境条件如电解质、酸碱度、温度等能促进抗原抗体分子的紧密接触，增强分子间引力，促进分子聚合。

四、免疫检验的基本方法

免疫检验的基础是抗原抗体反应，这个反应可以发生在体内或体外。在体内表现为免疫应答反应，即杀菌、溶菌、细胞毒作用等清除抗原性异物的免疫功能。在体外表现为凝集、沉淀、溶血或其他特殊可检测的现象，如发光、荧光、酶底物显色等。免疫检验正是利用这些现象进行抗原或抗体的定性或定量分析。

通常根据检验过程中是否需要标记物,将免疫检验技术分为标记技术和非标记技术两大类。非标记技术主要有凝集试验、沉淀试验、免疫比浊、免疫电泳等;标记技术根据标记物不同分为放射免疫、酶免疫、荧光免疫、化学发光免疫、免疫金标技术等。

(一)凝集试验

凝集(agglutination)是指不溶性的颗粒性抗原(如细菌和红细胞等)与相应抗体发生特异性结合后凝集在一起,出现肉眼可见的凝集团块的现象。凝集试验主要用于抗原或抗体的定性,也可根据凝集程度进行半定量分析。颗粒性抗原与其相应抗体发生凝集反应,如图 5-1 所示。

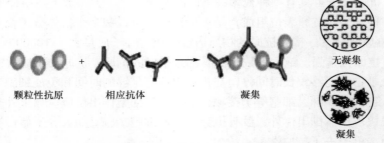

图 5-1 颗粒性抗原与其相应抗体发生的凝集反应

检测红细胞表面抗原与试剂中的相应抗体是否发生凝集反应,可以鉴定血型。比如,待测血液中红细胞只与试剂中抗 A 血清抗体发生凝集反应,不与试剂中抗 B 血清抗体发生凝集反应,说明红细胞表面只有 A 抗原(A 凝集原),没有 B 抗原(B 凝集原),血型鉴定为 A 型。

当抗原为可溶性抗原时,可将其先吸附于颗粒性载体表面,形成致敏颗粒,再与相应抗体结合,由此出现的凝集现象称为间接凝集反应。间接凝集反应如图 5-2 所示。

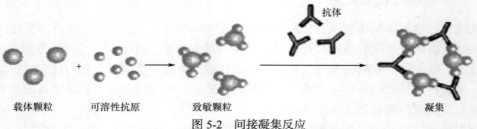

图 5-2 间接凝集反应

比如,测定便潜血(隐血)的胶乳凝集试验,就是应用间接凝集的原理。首先将抗血红蛋白的抗体吸附在胶乳颗粒上,制成胶乳试剂,然后与样本反应,如果便样本中含有血红蛋白,则会与胶乳试剂发生凝集反应引起浊度改变,通过比浊测定,可以检测出样本中血红蛋白的含量。

(二)沉淀试验

沉淀(precipitation)是指可溶性抗原与相应抗体在适当条件下发生的沉淀现象,沉淀试验主要用于蛋白质、核酸等大分子物质和抗原抗体纯度的检测。根据使用的介质和检测方法不同，沉淀试验分为液体内沉淀试验、凝胶内沉淀试验和免疫电泳试验。

1. 液体内沉淀试验 抗原抗体结合后，在液体内形成可以通过肉眼观察到的絮状沉淀物，它通常用于直接定性试验。更多的反应是形成肉眼不可见的抗原抗体复合物，使反应液具有一定浊度，当有光波经过时，会发生光的吸收和散射，从而改变透过光强度。复合物形成越多则浊度越高，透过光强度越小。通过专用的测量仪器（如免疫比浊仪），可以定量分析抗原或抗体。

2. 凝胶内沉淀试验 利用可溶性抗原和相应抗体在凝胶中扩散，形成浓度梯度，在抗原抗体相遇且浓度比例适当的位置形成肉眼可见的沉淀线或沉淀环，这种试验也称为凝胶扩散试验。常用的凝胶有琼脂、琼脂糖或聚丙烯酰胺凝胶等。

3. 免疫电泳试验 利用琼脂电泳技术与免疫扩散技术相结合，在电场作用下，抗原抗体加速扩散，在浓度适宜时，抗原抗体结合，形成沉淀线。这一方法，一是加快了沉淀反应的速度；二是电场规定了抗原抗体的扩散方向，提高了检测灵敏度；三是将某些蛋白组分根据其所带电荷的不同分离后，再与相应抗体反应。该方法具有高分辨率、快速、微量的特点，主要用于血清蛋白组分分析（如多发性骨髓瘤、肝病、全身性红斑狼疮等）、抗原、抗体的纯度检测、抗体各组分研究等。

（三）免疫标记技术

免疫标记技术（immunolabeling technique）是利用高度敏感的示踪物质（如荧光物质、放射性核素、胶体金、化学发光剂或酶等）标记抗原或抗体，发生抗原抗体反应后，通过检测标记物，对抗原或抗体进行定性、定位或定量分析。常用的免疫标记技术见表 5-1。

表 5-1 常用免疫标记技术

标记技术	缩写	标记物种类	常用标记物	检测的物理量
酶免疫技术	EIA	酶	辣根过氧化物酶、碱性磷酸酶等	底物显色程度
放射免疫技术	RIA/IRMA	放射性核素	^{125}I、^{131}I、^{3}H、^{14}C 等	放射性活度
荧光免疫技术	FIA	荧光物质	荧光色素、镧系螯合物等	荧光强度
化学发光免疫技术	CLIA	化学发光剂	鲁米诺、吖啶酯、三联吡啶钌等	发光强度
免疫金标记技术	GICA	胶体金	氯金酸（还原为金颗粒）	金颗粒沉淀（显色）

五、免疫检验指标及临床意义

免疫检验指标可分为两大类，一类是检测免疫活性细胞、细胞因子以及抗原、抗体、补体等免疫活性物质；另一类是体液中微量蛋白质或多肽，如酶、血浆微量蛋白、激素等。常用免疫检验指标及临床意义见表 5-2。

表 5-2 常用免疫检验指标及临床意义

检验项目	指标	临床意义
免疫细胞功能	淋巴细胞表面标志及其亚群，细胞计数、活性等	评估机体免疫功能状态，用于肿瘤、免疫缺陷病的诊断和预后监测
细胞因子检测	白细胞介素 IL、肿瘤坏死因子 TNF、干扰素 IFN、集落刺激因子 CSF、生长因子 GF 等	评估免疫功能状态，特定疾病的辅助诊断、疗效监测和指导用药
免疫球蛋白	免疫球蛋白（IgG、IgM、IgD、IgE 和 IgA、λ 链、κ 链）、免疫球蛋白亚类	反映体液免疫功能，评估机体抗感染能力，用于超敏反应性疾病的诊断

检验项目	指标	临床意义
补体	总补体活性 CH50、单个补体及产物（C1q、C3SP、C3、C4、B 因子、P 因子）、补体受体等	用于多种急、慢性炎症、传染病、肿瘤、以及自身免疫病、某些遗传性疾病的诊断、病因研究
抗原、抗体	多种细菌、真菌、病毒以及肿瘤标志物相关的抗原、抗体	用于各种细菌、真菌、病毒等感染性疾病以及肿瘤的诊断、治疗和预后评估
急性时相蛋白及其他微量蛋白	前白蛋白、转铁蛋白、铜蓝蛋白、结合珠蛋白、α1-抗胰蛋白酶、α-酸性糖蛋白、载脂蛋白、脂蛋白、类风湿因子、尿微量白蛋白等	评估急性感染、发热、外科手术、肿瘤或其他炎症的一组蛋白指标
自身免疫抗体	ENA自身抗体谱、抗磷脂抗体、抗平滑肌抗体、抗线粒体抗体等	用于自身免疫性疾病的诊断、病因研究

免疫检验在感染、肿瘤、超敏反应、自身免疫、免疫增殖和免疫缺陷等免疫性疾病的诊治、疗效观察、预后评估以及器官移植和免疫排斥等方面具有重要临床价值。

（1）感染性疾病的免疫学检测：细菌或病毒等病原微生物能引起感染，作为抗原物质，刺激机体产生抗体，通过检测血清中抗体的含量和类型可以判断是否发生感染以及感染程度。通过对某种细菌、病毒等特异性抗原或抗体的定性或定量检测，有助于感染性疾病的诊治、疗效评估和流行病学调查。

（2）肿瘤疾病的免疫学检测：肿瘤发生、发展过程中会出现某些过度表达的抗原物质（如肿瘤相关抗原和肿瘤特异性抗原），目前已发现 100 多种肿瘤标志物，对肿瘤的诊断和治疗有着重要的临床意义。

（3）超敏反应的免疫学检测：应用免疫学方法检测血清中抗原或相应抗体含量以及免疫细胞功能、细胞因子的分泌状况，从而评估机体的超敏反应。检测时，可以通过皮肤点刺或皮内试验，寻找引起超敏反应的抗原（变应原或过敏原），将有助于超敏反应性疾病的诊断和病因研究。另外，在选择某些药物进行治疗时，通过药物过敏试验，能指导临床用药，避免发生药物过敏反应。

（4）自身免疫性疾病的诊断：目前，临床主要通过检测自身免疫抗体的方法对自身免疫性疾病进行诊断，但也有部分疾病不存在相关的自身抗体，而与致敏淋巴细胞或免疫调节异常有关。通过免疫细胞功能的检测，可以诊断自身免疫性疾病。

（5）免疫增殖性疾病的诊断：免疫细胞异常增生，会引起免疫球蛋白的浓度过高和结构异常，使其不能发挥正常免疫功能。临床上，通过免疫比浊、免疫电泳分型的方法可以对免疫球蛋白进行定量检测和分型。

（6）免疫缺陷性疾病的诊断：免疫细胞的数量、功能检测以及免疫球蛋白的定量分析，对免疫缺陷性疾病具有重要的诊断价值。检测时，采用特殊的细胞分离纯化方法分离血细胞，通过相应的细胞计数技术，如流式细胞技术对免疫细胞计数，并检测细胞功能；还可以应用免疫比浊等方法测定免疫球蛋白的含量。

（7）器官移植和免疫排斥的监测：进行器官或组织细胞移植时，由于供体和受体间存在免疫排斥反应，临床需要实时监测器官移植的排斥反应。发生免疫排斥反应的主要成分是白细胞抗原、血型抗原等，因此，术前要进行抗原的分型和交叉配型，术后要进行免疫排斥监测（如检测免疫球蛋白和总补体、测定补体裂解产物和免疫细胞的含量等）。

六、免疫检验的基本流程与主要设备

免疫检验采集的样本主要是血液，根据检验项目的不同可采用相应的分离技术制备检测样本，检测免疫细胞的功能，一般采用特殊的细胞分离纯化技术制备相应的免疫细胞；检测血清中微量成分，可通过离心机直接离心获得血清，然后，根据检测项目和方法选择适宜的设备。血液免疫检验的基本流程和主要设备见图 5-3。除了血液，还可对其他体液或组织成分进行免疫检验。

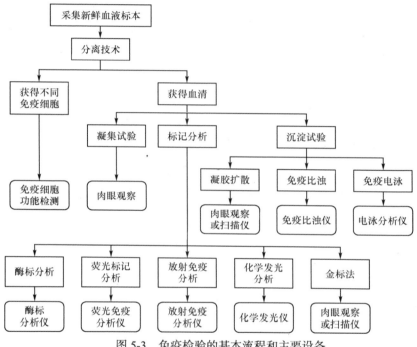

图 5-3　免疫检验的基本流程和主要设备

第二节　酶标分析仪

酶标记免疫分析技术（enzyme-labeled immunoassay，EIA）在免疫学检验中应用广泛，可分为酶免疫组化技术和酶免疫分析技术。酶免疫组化技术常用于组织切片或其他样本中抗原的定性或定位，酶免疫分析技术可以对液体样本中的抗原或抗体进行定性或定量检测。根据分析介质不同酶免疫分析技术又可分为均相酶免疫测定和非均相（异相）酶免疫测定。非均相酶免疫测定又分为液相酶免疫测定和固相酶免疫测定。

酶联免疫吸附试验（enzyme-linked immuno-sorbent assay，ELISA）为固相酶免疫测定技术，是免疫学检验中应用最广泛的标记技术之一。其结果判读早期是用肉眼观察，后来在分光光度计的基础上设计出酶标分析仪，用于酶联免疫吸附试验结果的判读，使得酶联免疫吸附试验的结果判定更加客观和精确。

一、酶联免疫吸附试验

酶联免疫吸附试验（ELISA）是免疫学检验的常用技术，它与放射免疫、荧光免疫、发光免疫、时间分辨等分析技术的主要区别在于标记物不同。ELISA 的基础是抗原（或抗体）的固相化及抗原（或抗体）的酶标记。结合在固相载体表面的抗原（或抗体）仍保持其免疫学活性，酶标记的抗原（或抗体）既保留免疫学活性，又保留酶的活性。在测定时，待测样本中的抗体（或抗原）与固相载体表面吸附的抗原（或抗体）反应形成抗原抗体复合物，再用洗涤的方法使固相载体上形成的抗原抗体复合物与液体中的其他物质分开。加入酶标记的抗原（或抗体），也通过抗原抗体反应而结合在固相载体上。此时，固相上的酶量与样本中待测物的量呈一定的比例。加入酶作用的底物后，底物被酶催化生成有色产物，有色产物的量与样本中待测物的量直接相关，故可根据呈色的深浅进行定性或定量分析。由于酶具有高效催化活性，极少量的酶就可引起明显的颜色改变，因此 ELISA 具有较高的检测灵敏度。ELISA 技术可用于测定抗原或抗体。根据固相的抗原（或抗体）及样本中待测成分的性质不同，可设计出多种检测方法。

（一）ELISA 测定方法

ELISA 既可用于测定抗原，也可用于测定抗体。由于抗原、抗体种类繁多，结构复杂，既有完全抗原和半抗原，也有单价抗体和多价抗体之分，因此酶联免疫吸附试验的测定方法多种多样。酶联免疫吸附试验的常用测定方法有夹心法、间接法、竞争法和捕获法。

1. **夹心法**　夹心法（sandwich method）是 ELISA 试验常用的方法，包括双抗原夹心法和双抗体夹心法。双抗原夹心法常用来检测抗体，而双抗体夹心法则是用来检测抗原。现以双抗体夹心法检测抗原为例，介绍夹心法检测原理。双抗体夹心法检测抗原的示意图，如图 5-4 所示。

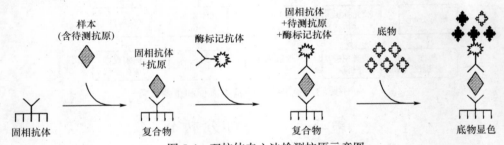

图 5-4　双抗体夹心法检测抗原示意图

首先在已经包被了抗体的反应杯（酶标板的微孔）内加入含待测抗原的样本，待测抗原与固相抗体特异结合形成"固相抗体+待测抗原"复合物；然后，再加入酶标记的抗体与待测抗原结合后形成了"固相抗体+待测抗原+酶标记抗体"复合物，该复合物的结构类似于三明治，故称双抗体夹心法。双抗体夹心法仅适用于二价或二价以上大分子抗原的定性和定量分析，不能用于半抗原等小分子的测定。

双抗原夹心法检测抗体的反应模式与双抗体夹心法类似。它用特异性抗原进行包被和制备酶结合物，以检测相应的抗体。与间接法测抗体的不同点在于以酶标抗原代替酶标抗抗体。这种方法的待测样本不需稀释，因此，其敏感度相对高于间接法。

2. **间接法**　间接法检测抗体的原理是利用酶标记的抗抗体（也称二抗或第二抗体），检测与已知固相抗原结合的待测抗体，如图 5-5 所示。

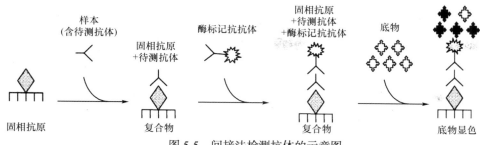

图 5-5　间接法检测抗体的示意图

　　检测时，先在酶标板的微孔内加入含待测抗体的样本，形成"固相抗原+待测抗体"复合物；再加入酶标记的抗体，形成"固相抗原+待测抗体+酶标记抗抗体"复合物，然后加入酶的底物，并通过检测酶作用底物后的呈色程度，换算出样本中待测抗体的含量。

　　3. 竞争法　竞争法（competitive ELISA）是用标记的抗原和待测抗原与相应的定量已知抗体竞争性结合，或者用标记的抗体和待测抗体与相应的定量已知抗原竞争性结合，对抗原或抗体进行定性或定量测定的方法。现以测定抗原为例，说明竞争法检测原理。

　　竞争法检测抗原的示意图，如图 5-6 所示。

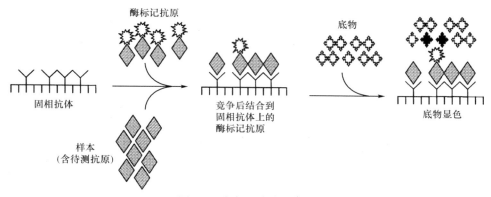

图 5-6　竞争法检测抗原示意图

　　待测抗原和酶标记抗原竞争性地与定量的固相抗体结合。如果待测抗原少则竞争力小，与固相抗体结合的待测抗原就越少，因而与固相抗体结合的标记抗原就越多，酶作用底物后呈色越深；反之，待测抗原越多则竞争力越强，与固相抗体结合的待测抗原就越多，与固相抗体结合的酶标记抗原则越少，酶作用底物后呈色越浅。因此，底物显色的深浅与待测的抗原量成反比例关系。

　　4. 捕获法　捕获法（capture method）也称反向间接法，主要用于样本中某种抗体亚型成分（如 IgM、IgG 等）的测定。以测定 IgM 为例，由于样本中针对某种抗原的特异性 IgM 和 IgG 同时存在，IgG 通常会干扰 IgM 的测定。捕获法工作原理是，先将针对待测 IgM 的第二抗体（如羊抗人 IgMμ 链抗体）连接于固相载体，用以结合（捕获）样本中所有 IgM（包括待测和非待测），通过洗涤除去 IgG 等干扰物质，然后加入特异抗原与已捕获的待测 IgM 结合，再加入特异抗原的酶标抗体，形成"固相二抗+待测 IgM+特异抗原+酶标抗体"复合物；洗涤除去未结合的酶标抗体后，加入酶底物，通过检测显色状况可以测定样本中是否存在待测 IgM 及含量。捕获法检测抗体亚型示意图如图 5-7 所示。

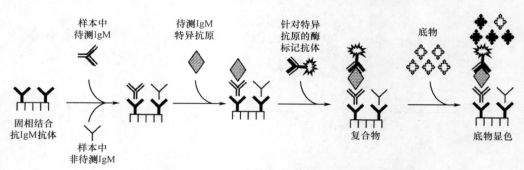

固相结合
抗IgM抗体

样本中
待测IgM

样本中
非待测IgM

待测IgM
特异抗原

针对特异
抗原的酶
标记抗体

底物

复合物

底物显色

图 5-7　捕获法检测抗体亚型示意图

（二）ELISA 试剂

酶联免疫吸附试验有三种必要的试剂，固相的抗原或抗体（包被在酶标检测板微孔上）、酶标记的抗原或抗体（酶标记物）、酶促反应的底物（显色液）。通常 ELISA 试剂盒除了上述试剂外，还有阴性对照、阳性对照、洗液（浓缩）、终止液等。定量检测的试剂盒一般还提供一系列不同浓度的标准物。

1. 酶标检测板　酶标检测板（简称微孔板）通常采用聚苯乙烯或聚氯乙烯材料制备，对蛋白有较强的吸附性能。抗体或抗原吸附在微孔板上的过程称为包被，包被后的抗体或抗原，仍能保留原有的免疫活性。微孔板有 48 孔、96 孔等多种规格，孔底形状有 U 形圆底和平底，以平底微孔板最为常见。

96 孔微孔板和微孔如图 5-8 所示。

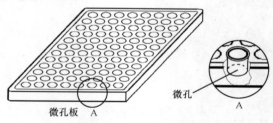

微孔板　A

微孔

A

图 5-8　96 孔微孔板和微孔

2. 酶标记物　酶标记物（酶标结合物）是酶与抗体或抗原联结的产物。用于标记抗体或抗原的酶应具有易纯化、比活性高、性质稳定等特性。ELISA 试验常用的标记酶为辣根过氧化物酶（HRP）和碱性磷酸酶（ALP），不同的酶有不同的标记方法，前者常用过碘酸钠氧化法制备，后者则常用戊二醛一步法或二步法制备。

3. 显色液　显色液即酶促反应的底物液，与用作标记的酶有关。如标记酶为辣根过氧化物酶（HRP）时，其底物显色液为 A 液和 B 液两种，A 液为过氧化物（如过氧化氢），B 液为邻苯二胺（OPD）或四甲基联苯胺（TMB）；如标记酶为碱性磷酸酶（ALP），则底物显色液为对硝基苯磷酸酯（p-NPP）。

4. 阴、阳性对照液　阴性对照液为不含待测物质的缓冲液，阳性对照液则在含蛋白保护剂的缓冲液中加入了一定量的待检抗原或抗体，其含量约为最低检测敏感度的 10~20 倍，在 ELISA 试验中阴、阳性对照也起到了质控的作用，试剂变质、操作不当等均会导致"实验无效"。

5. 洗涤液　洗涤液多为含非离子型洗涤剂的中性缓冲液，如吐温 20。洗涤在 ELISA

过程中也是影响结果的重要因素，通过洗涤可以将游离物与酶标记复合物分离。由于聚苯乙烯载体与蛋白质的结合是疏水性的，非离子型洗涤剂既含疏水基团，也含亲水基团，其疏水基团与蛋白质的疏水基团借疏水键结合，从而削弱蛋白质与固相载体的结合，并借助于亲水基团和水分子的结合作用，使蛋白质回复到水溶液状态，从而脱离固相载体。因此，通过洗涤可以清除残留在微孔中没能与固相抗原或抗体结合的物质，以及在反应过程中非特异性地吸附于固相载体的干扰物。洗涤液常为浓缩液，需要按比例稀释后使用。

6. 终止液 终止液的作用是终止酶促反应。根据酶与底物的不同，需要选择不同的终止液，常用的终止液有酶抑制剂、酸或碱。如 TMB 做色原底物经 HRP 催化作用后，产物联苯醌显蓝色，加入终止液如稀 HCl 或稀 H_2SO_4 终止酶促反应后，由蓝色转变为黄色，在 450nm 处有最大吸收峰，可以进行比色测定；而 p-NPP 作为底物，经 ALP 作用后其产物为黄色的对硝基苯酚（4-NPP）用 NaOH 可终止酶促反应，使 4-NPP 在碱性溶液中分子重排，可形成黄色的水溶性醌类产物，在 405nm 波长处有最大吸收峰，可以进行比色测定。

（三）ELISA 检测流程

目前，实验室常用的 ELISA 试验以商品化试剂为主，多数采用二步法检测，基本检测流程如图 5-9 所示。

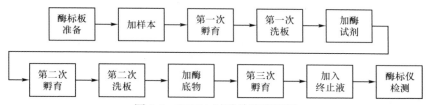

图 5-9 ELISA 试验检测流程图

（1）酶标板准备：酶标板准备主要是指酶联免疫检测用微孔板的包被，也就是需要将某种特定的抗原或抗体结合在空白的微孔板上，形成固相抗原或固相抗体。目前，商品酶联免疫试剂盒中的酶标板已由生产厂家事先包被完成，从冷藏冰箱中取出恢复至室温后可以直接使用。如果自建酶联免疫吸附试验则必须事先对微孔板进行包被处理。

（2）加样本：根据试验要求向已包被酶标板上对应的微孔中加入定量的待测样本，随后放入 37℃恒温恒湿的孵育箱内进行第一次孵育。第一次孵育主要是让样本中的待测抗原或抗体有充足的时间与酶标板上吸附的抗体或抗原结合。孵育时间与检测试剂有关，一般孵育时间为 60 分钟左右。然后，进行第一次洗板，第一次洗板是洗掉未与酶标板上抗体（或抗原）结合的抗原（或抗体）以及样本中的其他干扰物质。

（3）加酶标液、孵育、洗板：第一次洗板完成后，按试剂要求向微孔内加入定量的酶标记物（如酶标记的抗体或抗原），随后进行第二次 30 分钟孵育。第二次孵育的目的是将酶标记物结合到微孔中已经结合的抗原抗体复合物上。随后进行第二次洗板以去除未结合的酶标记物。

（4）显色并检测：第二次洗板结束后加入酶的底物，并放入孵育箱进行第三次孵育，第三次孵育的目的是让标记酶与底物进行反应。孵育 15 分钟后立即加入终止液，并尽快用酶标仪进行检测。根据检测的吸光度值与事先制作的标准曲线相比，即可计算出待测抗原或抗体的含量。

二、酶标仪的分类

酶标仪的分类方法多种多样，尚无统一标准。

1. 根据功能分类　根据仪器功能的不同，酶标仪可分为光吸收酶标仪、荧光酶标仪、化学发光酶标仪、多功能酶标仪、酶联免疫分析系统或酶联免疫一体机等。

（1）光吸收酶标仪：光吸收酶标仪用于检测酶联免疫检测中酶作用于底物后的产物对可见光或紫外光的吸收程度，适用于底物为色原性底物的酶联免疫分析。

（2）荧光酶标仪：荧光酶标仪实质是一种发光型酶标仪。在酶联免疫分析中，某些酶作用于特定荧光底物后，底物的分解产物可被激发光激发，处于激发态的产物不稳定，随即回到基态并以荧光的形式释放能量。释放的荧光的强度可用荧光酶标仪进行检测，通过与标准物质比较可对待测物进行定性或定量分析。荧光酶标仪适用于酶的底物为荧光底物的酶联免疫分析。

（3）化学发光酶标仪：化学发光酶标仪也是一种发光型酶标仪。在某些酶联免疫检测中酶作用于底物后，底物发生化学反应并释放出能量，反应产物吸收能量后被激发，处于激发态的产物不稳定，随即回到基态，并以发光的形式释放能量。发光酶标仪就是以检测此类发光强弱来对待测物进行定性或定量分析的检测仪，适用于酶的底物为发光底物的酶联免疫分析。

（4）多功能酶标仪：多功能酶标仪是以上三种酶标仪的集合，它集成了两种或者两种以上功能于一体，可以同时进行光吸收，荧光和化学发光的检测。多功能酶标仪的功能强大，使用范围广，多作为研究平台。

（5）酶联免疫分析系统：酶联免疫分析系统或酶联免疫一体机是将酶联免疫分析中的加样、孵育、洗板、加试剂、检测等有机组合，形成全自动酶联免疫分析系统。

2. 根据检测通道数分类　根据检测通道数的不同，酶标仪可分为单通道和多通道两种类型。单通道又有自动和手动之分。自动型的仪器有 X 轴、Y 轴方向的机械驱动装置，可将微孔板的小孔依次送到检测光束下，逐一进行测试。手动型则依靠手工移动微孔板来进行测量。多通道酶标仪为自动型，它设有多路光束和多个光电检测器。如 8 通道检测仪器设有 8 条光束（8 个光源）、8 个检测器和 8 个放大器，在机械驱动装置的作用下沿 X 轴方向进退，8 个样本为一排同时检测。多通道酶标仪的检测速度快，其结构较为复杂，价格也较高。

3. 根据测定模式分类　酶标仪目前主要有单波长和双波长两种测定模式。单波长测定是选择待测物的最大吸收波长作为检测波长，直接测定样本的吸光度。双波长测定采用两个不同的波长，即测定波长（主波长）和参比波长（次波长），双波长测量模式能消除外在干扰，可以提高检测的精密度和准确度。

4. 根据滤光方式分类　根据滤光方式可分为滤光片式酶标仪和光栅式酶标仪。滤光片式酶标仪采用固定波长的滤光片以提供检测波长，酶标仪内置滤光片轮，一般包含 4~6 块滤光片，常配滤光片有 405nm、450nm、490nm、630nm 等。光栅式酶标仪通过光栅进行分光，光源发出的复合光经过光栅分光形成单色光，波长连续可调，一般递增量为 1nm。光栅式酶标仪使用灵活，通过软件可以选择测定波长、参比波长，而且可以进行全波长扫描，获得未知样本的光吸收峰。

三、酶标分析仪的工作原理

本节将介绍光吸收酶标仪,简称酶标仪或酶标分析仪。酶标分析仪如图 5-10 所示。

酶联免疫检测常以底物的显色反应来表达样本中待测物的含量。因此,光吸收酶标仪可以理解为是一个单通道(或多通道)专用的分光光度计,只是将分光光度计的样本池换成专用酶标板,也是采用比色原理,通过检测适宜波长入射光的吸光度,换算出待检物质的含量(浓度)。由于酶标仪是对多孔酶标板进行检测,因此,酶标仪分为单通道酶标仪和多通道酶标仪。

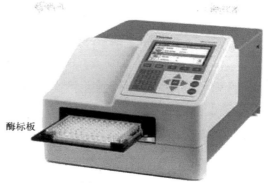

图 5-10 酶标分析仪

(一)单通道酶标仪

早期的酶标仪多为单通道,单通道酶标仪分为手动型和自动型。

1. 单通道酶标仪的基本构成 手动型单通道酶标仪由光源、单色器、光电探测器、数据处理器等组成,其结构示意图如 5-11 所示。

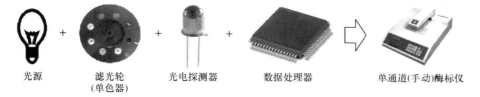

光源 + 滤光轮(单色器) + 光电探测器 + 数据处理器 ⇒ 单通道(手动)酶标仪

图 5-11 酶标分析仪基本构成

自动型单通道酶标仪是在手动型的基础上,增加了酶标板沿 X 轴和 Y 轴方向的驱动装置。因为单通道酶标仪只有一个检测通道,而酶标板有 96 个(8×12)微孔需要检测,因此自动型单通道酶标仪通过步进电机的驱动,推动酶标板沿 X 轴和 Y 轴方向做平面移动,使酶标板上的所有微孔依次通过检测通道进行检测。自动型单通道酶标仪酶标板的平面移动和检测,如图 5-12 所示。

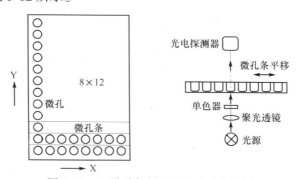

图 5-12 96孔酶标板的平面移动和检测

2. 单通道酶标仪的工作原理 检测时,光源发出的光经单色器成为一束单色光。该单色光束垂直透过酶标板的微孔，通过光电探测器检测透射光强度，再与标准物比较换算出待测物质的含量。单通道酶标仪的工作原理如图 5-13 所示。

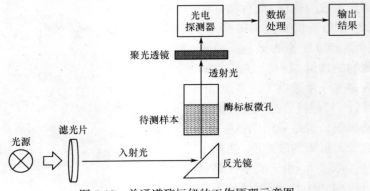

图 5-13 单通道酶标仪的工作原理示意图

（二）多通道酶标仪

多通道酶标仪为自动型，具有多条透射光束与多组光电探测器。因此，与单通道酶标仪相比，它的专有技术结构为酶标板传送装置和多路检测装置。

1. 酶标板传送装置 多通道酶标仪分为 8 通道和 12 通道，常见的为 8 通道。8 通道酶标仪的酶标板传送装置如图 5-14 所示。

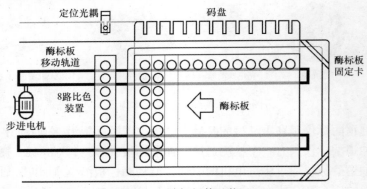

图 5-14 酶标板传送装置

酶标板通过固定卡定位后，启动步进电机，酶标板水平移动进入光电检测区。定位光耦通过检测码盘的缺口，可以对每排微孔进行定位。当微孔到达检测位时，步进电机停止，8 路比色装置开始同时检测。检测完成后，再次启动步进电机，酶标板前进一步（排），继续检测。如此进行 12 次检测，可以完成 96 孔酶标板的测试，整板检测时间仅为几秒钟。

2. 多通道酶标仪的光学系统 多通道酶标仪通常有 12 通道或 8 通道比色装置，以 8 通道为主。8 通道酶标仪的光学系统如图 5-15 所示。

8 通道酶标仪的光学系统相当于分光光度计有 8 个样本池和 8 路比色装置。光源发出的光束，经滤光轮的滤光片产生单色光，通过 1 分 8 光纤形成 8 个等量的入射光束，可以对酶标板每排的 8 个微孔同时进行检测。8 个光电探测器检测到的透射光信号，经整形、放大，并与标准品比较，可以同时得到 8 个样本中待测物的含量。

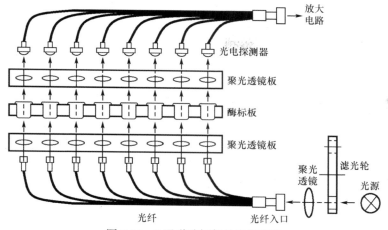

图 5-15 8 通道酶标仪的光学系统

（三）多功能酶标仪

同时具有光吸收检测、荧光检测、发光检测功能中两项或两项以上功能的酶标仪称为多功能酶标仪。由于受到酶标记技术和检测物（样本）本身理化性质的限制，不同的样本需要使用不同的标记酶和底物来检测。因此，多功能酶标仪既能满足加显色底物的酶联免疫试验的检测，也能满足加荧光底物或发光底物的酶联免疫试验的检测。

多功能酶标仪除了具有测定光吸收度（OD）外，还具有速率分析等功能。由于多功能酶标仪目前在临床应用较少，主要用于研究机构，因此，本节仅就不同功能酶标仪做简单比较，见表 5-3。

表 5-3 不同功能酶标仪比较

比较项	光吸收酶标仪	荧光酶标仪	发光酶标仪
标记物	HRP、ALP 等	HRP、ALP、β-半乳糖苷酶等	HRP、ALP
底物	OPD、TMB、p-NPP 等	4-MUP、4-MUG、HPA 等	鲁米诺、AMPPD 等
光源	卤素灯	氙弧灯	无
入射光	可见光	紫外光	无
检测光	透射光	发射的荧光	发射的闪光或辉光

（四）全自动酶免分析系统

全自动酶免分析系统是在酶标仪的基础上，将酶联免疫分析过程中的加样/试剂、孵育、洗板、判读、结果分析等过程整合为一体，形成流水线式的自动化检测设备。因其检测速度快，全自动化操作，使用方便，目前主要应用于血站和较大型医疗单位。

全自动酶免分析系统的基本构成主要包括加样/试剂系统、酶标板孵育系统、酶标板转移系统、洗板系统、检测系统和数据处理系统等。全自动酶免分析系统的平面分布如图 5-16 所示。

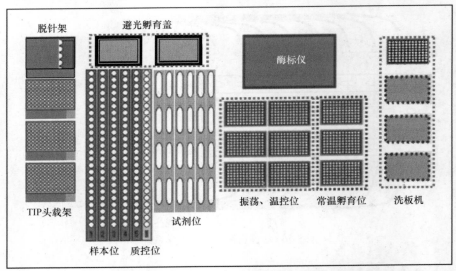

图 5-16　全自动酶免分析系统的平面分区分布图

1. 加样/试剂系统　加样/试剂系统主要包括 TIP 头架、取样器、样本架、试剂架、脱针架等。TIP 头架采用 8×12 排列（对应 96 孔酶标板），架中的每个孔内放 1 个 TIP 头，1 个架可放置 96 个 TIP 头。全自动酶免分析系统一般有 3~4 个 TIP 头架，按顺序放在专用托盘中供备用。取样器由 8 个注射器、管道、加样针或 TIP 头组成，可同时吸取 8 个样本给 8 个微孔加样。TIP 头为一次性使用，加样/试剂完毕，随即从脱针架去除并废弃，以避免样本或试剂间的交叉污染。全自动酶免系统加样/试剂系统如图 5-17 所示。

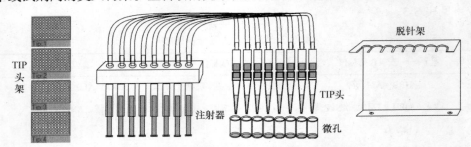

图 5-17　全自动酶免分析系统加样/试剂系统

样本架上的样本位一般采用 8 的倍数，如 16 个样本位或 24 个样本位。试剂盒有四个试剂舱，分别存放四种不同的试剂（如酶结合物、显色液 A、显色液 B、终止液）。

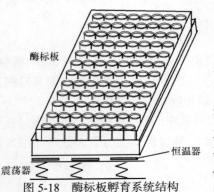

图 5-18　酶标板孵育系统结构

2. 酶标板孵育系统　酶标板孵育要求在避光、恒温条件下进行。因此，酶标板孵育器有恒温装置，可根据要求设定温度。常用的设定温度为 37℃，孵育温度可控制在 37±1℃。同时，孵育器下安装了振荡装置，使酶标板在孵育过程中可振荡混匀，以提高检测准确性。另外，由机械手为酶标板加上盖板，可起到保温、保湿、避光作用。酶标板孵育系统结构如图 5-18 所示。

3. 酶标板转运系统 酶标板的转运主要靠机械抓手来实现,酶标板在各功能位之间的转运如图 5-19 所示。

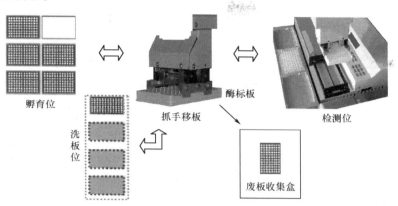

图 5-19 酶标板转运位

酶标板转运机械手有四个爪,通过电磁阀和收缩弹簧控制机械手抓爪的离合动作,完成对酶标板的拾取。机械手有三个步进电机,可分别驱动机械手在三个方向移动,即 X 轴方向的水平移动、Y 轴方向的升降移动、Z 轴方向的前后移动,从而实现定位拾取和转运酶标板。

4. 洗板系统 全自动酶免分析系统的洗板系统多采用 96 针洗板器。洗板器上有 96 根冲洗针,呈 8×12 矩形排列,可对酶标板的 96 个微孔同时进行清洗。

全自动酶免分析系统的洗板器多采用全开放自定义程序,可对洗板方式、洗液量、洗板次数、吸液高度、喷液高度、浸泡时间、吸液时间等参数进行个性化设置。全自动酶免分析系统洗板机结构如图 5-20 所示。

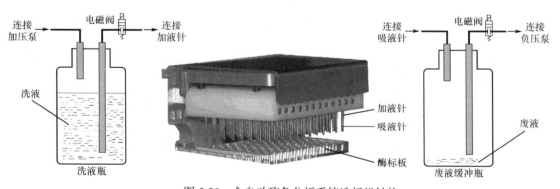

图 5-20 全自动酶免分析系统洗板机结构

5. 检测与数据处理系统 全自动酶免系统的光电检测与数据处理系统实际就是一台普通光吸收酶标仪。显色完成后的酶标板经机械抓手被送到检测器的托盘上,酶标仪按检测项目(如 HBsAg、HBcAb、HIV 抗体等)预先设定的测定参数(如测定波长、参比波长、是否减空白、试验有效性判断、结果处理模式等)进行检测,检测数据经数据处理系统分析后直接报告检测结果。

第三节 发光免疫分析仪

发光免疫分析（luminescence immunoassay，LIA）是将发光分析与免疫反应相结合而建立的标记免疫分析技术，它兼有发光分析的高灵敏性和抗原抗体反应的高特异性，可以完成对微量和超微量抗原（或抗体）的定性或定量测定。发光免疫分析根据标记物和检测方法的不同，分为荧光免疫分析、化学发光免疫分析和电化学发光免疫分析。

一、发光免疫分析的原理

发光是指物质的分子（或原子）吸收某种能量后，由基态 S_0（较低能级）跃迁到激发态 S_1（较高能级），由于处于激发态的分子（或原子）状态不稳定，它很快会从激发态 S_1 返回至基态 S_0。当从激发态 S_1 返回至基态 S_0 时，分子（或原子）吸收的能量会以光子的形式释放出来。这类具有发光特性的物质称为发光剂，以光子形式释放能量的现象称为发光。

根据形成激发态分子（或原子）的能量来源不同，发光可分为光致发光、化学发光和生物发光。光致发光和化学发光能级跃迁示意图，如图 5-21 所示。

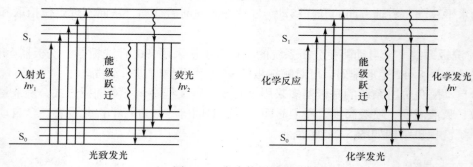

图 5-21　发光能级跃迁示意图

光致发光和化学发光的本质区别在于，光致发光是由于荧光物质吸收了激发光的光能使分子（或原子）激发导致发光；而化学发光则是由于物质发生化学反应后，吸收了反应中释放的化学能使分子（或原子）激发引起发光。生物发光则是发生在生物体内的发光现象，可以看作是生物体内的一种特殊的化学发光。

发光免疫分析的基本原理是，以发光剂为标记物制备抗原（或抗体）标记物，或作为酶免疫分析的底物，通过抗原抗体反应，检测发光现象，实现对待测样本中抗原（或抗体）物质的定性或定量分析。根据发光剂和检测方法的不同，发光免疫分析分为荧光免疫分析、发光酶免疫分析、化学发光免疫分析和电化学发光免疫分析。

（一）荧光免疫分析

荧光属于光致发光，是某些物质接收到一定波长的入射光（如紫外光）的照射，因吸收光能进入激发态，在极短时间内退激发回到基态，同时发射出大于入射光波长的发射光（通常位于可见光波段），即为发射荧光。一旦入射光终止，发射荧光的现象也随之消失。这一现象称为光致发光，具有光致发光特性的物质称为荧光物质。

1. 荧光物质　荧光色素（fluorescent pigment）是最常见的荧光物质，是具有光致发光特性的一类染料。自然界的许多物质都具有一定的荧光能力，但并非都可用作荧光色素，荧光色素是能产生明显荧光的有机化合物。目前，常用于标记抗体的荧光色素有异硫氰酸荧光素、四乙基罗丹明、四甲基异硫氰酸罗丹明、藻红蛋白等。免疫标记中常用的荧光色素见表5-4。

表5-4 免疫标记中常用的荧光色素

荧光色素	缩写	激发波长（nm）	发射波长（nm）	荧光颜色
异硫氰酸荧光素	FITC	490~495	520~530	黄绿色
四乙基罗丹明	RIB200	570	595~600	橘红色
四甲基异硫氰酸罗丹明	TRITC	550	620	橙红色
藻红蛋白	PE	560~570	573~583	橙色

除了以上用作标记物的荧光色素外，还有经酶作用后能产生荧光的物质和镧系螯合物。

（1）经酶作用后产生荧光的物质：某些化合物本身无荧光效应，但是，经酶作用后便会形成具有强荧光的物质。如4-甲基伞酮-β-D半乳糖苷受到β-半乳糖苷酶的作用可分解成4-甲基伞酮，4-甲基伞酮在波长为360nm的激发光作用下，能发出波长为450nm的荧光。另外，还有碱性磷酸酶的底物4-甲基伞酮磷酸盐以及辣根过氧化物酶的底物对羟基苯乙酸等，这些荧光物质都可以作为荧光酶免疫测定的底物。

（2）镧系螯合物：某些3价稀土镧系元素如铕（Eu^{3+}）、铽（Tb^{3+}）、铈（Ce^{3+}）等的螯合物，经激发后也可发射特征性的荧光，其中以Eu^{3+}应用最广。Eu^{3+}螯合物的激发光波长范围宽，发射光波长范围窄，荧光衰变时间长，非常适用于时间分辨荧光免疫测定。

2. 激发光谱和发射光谱 荧光是荧光物质经一定波长光照后所产生的发光现象，这一发光反应包括两个关键步骤，即激发和发射，由此具有两种特征光谱，即激发光谱和发射光谱。激发光谱和发射光谱是荧光分析的基础。某荧光物质的激发光谱和发射光谱如图5-22所示。

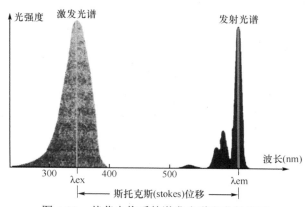

图5-22 某荧光物质的激发光谱和发射光谱

（1）激发光谱：激发光谱（excitation spectrum，ex）是荧光强度与激发光波长的关系曲线，是指固定检测的发射光波长（通常选用最大发射光波长 λem），用不同波长的入射光照射，测定并记录待测样本激发后发射的荧光强度。激发光谱可以反映待测物分子（或原子）电子从基态到激发态能级跃迁时的吸能特征。从激发光谱图上能确定该物质的最大激发波长（λex），即曲线最高点所对应的波长。该波长下有最大吸收峰，在最大吸收峰时处于激发态的分子最多，所吸收的光能量最多，荧光强度也最大。通常将激发波长设在接近其最大吸收峰处，可以提高荧光检测的灵敏度。

（2）发射光谱：发射光谱（emission spectrum，em）也称荧光光谱，是荧光强度随荧光波长（发射光波长）变化的曲线，是指固定激发光波长（通常选 λex），在不同发射波长下所检测到的荧光强度。由于激发态电子回到的能级不同，发出的荧光波长也不同，发射光谱可以反映待测物分子（原子）的电子从激发态回到基态时的放能特征。从发射光谱中能确定该物质的最大发射光波长（λem），即在某一个特定波长处有最大发射光波峰。通常，将荧光测定波长设在接近最大发射光的波峰处。

由图 5-22 还可以看出，发射光谱与激发光谱通常成镜像对称关系，只不过发射光谱比激发光谱的波长要长，这是由于当荧光物质受光照激发后，电子跃迁到激发态，在回到基态之前，会与周围环境发生碰撞作用，使其激发能的一部分以热等其他形式发生非辐射的能量失活，造成激发光与发射光之间的能量差，即荧光能量比激发光能量小、波长比激发光的波长长。激发光谱与发射光谱的这种波长差，称为斯托克斯（Stokes）位移。因此，在选择荧光物质做标记物时，必须考虑 Stokes 位移。如果 Stokes 位移小，激发光谱和发射光谱常有重叠，相互干扰，会影响荧光检测的灵敏度和准确性。

激发光波长和发射光波长是荧光检测最常用的参数。选择合适的激发光波长和发射光波长对检测的灵敏度和准确性都很重要，通常激发光波长接近 λex 处，而测定荧光波长设在接近 λem 处，这种选择有助于得到较高的荧光效率。

荧光效率也称为荧光量子产率（φ），是荧光物质吸光后发射的荧光光子数与所吸收的激发光光子数的比值。

$$\varphi = \frac{I_f}{I_a}$$

式中 I_f 是荧光强度（发射荧光的光子数），I_a 是激发光强度（吸收激发光的光子数）。

荧光量子产率主要与荧光物质自身分子结构有关。由于 Stokes 位移效应，荧光强度小于激发光强度。因而 φ 小于 1。如果 φ 值越大，说明荧光效率越高，发射的荧光强度越大；φ 等于或接近于零，物质几乎不产生荧光。对于同一荧光物质来说，在一定条件下荧光量子产率是一定的，因此，在一定范围内，荧光强度与激发光强度呈正相关，即激发越强，荧光越强。

3. 荧光免疫分析的基本方法 荧光免疫分析是将荧光物质标记在抗原（或抗体）上或作为酶促反应的底物，待免疫反应结束，通过紫外线照射激发荧光物质产生荧光，由荧光显微镜观察可以进行定性分析，或使用荧光分光光度计、时间分辨荧光检测仪等对发射的荧光信号进行定量检测，可以获得待测样本的浓度。

（1）荧光显微镜检测：待测样本中的抗原与荧光素标记的抗体发生特异性结合后，通过荧光显微镜下观察，在黑色背景上可见明亮的特异性荧光，根据荧光的有无、强弱，可对样本中待测抗原进行定性、定位或定量检测。

（2）荧光强度检测：使用荧光光度计或分光光度计，可以对荧光强度进行检测。荧光光度计的结构框图与光路图，如图 5-23 所示。

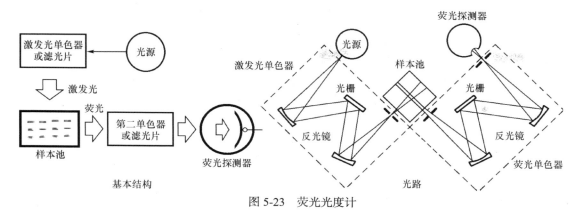

图 5-23 荧光光度计

光源（氙灯）发出的光经激发光单色器（滤光片或光栅），发出波长为 λex 的单色激发光，单色激发光经过样本池，荧光物质受激发后发射荧光，通过荧光单色器将其他反射光、溶液的散射光以及杂质产生的荧光过滤掉，只允许波长为 λem 的发射荧光通过，由光电探测器（光电倍增管）采集光电信息，由荧光分光光度计记录荧光信号强度。

样本池中待测液的吸光度符合郎伯-比耳定律，即

$$I_a = I_0(1-10^{-\varepsilon lc})$$

式中 I_a 是吸光强度，I_0 是入射光强度，ε 是待测样本的摩尔吸光系数，1 是液层厚度，c 是待测样本浓度。公式说明，待测样本的吸光强度与浓度成定量关系。

待测样本吸收光能后，受激发产生的荧光强度 I_f 为

$$I_f = \varphi I_a = \varphi I_0(1-10^{-\varepsilon lc})$$

进一步推导出

$$I_f = 2.3\varphi I_0 \varepsilon\ lc = Kc$$

这说明，激发光强度不变时，待测样本发出荧光强度与其浓度成正比。由此，可以通过测定荧光强度求出该待测样本的浓度。

实际检测中，主要采用标准曲线法。即将已知含量的标准品经过与样本同样的处理后，配成一系列标准溶液，测定其荧光强度，绘制荧光强度-浓度的标准曲线，再测定样本溶液的荧光强度，由标准曲线便可求出样本中待测物质的浓度。

（3）时间分辨荧光检测：传统的荧光免疫分析受到本底荧光的干扰，因此检测的灵敏度较低。本底荧光干扰主要来自两部分，一是散射光，它包括分析所用固相材料表面的散射、溶剂分子的散射等；二是样本中各种共存物质产生的自发荧光，如血清蛋白、血清胆红素等物质产生的荧光，这些荧光为非特异性荧光，与荧光标记物的发射荧光存在重叠，会对测定造成干扰，降低检测的灵敏度。这些非特异性荧光的寿命（发射荧光的时间）较短，为 1~10ns，最长不超过 20 ns。为了克服本底荧光干扰，有效的方法是选用荧光寿命较长的镧系元素作为免疫标记物，其荧光寿命为 10~100μs，而镧系元素螯合物的荧光寿命更长，可达 1000μs。通过延迟测定时间，待短寿命本底荧光完全衰退后再测定长寿命的镧系元素螯合物的特异性荧光，这种方法就是时间分辨荧光检测技术，该技术能有效降低本底荧光的干扰，提高测定灵敏度。时间分辨荧光检测原理示意图，如图 5-24 所示。

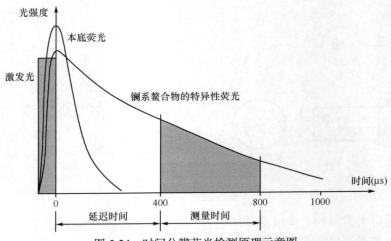

图 5-24　时间分辨荧光检测原理示意图

　　激发光光源通常采用脉冲氙灯，其工作频率为 1000 次/秒。从开始发射脉冲激发光至 400μs 为延迟时间，等待本底荧光（非特异性短寿命荧光）衰退后，记录 401~800μs 区域内发出的荧光强度。由于镧系元素螯合物作为标记物可反复激发多次测定，通过记录多次测定的荧光强度，计算出荧光强度的平均值，再根据标准曲线法可换算待测样本的浓度。

　　选用镧系元素作标记物的另外一个重要原因在于，镧系元素的 Stokes 位移大（约为 273nm），由此，可以很容易的利用简单的滤光片技术进行波长分辨，将激发光和发射光分开，以消除激发光的散射干扰。镧系元素激发光谱的谱带较宽，激发波长为 300~350 nm（λex 为 340 nm），有利于增加激发能量，提高灵敏度。同时，它的发射光谱带窄，多在 613±10nm（λem 为 613 nm），可利用 615±5nm 的滤光片过滤掉此波段以外的散射光，由于样本中的本底荧光通常在 350~600 nm 范围内，因此能消除样本本底的干扰。

　　（4）荧光酶免疫测定：荧光酶免疫测定是利用酶标抗原（或抗体）与待测抗体（或抗原）反应，借助酶作用于反应底物，经酶促反应生成稳定而高效的荧光产物，通过测定其荧光强度确定待测抗原（或抗体）的浓度。荧光酶免疫测定标记用酶及荧光底物，见表 5-5。

表 5-5　荧光酶免疫测定标记用酶及荧光底物

标记用的酶	底物	荧光产物	激发波长（nm）	荧光波长（nm）
碱性磷酸酶	4-甲基伞形酮磷酸盐	4-甲基伞形酮	360	450
β-半乳糖苷酶	4-甲基伞形酮 β-半乳糖苷	4-甲基伞形酮	360	450
辣根过氧化物酶	对羟基苯丙酸	二聚体	317	414

　　如，以碱性磷酸酶作为标记物标记抗原或抗体，以 4-甲基伞形酮磷酸盐做为酶促反应的荧光底物，在碱性磷酸酶的作用下，4-甲基伞形酮磷酸盐脱磷酸生成 4-甲基伞形酮，经 360 nm 激发光照射后，发出 450nm 的荧光，通过荧光光度计检测所产生的荧光强度，即可换算出待测抗原或抗体的浓度。实际工作中，常采用双抗体夹心法检测待测抗原、双抗原夹心法检测抗体、竞争法检测抗原。由于荧光酶免疫测定利用了抗原抗体免疫反应的特异性、酶的高效催化性、酶作用底物的专一性和荧光检测的灵敏性，因而使检测灵敏度大大提高。

（二）化学发光免疫分析

化学发光（chemiluminescence）是指伴随化学反应过程所产生的光的发射现象。在化学反应中，由于吸收了反应过程中产生的化学能，使反应的产物分子或反应的中间态分子中的电子跃迁到激发态，当电子由激发态回复到基态时，以发射光子的形式释放出能量，这一现象称为化学发光。化学发光具有荧光的特异性，同时不需要激发光，避免了荧光分析中激发光杂散光的影响，有很高的灵敏度。

1. 常见的化学发光剂 化学发光反应中参与能量转移并最终以发射光子的形式释放能量的化合物，称为化学发光剂或发光底物。常用的化学发光剂或底物有直接化学发光剂、间接化学发光剂（酶促反应发光底物）和电化学发光剂。

常用化学发光剂种类和特点见表5-6。

表 5-6 常用化学发光剂种类和特点

发光剂种类	常用发光剂/底物	发光原理	发光产物/中间体	发射光
直接发光剂	吖啶酯类	碱性条件下被 H_2O_2 氧化后直接发光	N-甲基吖啶酮	470nm
间接发光剂（酶促发光底物）	鲁米诺、异鲁米诺及衍生物	碱性条件下在辣根过氧化物酶催化下氧化，加入酚类增强剂使发光强度增加，时间延长	二价阴离子氨基酞酸盐	425nm
	AMPPD	碱性条件下，碱性磷酸酶催化脱磷酸根基团	AMP-D 阴离子	470nm
电化学发光剂	三联吡啶钌	在电极表面进行的氧化还原反应，电子供体是三丙胺	激发态三联吡啶钌	620nm

（1）直接化学发光剂：直接化学发光剂能直接参与发光反应，其化学结构上有产生发光的特有基团，可直接标记到抗原或抗体上。常用的直接化学发光剂有吖啶酯，碱性条件下，只需在反应体系中加入氧化剂 H_2O_2，吖啶酯就能直接氧化生成 N-甲基吖啶酮，在吸收了氧化过程中产生的化学能后处于激发态，随即回到激态，发射出波长为 470nm 的光，且具有很高的发光效率。吖啶酯发光原理示意图，如图 5-25 所示。

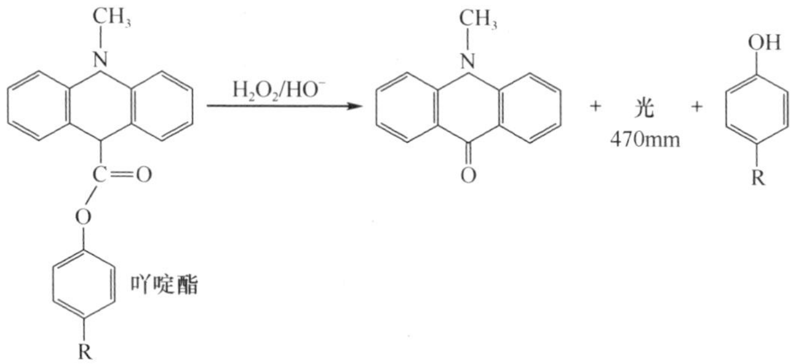

图 5-25 吖啶酯发光原理示意图

（2）间接化学发光剂：间接化学发光剂本身不能直接发光，需经酶降解后发光，是酶促化学反应中的发光底物。用参与某一化学发光反应的酶（如辣根过氧化物酶 HRP 或碱性磷酸酶 ALP）来标记抗原（或抗体），通过与待测样本中相应的抗体（或抗原）发生免疫反应，形成抗原抗体复合物，再加入相应的发光底物（如鲁米诺或 AMPPD），由酶催化和分解底物发光。最常见的辣根过氧化酶（HRP）标记的鲁米诺发光系统见图 5-26，碱性磷酸酶标记的 AMPPD 发光系统见图 5-27。

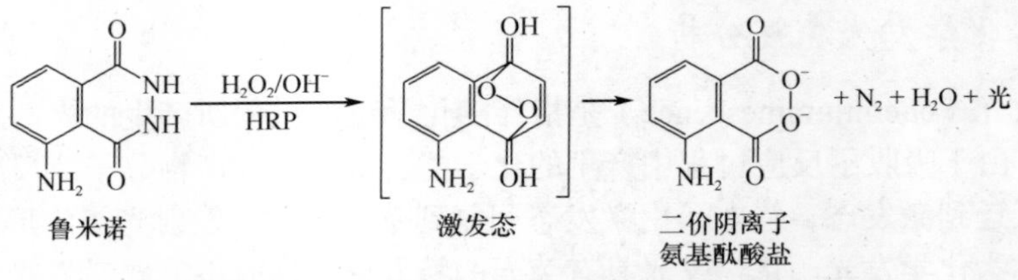

图 5-26 辣根过氧化物酶标记的鲁米诺发光系统

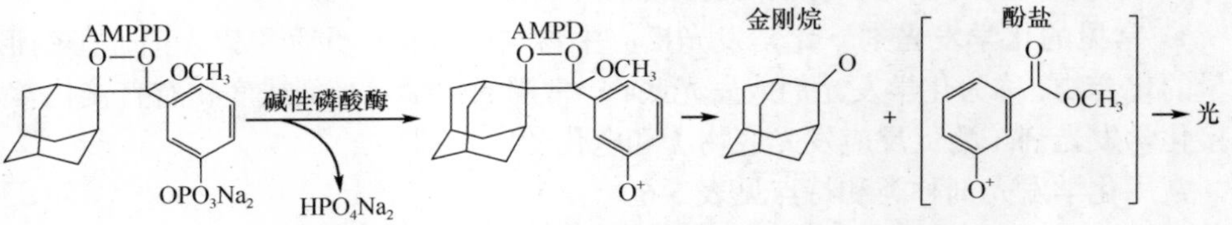

图 5-27 碱性磷酸酶标记的 AMPPD 发光系统

（3）电化学发光剂：电化学发光剂是指在电极表面，由电启动进行电化学反应，吸收化学能后产生发光现象的物质。最常用的电化学发光剂是三联吡啶钌$[Ru(bpy)_3]^{2+}$。当在电极上施加一定的电压或电流信号，由于发光剂$[Ru(bpy)_3]^{2+}$吸附在阳极上发生氧化反应，失去一个电子变成$[Ru(bpy)_3]^{3+}$。

电极（阳极）反应

$$[Ru（bpy）_3]^{2+} -e \rightarrow [Ru（bpy）_3]^{3+} \qquad （氧化性）$$

当具有强氧化性的$[Ru(bpy)_3]^{3+}$与体系中具有强还原性的三丙胺自由基 TPA*发生氧化还原反应后，变成$[Ru(bpy)_3]^{2+}$，吸收反应的化学能，跃迁到激发态，由于处于激发态的$[Ru(bpy)_3]^{2+}$不稳定，最终以释放出一个波长为 620nm 光子的方式释放能量，再次成为基态的 $[Ru(bpy)_3]^{2+}$。

因此，电化学发光剂在电启动下的发光分两个步骤完成。

第一步为电化学反应。在工作电极上（阳极）加一定的电压作用下，$[Ru(bpy)_3]^{2+}$ 释放电子，发生氧化反应而成为$[Ru(bpy)_3]^{3+}$。同时，阳极表面的电子供体三丙胺（TPA）也释放电子发生氧化反应而成为阳离子自由基 $(TPA^+)^*$，并迅速自发脱去一个质子而形成三丙胺自由基 TPA*。此时，反应体系中就存在具有强氧化性的三价的三联吡啶钌 $[Ru(bpy)_3]^{3+}$和具有强还原性的三丙胺自由基 TPA*。

第二步为化学发光过程。当具有强氧化性的$[Ru(bpy)_3]^{3+}$和强还原性的 TPA*发生氧化还原反应，结果使$[Ru(bpy)_3]^{3+}$ 还原成激发态的$[Ru(bpy)_3]^{2+}$。其能量来源于三价的三联吡啶钌$[Ru(bpy)_3]^{3+}$与三丙胺自由基 TPA*之间的电势差。处于激发态的$[Ru(bpy)_3]^{2+}$以释放光子的方式释放能量，而成为基态的 $[Ru(bpy)_3]^{2+}$。

上述化学发光过程后，由于反应体系中的三联吡啶钌$[Ru(bpy)_3]^{2+}$未被消耗，做为电化学发光剂可循环发光，因此，电极表面的电化学反应和化学发光过程可以周而复始地进行。

2. 化学发光反应 任何一个化学发光反应都包括化学激发和化学发光。因此，一个化学反应要成为发光反应，必须满足两个条件：一是反应必须提供足够的能量；二是这些化学能必须能被某种物质分子吸收而产生电子激发态，并且有足够的光量子产率。到目前为止，化学反应大多为氧化还原反应，且多为液相的化学发光反应。

（1）直接发光和间接发光：根据化学反应特点，化学发光分为直接发光和间接发光。

直接发光是最简单的化学发光反应，发光剂作为反应物直接参加化学发光反应，生成电子激发态产物分子，能直接辐射光子。化学发光反应有两个关键步骤，即激发和辐射。如下式中 A、B 两种物质发生化学反应生成 C 物质，反应释放的能量被 C 物质的分子吸收并跃迁至激发态 C*，处于激发态的 C* 在回到基态的过程中，辐射光子产生光辐射。这里 C* 是发光体，此过程中由于生成的发光体 C* 直接参与反应，故称直接化学发光。

$$A+B \rightarrow C \qquad C^* \rightarrow C + h\nu$$

间接发光是被测物 A 或 B，通过化学反应生成初始激发态中间体 C*，C* 不直接发光，而是将其能量转移给 F，使 F 被激发而跃迁至激发态 F*，当 F* 回到基态时发光。所以，间接发光又称能量转移化学发光。式中 C* 为能量给予体，而 F 为能量接受体。如酶促反应的发光是间接发光，酶促反应的底物做为间接发光剂，需要在酶的催化作用下，发光底物发生分解才能产生发光现象。

$$A + B \rightarrow C^* + D$$
$$C^*+F \rightarrow F^* + E$$
$$F^* \rightarrow F + h\nu$$

（2）发光效率：化学发光反应的发光效率，又称为化学发光反应量子产率 φ_{Cl}，取决于生成激发态的化学激发效率 φ_{CE} 和激发态分子的发射效率 φ_{EM}。

$$jc_l = \frac{\text{发射光子的分子数}}{\text{参加反应的分子数}} = j_{CE} \times j_{EM}$$

化学反应中的发光效率由发光物质的性质所决定的，每一个发光反应都具有其特征性的化学发光光谱和不同的化学发光效率。对于一般化学发光反应 φ_{Cl} 约为 10^{-6}，但某些发光剂，如鲁米诺，发光效率可达 0.01，发光效率越高，光信号检测越灵敏、越稳定，通常应选择发光效率高的物质做为化学发光剂。

（3）发光强度：化学反应的发光强度是以单位时间内发射的光子数来表示，它与化学发光反应的速率有关，时刻 t 的化学发光强度为

$$I(t) = \varphi_{Cl} \times \frac{dc}{dt}$$

化学发光强度与时间变化工作曲线见图 5-28。

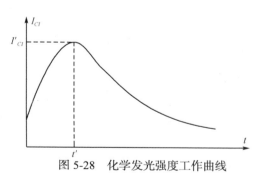

图 5-28 化学发光强度工作曲线

3. 化学发光免疫分析方法 化学发光免疫分析的方法较多，通常可根据免疫反应模式、分离技术和发光剂的不同进行分类。按照免疫反应模式分为夹心法、竞争法和捕获法，按分离技术分为磁微粒分离法和塑料孔板洗涤分离法，按照发光剂分为直接化学发光免疫分析、化学发光酶免疫分析和电化学发光免疫分析。

（1）直接化学发光免疫分析：直接化学发光免疫分析（direct chemical luminescence immunoassay）通常采用吖啶酯作为标记物。双抗体夹心法检测待测抗原的原理如图 5-29 所示。

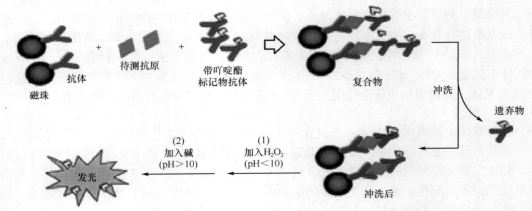

图 5-29 双抗体夹心法检测抗原

采用吖啶酯标记抗体，与待测样本中相应的抗原发生免疫反应，形成"固相包被抗体+待测抗原+吖啶酯标记抗体"复合物，这时只需加入氧化剂 H_2O_2 和 NaOH，在碱性环境下，吖啶酯氧化生成 N-甲基吖啶酮，可以直接发光。由光电探测器接收光信号，记录单位时间内所产生的光子数，这部分光的积分与待测抗原的量成正比，可以通过标准曲线计算出待测抗原的含量。

（2）化学发光酶免疫分析：化学发光酶免疫分析（chemiluminescent enzyme immuno-assay）是联合利用酶标技术和化学发光技术的分析方法。最常见的是辣根过氧化物酶（HRP）和碱性磷酸酶（ALP）化学发光免疫分析系统。

辣根过氧化物酶（双抗体夹心法）化学发光免疫分析系统示意图，如图 5-30。

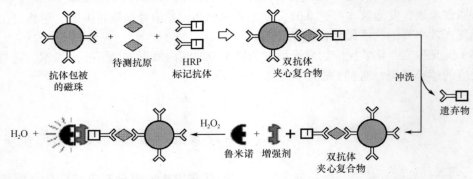

图 5-30 辣根过氧化物酶（夹心法）化学发光免疫分析系统示意图

以辣根过氧化物酶（HRP）标记抗体，在与待测样本中相应的抗原发生免疫反应后，形成"固相包被抗体+待测抗原+酶标记抗体"复合物，经过洗涤，加入相应的发光底物鲁米诺，在酶催化的作用下发光。由光电倍增管将光信号转变为电信号，经信号整形、放大，传送至计算机数据处理系统，计算出待测样本中抗原的浓度。

碱性磷酸酶（双抗体夹心法）化学发光免疫分析系统示意图，如图 5-31。

碱性磷酸酶和 AMPPD 构成的发光体系是最常用的一类化学发光体系。碱性磷酸酶分子质量小、稳定性好、活性高、易分离提纯，现已广泛应用于酶联免疫分析和核酸杂交分析。在溶液中 AMPPD 的磷酸酯键稳定，非酶催化的水解非常慢，在 pH 12，浓度为 0.05mol/L碳酸钠缓冲溶液中，分解半衰期可达多年，几乎没有试剂本身的发光背景。尤其增强型酶促化学发光 AMPPD 底物液的出现，进一步提高了检测的灵敏度。

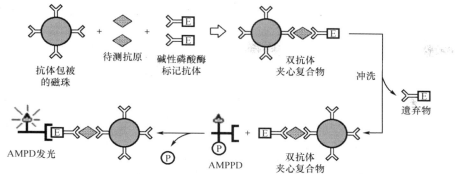

图 5-31 碱性磷酸酶（夹心法）化学发光免疫分析系统示意图

化学发光酶免疫分析是基于酶标记免疫技术，它与普通酶标技术的不同仅在于最后一步酶反应使用的是发光底物，通过测定酶作用底物后的发光强度来进行待测物浓度分析。

（3）电化学发光免疫分析：电化学发光免疫分析（electro-chemiluminescence immunoassay，ECLI）是在电极表面由电化学引发的特异性化学发光反应，应用电化学发光剂三联吡啶钌[RU(bpy)₃]²⁺标记抗体，通过抗原抗体反应和磁珠分离技术，根据发光剂的发光强度对待测的抗原或抗体进行定量分析。

电化学发光免疫分析示意图，如图 5-32 所示。

电化学发光免疫测定示意图，如图 5-33 所示。

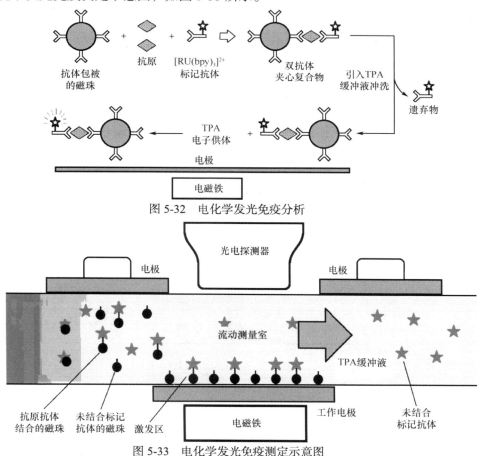

图 5-32 电化学发光免疫分析

图 5-33 电化学发光免疫测定示意图

固相载体磁性微粒（磁珠）是带有磁性、直径约 2.8cm 的聚苯乙烯微粒。首先将已知抗体包被在磁珠上，再将待测样本、包被抗体的磁珠和发光剂标记的抗体加在反应杯中共同温育，形成磁珠包被抗体+抗原+发光剂标记抗体复合物。复合物吸入流动测量室，同时使用 TPA 缓冲液进行冲洗。当磁珠流经工作电极时，被安装在电极下的磁铁吸引住，另外未结合的游离发光剂标记抗体被缓冲液冲洗掉。工作电极加电压，启动电化学发光反应，使发光试剂标记物三联吡啶钌$[RU(bpy)_3]^{2+}$和 TPA 在电极表面进行电子转移，发生氧化还原反应，产生电化学发光。通过工作电极上方的光电倍增管可以进行光电信号收集和转换，检测的发光强度与待测样本浓度成正比。

二、时间分辨荧光免疫分析仪

传统荧光免疫分析存在高背景（背景荧光）。其背景主要来自分析所用固相材料表面的散射、溶剂分子的散射以及样本中各种共存物质（如血清蛋白、血清胆红素等）产生的非特异荧光，这些非特异性荧光对测定造成干扰，降低了检测的灵敏度。为了克服背景荧光，现代荧光免疫分析选用荧光寿命较长的免疫标记物，通过延迟测定时间的时间分辨技术，即推迟测定时间，待短寿命的非特异性荧光衰退后，检测长寿命特异性荧光，能够很好地消除背景荧光，提高测定灵敏度。

根据时间分辨荧光分析技术设计的时间分辨荧光免疫分析仪，采用镧系三价稀土离子的整合剂代替普通荧光物质作为示踪物标记蛋白质、多肽、激素、抗体、核酸探针或生物活性细胞，与待测抗原抗体结合后，测定最后产物中的荧光强度。根据荧光强度和相对荧光强度比值，判断反应体系中分析物的浓度，从而达到定量分析的目的。

现以某型号时间分辨荧光免疫分析仪为例介绍仪器的基本组成和工作原理，如图 5-34 所示。

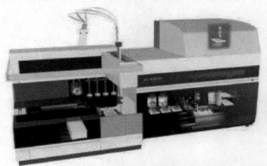

图 5-34 时间分辨荧光免疫分析仪

时间分辨荧光免疫分析仪由样本处理器和微孔板处理器组成，如图 5-35 所示。

微孔板处理器

样本处理器

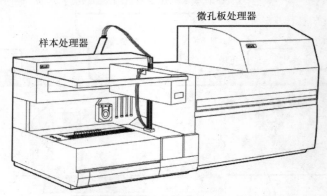

图 5-35 时间分辨荧光免疫分析仪组成

（一）样本处理器

样本处理器如图 5-36 所示。

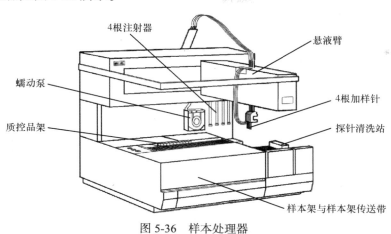

图 5-36　样本处理器

样本处理器包括样本传送装置、4 根加样针和注射器、移液臂、稀释板条、样本架、质控品架、蠕动泵、探针清洗站等。与全自动酶免分析系统的加样器类似，它具有样本自动分配功能。通过 4 根加样针从有条形码标记的样本管或其他试管内吸取等量样本，将其移液到微孔板上。

1. **样本架**　常用的样本架一般可以安放 12 个样本试管，装载 36 个样本架，其最大容量为 432 份样本。若使用质控品架，则可容纳 35 个样本架。检测样本数目较大时，需要使用附加装载功能。

2. **质控品架**　质控品架位于传送带前后通道之间的中心区域。系统探测到质控品架后，通过操作指令提示从传送带上抬起质控品架并将其放入支架中。支架要按固定方向放置质控品架，即应看到试管的条形码。

3. **样本架传送带**　通过传送带可以引导样本架水平移动。传送带由一个前方和一个后方传送通道、取样通道和终端传送通道组成，样本架传送通道见图 5-37。

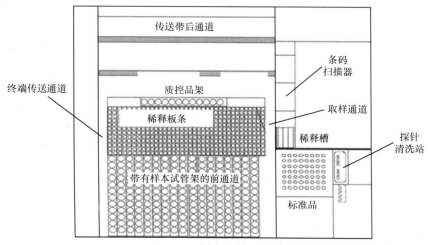

图 5-37　样本架传送通道

4. **条形码扫描器** 条形码扫描器可以用来读取样本管和样本架的条形码信息。

5. **稀释** 稀释样本时，稀释槽支架中最多可放置三个小稀释槽或一个大稀释槽。

6. **探针** 取样探针涂有聚对二甲苯，可以减少携带的污染物，降低对冲洗的需求。探针每次移液操作后必须进行冲洗，冲洗时，4 根探针同时进入探针冲洗站，在蠕动泵作用下，清洗液对探针内外壁进行清洗，可以有效地降低携带污染。另外，每个探针都有电容性液面探测器，能检测液面并控制探针浸入液面的深度。

7. **标准品** 标准品装载于单独的托盘内，取下标准品的瓶盖，按指定位置将标准品放置在托盘上。标准品托盘位于封闭的柜筒内，柜筒冷藏温度为 15℃。需要时，带孔的标准品柜筒盖会自动打开，探针可以吸取标准品。

（二）微孔板处理器

微孔板处理器如图 5-38 所示。

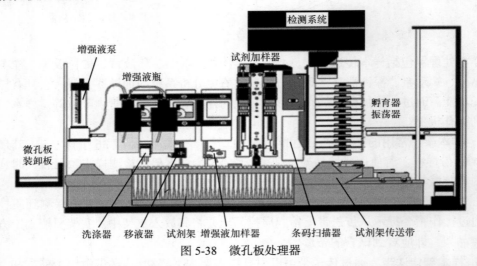

图 5-38 微孔板处理器

微孔板处理器主要包括微孔板装载/卸载装置、微孔板传送装置、微孔板洗涤装置、增强液加样器、试剂架及加样装置、条形码扫描器、微孔板振荡器/孵育器等。

微孔板处理器能同时执行多种不同的任务，在一块微孔板执行样本添加或测量的同时，另一块微孔板可以进行试剂添加、洗涤、增强液移液、示踪剂稀释等操作。处理器总是处于工作状态，这样就可以按照分析物各自的操作方案同时对其进行处理。处理器的整体温度控制在 25℃。

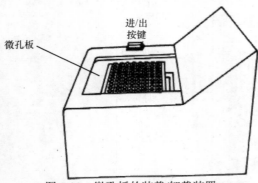

图 5-39 微孔板的装载/卸载装置

1. **微孔板的装载与卸载** 微孔板的装载与卸载位在微孔板处理器的末端，并嵌入于样本处理器中，处于移液臂上的探针可以接触的位置。安装微孔板时，使板条最靠近微孔板处理器。微孔板的装载/卸载装置，如图 5-39 所示。

按下进/出按键，微孔板会进入微孔板处

理器；再一次按动进/出按键，可卸载微孔板。

2. 微孔板传送带　当全部的微孔板装载完毕且操作开始时，传送带会把每一块微孔板依次送到不同组件进行相应的处理。如果需加样本液，微孔板被送到加样位，样本处理器进行样本移液。

3. 洗涤设备　洗涤设备为双排清洗系统，可同时清洗 24 个板孔。洗涤瓶内产生的压力可以使液体经管路达到洗涤器并进入板孔进行冲洗，洗涤液的流量由电磁阀控制，使用后洗涤液在负压状态下从板孔中被吸入到废液瓶。

洗涤时，抽吸是连续进行的，以防止微孔板满溢。洗板机可自行冲洗，当一块微孔板的清洗过程结束，尚无其他微孔板待洗时，洗板机会自动使用去离子水冲洗双排洗涤器，以避免洗涤液结晶及可能造成的针管阻塞。冲洗瓶、废液瓶和洗涤瓶的规格足以保证 12块微孔板在无需监控的情况下运行。

4. 增强液加样器　增强液加样器属于正位移类型加样器，带有高精度活塞。增强液来自微孔板处理器内两个串联使用的增强液瓶，增强液始终自动从右手瓶转到左手瓶中，从左手瓶中加样到微孔板内，两个瓶子可以为 12 个微孔板进行加样。为一块微孔板中的 96个微孔加样大约需要 2 分钟。增强液使用单独的管路，可以避免污染。

5. 试剂瓶盒　试剂瓶盒有一板装和四板装两种规格，含有测试所需的示踪剂、抗血清/抗体、标准品系列以及缓冲液，盒上有信息条形码标签。

6. 试剂架　试剂架中装有试剂瓶盒、试剂加样吸头、稀释杯以及用于检查试剂架是否装载正确的测试盖，一般的试剂架中可以放置 8 个不同规格的试剂瓶盒。试剂架结构如图5-40 所示。

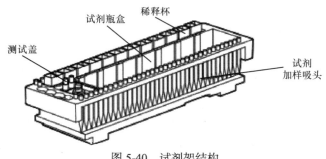

图 5-40　试剂架结构

装载试剂架时，应打开微孔板处理器盖板，取出试剂架，安装试剂加样吸头、试剂瓶盒以及稀释杯，将其放置在试剂架传送带上，留意试剂架底部的沟槽，将试剂架置于微孔板处理器上时，该沟槽应嵌入在传送通道的滑轮上。

7. 试剂加样器　两个试剂加样器并行工作。加样器属于空气置换型移液器，使用一次性吸头。示踪剂和抗血清/抗体的稀释以及向微孔板中加入已稀释的示踪剂或缓冲液的操作过程都是由同一个试剂加样器完成的。使用前，加样器按需求进行稀释，然后向微孔板中注入已稀释的试剂，每加一种新试剂时，都会从试剂架的吸头储存区取一个新吸头换上，用过的吸头丢入微孔板传送带后面的废物盘，吸头丢入废物盘时，盘体会振荡，以防吸头堆积。加样器有一个用于探测液面的多功能传感器，可以检查是否加入了正确液体及确保吸头取放正确。

8. 废液泵　为防止废液瓶过满溢出，可以将废液泵与废液瓶连接到一起。在运行期间，废液泵自动运行，以保持样本处理器废液瓶中的液面处于低水平。

三、化学发光免疫分析仪

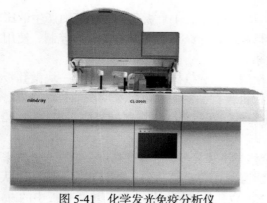

图 5-41　化学发光免疫分析仪

化学发光免疫分析仪是采用化学发光免疫分析技术的仪器，现以某型号化学发光免疫分析仪为例介绍仪器的基本组成和工作原理，如图 5-41 所示。

化学发光免疫分析是用化学发光反应的试剂（如发光剂或催化剂等），标记后的抗原或抗体与待测样本经过一系列的免疫反应和理化步骤，如离心分离、洗涤等，最后以测定发光强度的形式测定待测样本的含量。化学发光免疫分析仪的基本检测流程，如图5-42 所示。

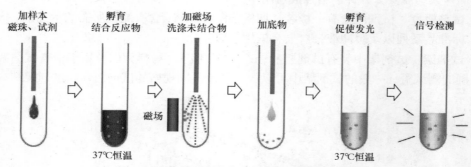

图 5-42　化学发光免疫分析仪的基本检测流程

化学发光的检测方法分为一步法和两步法，两者区别主要在于反应所需要的步骤。一步法中仅进行一次孵育和一次磁分离，而两步法中则包含两次孵育和一次或者两次磁分离。

一步法反应过程包括：加待测样本，加标记抗体（抗原），孵育使其反应，磁分离，加发光底物，光子计数。一般竞争法都属于一步法反应，有些双抗体夹心法也属于一步法反应。一步法反应流程示意图如图 5-43 所示。

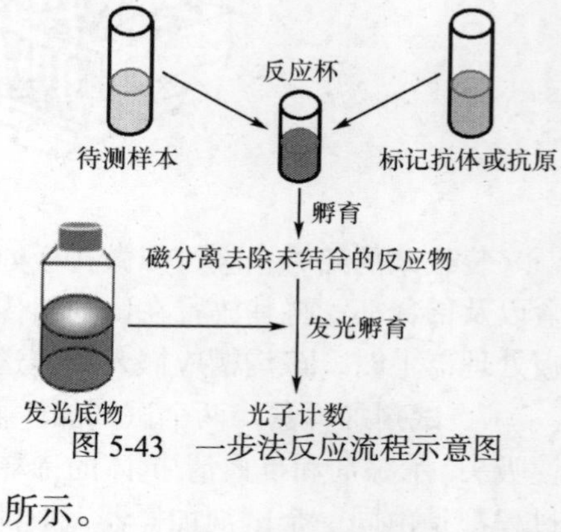

图 5-43　一步法反应流程示意图

根据磁分离次数，两步法又分为两步法一次分离和两步法两次分离。两步法反应流程示意图如图 5-44 所示。

全自动化学发光免疫分析仪由样本处理系统、试剂处理系统、反应杯装载组件、磁分离系统、光测反应系统、反应杯加载及转运系统、反应液混匀系统以及样本调度模块等组成。

1. 样本处理系统　样本处理系统分为样本调度模块和前端传送线。

（1）样本调度模块：样本调度模块负责存放待测样本架、回收测试完成的样本架、以及临时存放吸样完成的样本架、准备需要重测的样本所在的样本架。样本调度模块由样本放入区、条码扫描通道、重测缓冲区、回测通道、样本回收区、传送通道、常规通道、返回通道、变轨区等组件构成。

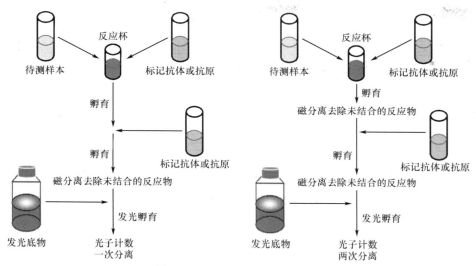

图 5-44 两步法反应流程示意图

1）样本放入区。用于放置待测样本架，测试开始后，仪器自动将样本放入区中的样本架依次传送到前端传送线。样本放入区可以同时放置 30 个样本架，每个样本架能安放 10 个样本，即一次性最多可以放置 300 个样本。

2）条码扫描通道。条码扫描通道位于样本放入区的前端。当样本放入区的样本架经过扫描通道时，条码扫描仪自动扫描样本架和样本管上的条码，识别样本架类型、编号以及样本信息。扫描结束后，样本架进入到前端传送线的传送通道或常规通道，等待吸样操作。样本调度模块中的条码扫描仪为标准配置，可以识别不同类型的样本架。

3）重测缓冲区。样本架完成所有样本的吸样操作后，在此区域等待测试结果。如果所有测试均已完成，立即启用自动重测功能，系统将判断是否需要自动重测。若需要重测，样本架重新进入到样本放入区，进行自动重测；若无需重测，样本架直接进入样本回收区。如果未启用自动重测功能，检测完成的样本架将直接送到样本回收区。

4）回测通道。样本测试结束后，如果某个项目的结果超出设定的限制范围，则需要自动重测。相应的样本架将从重测缓冲区经由回测通道进入到样本放入区，然后排队等候重新吸样和测试。

5）样本回收区。用于放置结束测试的样本架。当样本回收区快满时，应尽早将样本架取出，避免样本回收区堵满。

6）传送通道。用于将样本架直接送到下一快速通道。另外，还可提供急诊吸样的功能。

7）常规通道。用于常规样本架的吸样操作功能。

8）返回通道。用于将测试结束的样本架回收到样本调度模块上。

9）变轨区。用于轨道的切换，可以实现传送通道到常规通道之间的互换。

（2）前端传送线：前端传送线由三条通道组成，分别为传送通道、常规通道和返回通道。样本针可以在传送通道和常规通道上完成吸样，吸样结束的样本架通过返回通道回传到重测缓冲区。

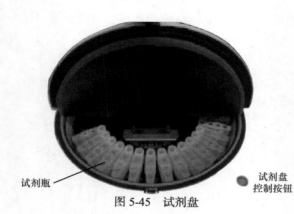

试剂瓶

图 5-45　试剂盘

试剂盘控制按钮

2. 试剂处理系统　试剂处理系统可以提供测试所需要的各种试剂。检测时，试剂处理系统将试剂送到吸试剂位，通过试剂加样探针注入反应杯后与样本发生反应。试剂处理系统的主要部件是试剂盘如图 5-45 所示。

试剂盘为圆盘式结构，用于承载试剂瓶，试剂盘一般有 36 个试剂位，可支持条码扫描和磁珠试剂的旋转混匀。试剂盘具有 24 小时不间断制冷功能，冷藏温度为 2~8℃。

试剂盘控制按钮位于试剂盘附近，用于装载或卸载试剂时旋转试剂盘。试剂盘控制按钮被按下时试剂盘持续旋转，按钮抬起停止旋转。

3. 反应杯装载组件　反应杯加载及转运系统用于完成一次性反应杯在整机中的装载、转运和丢弃动作，它由自动装载模块、反应杯抓手模块和固体废料处理模块构成。反应杯由自动装载模块从上料区运转到加样位或反应盘前的操作位，然后，由反应杯抓手在各个工作位（如样本加样位、混匀位、反应盘、磁分离盘、反应杯丢弃位）之间转运，待完成光测后，再通过反应杯抓手丢弃至废料箱。

4. 磁分离系统　抓手将反应杯放入到磁分离盘。磁分离盘旋转将反应杯送至注液位进行注液（第一次注液不需混匀），经过孵育旋转到吸液位，在此期间，反应杯中的磁珠经电磁铁吸引附着在杯侧壁上，在吸液位通过吸液针吸走剩余的废液。然后，重复注液、吸液动作，经过多次"注液—磁分离—吸液"操作，实现对反应杯内的反应液"提纯"。

第四节　放射免疫分析仪

放射免疫分析仪是以放射性核素为标记物的免疫分析设备。根据放射性核素衰变方式的不同，可以分为 α、β、γ 三类，用于免疫分析标记物的主要为 β 和 γ 两类。放射性核素释放的不是光子，而是高能射线。因此，放射免疫分析仪要使用射线探测器。

一、放射性核素标记技术

放射性核素标记技术是放射免疫分析的基础。与其他标记技术不同，放射性核素标记技术是将放射性核素以一定的化学形式引入到被标记物的分子中，在保持被标记物原有理化和生物学性质不变的前提下可以起到示踪作用。

1. 标记方法　放射性核素标记技术的标记方法主要有同位素交换法、化学合成法、生物化学合成法和热原子反冲标记法等。

（1）同位素交换法：同一种元素中不同的同位素之间能够产生自发性交换，同位素交换法就是利用同位素自发性交换的原理，进行放射性同位素交换。在特定条件下（如加热、加压或加催化剂等），通过同位素交换，可以获得较稳定的放射性核素标记化合物。这种方法简便、易于操作，适用于稀有、结构复杂的有机化合物的标记。

（2）化学合成法：化学合成法是通过化学反应将放射性核素引入到待标记化合物特定位置上的标记方法。化学合成法是制备标记化合物的主要方法，原则上凡是能够应用化学合成法制备的化合物，都可以用相同的方法制备标记化合物。

（3）生物合成法：利用生物的生理代谢或离体酶的生物活性，将简单的放射性物质在活体内或试管中转化成为具有生物活性的放射性核素标记化合物。生物合成法包括全生物合成法和酶促合成法两类。前者是利用生物整体或某一器官的生理活动在活体内进行的合成；后者则利用生物组织中某一种或几种酶在试管中参加生化反应来制备标记化合物。生物合成法可以制备一般的化学合成法难于合成的生物活性物质，如特定的旋光异构体等。但生物合成法不能定位标记，比活度也较低。

（4）热原子反冲标记法：利用核反应产生放射性核素的高动能作用与有机化合物分子发生反应，生成放射性核素标记化合物。如，$^3He(n,p)^3H$、$^{14}N(n,p)^{14}C$ 等反应中，生成的放射性核素取代有机化合物分子中相应的稳定性原子。

2. 放射性核素　标记技术常用的放射性核素有：

（1）释放 γ 射线的核素 ^{131}I、^{125}I、^{57}Cr、^{60}Co。

（2）释放 β 射线的核素：^{14}C、^3H、^{32}P。

放射性核素常以放射性活度来计量，其国际单位为贝克（Becquerel，Bq）。

二、放射免疫分析技术

早期的放射免疫分析是基于竞争性结合反应原理的放射免疫分析（RIA），后来又发展了非竞争性结合的免疫放射分析（IRMA）。IRMA 技术具有灵敏度高、特异性强、重复性好、样本及试剂用量少、操作简便且易于标准化等优点，广泛应用于生物医学研究和临床诊断领域中各种微量蛋白、激素、小分子药物和肿瘤标志物等物质的定量分析。

（一）放射免疫分析

放射免疫分析（radioimmunoassay，RIA）是以标记抗原与反应系统中未标记抗原竞争结合特异性抗体来测定待检样本中抗原量的分析方法。

1. RIA 的基本原理　经典的放射免疫分析是用放射性标记抗原（*Ag）和非标记抗原（如，标准品抗原或样本中待测抗原 Ag）对限量的特异性抗体（Ab）进行竞争性免疫结合反应。竞争结合反应如图 5-46 所示。

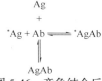

图 5-46　竞争结合反应

在竞争反应体系中，由于*Ag 与 Ag 的生物活性完全相同，对 Ab 具有同样的亲和力，Ab 为恒量。当*Ag 与 Ag 的总量大于 Ab 的有效结合位点时，*Ag 与 Ag 将竞争性与 Ab 结合，*Ag 和 Ab 的结合量与 Ag 量呈反比，余下未结合的*Ag（或游离*Ag）的量则与 Ag 量呈正比。因此，反应达到平衡，*Ag 放射性强度将按一定比例分布在游离（未结合的 Ag*为 F）和结合（Ag*Ab 复合物为 B）两种状态之间。

若 Ag 量增加，将会抑制*Ag 与 Ab 的结合，游离的*Ag 量相对增加。随着 Ag 量的逐渐增加，*AgAb 的形成量会逐渐减少。由此，通过测定*AgAb 或*Ag 的量，可以推算出待测抗原 Ag 的量。这种现象称为竞争结合反应，竞争结合反应如图 5-47 所示。

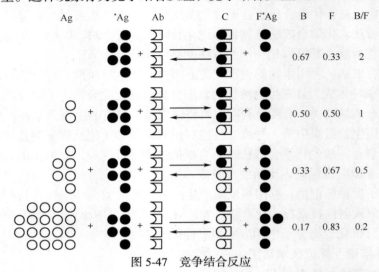

图 5-47　竞争结合反应

　　*AgAb 的量（变量）与 Ag（自变量）之间存在的竞争性抑制的数量函数关系是 RIA
定量测定的基础，它构成特定的函数关系或剂量反应关系，可以表达为

$$Ag \propto \frac{{}^*AgAb}{{}^*Ag + {}^*AgAb} \times 100\%$$

　　2. 剂量反应曲线及标准曲线　　以未结合*Ag 的剂量为 F，*AgAb 复合物的剂量为 B，
则 B/F 或 B/(B + F) 与 Ag 的剂量存在着函数关系，即为剂量-反应曲线。反应曲线可以表示
竞争抑制程度与抑制物（Ag）浓度之间的特定函数关系。

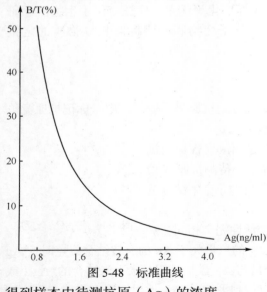

图 5-48　标准曲线

　　当用一系列已知不同浓度的标准抗原
（Ag）与固定量的*Ag 和 Ab 进行反应，待竞
争结合反应平衡后，分离抗原的结合部分 B
和游离部分 F，用放射性探测器分别测定
*AgAb 和*Ag 的放射性，则不同浓度的标准
抗原就得到相应的不同的*AgAb 复合物计
数。由此，可以计算出结合率 B/T（T=B+F）
或 B/Bo（Bo 为不含非标记 Ag 管的最大结合
放射性）。用横坐标表示标准抗原的浓度，纵
坐标表示 B/T 或 B/Bo，能绘制出 B 或 B/Bo
随 Ag 量变化的曲线即为标准曲线。标准曲线
如图 5-48 所示。

　　在相同条件下，测得被测样本的 B/T 或
B/Bo（或其他指标），与标准曲线比对，即可
得到样本中待测抗原（Ag）的浓度。

　　3. RIA 的分类　　根据加样顺序的不同，RIA 可分为 2 个类型：

　　（1）平衡法：将 Ag 和*Ag 同时与 Ab 反应，达到平衡后分离*AgAb 和*Ag。这种方法
稳定，但敏感度稍差。

（2）顺序饱和法：先将待测 Ag 与 Ab 充分反应，达平衡后再加入*Ag，顺序饱和法敏感度较高，但稳定性不如平衡法。

4. RIA 的数据处理　由于标准曲线的绘制是以少数几个点为依据，检测的结果难免会发生人为的误差。因此，RIA 检测的数据需要采用作图法和数学模型法进行曲线的直线化处理。比如，半对数法、双对数法、反应参数倒数法等。

目前，RIA 检测数据的直线化处理广泛采用 Logit 模型。Logit 模型称之为分类评定模型，是离散选择法模型之一。RIA 以结合率或其变化指标的 Logit 值为纵坐标，以标准 Ag 浓度的 Ln 值为横坐标，用最小二乘法对各离散点进行直线回归，从而得出的标准曲线（或剂量反应曲线）为直线。Logit 模型的标准曲线如图 5-49 所示。

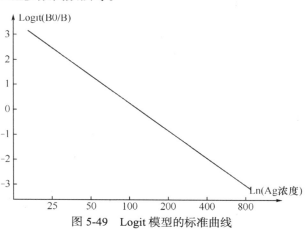

图 5-49　Logit 模型的标准曲线

但是，并非所有的剂量反应曲线都能进行直线化处理，这是因为直线化后的剂量反应曲线与其固有的形状不符，不能真实地反映剂量和反应的关系。因此，现已被更能反映剂量和反应关系的数学模型法所取代。现使用的数学模型有：Logit-Lg、四-五参数 Logistic 模型、四参数单位点质量作用模型等。

（二）免疫放射分析

免疫放射分析（immuno radiometricassay，IRMA）属于非竞争性免疫结合反应。即以过量标记抗体与抗原非竞争结合，然后，采用固相免疫吸附载体分离游离和复合标记抗体，通过对复合标记抗体的计数，可以测定待检样本中抗原量。

IRMA 是以标记抗体作为示踪剂的一种固相放射免疫分析法，目前主要采用单位点反应原理和双位点反应原理。

1. 单位点反应原理　单位点反应时，将放射性核素标记到抗体上，再通过过量标记抗体（*Ab）与待测抗原（Ag）结合反应，形成标记抗原抗体复合物（Ag*Ab）和未与抗原结合的游离标记抗体（*Ab），反应式如下

$$\text{Ag} + {}^{*}\text{Ab} \rightleftharpoons \text{Ag}^{*}\text{Ab} + {}^{*}\text{Ab}$$

待反应达到平衡后，再向反应液中加入过量的固相抗原免疫吸附剂，固相抗原免疫吸附剂与剩余标记抗体结合形成沉淀物，经离心沉淀即可去除剩余标记抗体。此时，存留于上清液中的 Ag*Ab 复合物与待测抗原量呈正比关系，即待测抗原浓度高时，形成的 Ag*Ab 越多，放射线计数率就越高；反之，放射线计数率越低。

单位点反应原理示意图，如图 5-50 所示。

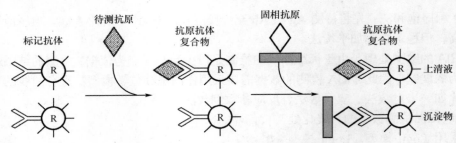

图 5-50　IRMA 的反应原理示意图

2. 双位点反应原理　双位点（夹心）IRMA 也称为连接试验（junetion test），这种方法实际上是一种多层固相放射免疫分析方法。双位点的反应原理是，先将抗体连接到固相载体上，形成固相抗体免疫吸附剂，然后与待测抗原结合，生成固相抗原抗体复合物，再与核素标记抗体反应，最后形成固相抗体－抗原－核素标记抗体复合物。未结合的剩余核素标记抗体存留于溶液中，可以洗弃。随着待测抗原量的增加，固相上的放射性也随之增加。

双位点反应原理示意图，如图 5-51 所示。

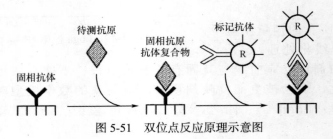

图 5-51　双位点反应原理示意图

（三）IRMA 与 RIA 的比较

放射免疫分析（RIA）是放射免疫技术最经典的模式，它是以放射性核素标记抗原与未标记抗原竞争性结合特异性抗体为基本原理的分析方法；而免疫放射分析（IRMA）则是用放射性核素标记抗体，是通过过量标记抗体与待测抗原直接结合的非竞争性放射免疫分析方法。

IRMA 与 RIA 的比较见表 5-7。

表 5-7　IRMA 与 RIA 比较

	RIA	IRMA
标记物	抗原	抗体
反应原理	竞争性结合反应	非竞争性结合反应
反应体系	Ag*、Ag、定量的 Ab	固相 Ab、Ab*、Ag
反应动力学	慢	快
灵敏度	相对较低	高
检测范围	较窄	比 RIA 宽 1~2 数量级
特异性	差	优
标准曲线	结合率与测定值成反比	结合率与测定值成正比
待测抗原类型	大、小分子抗原	二个或两个以上抗原决定簇的抗原
试剂	三种主要反应试剂	二种主要反应试剂

与 RIA 比较，IRMA 较明显的优势。

（1）IRMA 标记的是抗体，因而不会改变待测抗原的免疫活性。

（2）抗体是大分子免疫球蛋白，含有多个酪氨酸，碘化标记抗体要比碘化标记抗原容易地多，比标记的抗原也更为稳定。

（3）IRMA 采用纯化的抗体或单克隆抗体，可以提高特异性，避免了交叉反应。

（4）IRMA 的测定是在固相中进行，具有操作简便、易于分离、灵敏度高等优点，并且不需要提纯抗原。

（5）IRMA 反应速度比 RIA 快。

（6）RIA 为竞争抑制性结合，反应参数与待检抗原量成反相关；IRMA 为非竞争结合，反应参数与待检抗原成正相关。

（7）灵敏度和检测范围明显高于 RIA，IRMA 标准曲线工作范围较 RIA 宽 1~2 个数量级。

三、核素射线探测器

放射免疫分析中经过抗原抗体反应，放射性核素标记物以抗原抗体复合物（B）或游离的*Ag 或*Ab（F）的形式存在，采用液相分离技术弃除游离物（F），通过核素射线探测器检测放射性剂量（复合物 B），可以测定待测抗原或抗体的含量。核素射线探测器是放射免疫分析仪的核心装置，其主要作用是将放射能转换为光能。放射免疫分析仪中对光能的检测部件与其他光学设备相似，不再介绍。本节重点介绍核素射线探测器的检测原理和基本构成。

（一）核素射线探测器的探测原理

核素射线探测器是放射免疫分析仪的核心装置，常用的技术有气体电离室探测、半导体材料探测、闪烁型射线探测等，放射免疫分析仪多采用闪烁型射线探测器。

核素射线探测器是一个能量转化装置，当放射性核素（核素标记物）释放的射线作用于闪烁体，闪烁体吸收射线的能量后，引起闪烁体中的原子或分子激发，当受激的原子或分子退激时，多余能量会以光子的形式发射，并进入光电倍增管（光电探测器）阴极转换为光电子，光电子在光电倍增管的强电场激励下，经多次倍增放大后到达阳极，形成与放射性核素剂量成正比的电脉冲。光电倍增管输出的电脉冲经后续电路整形、放大，能计算出放射性标记物的剂量，再通过与标准曲线比对，可以得到待测抗原的含量。

核素射线探测器的能量转换模式是：

放射能→光能→光电子（电能）→电子倍增→电脉冲

（二）核素射线探测器的基本构成

核素射线探测器由闪烁体、光电倍增管、放大器等组成。

1. 闪烁体 闪烁体是一类吸收高能粒子或射线后发光的材料，它是能够在极短时间将所吸收的部分能量以光的形式再发射出来的物质，闪烁体在辐射探测领域有着十分重要的作用。应用闪烁体制作的放射性探测器称为闪烁型探测器，其作用是将放射能转化为光能。

根据闪烁体的结构不同，可分为晶体闪烁计数器和液体闪烁计数器。

（1）晶体闪烁计数器主要用于检测 γ 射线，又称 γ 放射计数器，可用于核素标记物为 ^{125}I、^{131}I、^{57}Cr 的放射免疫分析试验的检测。

（2）液体闪烁计数器主要用于检测 β 射线，可用于标记物为 ^{3}H、^{32}P、^{14}C 的放射免疫分析试验的检测等。

无论是晶体闪烁计数器还是液体闪烁计数器都是通过闪烁体将放射性物质释放的射线（放射能）转化为光脉冲（光能），然后用光电倍增管将光脉冲转换成电脉冲（电能），电脉冲在单位时间内出现的次数反映了发出射线的频率，而电脉冲的电压幅度则反映了射线能量的强度。

2. 光电倍增管 光电倍增管的作用是有选择性地将闪烁体发出的极弱闪光转换成电信号。光电倍增管包括光电转换、电子倍增和电子收集装置。闪烁体释放的弱光被探测阴极接收后，激发光阴极释放少量电子，电子经多次倍增放大在阳极形成较强的可检测的电脉冲，由脉冲放大器进行整形放大。

3. 脉冲放大器 放射性核素释放的射线越多，闪烁体将射线转化为光电子并倍增后产生的输出电脉冲就越多。将接收到的脉冲信号输入放大器进行放大，经比例放大的脉冲信号再被送入甄别器。甄别器由下限（阈电压 U）和上限（U+ΔU，ΔU 为窗电压）两个甄别器组成。甄别器的作用是，只能将脉冲幅度高于下限甄别器电压（U）信号及低于上限甄别器电压（U+ΔU）的信号送入后续电路。应用甄别器的目的是过滤掉无效（干扰）信号，后续计数电路只能记录脉冲幅度在 U 与 U+ΔU 之间的信号。如果设定 ΔU 值，逐渐改变 U 并读出计数值，便可获得 γ 射线在闪烁体内所释放出的能量分布（能谱）状态。

第五节 免疫比浊分析仪

免疫比浊技术属于非免疫标记技术，是免疫学反应与比浊法原理相结合的一种技术，实际上是由经典的免疫沉淀反应发展而来的，是液相中的沉淀反应。可溶性抗原、抗体在液相中结合，形成抗原抗体免疫复合物，引起反应体系浊度的改变，通过测定浊度的变化获得待测抗原或抗体的浓度。免疫比浊仪专门用于测定血液、尿液等多种体液中某些特定的微量蛋白，又称为特种蛋白分析仪。

一、检测指标

免疫比浊分析仪检测的主要对象是血液及其他体液中多种微量蛋白质，目前可检测的蛋白质指标已有近 100 种，这些指标在机体免疫功能、肾脏功能、机体营养、贫血等状况评估，以及心血管疾病、炎症、类风湿关节炎、凝血及出血性疾病的诊断、治疗监测及预后判断等方面具有重要意义，主要检测内容及指标见表 5-8。

表 5-8 免疫比浊分析的主要检测内容及指标

检测内容	免疫指标
免疫功能检测 s	免疫球蛋白（IgA、IgG、IgM、IgE、IgD）、免疫球蛋白轻链（λ、κ、游离轻链 λ、游离轻链 κ）、补体（C3、C4）、C-反应蛋白（CRP）等
心血管疾病检测	载脂蛋白、脂蛋白、超敏 CRP 等
炎症指标检测	白蛋白、前白蛋白、CRP、抗胰蛋白酶、α_1-酸性糖蛋白、触珠蛋白、铜蓝蛋白等

续表

检测内容	免疫指标
类风湿关节炎检测	类风湿因子、CRP、抗链球菌溶血素（ASO）等
肾脏功能检测	微量白蛋白、α_2-巨球蛋白、β_2-微球蛋白、转铁蛋白、IgG、胱抑素 c、α_1-微球蛋白等
营养状态检测	白蛋白、前白蛋白、铁蛋白、转铁蛋白等
凝血及出血性疾病检测	抗凝血酶III、转铁蛋白、触珠蛋白、白细胞介素
贫血相关检测	触珠蛋白、转铁蛋白等
血－脑屏障功能检测	脑脊液白蛋白、IgA、IgG、IgM 等

二、检 测 原 理

免疫比浊法的原理是基于免疫反应和比浊技术。

（一）免疫反应

免疫比浊法是针对液相中抗原抗体发生的沉淀反应。当待测样本中可溶性抗原与试剂中相应抗体比例合适时，会发生特异性结合反应，在液体内可以形成沉淀现象。

抗原抗体的比例是免疫比浊法的关键，只有当抗原抗体比例适宜时，才能形成巨大的网格状聚集体，此时既无过剩的抗原，也无过剩的抗体，免疫复合物（immune complex，IC）的形成和解离相等，其反应式为

$$Ag + Ab \leftrightarrow Ag \cdot Ab$$

当反应液中抗体过剩时，形成的免疫复合物随着抗原递增而增加，至抗原抗体最适比例时达最高峰；如果抗原过剩，则抗原抗体形成的免疫复合物分子小，而且会发生再解离，反而使免疫复合物形成降低，这就是经典的海德堡曲线理论。海德堡曲线见图 5-52。

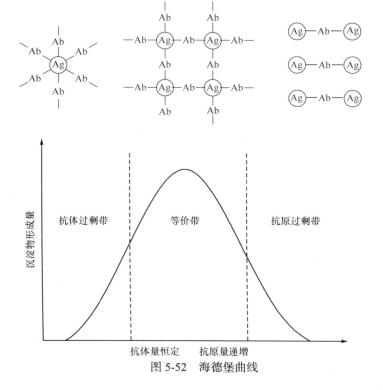

图 5-52　海德堡曲线

海德堡曲线理论提示，在反应体系中必须保持抗体过量，即所加试剂要过量，才能使样本中的抗原全部结合。如果样本中抗原浓度过高，可以对样本进行适度稀释，以防止出现抗原过剩带，造成结果的不准确。

抗原抗体的沉淀反应通常可以人为地分为三个阶段。第一阶段是不可见阶段，即抗原抗体开始发生特异性结合的阶段，此阶段反应快，仅需几秒至几分钟，不会出现肉眼可见的沉淀现象，但能使液体具有一定的浊度，通常适合快速检测；第二阶段是可见反应阶段，抗原抗体复合物在环境因素（如电解质、温度、pH 等）影响下，进一步交联和聚集形成大的网格状结构；第三阶段是复合物聚合产生出现肉眼可见絮状沉淀。但实际反应中有时候这三个阶段难以严格区分，而且这三个阶段的反应所需时间亦受多种因素和反应条件的影响，若反应开始时抗原抗体浓度较大且两者比较适合，则很快能形成可见反应。

在实际检测中，根据免疫反应发生阶段和测定时间的不同，免疫比浊分析法可分为速率法、终点法和定时法。

1. 速率法　速率法是抗原抗体结合的动力学测定方法。所谓速率，是指单位时间内抗原抗体反应形成复合物的量。速率法测定的是最大反应速率，也就是在保持抗体过量的前提下，随着反应时间的延长，抗原抗体反应形成复合物的总量逐渐增加，而速率的变化由慢变快再变慢，在某个时间点速率会达到最高峰，即出现速率峰。抗原抗体反应的速率曲线见图 5-53 左侧。

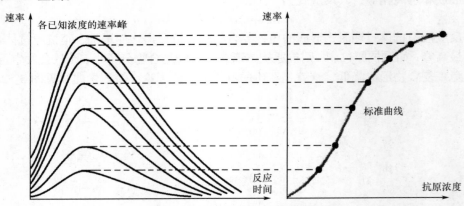

图 5-53　速率比浊法检测原理示意图

左图中每条曲线表示一定浓度的抗原与试剂中抗体反应形成抗原抗体复合物的速率变化，曲线的峰值即为速率峰。由图可见，抗原浓度不同，与其相应抗体反应形成的速率峰不同，峰值大小与抗原浓度呈正相关。

在实际检测中，通过测定已知浓度的标准品的速率峰值，制作剂量-反应速率曲线，见图 5-53 右图。通常在检测试剂盒中配有标准品（至少 5 个），这些定值标准品浓度是递增的，仪器能够测定每个标准品的速率峰，以标准品浓度为横坐标，以测得的速率峰值（或其他对应的检测信号，如散射光强度）为纵坐标，绘制出剂量-反应速率标准曲线。由于曲线上的每一个速率峰值都对应着一个抗原浓度值，仪器检测到每个待测样本的速率峰值，再通过计算机进行数据比对处理，即可获得待测样本的浓度。

2. 终点法　终点法是指抗原与抗体反应达到平衡时，免疫复合物形成的量不再增加，反应体系浊度不再变化，即免疫反应结束。通常终点法反应时间与温度、溶液中离子及 pH

有关，一般需 30~120 分钟，要求在反应第二阶段进行测定。由于随着反应时间的延长，抗原抗体复合物会再次相互聚合形成大颗粒性沉淀，出现肉眼可见的絮状物，进入第三阶段，使结果不稳定。因此，终点法需掌握合适的测定时间。终点法的优点是灵敏度高，重复性好，但测定时间较长，易受本底（空白）的干扰。

3. **定时法**　定时法又称为固定时间法，是在终点法基础上改进而成。加入试剂后抗原抗体的反应立即开始，由于在反应初期（几秒钟）形成的复合物不稳定，会对检测结果产生一定误差，因此，正常的检测应推迟几秒钟后进行。定时法的反应分为两个阶段，即预反应阶段和反应阶段。为了确保反应体系的待测抗原不过量，需要对抗原过剩进行阈值限定（阈值由厂家在试剂上标注）。定时比浊法测定原理示意图如图 5-54 所示。

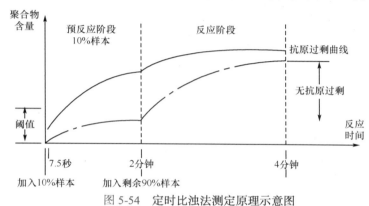

图 5-54　定时比浊法测定原理示意图

（1）预反应阶段：先加入 10%的样本（一般样本总量为 50μl，10%的样本为 5μl）与试剂中抗体反应，如果在该阶段（样本设定为 2 分钟）形成抗原抗体复合物含量在预设阈值内，提示样本中抗原浓度合适，可继续进行反应阶段测定。如果复合物含量超出预设阈值，提示样本中抗原浓度过大（抗原过剩），反应不会进行，需将样本定量稀释后再进行测定。

（2）反应阶段：反应阶段是抗原抗体反应的最佳时段，在预反应阶段后（2 分钟）加入全量样本，4 分钟内（从 2 分钟开始至 6 分钟结束）完成测量。

定时法要进行两次复合物含量的测量，第一次测量应在预反应阶段的后期（开始反应 7.5 秒~2 分钟），第二次测量放在反应阶段（2 分钟以后）的后期。第二次测得信号值减去第一次信号值，即为待测样本中抗原的信号值，经计算转换可以获得待测抗原浓度。

（二）免疫比浊法的光学原理

一束平行光在透明液体中传播，如果液体中无任何悬浮颗粒，那么光束在沿直线传播不会改变原传播方向；若有悬浮颗粒，光束在遇到颗粒时就会改变方向，形成散射光。通常情况下，颗粒越多，浊度越高，光的散射就会越强。

在免疫比浊测定中，由于样本中待测的可溶性抗原与其相应抗体结合，形成难溶性的大分子复合物，使反应体系中产生浊度。当光线通过时，会发生光散射和光吸收现象，根据检测器的位置及其接收光信号的性质，将免疫比浊分为透射比浊和散射比浊。散射比浊法与透射比浊法检测示意图，如图 5-55 所示。

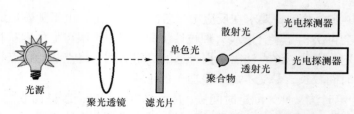

图 5-55　散射比浊法与透射比浊法检测示意图

1. 透射比浊法　透射比浊法如同分光光度计的原理，遵守朗伯-比尔（Lambert-Beer）透射定律。当一定波长的光通过抗原抗体免疫复合物时，由于免疫复合物对光的吸收作用，使透射光强度减弱，在一定范围内，光线被吸收的量与免疫复合物的浓度呈正相关。利用分光光度计在光源的光路方向上测定吸光度值，通过转换可以获得待测抗原的浓度。免疫复合物颗粒大小为 35~100nm，对近紫外的光线可见最大吸收峰，故波长选择 290~410 nm，目前多采用 340nm 的波长。

透射比浊法是依据透射光减弱的原理来定量的，测定的信号是溶液的吸光度，即溶液的光吸收因散射作用造成的总损失之和，所测定的光信号成分复杂，包含了透射、散射甚至折射光等多种因素，使其特异性较差。另外，透射比浊法测定在抗原抗体反应的第二阶段，即在抗原抗体反应达到平衡时进行，耗时较长。虽然透射比浊法操作简便，由于其灵敏度远不如标记免疫技术，目前用于免疫测定已趋减少，该测定原理主要用于生化分析仪。

2. 散射比浊法　沿水平轴照射的一定波长的光，在通过反应溶液时，光线可被免疫复合物粒子反射和折射，发生偏转，产生散射光。由于同时受到光散射和光吸收两个因素的影响，光的透射强度减弱，散射光强度发生变化。散射光强度与粒子的大小、数量、入射光的波长和强度、测量角度等因素密切相关。

浊度是指样本中颗粒大小不等的难溶性物质对光透过时所产生的阻碍程度，即通过样本的部分光线被吸收或散射，因此，浊度可以反映样本的光学性质。悬浮颗粒的体积大小对光产生的散射效应不仅影响强度，更重要的会发生散射光的角度改变。图 5-56 为单色光照射到悬浮颗粒时，产生的散射光与粒径的关系。

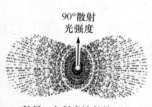
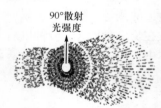
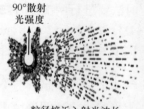

粒径＜入射光波长的1/10　　　粒径为(1/10~1/4)入射光波长　　　粒径接近入射光波长

图 5-56　不同粒径产生的散射光

由图可见，尽管悬浮颗粒大小会影响散射光的强度和角度，但是，在 90° 方向上的光散射强度是基本相同的，这说明在 90° 方向光散射强度与粒径大小无关。由于免疫浊度分析主要关心的是抗原抗体反应后聚合物的含量（并不关心颗粒的大小），因此，免疫浊度通过检测 90° 方向上的散射光强度可以换算出聚合物含量。

免疫散射比浊测定原理示意图，如图 5-57 所示。

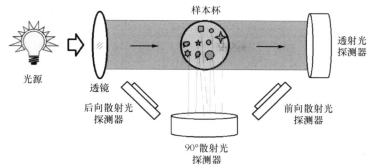

图 5-57　免疫散射比浊测定原理示意图

90° 散射光探测器是检测聚合物含量的主要探测器，透射光探测器的作用是矫正样本颜色对浊度的影响，前、后散射光探测器可以提高浊度检测的稳定性并增大测量的范围。

习　题　五

5-1. 免疫检验的基本方法有哪些？
5-2. 免疫检验的基本流程和主要设备是什么？试绘图说明。
5-3. 免疫检验主要有哪些指标？其临床意义是什么？
5-4. 何谓免疫标记技术？主要有哪几种？
5-5. 酶免疫分析技术的原理是什么？常用的酶和底物有哪些？
5-6. 简述酶免疫分析技术的分类。
5-7. 简述双抗体夹心法测抗原的原理。
5-8. 简述均相酶免疫分析技术的原理。
5-9. 以 ELISA 为例，简述建立酶免疫实验室方法的主要研究内容。
5-10. 简述 ELISA 的基本原理、方法类型及应用？
5-11. 酶标分析仪的工作原理是什么？
5-12. 全自动酶免疫分析仪由哪些部分组成？各有何功能？
5-13. 什么是发光免疫分析？可分为哪几种？
5-14. 化学发光与荧光的区别是什么？
5-15. 荧光免疫标记常用的荧光色素有哪些？
5-16. 荧光免疫分析的基本方法有哪些？
5-17. 时间分辨荧光免疫技术的基本原理是什么？具有哪些特点？
5-18. 时间分辨荧光免疫分析仪由哪几部分组成，各自的功能是什么？
5-19. 什么是化学发光剂？常用化学发光剂的种类和特点是什么？
5-20. 什么是直接化学发光免疫分析？其特点是什么？
5-21. 什么是化学发光酶免疫分析？其特点是什么？
5-22. 全自动化学发光免疫分析仪由哪几部分组成？
5-23. 常用的放射性核素有哪些？常用的标记方法有哪几种？
5-24. 什么是放射免疫分析技术？其基本原理是什么？
5-25. 什么是免疫放射分析技术？其基本原理是什么？
5-26. 放射免疫分析与免疫放射分析二者相比较有什么区别？
5-27. 核素射线探测器的作用是什么？基本的探测原理是什么？
5-28. 核素射线探测器的基本结构包括哪几部分？各有何功能？
5-29. 什么是免疫比浊技术？
5-30. 免疫比浊分析的检测指标有哪些？有何临床意义？
5-31. 根据反应和测定时间的不同，免疫比浊分析法可分为哪几种？各有何特点？
5-32. 免疫比浊法的光学原理是什么？
5-33. 透射比浊法与散射比浊法在检测原理上有何区别？

第六章　微生物与分子生物学检验仪器

微生物尤其病原性微生物，是引起临床感染性疾病的重要因素。微生物检验通过人工培养、生化鉴定以及体外药敏试验等技术，快速准确地确定引起感染的病原微生物，指导临床合理选择抗菌药物，为感染性疾病的诊断和治疗提供依据。目前，用于临床微生物检验的仪器主要有自动化血培养系统、自动化微生物鉴定与药敏分析系统、微生物快速检测仪等。

伴随着分子生物学技术的快速发展，极大地推动了基础医学的进步，对疾病的实验室诊断逐步发展到大分子的 DNA、RNA 和蛋白质水平，通过检测和分析疾病发生的原因，可以追溯疾病的发展过程。如，对引起感染性疾病的微生物，尤其难以进行人工培养的病原微生物，能从分子水平进行鉴别、分类、甚至筛选有效的治疗药物；对某些基因突变或异常表达的疾病以及多种遗传性疾病的诊断也具有重要意义。通过分子生物学技术还可确定个体对疾病的易感性、判别致病基因携带者，并对疾病的分期、分型、疗效监测及预后做出科学评估。目前，用于分子生物学检验的仪器主要有基因扩增仪、DNA 测序仪、蛋白质测序仪等。

第一节　微生物检验仪器

微生物（microorganism）临床检验的研究对象是病原微生物，即能引起机体感染的微生物，包括各种病原性细菌、病毒、真菌以及其他的病原体，如支原体、衣原体、立克次体、螺旋体、放线菌等。当这些外源性或者内源性的微生物侵入人体，在体内生长繁殖会造成多组织器官的病理性损害，致使人体出现各种感染症状，称为感染。临床上对于感染性疾病的诊断分为症状学诊断和实验室病原学诊断。实验室病原学诊断是典型的实验医学方法，是应用微生物检验技术对引起感染的可疑病原体进行分离培养，鉴定病原体种类，并应用药敏技术筛选敏感抗菌药物，指导临床合理用药。同时，病原学诊断也为感染性疾病的预防和流行病学调查提供重要的理论依据。

微生物检验仪器是专用于病原菌培养、鉴定以及药敏分析的自动化仪器。由于长期以来，微生物检验一直沿用由革兰（Gram）氏、巴斯德（Pasteur）等科学家创造的传统方法，从培养基制备、样本接种、细菌培养、鉴定以及药敏试验等各个环节，很大程度上依赖手工操作，整个检验过程繁琐，费时费力，并且在结果的判定和解释等方面受主观因素影响较大，难以进行质量控制。随着微生物检验技术和相关学科的进步，已陆续研发了操作自动化、结果判读智能化的检验仪器，采用标准化的配套试剂以及药敏卡或条板，快速准确地对临床常见的数百种病原进行鉴定和药敏分析，微生物的手工法检验也终将逐步被自动化分析设备所替代。微生物检验基本流程与常用设备见图 6-1。

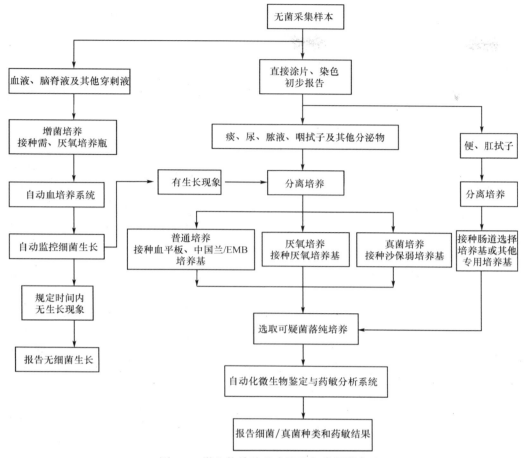

图 6-1　微生物检验基本流程与常用设备

　　自动化血培养系统、自动化微生物鉴定与药敏分析系统是微生物检验中两大主要分析系统，自动化血培养系统用于检测样本中是否存在病原体，与手工法相比，大大缩短了检出时间，提高了检出率；自动化细菌鉴定和药敏分析系统可以对已分离的病原体进行鉴定和体外药物敏感性试验。此外，非培养法的快速微生物检测仪应用也很广泛，本节将介绍这三种仪器的检测原理和基本结构。

一、微生物检验

　　微生物检验是从样本入手，通过体外人工培养，筛查引起感染的病原学因素，再经生化鉴定等方法确定病原菌种类，并对该病原菌进行抗菌药物敏感试验，以期筛选对病原菌敏感的抗菌药物，为临床合理选择抗菌药物治疗感染性疾病提供依据。

　　（一）微生物检验的基本方法

　　微生物检验主要包括样本采集和送检、分离培养、细菌鉴定和药敏试验等步骤。

　　1. 样本采集和送检　　样本采集和送检的规范化是微生物检验的先决条件。样本的正确采集、处理和运送直接关系到病原菌培养的正确性和分离的阳性率，处理不当的样本可导致出现假阴性或假阳性结果。因此，采样部位的消毒处理、样本的采集时机、采集部位、采集频率、采样量、样本的运送和保存都是影响检验结果的重要因素。

（1）采集方法：发现可疑感染应及时采集样本作病原学检查，以提高检出的阳性率。样本采集最好是在病程早期、急性期或典型症状期，应在使用抗菌药物之前。采集样本时，要严格无菌操作，采集的样本应无外源性污染，减少或避免机体正常菌群及其他杂菌的污染，应置于无菌容器内立即送检。

（2）送检方法：一些对环境敏感的细菌（如脑膜炎奈瑟菌、淋病奈瑟菌等）应注意保温并立即送检。厌氧性样本需要放在专门的运送瓶或试管内运送，也可直接使用抽取样本的注射器运送，注意针头应插橡皮塞以隔绝空气，防止细菌死亡。样本切勿污染容器口和外壁，容器必须包装好，防止送检过程中翻倒或碰破外溢。样本可能含有大量致病菌，不论样本运送距离远近，都必须注意安全防护。为保证结果可靠，不合格样本可以拒绝接受或重新采集。

2. 分离培养　分离培养是指用人工培养的方法，从样本中分离得到活的病原菌。

（1）培养基：培养基是由人工方法配制、专供微生物生长繁殖所使用的混合营养制品。分离培养离不开培养基，培养基中不仅包括细菌生长所必需的营养物质，如氮源、碳源、无机盐类和生长因子，还要有适量的抑制剂和指示剂。抑制剂的作用是有选择性地抑制非检出菌（非病原菌）生长，利于检出菌（病原菌）的生长，常用的有胆盐、煌绿、某些染料或抗菌药物。使用指示剂是为了便于观察细菌生长是否利用和分解培养基中的糖或醇，可作为细菌鉴定的依据。

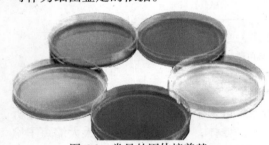

图 6-2　常见的固体培养基

（2）培养基种类：培养基种类很多，培养基的物理状态营养成分和用途等不同进行分类。根据培养基物理状态不同可分为固体、液体、半固体培养基；根据其营养成分和用途不同可分为基础培养基、合成培养基、营养培养基、选择培养基、鉴别培养基、厌氧培养基以及专用培养基。常见的固体培养基，如图 6-2 所示。

为了从样本中分离出病原菌，需要选择适宜的培养基。血液、脑脊液或其他穿刺液属无菌液体，感染后的菌量可能很少，为了提高检出率，需要先接种于肉汤培养基或特制的培养瓶进行增菌培养。还有些细菌的生长有特殊要求，如霍乱弧菌需要 pH8.4~9.2 碱性环境，需要选择专用的碱性胨水培养基；流感嗜血杆菌需要 X 因子和 V 因子，则需要选择巧克力培养基；而粪便或肛拭子需要肠道选择培养基。

（3）分离培养方法：根据待检样本来源、培养目的及所使用培养基的性状，需要采用不同的分离培养方法。

1）需氧培养法：需氧培养法适用于一般需氧和兼性厌氧菌的培养。将已接种好的培养基，直接置于 35℃温箱，孵育18~24 小时，普通细菌可在培养基上生长菌落或形成菌苔，细菌的菌落和菌苔见图 6-3。

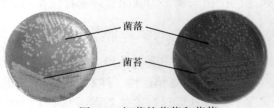

菌落

菌苔

图 6-3　细菌的菌落和菌苔

某些难以生长的细菌需调整不同温度或更长的培养时间。如鼠疫耶尔森菌最适生长温度为 28~30℃，否则会不生长或生长不良。

2）二氧化碳培养法：适合某些对二氧化碳有需求的细菌培养，如脑膜炎奈瑟菌、淋病奈瑟菌等需要 5%~10%的 CO_2 环境下才能生长。大型实验室应用二氧化碳培养箱，把接种后的培养基直接放入培养箱培养。普通小型实验室可采用烛缸法或化学法。烛缸法是将接种好的培养基置于干燥器内，并放入点燃的蜡烛，盖上盖子，蜡烛自行熄灭后时 CO_2 含量为 5%~10%，然后将烛缸置于温箱内培养。

3）厌氧培养法：厌氧培养法适用于厌氧菌的培养，根据对 O_2 的耐受程度，可将厌氧菌分为 3 大类。一是对氧极端敏感的厌氧菌，如月形单胞菌，这类细菌对厌氧条件要求很高，在空气中暴露 10min 即死亡，临床上很难分离出；二是中度厌氧菌，是临床最常见的，如脆弱拟杆菌、产气荚膜梭菌等，在空气中暴露 60~90min 仍然能分离出来；三是耐氧厌氧菌，这类细菌不能利用氧，在无氧条件下生长好，而在有氧条件下生长不佳，如溶组织梭菌。因此，常用的厌氧培养法主要针对中度厌氧菌，方法很多，如疱肉培养基法、焦性没食子酸法、厌氧罐法、厌氧手套箱法、气袋法等。

3. 细菌鉴定　细菌鉴定是根据细菌形态染色、菌落生长特征以及细菌生化反应等特点，确定细菌种类及名称，其中最重要的鉴定依据是细菌生化反应。

（1）细菌生化反应：不同的细菌具有不同的酶系统，对营养物质的利用能力各不相同，它们在新陈代谢过程中合成或分解的产物也不同。细菌生化反应或生化试验就是通过生物化学的方法检测细菌的代谢产物，这是细菌鉴定的重要方法。如，不同细菌分解利用不同糖类的能力有很大差别，有的能分解利用有的则不能，对于能分解利用的细菌，其现象又分为产气或不产气，细菌的这些生化反应特点可以作为细菌分类的鉴定依据。

常用的生化反应主要有糖/醇发酵试验、蛋白质和氨基酸代谢试验、碳源和氮源利用试验以及各种酶类试验等。细菌的生化鉴定卡和生化反应见图 6-4。由于不同种属的细菌，其生化反应各不相同，根据颜色变化可判定该反应为阴性或阳性。

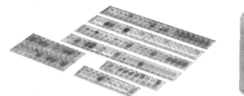 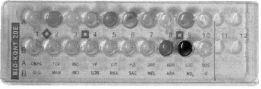

图 6-4　细菌的生化鉴定卡和生化反应

（2）细菌鉴定的基本原理：细菌鉴定中广泛采用生化编码（数码）鉴定法，即通过数学编码，将细菌的生化反应模式转换成数学模式，给每种细菌的反应模式赋予一组数码，建立数据库或检索手册，通过对未知细菌进行有关生化反应并将反应结果转换成数字编码，查阅数据库或检索手册，可以得到细菌种类和名称。大肠埃希菌的生化编码结果鉴定，如图 6-5 所示。

VP	硝酸盐还原	苯丙氨酸脱氨酶	硫化氢	吲哚	鸟氨酸	赖氨酸	丙二酸盐	尿素	七叶苷	ONPG	阿拉伯糖	侧金盏花醇	肌醇	山梨醇
4	2	1	4	2	1	4	2	1	4	2	1	4	2	1
−	+	−	−	+	+	+	−	−	−	+	+	+	−	−
0	2	0	0	2	1	4	0	0	0	2	1	4	0	0
	2			3			4			3			4	

图 6-5 大肠埃希菌的生化编码结果鉴定

表中共设 15 项生化反应指标，每三项为一组，每组中生化反应阳性分别记为 4、2、1，阴性则记为 0，依次将每组的 3 项数值加起来，得到一个编码，如图 6-5 中编码为 23434，查编码手册，相对应的细菌名称为大肠埃希菌。

生化编码鉴定法也是细菌自动化仪器快速鉴定的基础。将生化反应数字化信息形成数据库，通过分析仪器对生化反应自动判读，由计算机系统进行自动分析并报告结果。除了利用细菌的生化反应进行种属的鉴定外，还可以通过抗原抗体免疫反应和分子生物学技术进行快速的细菌鉴定。

4. 药敏试验 体外抗菌药物敏感性试验，简称药敏试验，是指在体外测定药物抑菌或杀菌能力的试验。根据临床和实验室标准协会（clinical and laboratory standards institute，CLSI）推荐的标准，要求对病原菌选择常规药敏试验的首选药物或临床使用的主要抗菌药物进行药敏试验。实验室分离培养出病原菌，经过细菌生化鉴定，确定细菌种类后，可将结果先报告临床，医生可结合本地区或本院细菌耐药特点和流行病学调查结果，对危重患者进行经验性用药，待药敏结果报告后重新调整或纠正用药。在一般非紧急或危重情况下，建议根据药敏结果合理选择抗菌药物，进行针对性用药治疗，减少或控制产生耐药菌。因此，药物敏感试验是临床合理用药的依据。药敏试验常用的方法有纸片扩散法、稀释法和 E 试验法。

（1）纸片扩散法：纸片扩散法是世界卫生组织（World Health Organization，WHO）推荐的定性药敏试验方法。纸片扩散法是将含有定量抗菌药物的滤纸片贴在已接种测试菌的琼脂表面上，纸片中的药物在琼脂中扩散，随着扩散距离的增加抗菌药物的浓度呈对数减少，从而在纸片的周围形成一种浓度梯度。在药物扩散的同时，纸片周围抑菌浓度范围内的测试菌不能生长，而抑菌浓度范围外的菌株则继续生长，从而在纸片的周围形成透明的抑菌圈。纸片扩散法的抑菌圈如图 6-6 所示。

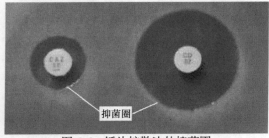

图 6-6 纸片扩散法的抑菌圈

不同抗菌药物抑菌圈的直径因受药物在琼脂中的扩散速率的影响可能不同，抑菌圈的大小能反映测试菌对测定药物的敏感程度。对同一待测细菌而言，抑菌圈直径越大，说明该药对待测菌抑菌作用越强，抑菌效果越好；如果抑菌圈小，说明抑菌作用相对较弱。使用游标卡尺量出抑菌圈直径，对照标准范围可以做出敏感（S）、中介（I）和耐药（R）

的判断，也可以通过专用的读数仪扫描，自动判读药敏结果。

（2）稀释法：稀释法分为肉汤稀释法和琼脂稀释法，二者不同点在于药物稀释后的介质不同。肉汤稀释法是将冻干的抗菌药物，按倍比稀释的方法，加入到肉汤培养液中，配制成含不同药物浓度梯度的肉汤稀释管，将定量细菌接种到肉汤管，经孵育培养后，以完全抑制细菌生长的最低药物浓度为最低抑菌浓度（minimum inhibitory concentration，MIC）。琼脂稀释法将药物混匀于琼脂培养基中，配制成含不同浓度药物的平板，使用多点接种器接种细菌，经孵育后观察细菌生长情况，以抑制细菌生长的琼脂平板所含药物浓度测得最低抑菌浓度（MIC）。

经稀释法测得 MIC 的对数与用纸片法测定相应的菌株得到的抑菌圈直径之间呈直线相关，进行统计学的相关回归分析处理，可得到一条回归线，表明抑菌圈大小与该药对测试菌最低抑菌浓度（MIC）呈负相关，即抑菌圈越大，MIC 越小（如葡萄球菌属的）。抑菌圈与 MIC 关系见表 6-1。

表 6-1　葡萄球菌属抑菌圈与 MIC 关系

抗菌药物	纸片含药量	抑菌圈直径（mm）			最低抑菌浓度（μg/ml）		
		耐药	中介	敏感	耐药	中介	敏感
青霉素	10 单位	≤28		≥29	≥0.25	—	≤0.12
环丙沙星	5μg	≤15	16~20	≥21	≥4	2	≤1
氯霉素	30μg	≤12	13~17	≥18	≥32	16	≤8
红霉素	15μg	≤13	14~22	≥23	≥8	1~4	≤0.5
庆大霉素	10μg	≤12	13~14	≥15	≥16	8	≤4
卡那霉素	30μg	≤13	14~17	≥18	≥64	32	≤16
四环素	30μg	≤14	15~18	≥19	≥16	8	≤4
替考拉宁	30μg	≤10	11~13	≥14	≥32	16	≤8

上表中，如选用青霉素对某待测葡萄球菌进行药敏试验，采用纸片扩散法时，如抑菌圈直径≥29mm 报告结果为敏感，采用稀释法时，最低抑菌浓度 MIC 应为≤0.12μg/ml，临床可以根据药敏结果选择药物的种类并合理确定用药量。

（3）E 试验法：E 试验法是结合了稀释法和纸片扩散法原理，对抗菌药物进行直接定量的药敏技术。E 试验条是一条 5mm×5mm 的无孔试剂载体，一面固定有系列预先制备的浓度呈连续指数增长的抗菌药物，另一面有读数和判别的刻度。抗菌药物的梯度可覆盖 20 个 MIC 倍比稀释浓度的宽度范围，其斜率和浓度范围对判别有临床意义的 MIC 范围和折点有较好效果。将 E 试条放在细菌接种过的琼脂平板上，经孵育过夜，围绕试条明显可见椭圆形抑菌圈，其边缘与试条交点的刻度作为抗菌药抑制细菌的最低抑菌浓度（MIC）。

（二）微生物检验仪器的种类

随着科学技术的发展，微生物检验仪器有逐步取代手工操作的趋势，尤其在血液自动化培养、细菌的自动化鉴定和药敏分析已经取得了突破性的进步。但是，现阶段仍不能完全取代手工操作。微生物检验仪器种类很多，通常根据是否需要分离培养分为自动化培养系统和非培养系统。

1. **自动化培养系统** 自动化培养系统按照功能的不同又分为自动化血培养检测分析系统、自动化微生物鉴定与药敏分析系统两大类。

（1）自动化血培养检测和分析系统：自动化血培养检测和分析系统主要是检测血液样本中是否有微生物存在，在培养过程中应用计算机检测和分析系统对采用特殊工艺制作的培养瓶自动扫描，通过 24 小时内不间断的实时定性监测，如果微生物生长代谢发生变化，仪器自动报警提示病原菌存在。

（2）自动化微生物鉴定与药敏分析系统：通常情况下，待测样本经过人工培养分离出可疑菌落后，需要通过手工法完成微生物的鉴定和药敏试验，不仅耗时长且操作复杂，所受影响因素也较多。目前，由自动化微生物鉴定和药敏系统替代人工完成自动化检测和分析，微生物鉴定和药敏分析同步进行，根据生物信息数码鉴定原理形成独特的鉴定系统，同时采用纸片扩散法或微量肉汤稀释法完成自动化药敏分析，能最大限度地节省时间，减少人工操作，提高工作效率，保证检验结果的准确性。

2. **非培养系统** 非培养系统是指不需要进行病原菌培养，只是对病原微生物中的某些特定的生物标志物或细胞成分、代谢产物进行快速动态检测，利用生化、免疫技术和分子生物学技术间接完成病原学的快速诊断。

（1）对生物标志物的检测：通过检测被细菌感染的生物标志物，可以鉴别感染与非感染，能动态评价疾病的严重程度，并指导抗菌药物的合理应用。主要指标有降钙素原（PCT）、C 反应蛋白（CRP）以及白细胞介素（IL）等，这些指标通常采用免疫方法检测。如，降钙素原采用化学发光免疫分析和全自动免疫扩散法检测；C 反应蛋白采用免疫比浊法测定；白细胞介素 IL-6、IL-8 可以应用 ELISA、化学发光酶免疫分析和电化学发光法，通过临床生化和免疫仪器进行检测。

（2）对病原菌成分的检测：感染性疾病患者经常出现高热，主要与病原菌自身成分（如，存在于革兰阴性菌的细胞壁成分内毒素，存在于真菌的细胞壁成分多聚糖）有关。通过对病原菌自身成分的检测，有助于对细菌或真菌感染的诊断。通常采用生化或免疫方法进行检测，对细菌的内毒素可采用凝胶法、比色法和化学发光等技术检测；对真菌细胞壁的 1,3-β-D 葡聚糖可采用鲎 G 因子法、ELISA 和免疫比浊法检测；真菌细胞壁的半乳糖甘露聚糖（GM）可采用乳胶凝集法、放射免疫技术和酶免疫技术检测。

（3）对核酸成分的分子生物学检测：可从待测样本中直接提取 DNA 或 RNA，不必考虑病原菌本身的生物学特性，通过分析其特异核酸序列，进行病原学鉴定。检测技术主要有基因扩增技术、16S rRNA 技术、核酸鉴定技术、蛋白组学技术等，这些检测方法在病原菌的快速检测方面具有很好的应用前景。

微生物自动化培养、鉴定和药敏分析系统具有手工法和半自动仪器所不可比拟的优势，并能促进实验室的标准化。但是，由于试剂消耗费用大，设备投入高，在很多情况下还需要运用其他方法进行补充和确认。今后微生物检验仪器的发展方向是最大限度提高检测灵敏度，缩短报告时间，扩大检出范围，提高多种病原微生物，尤其是苛氧菌、厌氧菌、分枝杆菌和真菌等的检出率。

二、自动化血培养系统

血培养系统是用于检验血液样本中有无微生物存在的自动化分析系统。由于抗菌、抗肿瘤药物、免疫抑制剂和较多侵入性诊疗技术的广泛应用等原因,导致病原微生物(细菌、真菌等)侵入血液循环系统,在血液中繁殖,释放毒素及代谢产物,并诱导多种细胞因子释放,引起全身感染、中毒和炎症反应,临床上称为血流感染(bloodstream infection,BSI),BSI 严重者可导致休克、多器官衰竭、弥散性血管内凝血,甚至死亡。引起 BSI 的病原微生物种类多、范围广,其毒力、致病性和耐药性各异。因此,及时准确地确定血液循环中是否有病原微生物侵入、病原微生物的种类以及耐药性等,是临床诊断与治疗 BSI 的关键。

除了用于血液样本检测外,血培养系统也可用于体内正常无菌部位,如胸腔、腹腔、关节腔、心包腔、脑脊髓腔等的病原微生物检测,为临床迅速有效地进行抗感染治疗提供诊断依据。

(一)自动化血培养系统的检测原理

由于细菌、真菌等病原微生物在生长繁殖过程中,能分解糖类产生 CO_2,并引起培养基 pH 改变。因此,自动化血培养系统是基于 CO_2 的检测原理,可以应用多种方法,如光电比色法、荧光检测法、气压检测法、电阻抗/电压检测法,通过监测培养基的 CO_2 含量或者 pH 变化,检测血液中是否存在微生物。

1. 光电比色法 光电比色法是自动化血培养系统应用最多的方法。其工作原理是利用微生物在代谢过程中必然会产生终代谢产物 CO_2,从而引起培养基 pH 改变,使酸碱指示剂发生颜色反应。光电比色法的检测原理及培养瓶阳性反应,如图 6-7 所示。

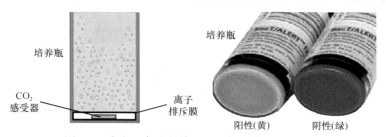

图 6-7 光电比色法的检测原理与培养瓶阳性反应

该检测系统的血培养瓶底部有一个 CO_2 感受器,感受器主要由水、酸碱指示剂溴麝香草酚蓝溶入硅胶构成。感受器与瓶内培养液之间被一层半渗透性离子排斥膜隔开,该膜的作用是只允许 CO_2 通过,培养液中的其他成分包括 H^+ 等均不能通过。当培养瓶内有微生物生长时,释放出的 CO_2 通过离子排斥膜渗透至感受器,与饱和水发生化学反应,产生游离 H^+ 使 pH 降低,酸碱指示剂发生颜色反应,颜色由绿变黄。如果培养瓶底部变为黄色表示有细菌生长,判断为阳性。

$$CO_2+H_2O \longleftrightarrow H_2CO_3 \longleftrightarrow H^++HCO_3^-$$

通过光电比色法检测培养瓶底部的颜色(绿色或黄色),可以确定细菌的生长状态。发光二极管每隔一定时间(如 10 分钟)照射并检测一次培养瓶底部的颜色,细菌代谢产生的 CO_2 越多,颜色越深,反射光就越强。反射光强度数据传输至计算机处理,由软件绘制反射光强度随时间变化的生长曲线,分析判断阴性或阳性,报告是否有微生物生长。

2. 荧光检测法 荧光检测法是根据微生物在代谢过程中产生终代谢产物 CO_2,引起培养基 pH 及氧化还原电位改变,从而引起荧光强度的改变(增强或衰减),通过光电比色计对荧光强度进行检测,判断是否有微生物生长。

（1）荧光增强法：该系统通过检测血培养瓶底部 CO_2 感受器含荧光物质的荧光强度，可以判断是否有微生物生长。荧光检测法示意图，如图6-8所示。

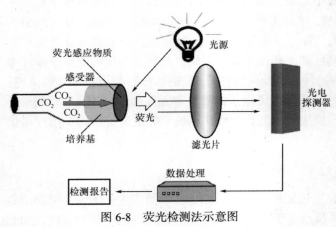

图6-8　荧光检测法示意图

培养瓶中有微生物存在时，产生的 CO_2 与感受器中水起反应产生 H^+，使 pH 降低，促使感受器释出荧光物质。从二极管发射的光使荧光物质受到激发，发出荧光。微生物生长数量越多，产生的 CO_2 浓度越大，荧光强度也越强。通过光电检测器对荧光强度进行检测，从荧光强度变化判断是否有微生物生长。

（2）荧光衰减法：荧光衰减法采用同源荧光技术来监测微生物的生长。与培养基结合的荧光分子在最初具有一定荧光值，微生物代谢过程中产生 CO_2、培养基 pH 改变、氧化还原电位改变等，导致液体培养基内的荧光分子结构发生改变而成为无荧光的化合物，即发生荧光衰减。通过光电检测器检测荧光衰减水平，可判断是否有微生物生长。

3. 气压检测法　在微生物生长过程中常伴有吸收和产生气体的现象，因此，会消耗 O_2 或产生 CO_2、H_2 和 N_2 等气体。如需氧菌生长时，会消耗培养瓶中的氧气，故最初表现为吸收气体。而厌氧菌生长时，最初无吸收气体现象，仅表现为产生气体（主要为 CO_2），这些微生物生长现象均可引起培养瓶内气体压力发生改变。因此，可以通过监测培养瓶内压力的变化，判断是否有微生物生长。

（1）压力传感器检测系统：压力传感器检测系统，如图6-9所示。

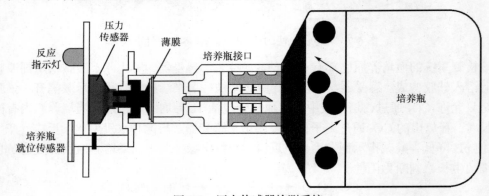

图6-9　压力传感器检测系统

该系统的培养瓶（包括需氧瓶和厌氧瓶）顶部与检测系统的压力传感器相接，检测系统定时采集培养瓶内部压力值，传输至计算机由软件处理，以气体压力对时间的变化绘制生长曲线图。当培养瓶内压力改变达到一定值时，判断为血培养阳性，即有细菌生长；否则为阴性，无细菌生长。

（2）激光探测器检测系统：该检测系统简易装备由一个传统的肉汤培养瓶和一个感应器组成，感应器是由外接一个长针的塑料透明贮液器构成。血液加入到血培养瓶后，感应器的针头通过瓶塞插入到肉汤中。病原菌生长产生的气体增加了瓶内部的气压，使肉汤培养液通过针头进入贮液器中，提示病原菌生长，但该装置检测系统不够灵敏。简易装备经过改进后，在培养瓶顶部安装激光探测器，定时对瓶顶部的隔膜扫描，从隔膜位置的升降可以反应瓶内压力变化。

4. 电阻抗/电压检测原理　血培养系统中含有不同电解质，因而具有一定导电性。微生物在生长代谢的过程中可将培养基中的电惰性底物代谢成活性底物，可产生质子、电子和各种带电荷的原子团，导致培养基的电阻抗或电压发生变化，通过电极检测培养基的导电性或电压变化可判断是否有微生物生长。

（1）电阻抗检测法：在血培养瓶的瓶盖上有 2 个铂电极与瓶内培养基相连。在血培养过程中，每隔一定时间（如 30 分钟）自动检测 1 次铂电极间阻抗，若在 1 天内检测的数据差值发生明显变化，则提示可能有微生物生长，应在保持仪器继续监测的情况下，抽取培养液转种到固体培养基培养以证实是否有微生物生长。监控数据以图像、斜率或数表的形式显示培养基导电性变化，从而提示微生物的生长。

（2）电压检测法：在血培养瓶上以铝和金分别作为正极和负极，并与瓶内培养基相连。正极、负极和培养基构成一个电化学原电池，正极释放电子，经检测系统电路到达负极。电子受体为培养基中的可还原物质，当培养瓶中有细菌生长时，电子受体被还原，电极间产生电压变化。通过监测电压，可以判断是否有微生物生长。

（二）血培养系统的结构与功能

血培养系统基于不同的检测原理设计而成，主要由培养瓶、主机、数据管理系统三部分组成。全自动血培养系统如图 6-10 所示。

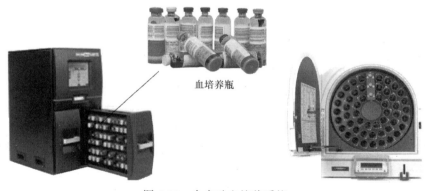

血培养瓶

图 6-10　全自动血培养系统

1. 培养瓶　与自动血培养系统配套的培养瓶是血培养系统的关键器件，针对微生物对营养和气体环境的特殊要求，需要使用不同的培养瓶，由于不同患者的年龄和体质差异较大，以及培养前是否使用抗菌药物这三大要素，培养瓶不仅要提供不同细菌繁殖所必需的增菌液体培养基，还要有适宜的气体成分，以便最大限度检出所有阳性样本，防止假阴性。目前，常用的培养瓶根据用途不同可分为标准需氧培养瓶、标准厌氧培养瓶、树脂或活性炭需氧培养瓶、树脂或活性炭厌氧培养瓶、树脂儿童培养瓶等。

其中的标准培养瓶用于未使用抗菌药物的患者，适合多种细菌真菌的生长；树脂或活性炭培养瓶适合已使用抗菌药物患者的样本，可分离已与细菌结合的抗菌药物，裂解红细胞释放养分供细菌使用，裂解白细胞释放已被吞噬的细菌，并吸附临床使用的绝大多数抗菌药物，使血培养阳性率提高 1/3；儿童培养瓶专门为儿童设计，内含树脂，并添加特殊促细菌生长因子，可提高血培养阳性率。

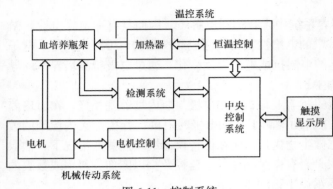

图 6-11　控制系统

2. 控制系统　控制系统一般由温控系统、机械传动系统、中央控制系统、检测系统四部分组成。如图 6-11 所示。

（1）温控系统：温控系统由温度控制模块、加热器、鼓风机等组成。鼓风机吹出的风经过加热器对培养瓶加热。通过热敏元件和温度控制模块可以控制温度变化，从而使培养瓶（孵育系统）稳定在适当的温度。

（2）机械传动系统：机械传动系统由电机、电机控制模块、传动带和连接臂等组成。电机通过传动带等机械装置，可以带动连接臂上下移动，从而实现培养瓶的振荡动作。

（3）中央控制系统：中央控制系统具有强大的控制和分析功能，可以通过触摸屏行使各种指令，对温控系统和机械运动系统进行控制。同时，依据反射光度单位和孵育时间控制检测系统，通过检测信号建立反应曲线，从而实现结果判断。

（4）检测系统：检测系统由发光二极管、光电检测器组成。发光二极管照射培养瓶底部，每隔一定时间（如 10 分钟）照射一次。反射光由光电检测器转换为电信号，通过中央控制系统的数据管理进行统计分析。

三、自动化微生物鉴定与药敏分析系统

20 世纪 70 年代后期，针对细菌不同的生物学性状和代谢产物差异，逐步发展了微量快速培养基和微量生化反应系统。仪器内部装有恒温孵育箱，通过恒温电路自动维持和调节温度，自动检测是否有细菌生成及细菌的类型，并使微生物鉴定和药敏试验得以在一台仪器内自动完成，实现了机械化和自动化。目前，已有多种微生物自动鉴定及药敏分析系统问世并投入使用，可以自动实现菌液的卡片填充、封卡、孵育、检测到结果报告等操作，不仅提高了工作效率，而且结果更为准确、可靠。

（一）自动化微生物鉴定与药敏分析系统的检测原理

本系统包括微生物鉴定和药敏分析两个方面。

1. 鉴定系统的检测原理　鉴定系统的检测原理因仪器不同而异。由于不同的细菌其酶系统不同，因此，细菌新陈代谢时分解的底物和产物也就有所不同，大多数鉴定系统利用细菌分解底物后反应液 pH 变化、色原性或荧光原性底物酶解、测定挥发或不挥发酸，或识别细菌是否生长等方法来鉴定细菌。将细菌制成菌悬液，填充测试卡，放入孵育箱后，在控制系统控制下，检测器每隔一段时间检测一次测试卡，通过对各反应孔底物进行光扫描，动态观察反应变化，一旦测试卡内终点指示孔达到临界值，表示此卡检测完成，依据

测试卡生化反应的颜色或荧光强度变化进行结果定性，再通过数学的编码技术，将待测菌的生化反应结果转换成数码，比对数据库，由仪器自动分析得到细菌鉴定结果。

2. 药敏试验的检测原理　自动化抗菌药物敏感性试验使用药敏测试板（卡）进行测试，其实质是微型化的肉汤稀释法药敏试验。首先将抗菌药物微量稀释在条孔或条板中，加入菌悬液孵育后放入仪器或在仪器中直接孵育，仪器通过每隔一定时间（如 15 分钟）自动测定细菌生长的浊度，或测定培养基中荧光指示剂的强度、荧光原性物质的水解，来观察细菌的生长情况。得出待检菌在各药物浓度的生长斜率，经回归分析得到最低抑菌浓度 MIC 值，并根据临床和实验室标准协会 （clinical and laboratory standards institute，CLSI）标准得到相应敏感度，判断为敏感（S）、中度敏感（I）和耐药（R）。

药敏测试板（卡）根据仪器的不同分为常规测试板和快速荧光测试板两种。常规测试板的检测原理为比浊测定法，快速荧光测试板的检测原理为荧光测定法。

（1）比浊测定法：当把定量稀释的菌悬液加入到药敏测试板（卡），经 35℃孵育 24 小时，观察细菌的生长现象。由于不同种药物或同一种药物的不同稀释度对待测菌抑制程度不同，待测菌生长表现为不同程度的浊度。如果药物的抑菌作用强，细菌生长受抑制，表现为生长不良或不生长，菌液澄清不混浊；反之，菌液混浊。通过光电比色计或比浊仪检测各孔浊度，绘制待测菌在不同药物浓度下的生长浊度曲线，可以判断药物对待测菌的抑制作用，并得出最低抑菌浓度 MIC 值。

（2）荧光测定法：使用的药敏测试板（卡）含有荧光底物。定量稀释的菌悬液加入到药敏测试板（卡），经 35℃孵育，由于药物抑菌作用不同，细菌生长程度也不同。当细菌生长产生 CO_2，使 pH 降低、氧化还原电位发生改变，引起荧光物质受激发发光或发生结构改变出现荧光衰减，通过光电比色计对荧光强度进行检测，绘制待测菌在不同药物浓度下的荧光强度曲线，从而判断药物对待测菌的抑制作用，得出最低抑菌浓度 MIC 值。控制读数器，每隔 1h 对各反应孔底物进行光扫描并读数，可以动态观察反应变化。该方法检测敏感度高，适用于快速检测。

（二）自动化微生物鉴定与药敏分析系统的构成

自动微生物鉴定和药敏分析系统是用于鉴定各种病原菌，主要包括革兰阴性菌、革兰阳性菌及真菌等，可以同时做抗菌药物敏感性试验，以帮助临床医生作出正确的病原学诊断并制定治疗方法。目前，国际上具有代表性且在国内用户较多的仪器系统有 Vitek 系统、Phoenix 系统、MicroScan 系统、Sensititre 系统等。自动化微生物鉴定和药敏分析系统由测试卡、主机、用户工作站（计算机、条码扫描器、打印机）等组成，仪器如图 6-12 所示。

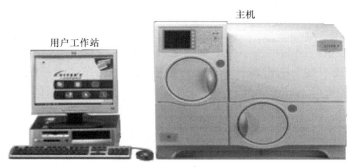

图 6-12　自动化微生物鉴定和药敏分析系统

自动化鉴定与药敏分析系统的主机的结构包括填充仓、废卡箱、装载仓、检测单元、孵育仓等部分。它的基本工作流程是，首先由人工挑取待测菌落，制备一定浓度（如 0.5 麦氏单位）菌悬液与测试卡相连，经用户工作站完成条码扫描后，进入填充仓，在真空泵的作用下，菌悬液进入测试卡完成自动接种，接种后的测试卡进入装载仓，在装载仓完成封口后进入孵育仓，随着孵育仓内载卡转盘的转动，被定时运送至检测单元的读数位置检测。每次读数后，测试卡被送回转盘中继续孵育，直到测试卡读数完成，最后退到废卡箱，完成全部检测。

1. 填充仓　填充仓也称真空仓。将制备好菌悬液的样本管和测试卡用一弯形塑料管相连并置充液真空仓中，按动启动钮，与真空仓连接的真空泵即开始抽真空，仓内形成负压，菌液从样本管通过弯形塑料管进入测试卡内即完成接种。

2. 废卡箱　完成检测的测试卡退入废卡箱，待检测结束后进行清理。

3. 装载仓　装载仓用于运送载卡架，关闭仪器外门，即可自动完成核对、切割、封闭及上卡、卸卡等操作。切割封口部分在装载仓内，利用高温切割将卡片封口。

4. 检测单元　检测单元的光源为多个 LED 发光二极管，可以产生一定波长的光。随着孵育仓内测试卡转盘转动，每张测试卡由运送系统每隔一定时间（如 15 分钟）进入一次检测位进行读数。读数后，测试卡被送回转盘中继续孵育，直到测试卡完成确保读数循环，仪器将测试卡退到废卡箱。检测单元是光扫描仪（光电二极管），可将光信号转换为电信号送至分析系统。

5. 孵育仓　孵育仓包括加热器和循环风扇，作用是确保测试卡能在理想的环境下孵育。温度通过两个精密热敏电阻器来监控，使孵育的温度保持在 35℃。

四、微生物快速分析仪

传统的微生物检验需要进行病原菌培养，操作复杂且耗时，通常需要 24~72 小时，不适宜早期快速诊断。快速检测技术是不经过培养，直接对病原微生物中的某些特定的生物标志物或细胞成分、代谢产物进行快速动态检测。

微生物快速分析仪是采用非培养的方法对细菌成分进行检测的仪器。检测对象是细菌的内毒素和真菌的 1,3-β-D 葡聚糖。通过对血液中的内毒素和 1,3-β-D 葡聚糖的快速定性、定量测定，可以对革兰阴性杆菌所引起的内毒素败血症、菌血症、脓毒血症、术前术后感染以及由深部真菌引起的侵袭性感染进行快速诊断。与传统人工培养法相比，具有检测周期短、不受用药影响、阳性率高、检测灵敏度高等优点。

（一）检测项目

微生物快速分析的检测项目主要为细菌的内毒素和真菌的 1,3-β-D 葡聚糖。

1. 细菌内毒素　细菌内毒素是革兰阴性菌的细胞壁外壁层上的特有结构，其主要化学成分为脂多糖中的类脂 A，细菌死亡后便会释放出内毒素。当大量的内毒素进入血液就会引起发热反应，由于内毒素与多种感染性疾病密切相关，因此，快速检测血液和其他体液中内毒素含量可以为临床疾病的诊断和预后提供参考。

2. 1,3-β-D 葡聚糖　1,3-β-D 葡聚糖是真菌细胞壁的特有成分，是由 D-葡萄糖合成的细胞壁多聚糖，除接合菌外，所有真菌细胞壁上都含有 1,3-β-D 葡聚糖。真菌进入血液或深部感染组织，经吞噬细胞吞噬和消化处理后，1,3-β-D 葡聚糖可从细胞壁释放出来，使血液或其他体液中的含量增高。因此，1,3-β-D 葡聚糖检测是侵袭性真菌感染早期诊断的有效依据。

（二）微生物快速分析仪的检测原理

微生物快速分析仪的检测原理是利用细菌内毒素及真菌 1,3-β-D 葡聚糖与鲎试剂发生反应，形成凝胶状态，根据凝胶化反应的程度进行定性、半定量和定量分析。

鲎试剂的主要成分是海洋生物鲎（俗称"马蹄蟹"）血液变形细胞溶解物的冷冻干燥品，含有 C 因子、B 因子、G 因子、凝固酶原和凝固蛋白原等多种酶类物质，在适宜的温度、pH 等条件下，内毒素激活 C 因子，1,3-β-D 葡聚糖激活 G 因子，可以引发一系列酶促反应，使鲎试剂中的凝固蛋白原生成凝固蛋白，凝固蛋白互相交联形成凝胶状态。鲎试验法检测原理如图 6-13 所示。

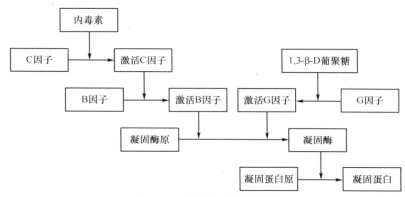

图 6-13 鲎试验法检测原理

通常按照检测目的的不同，分为以检查细菌内毒素为目的的细菌内毒素检查和以检查真菌 1,3-β-D 葡聚糖为目的 G 实验。根据对反应产物检测原理的不同又分为三种，以凝胶的形成作为指标的凝胶法，以反应产物凝胶的浊度变化作为指标的比浊法和以显色合成基质水解显色作为指标的比色法。这三种方法是目前国内外应用最普遍、使用率最高的方法。其中，凝胶法通常用于在 0.03EU/ml 的范围内进行定性或半定量检测；比浊法定量检测的范围是 0.006~300EU/ml；比色法定量检测的范围为 0.006~15EU/ml。另外，还可以采用 ELISA 法，用鲎试剂与酶联免疫吸附实验联合检测。

这些检查方法虽然简便快速，但也存在一定的缺陷，仅能够检出革兰阴性细菌的内毒素和真菌 1,3-β-D 葡聚糖，对于内毒素以外的发热性物质如外毒素、肽聚糖、化学性发热物质等均无法检出。

（三）微生物快速分析仪的仪器分类

按检测原理和方法的不同，目前常见的快速检测系统主要有三大类，基于浊度测定、比色测定的快速检测系统以及酶标分析仪。

1. 基于浊度测定的快速检测系统 细菌内毒素、1,3-β-D 葡聚糖与试剂的反应产物激活凝固酶，切断凝固蛋白原特定位置的精氨酸肽链形成凝固蛋白，从而产生凝胶的浊度变化，通过浊度测定仪进行定量测定。目前，主要的检测方法是动态比浊法。在反应中记录凝胶的变化情况，反应结束后，可由标准曲线和样本的凝固时间自动推算出样本中的毒素含量。这种方法测定结果准确、精密度较高。但是，反应过程中仪器的震动易产生假阴性结果，待测样本的颜色和浊度以及外部的散光都会影响实验结果。

2. 基于比色测定的快速检测系统　在细菌内毒素和 1,3-β-D 葡聚糖的作用下，凝固酶原被激活形成具有活性凝固酶。显色底物中的精氨酸肽链在凝固酶催化作用下水解，释放出游离的对硝基苯胺（PNA），用冰醋酸终止反应并进行吸光度测定。或用游离的对硝基苯胺与偶氮试剂反应，最终形成偶氮兰复合物显色进行比色测定。比色法定量范围宽、结果准确，反应过程中不受仪器震动的影响，并且可以通过对反应液的吸光度的处理消除试剂和样本颜色的影响。

3. 酶标分析仪　测定原理基于抗原抗体免疫反应，适用于测定有外加热原质刺激巨噬细胞后产生的内热原物质，如 TNF、IL-1 等，通过酶联免疫吸附试验（ELISA），底物显色后直接通过酶标分析仪进行定量测定。

第二节　分子生物学检验仪器

分子生物学（molecular biology）是从分子水平研究生物大分子的结构与功能，进而阐述生命现象本质的科学。自 20 世纪 50 年代以来，分子生物学一直是生物学的前沿与成长点。对生物大分子的研究，特别是对蛋白质和核酸结构功能的研究，是分子生物学的基础。分子生物学检验通过检测 DNA、RNA 或蛋白质等物质，能够对疾病进行诊断或辅助诊断，通过分析基因或者蛋白质的存在、变异或者表达的变化，为疾病诊治提供更直接的证据。

分子生物学检验仪器通过核酸扩增、核酸测序、核酸杂交、蛋白质测序等方法分析样本中 DNA、RNA 分子的含量和结构以及蛋白质的结构，在遗传疾病的基因诊断、病原微生物及其耐药性的检测、肿瘤标志物的检测、疾病的个体化诊断与治疗等方面发挥重要作用，现已逐渐成为临床实验室不可或缺的常规检验设备。本节将介绍 PCR 扩增仪、DNA 测序仪、杂交仪、基因芯片检测系统和蛋白质测序仪等仪器的基本结构和工作原理。

一、核酸、蛋白质与基因

生物大分子（biological macromolecules）是指作为生物体内主要活性成分的各种分子量达到上万或更多的有机分子，常见的生物大分子包括蛋白质、核酸和多糖。基因是遗传的物质基础，通过指导蛋白质的合成可以表达基因所携带的遗传信息，从而控制生物个体的性状表现。对生物大分子的研究，特别是对核酸和蛋白质结构、功能的研究，是分子生物学研究的重点。

（一）核酸

核酸（nucleic acid）是由许多核苷酸聚合成的生物大分子化合物，是生命的最基本物质之一。核酸广泛存在于所有动植物的细胞和微生物体内，不同的核酸，其化学组成、核苷酸的排列顺序不同。

1. 核酸的种类　核苷酸（nucleotide）是组成核酸的基本单位，即核酸分子的单体。一个核苷酸分子是由一分子含氮的碱基、一分子五碳糖和一分子磷酸组成的。根据五碳糖的不同可以将核苷酸分为脱氧核糖核苷酸和核糖核苷酸。据此，核酸大分子可分为脱氧核糖核酸（DNA）和核糖核酸（RNA）两类。核酸不仅是基本的遗传物质，还在蛋白质的复制与合成中储存并传递遗传信息，因而在生长、遗传、变异等一系列重大生命现象中起着决定性的作用。

2. 核酸的组成　核酸是生物体内的高分子化合物。不论 DNA 还是 RNA 都是由一个个核苷酸头尾相连而形成的，由 C、H、O、N、P 五种元素组成。DNA 是绝大多数生物的遗传物质，RNA 是少数不含 DNA 的病毒（如烟草花叶病毒、流感病毒、SARS）的遗传物质。RNA 平均长度大约为 2000 个核苷酸，而 DNA 却长得多，人的基因组 DNA 约有 3×10^9 个核苷酸。

单个核苷酸由含氮有机碱（即碱基）、戊糖（即五碳糖）和磷酸三部分构成。构成核苷酸的碱基分为嘌呤（purine）和嘧啶（pyrimi-dine）两类。前者主要指腺嘌呤（adenine，A）和鸟嘌呤（guanine，G），DNA 和 RNA 中均含有这两种碱基；后者主要指胞嘧啶（cytosine，C）、胸腺嘧啶（thymine，T）和尿嘧啶（uracil，U），胞嘧啶存在于 DNA 和 RNA 中，而胸腺嘧啶仅存在于 DNA 中、尿嘧啶则仅存在于 RNA 中。此外，核酸分子中还发现数十种修饰碱基（themodifiedcomponent），又称稀有碱基（unusualcomponent），它是上述五种碱基环上的某一位置被一些化学基团甲基化、甲硫基化等修饰后的衍生物。一般这些碱基在核酸中的含量稀少，在各种类型核酸中的分布也不均一。如 DNA 中的修饰碱基主要见于噬菌体 DNA，RNA 中则以 tRNA 含修饰碱基最多。

两种核苷酸中所含的戊糖是不同的。RNA 中的戊糖是 D-核糖，即在 2 号位上连接的是一个羟基，而 DNA 中的戊糖是 D-2-脱氧核糖，即在 2 号位上只连一个 H，D-核糖的 C-2 所连的羟基脱去氧就是 D-2 脱氧核糖。不同种类核酸的组成如表 6-2 所示。

表 6-2　核酸的组成

核酸种类	基本单位	核苷酸	碱基	五碳糖	酸
脱氧核糖核酸（DNA）	脱氧核糖核苷酸	腺嘌呤脱氧核苷酸	腺嘌呤（A）	脱氧核糖	磷酸
		鸟嘌呤脱氧核苷酸	鸟嘌呤（G）		
		胞嘧啶脱氧核苷酸	胞嘧啶（C）		
		胸腺嘧啶脱氧核苷酸	胸腺嘧啶（T）		
核糖核酸（RNA）	核糖核苷酸	腺嘌呤核苷酸	腺嘌呤（A）	核糖	磷酸
		鸟嘌呤核苷酸	鸟嘌呤（G）		
		胞嘧啶核苷酸	胞嘧啶（C）		
		尿嘧啶核苷酸	尿嘧啶（U）		

3. 核酸的生物学功能　核酸既是蛋白质生物合成不可缺少的物质，又是生物遗传的物质基础。DNA 主要存在于细胞核中，是遗传信息的携带者，DNA 的结构决定生物合成蛋白质的特定结构，并保证这种遗传特性会传递给下一代。而 RNA 主要存在于细胞质中，是以 DNA 为模板，并且直接参与蛋白质的生物合成过程。因此，DNA 是 RNA 的模板，而 RNA 又是蛋白质的模板。存在于 DNA 分子上的遗传信息就是这样由 DNA 传递给 RNA，再传递给蛋白质。通过 DNA 复制，遗传信息一代代相传下去，正是因为 DNA 具有这一功能，常将核酸誉为"生命之源"。

核酸在临床医学方面也有重要的意义，现已发现近 2000 种遗传性疾病都与 DNA 的结构有关。如人类镰刀形红血细胞贫血症是由于患者的血红蛋白分子中一个氨基酸的遗传密码发生了改变；白化病患者则是 DNA 分子上缺乏产生促黑色素生成的酪氨酸酶的基因所致；肿瘤的发生、病毒的感染、射线对机体的作用等都与核酸有关。20 世纪 70 年代兴起的遗传工程，可用人工方法改组 DNA，从而有可能创造出新型的生物制品。如，应用遗传工程方法可以使大肠杆菌产生胰岛素、干扰素等珍贵的生化药物。

（二）蛋白质

蛋白质（protein）是生命的物质基础，没有蛋白质就没有生命，它是与生命及活动紧密联系的物质。机体中的每一个细胞和所有组成部分都有蛋白质的参与，蛋白质占人体重量的 16%~20%，人体内蛋白质的种类很多，性质、功能各异，但都是由 20 余种氨基酸按不同比例组合而成，并在体内不断进行代谢与更新。

1. 蛋白质的种类　蛋白质种类繁多，结构复杂，迄今为止尚没有理想的分类方法。着眼点不同，分类也就不同。如从蛋白质形状上可分为球状蛋白质及纤维状蛋白质，从组成上可分为单纯蛋白质及结合蛋白质。单纯蛋白质又可根据理化性质及来源分为清蛋白（白蛋白）、球蛋白、谷蛋白等。结合蛋白质又可按其辅基的不同分为核蛋白、磷蛋白等。此外，还可以按蛋白质的功能将其分为活性蛋白质（如酶、激素蛋白质、运输和贮存蛋白质等）和非活性蛋白质（如胶原、角蛋白等）。

2. 蛋白质的组成　蛋白质是由氨基酸以"脱水缩合"的方式组成的多肽链，经过盘曲折叠形成的具有一定空间结构的物质，即由 α 氨基酸按一定顺序结合形成一条多肽链，再由一条或一条以上的多肽链按照其特定方式结合而成的高分子化合物。蛋白质是构成人体组织器官的支架和主要物质，在人体生命活动中起着重要作用，可以说没有蛋白质就没有生命活动。

3. 蛋白质的分子结构　蛋白质分子的结构单位是氨基酸。常见的氨基酸有 20 余种，如丙氨酸、精氨酸、天冬酰胺、谷氨酸等，氨基酸排列顺序（序列）不同，形成的空间立体结构不同，也构成了蛋白质结构的多样性。蛋白质具有一级、二级、三级和四级结构，氨基酸残基在蛋白质肽链中的排列顺序称为蛋白质的一级结构，每种蛋白质都有唯一而确切的氨基酸序列，蛋白质测序仪所测得的数据是指其一级结构中氨基酸的种类和排列顺序。蛋白质分子中肽链按一定的规律卷曲（如 α-螺旋结构）或折叠（如 β-折叠结构）形成特定的空间二级结构，进一步形成更为复杂的三级、四级结构，各种蛋白质因结构不同而具有不同的生物学功能。

4. 蛋白质的生物学功能　构成人体结构与功能的基本单位是细胞，而蛋白质是人体细胞生命活动的重要物质基础，在维持机体正常的新陈代谢中具有重要作用。如，血红蛋白具有输送氧气和二氧化碳的作用，载脂蛋白运输脂肪，细胞膜上的受体具有蛋白转运的作用等。蛋白质能够维持机体的渗透压和体液的酸碱平衡，参与构成神经递质，如乙酰胆碱、五羟色氨等，维持神经系统的正常功能。此外，蛋白质还具有激素调节作用、能调节体内各器官的生理活性功能、参与组成结缔组织、具有保护屏障作用等重要生理功能。

（三）基因

基因（gene）是遗传的基本单元，是 DNA 或 RNA 分子上具有遗传信息的特定核苷酸序列。基因通过复制将遗传信息传递给下一代，使后代出现与亲代相似的性状。基因储存着生命孕育、生长、凋亡过程的全部信息，通过复制、转录、表达，完成生命繁衍、细胞分裂和蛋白质合成等重要生理过程。生物体的一切生命现象都与基因有关，也决定生命健康的内在因素。

基因具有两个特点，一是能忠实地复制自己，以保持生物的基本特征；二是基因能够"突变"。绝大多数的"突变"会导致疾病，仅一小部分是非致病突变。非致病突变给自然选择带来了原始材料，使生物可以在自然选择中被选择出最适合自然的个体。根据基因的这两个特点可以对基因进行检测，即通过采集血液、其他体液或细胞对 DNA 进行检测，可用于疾病诊断和疾病风险的预测，目前已有 1000 多种遗传性疾病能通过基因检测技术做出诊断。通过基因测序仪可以快速检测 DNA 或 RNA 分子中碱基的排列顺序，有助于完成基因水平的检测。同时，在其他科学研究领域中，基因检测也有着广泛的应用。

二、基因扩增仪

聚合酶链反应（polymerase chain reaction，PCR）是 20 世纪 80 年代中期发展起来的体外核酸扩增技术。其原理类似于 DNA 的体内复制，PCR 在试管中为 DNA 体外合成提供适宜的条件，如，模板 DNA、寡核苷酸引物、DNA 聚合酶、合适的缓冲体系、DNA 变性、复性及延伸的温度与时间。在体外样本试管内将所要研究的目的基因或某一 DNA 片段，在数小时内扩增至十万乃至百万倍，通过肉眼直接观察并判断结果。这一过程称为基因扩增或 PCR 扩增技术，实现这一过程的仪器被称为基因扩增仪或 PCR 扩增仪。

（一）PCR 扩增仪的临床应用

随着科技的发展，分子诊断已经成为实验室诊断的重要组成部分，分子诊断不仅可以早期对疾病作出准确的诊断，还能确定个体对疾病的易感性，检出致病基因携带者，并对疾病的分期、分型、疗效监测和预后作出判断。PCR 扩增仪的临床应用可概括为如下几个方面。

1. 感染性疾病的诊断　PCR 技术在感染性疾病中尤其适用于检测一些培养周期长或缺乏稳定可靠检测手段的病原体。如 2003 年 SARS 香港相关研究学者报告了 50 例传染性非典型肺炎（severe acute respiratory syndromes，）患者的临床表现和病毒学研究结果，证明一种新型冠状病毒是严重急性呼吸道综合征的致病原因。

2. 遗传性疾病的诊断　遗传性疾病的发病基础是核酸分子结构变异与核酸的表达产物，如蛋白质或酶类分子结构的改变。PCR 技术的原理恰好为检测这一类疾病提供了有效的手段。如，在 β-珠蛋白基因突变和镰形红细胞贫血的产前诊断中，无论敏感性还是特异性，PCR 检查方法均优于传统方法。目前，临床应用 PCR 诊断的遗传性疾病通常为单基因遗传病，如 β-地中海贫血、镰形红细胞贫血、血友病和苯丙酮尿症等。

3. 恶性肿瘤的诊断　PCR 技术用于癌基因和抑癌基因缺失与点突变的检测以及瘤相关病毒基因的检测，已经为临床诊断带来了简便、快速、准确的方法，同时也为肿瘤相关疾病的治疗与预后提供了监控手段。尽管治疗方案和药物的改进已使患者的生存期大大延长，但是缓解期的患者仍存在复发的危险性。实时荧光定量 PCR 扩增仪将成为检测这种微小残留病（minimal residual disease，MRD）的一种必备研究工具，通过对肿瘤融合基因的定量检测能指导临床对患者实行个体化治疗。

4. 移植配型的应用　经典的人类白细胞抗原（human leucocyte antigen，HLA）分型需要通过血清学或混合淋巴细胞培养的方法，随着 PCR 技术的出现，分子生物学技术被引入到 HLA 配型领域，通过 PCR 扩增仪可以建立快速、准确的 HLA 基因分型方法，满足临床移植配型的需要。

5. 法医学的应用　通过 PCR 反应，可以扩增出痕量样本，如血迹、发丝、精斑等含有的特异性 DNA 片段，从而进行个体识别、亲子鉴定等。

6. 在其他领域的应用　PCR 实现了 DNA 在体外扩增，因此在分子研究中起着举足轻重的作用。几乎所有涉及分子生物的研究都是从 PCR 开始的。目前 PCR 技术从各种分子检测、克隆、转基因等各种基因功能研究，到分子标记、育种、物种鉴定、分子标记筛选、低丰度片段富集等都有广泛应用。

（二）PCR 技术的基本原理

PCR 技术的基本原理类似于 DNA 的天然复制过程，其特异性依赖于与靶序列两端互补的寡核苷酸引物。PCR 技术的基本原理如图 6-14 所示。

PCR 由变性、退火、延伸三个基本反应步骤构成。

1. 模板 DNA 的变性　模板 DNA 经加热至 94℃左右一定时间后，使模板 DNA 双链或经 PCR 扩增形成的双链 DNA 解离，形成单链，以便与引物结合，为下轮反应做准备。

2. 模板 DNA 与引物的退火（复性）　模板 DNA 经加热变性成单链后，温度降至 55℃左右，引物与模板 DNA 单链的互补序列配对结合。

3. 引物的延伸　DNA 模板—引物结合物在 TaqDNA 聚合酶的作用下，以脱氧核糖核苷三磷酸（dNTP）为反应原料，靶序列为模板，按碱基配对与半保留复制原理，合成一条新的与模板 DNA 链互补的半保留复制链。

重复循环变性、退火、延伸三过程，即可获得更多的"半保留复制链"，这种新链又可成为下次循环的模板。每完成一个循环需 2~4 分钟，2~3 小时就能将待扩增的目的基因扩增放大几百万倍。到达平台期所需循环次数取决于样本中模板的拷贝数。

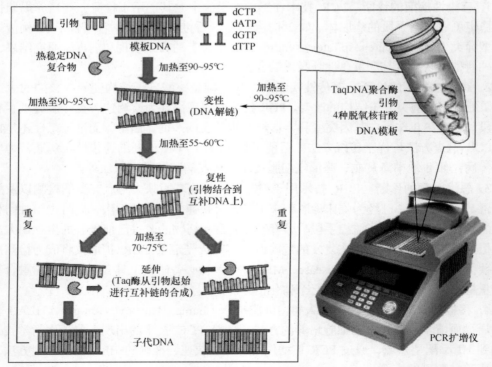

图 6-14　PCR 技术的基本原理

PCR 的三个反应步骤反复进行，使 DNA 扩增量呈指数上升。反应最终的 DNA 扩增量为

$$Y = (1 + X)^n$$

式中 Y 代表 DNA 片段扩增后的拷贝数，X 表示平均每次的扩增效率，n 代表循环次数。

平均扩增效率的理论值为 100%，但在实际反应中平均效率达不到理论值。反应初期，靶序列 DNA 片段呈指数增加，随着 PCR 产物的逐渐积累，被扩增的 DNA 片段进入线性增长期或静止期，即出现"停滞效应"，这种效应受 PCR 扩增效率、DNA 聚合酶的种类与活性及非特异性产物的竞争等因素影响。大多数情况下，静止期的到来是不可避免的。

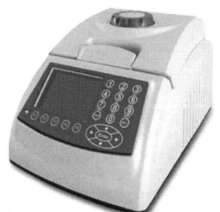

（三）普通 PCR 扩增仪

普通 PCR 扩增仪也称为基因扩增仪，是利用 PCR 技术对特定基因进行体外合成，用于以检测 DNA／RNA 为目的的各种基因分析的仪器。普通 PCR 扩增仪如图 6-15 所示。

1. 普通 PCR 扩增仪的工作原理　PCR 扩增仪的核心部件是热循环温控组件。PCR 扩增仪模块温度控制范围在 4~99℃，升温速度不低于 3℃/s，降温速度不低于 2℃/s。普通 PCR 扩增仪的温度流程图，如图6-16 所示。

图 6-15　普通 PCR 扩增仪

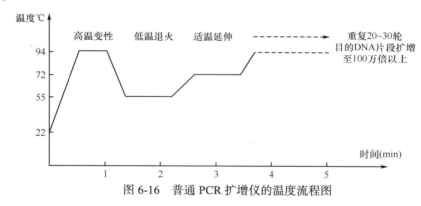

图 6-16　普通 PCR 扩增仪的温度流程图

首先 94℃变性 1 分钟，然后 55℃左右低温退火 30 秒，最后 72℃左右适温延伸（延伸时间长短视目的扩增基因片段长短而定），如此反复循环，循环数为 20~30 个。

目前，加热、制冷方式多采用冷热一体化的半导体集成器件。电流经半导体制冷器时，其冷端吸收外部热量，热端散发热量；而当工作电流极性反向，冷、热端面工作状态互换，即同一工作面既可加热，又可制冷。因此，利用半导体制冷、热器件的双向工作特性，可同时实现加热和制冷两种操作，从而简化温度控制的方式，减小了 PCR 扩增仪的体积。PCR 扩增仪的控温系统主要有如下几类：

（1）水浴锅控温：以不同温度的水浴锅串联成一个控温体系。其特点为反应试管与特定温度液体水直接接触，体系温度均一性较好，控温较准确。但是，这种控温体系往往体积偏大，操作过程有较多人为因素干扰，自动化程度也不高。

（2）压缩机控温：这是由压缩机控温、金属导热的控温方式，较水浴锅控温方法稳定

科学较为方便。但是，由于边缘效应及温度控制惯性现象较严重，在升温过程中，由于加热元件会积蓄能量，虽然温度探头探测温度达到预设温度，但半导体或金属块上积蓄的能量仍然会传给 PCR 反应体系，造成实际的温度高于设定的温度，形成了升温或降温的惯性现象。一般来说，所有半导体制热的 PCR 扩增仪均不同程度存在这一现象，仪器停止加热或制冷后需要经过一个平衡时间才能回复到设定温度。

（3）半导体控温：半导体控温不经过压缩机步骤，直接由半导体自动控温。其特点为半导体直接控温、金属导热、控温方便、体积小、相对稳定性较好。不足之处是仍然存在边缘效应，温度的均一性不足，导致各孔的扩增效率不完全相同。

（4）离心式空气加热控温：由金属线圈加热，采用空气作为导热媒介。其特点为温度均一性好，各孔扩增效率高度一致，可以满足荧光定量 PCR 的高要求。

2. 普通 PCR 扩增仪的种类　根据运行方式和检测目的的不同，普通 PCR 扩增仪可分为普通定性 PCR 扩增仪、梯度 PCR 扩增仪和原位 PCR 扩增仪。

（1）普通定性 PCR 扩增仪：普通定性 PCR 扩增仪要在 PCR 反应之前将热盖加热至 105℃，以保证反应体系的稳定。样本室的反应通量常见的是 36 孔、48 孔、96 孔。热循环组件可分别采用水浴、空气、压缩机或半导体加热制冷等工作方式。控制面板主要用于设置反应条件、查看反应时间等功能。

随着科技的发展，普通定性 PCR 扩增仪的种类越来越多，结构也不尽相同，按其控温原理，通常包括以下三类：水浴式 PCR 扩增仪、变温金属块式 PCR 扩增仪和变温气流式 PCR 扩增仪。

（2）梯度 PCR 扩增仪：梯度 PCR 扩增仪是由普通 PCR 扩增仪衍生的带梯度 PCR 功能的基因扩增仪。这种梯度功能是通过系统软件，实现不同反应孔存在不同的温度。由于每个孔的温度可以在指定范围内按照梯度设置，根据结果，一步就可以摸索出最适反应条件。使用梯度 PCR 扩增仪，多次实验可在一台仪器上完成，既节省实验时间，提高实验效率，又节约实验成本。

（3）原位 PCR 扩增仪：原位 PCR 扩增仪是由普通 PCR 扩增仪衍生出的带原位扩增功能的基因扩增仪。是原位杂交与 PCR 技术的结合，它可以实现在细胞内进行 PCR 扩增，而不破坏组织细胞的形态，可以解决以往手工方法的操作复杂、扩增效果及实验结果重复性不理想的问题。其特点是样本基座上有若干平行的铝槽，每条铝槽内可垂直放置一块载玻片，每块载玻片面均与铝槽紧密接触，温度传导极佳，控温很精确。目前，PCR 扩增仪的构造更多倾向于模块化，配有支持原位 PCR 模块的 PCR 扩增仪，可以一机两用，以提高仪器的性价比。

（四）实时荧光定量 PCR 扩增仪

实时荧光定量 PCR 扩增仪是在普通 PCR 扩增仪的基础上，增加激发光发射装置和反射光收集装置，再配合程序编辑、曲线成像、数据分析等功能，可以完成荧光定量 PCR 反应。实时荧光定量 PCR 扩增仪如图 6-17 所示。

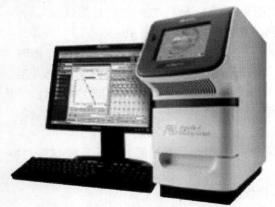

图 6-17　实时荧光定量 PCR 扩增仪

实时荧光定量 PCR 扩增仪在工作时，基本的操作步骤与普通 PCR 仪相同。首先由计算机软件编辑 PCR 程序，通过控制电路板控制热循环组件进行 PCR 反应，配合荧光检测系统收集荧光信号，完成数据成像处理形成扩增曲线，同时给出定量数据。

1. **工作原理** 实时荧光定量 PCR 扩增仪由样本室、热循环组件、荧光检测光学系统、控制电路、计算机系统等组成。实时荧光定量 PCR 扩增仪的原理框图，如图 6-18 所示。

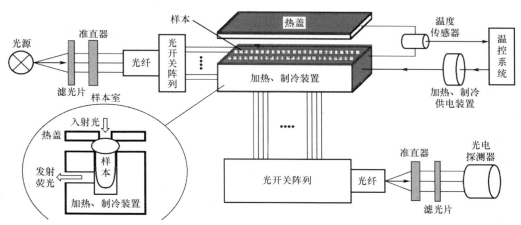

图 6-18 实时荧光定量 PCR 扩增仪的原理框图

样本室常见的通量是 36 孔、48 孔、96 孔、384 孔。热循环组件工作原理与传统 PCR 扩增仪大致相同，主要包括温度传感器、供电装置、加热制冷装置和温控系统，可以采用空气加热、压缩机制冷、半导体加热制冷等工作方式。

荧光检测系统由激发光学器件、微量荧光检测器件、光纤、光开关阵列、控制系统组成。进行扩增反应时，光源发出复合光经滤光片生成单色激发光，由光纤、光开关阵列和反射镜垂直照射样本室（孔板）的反应管，反应液内荧光物质由于激发光源的照射生成荧光，再经滤光片、光开关阵列，通过光电探测器采集到荧光信号，荧光信号强度与 DNA 片段数量呈正相关，计算机系统整合数据可以形成几十轮循环的扩增曲线。实时荧光定量 PCR 扩增仪的标准品扩增曲线如图 6-19 所示。

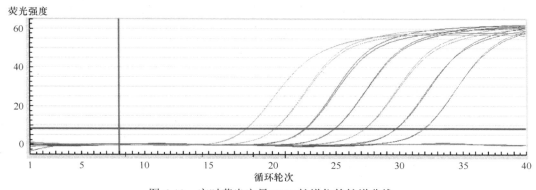

图 6-19 实时荧光定量 PCR 扩增仪的扩增曲线

不同浓度（拷贝数）的标准品达到平台期所需的循环数不同，将待测样本与标准品进行比较即可确定待测样本原始的目的基因拷贝数。如果没有标准品，也可以相对比较出几个不同待测样本之间的目的基因含量。

2. 仪器种类 自从 1996 年第一台实时荧光定量 PCR 扩增仪问世以来，已得到长足进步，但是其关键的组成部分，即 PCR 系统和荧光信号检测系统没有发生本质的改变。定量 PCR 系统越来越重视样本孔之间的均一性，以避免放大到指数级的误差。荧光检测系统则发展为多色多通道级别，增加了仪器的适用范围。目前，实时荧光定量 PCR 扩增仪大致可以分为以下三类。

（1）离心式实时定量 PCR 扩增仪：离心式实时定量 PCR 扩增仪器的样本槽为离心转子结构，通过空气加热，转子在腔内旋转，每个样本孔之间的温度差异小于 0.01℃，保障了标准曲线与样本之间反应条件的一致性。其激发光源大多采用发光二极管（LED）冷光源，运行前无需预热，无需校正。系统误差少，有较高的定量线性范围。

离心式实时定量 PCR 扩增仪的缺点是离心转子较小，可容纳样本量少，有的需用特殊毛细管作样本管，致使增加了使用成本，没有梯度功能。

（2）金属板式实时荧光定量 PCR 扩增仪：在原位 PCR 扩增仪的基础上，增加荧光激发和检测模块，升级为金属板式实时荧光定量 PCR 扩增仪。这种 PCR 扩增仪的激发光源多为卤钨灯，与 5 色滤光镜配合，可同时激发 96 或 384 个样本。各种型号均有实时动态（real-time）和终点读板（plate read）两种模式。检测器为超低温 CCD 成像系统，可同时多点多色检测，能有效分辨 FAM/SYBRGreenI、VIC/JOE、NED/TAMRA/Cy3 等多种荧光染料，随机配制的定量 PCR 引物和探针设计软件，可以设计定量 PCR 所需的 Taq Man 探针。

金属板式实时荧光定量 PCR 扩增仪的缺点是，虽然它可以作为普通 PCR 扩增仪使用，带梯度功能，但温度均一性差，有边缘效应，标准曲线的反应条件难以做到与样本完全一致。

（3）各孔独立控温的荧光定量 PCR 扩增仪：采用各孔独立控温的定量 PCR 扩增仪设计，不同样本槽分别拥有独立的智能升降温模块，可以在同一台定量 PCR 扩增仪上进行不同条件的定量 PCR 反应，随时利用空置的样本槽开始其他定量反应，使用效率高。升降温速度高达 10℃/s，控温精度高。每个模块独立控制的激发光源和检测器直接与反应管壁接触，保证荧光激发和检测不受外界干扰。该类仪器整合多通道光学检测系统，能有效分辨多种荧光染料，可对同一样本进行多靶点分析，同时检测四种荧光信号。可使用 Taq man 探针、分子信标、Amplifluor 引物等多种检测方法，定量线性范围可达 9 个数量级。其软件允许一台仪器同时操作多个样本模块，既满足高速批量要求，又能灵活运用，还可实现任意梯度反应。

三、DNA 测序仪

DNA 测序是指检测 DNA 一级结构，即核苷酸的线性排列顺序。由于不同 DNA 核苷酸分子中只是碱基的种类不同，所以 DNA 的测序结果通常是以碱基的种类（A、T、G、C）进行标示。DNA 测序技术是遗传工程的核心技术之一，在促进现代生物学和生命科学的发展中起着举足轻重的作用。鉴于 DNA 测序技术在生命和医学领域研究中的重要意义，欧美等发达国家都对该领域投入了巨额资金，开展了大量的科研项目。

目前，全自动 DNA 测序仪主要应用于各种类型的小片段基因测序、细菌基因组测序和比较基因组研究、小 RNA 测序、古生物学和古 DNA 研究领域、环境基因组学和感染性疾病研究领域和基因组结构研究领域。

常用的 DNA 测序仪如图 6-20 所示。

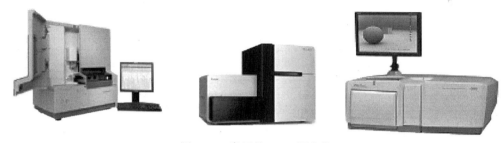

图 6-20　常用的 DNA 测序仪

DNA 测序仪的检测原理主要是利用 Sanger（英国生物化学家弗雷德里克·桑格，两度获得诺贝尔化学奖）双脱氧链末端终止法或 Maxam-Gilbert 化学降解法。这两种方法原理上虽然有所差异，但都是根据在某一固定点开始对核苷酸链的延伸，随机的在某一个特定的碱基处终止，产生 A、T、C、G 四组不同长度的一系列核苷酸链，在变性聚丙烯酰胺凝胶上，电泳进行片段的分离和检测，从而获得 DNA 序列。对于化学降解法，其在研究 DNA 的二级结构以及蛋白质-DNA 相互作用中有重要的应用价值。由于双脱氧链末端终止法更简便、更适合用光学自动化检测，因此广泛应用于以测定 DNA 序列为目的的全自动 DNA 测序仪。

（一）双脱氧链末端终止法测序原理

双脱氧链末端终止法测序是利用 DNA 的体外合成过程 – 聚合酶链反应，在 DNA 聚合酶的催化作用下，以目的 DNA 为模板，按照碱基互补配对原则，在引物的引导下完成。普通的 PCR 反应体系中，加入的核苷酸单体为 4 种 2′-脱氧核苷三磷酸（dATP，dCTP，dGTP，dTTP）。测序反应体系中，加入的核苷酸单体为 2′，3′-双脱氧核苷三磷酸 （ddNTP）。与 dNTP 相比，ddNTP 在脱氧核糖的位置上缺少一个羟基，反应过程中虽然可以在 DNA 聚合酶作用下，通过其磷酸基团与正在延伸的 DNA 链的末端脱氧核糖-OH 发生反应，形成磷酸二酯键而掺入到 DNA 链中，但它们本身没有—OH，不能同后续的 dNTP 形成磷酸二酯键，从而使正在延伸的 DNA 链在此终止。

根据这一原理分别设计四个反应体系，每一反应体系中存在相同的 DNA 模板、引物、四种 dNTP 和一种 ddNTP（如 ddATP），则新合成的 DNA 链在可能掺入正常 dNTP 的位置都有可能掺入 ddNTP，导致新合成链在不同的位置终止。由于存在 ddNTP 与 dNTP 的竞争，生成的反应产物是一系列长度不同的多核苷酸片段，如图 6-21 所示。

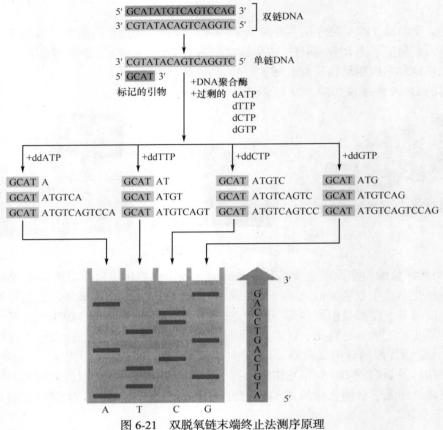

图 6-21　双脱氧链末端终止法测序原理

（二）新生链的荧光标记原理

测序技术早期使用同位素法标记新生链，因其存在放射性危害、背景高等缺点，很快被荧光染料标记法所取代。荧光染料的散射背景较弱，提高了信噪比。激发光谱较接近而发射光谱均位于可见光范围，且不同染料的发射光谱相互分开，易于监测，故在 DNA 自动测序中得到广泛应用。通常根据标记的荧光染料颜色的不同，分为多色荧光标记法和单色荧光标记法。

1. 多色荧光标记法　按照荧光染色标记物的不同，将多色荧光标记法分为荧光标记引物法和荧光标记终止底物法。

荧光标记引物法是将荧光染料预先标记在测序反应所用引物的 5′ 端。一组（4 种）荧光标记引物，其序列相同，但标记的荧光染料颜色不同。测序反应中，模板、反应底物、DNA 聚合酶及标记引物等按 A、T、C、G 编号被置于 4 支微量离心管中，A、T、C、G 四个测序反应分管进行。上样时合并在一个泳道内电泳，特定颜色荧光标记的引物则与特定的双脱氧核苷酸底物保持对应关系。多色荧光标记法—荧光标记引物法如图 6-22 所示。

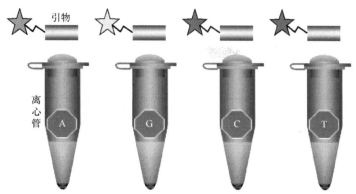

图 6-22　多色荧光标记法—荧光标记引物法

与荧光标记引物法不同，荧光标记终止底物法是将荧光染料标记在作为终止底物的双脱氧单核苷酸上，反应中将 4 种 ddNTP 分别用 4 种不同的荧光染料标记，带有荧光基团的 ddNTP 在掺入 DNA 片段导致链延伸终止的同时，也使该片段端上了一种特定的荧光染料，经电泳后将各个荧光谱带分开，根据荧光颜色的不同来判断所代表的不同碱基信息。多色荧光标记法—荧光标记终止底物法如图 6-23 所示。

以上两种方法都可以确定 4 种荧光染料与 4 种 ddNTP 所终止的 DNA 片段之间具有一一对

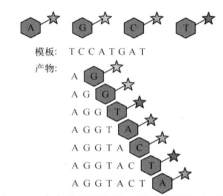

图 6-23　多色荧光标记法—荧光标记终止底物法

应关系。荧光标记引物法使荧光有色基团标记在长短不同的 DNA 片段的两端，可理解为荧光染料标记过程和延伸反应终止分别发生在同一 DNA 片段的两端，且标记发生在引物与模板的退火过程中。由于终止发生在片段延伸阶段，因此，荧光标记引物法存在一定的时间间隔。荧光标记终止底物法使标记和终止过程合二为一，两者在同一时刻完成。在具体操作中，荧光标记引物法要求 A、C、G、T 四个反应分别进行，而荧光标记终止底物法的四种反应可以在同一管中完成。

应用多色荧光标记法，使一个样本的四个测序反应产物可以同时在一个泳道内电泳，避免单一标记时四个泳道测序因泳道间迁移率不同对精确度产生的影响，因而提高了测序精度。又由于一个样本所有反应产物只需进样一次，所以一次实验便可以处理较之手工方法更多的样本，在相同样本数的情况下，加样的工作量也大大减少。

2. 单色荧光标记法　单色荧光标记法也包括荧光标记引物法和荧光标记终止底物法。与多色荧光标记法不同的是，单色荧光标记法需要分别使用 A、C、G、T 四个反应扩增管，电泳时各管产物也分别在不同的泳道中电泳。

（三）荧光标记 DNA 的检测原理

荧光标记 DNA 测序仪的检测原理结构框图，如图 6-24 所示。

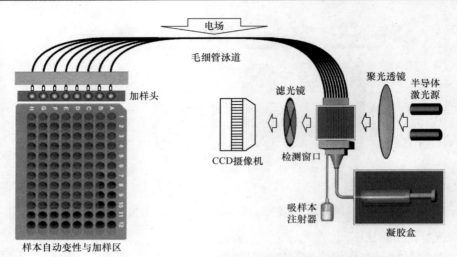

图 6-24　DNA 测序仪检测原理结构框图

在加样区，样本经自动变性纯化处理，由加样头吸入到毛细管泳道进行电泳分离。自动测序仪的电极间有很高的电压，高电压产生的强电场推动着各个荧光 DNA 片段在凝胶高分子聚合物中从负极向正级泳动，并进行相互分离，且依次通过检测窗口。由激光器发出的极细光束，通过精密的光学系统导向检测区，在这里激光束以与凝胶垂直的角度激发荧光 DNA 片段。

代表不同碱基信息的各色荧光，经滤光片分光后投射到 CCD 摄像机上同步成像，并将收集的荧光信号通过计算机系统进行数据处理。整个电泳过程结束时，在检测区某一点上采集的所有荧光信号可转化为一个以时间为横轴坐标，荧光波长种类和强度为纵轴坐标的信号数据集合。经测序分析软件对这些原始数据进行分析，最后的测序结果以一种清晰直观的图形表现出来。

多色荧光标记技术检测的优点，由于采用四色荧光标记技术，所以一个样本的四个测序反应产物可以同时在一个泳道内电泳，可以避免单一标记时四个泳道测序因泳道间迁移率不同对精确度的影响；同时，一个样本所有反应产物仅需进样一次，所以一次实验便可以处理较手工方法更多的样本。在相同样本数的情况下，加样的工作量也大大减少。

（四）高通量 DNA 测序仪的检测原理

DNA 双脱氧链末端终止测序法和 DNA 化学降解测序法的发明，标志着第一代测序技术的诞生。目前，传统的 Sanger 法因其可有效应用于不同规模的测序操作，被作为从 kb 到 Mb 长度的小规模测序首选技术。并且由于该技术具有重复性好、精度高的特点，仍为从头测序项目的金标准。对于小型未知基因组的从头测序，也可以通过高通量测序技术获得基本框架，再由 Sanger 法进行序列的填补。但是在过去的几年，随着科技的发展，小规模测序技术已经不能满足人们的需要，大规模平行测序平台（massively parallel DNA sequencing platform）已经发展为主流的测序技术，这项测序技术的出现不仅令 DNA 测序费用降到了以前的百分之一，还让基因组测序这项以前专属于大型测序中心的"特权"能够被众多研究人员分享。最近，又出现了很多新一代测序仪产品，例如 454 基因组测序仪和

Illumina 测序仪等。所有这些新型测序仪都使用了一种新的测序策略即循环芯片测序法（cyclic-array sequencing），可将其称为新一代测序技术或者第二代测序技术。

所谓循环芯片测序法，就是对布满 DNA 样本的芯片重复进行基于 DNA 的聚合酶反应（模板变性、引物退火杂交及延伸）以及荧光序列读取反应。与传统测序法相比，循环芯片测序法具有操作更简易、费用更低廉的优势，很快就获得了广泛的应用。与传统的 Sanger 法测序相比，新一代测序技术成本相对降低，通量极度增大，被越来越多的应用到生命科学的各个领域。

（五）全自动 DNA 测序仪的检测流程

随着技术的进步，全自动 DNA 基因测序仪也已经完成了由单色荧光标记向四色荧光标记、由平板型电泳通道向毛细管电泳通道的转变，同时也出现了如芯片实验室及缩微生物处理器等新型的测序仪器。目前，DNA 测序仪多采用凝胶电泳技术进行 DNA 片段的快速分离。全自动 DNA 测序仪的检测流程主要包括五个步骤，如图 6-25 所示。

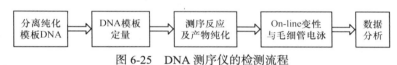

图 6-25　DNA 测序仪的检测流程

1. **分离纯化模板 DNA**　首先，应用质粒提取试剂盒或切胶纯化的方法获取相应的质粒模板或 PCR 产物。然后，将 DNA 储存在灭菌水里（如 ddH_2O，$18.2M\ \Omega H_2O$ 超纯水）。通过紫外分光光度计定量 DNA 模板，DNA 模板的浓度应该 $> 0.1\mu g/\mu l$，再由琼脂糖凝胶电泳检查 DNA 模板的质量。

2. **DNA 模板定量分析**　测定纯化后的 DNA OD260/280 的值，不符合测序要求的模板需要重新制备。

3. **测序反应及反应后纯化**　去掉反应产物中的 dNTP，ddNTP 和盐分，选用乙醇沉淀(利用 96 孔板离心机)，纯化得到 DNA 测序反应产物。

4. **On-line 变性与毛细管电泳和检测**　荧光标记的DNA链按从小到大的顺序由毛细管电泳分离。激光诱导的荧光终止剂被检测器识别，直接阅读DNA的核苷酸序列，如图6-26所示。

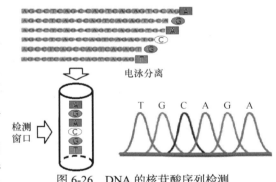

图 6-26　DNA 的核苷酸序列检测

5. **数据分析**　DNA 测序仪可以自动序列分析，并根据要求进行序列比较。如果测试的序列为已知，可通过序列比较以星号标出差异碱基处，以提高工作效率。传统的高通量鸟枪 Sanger 测序法及新一代鸟枪循环芯片测序法的检测流程，如图 6-27 所示。

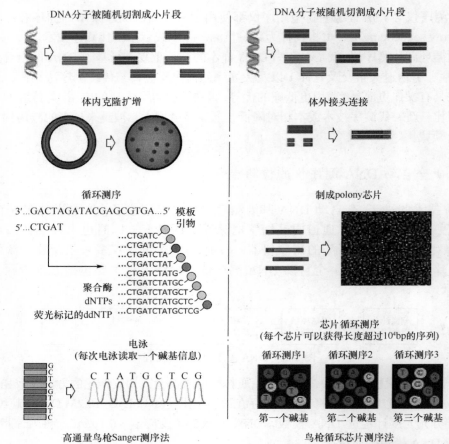

图 6-27　传统的 Sanger 测序法及新一代 DNA 测序技术检测流程图

　　图 6-27 左图中所示为高通量鸟枪 Sanger 测序法。将基因组 DNA 随机切割成小片段分子，众多小片段 DNA 被克隆入质粒载体。随后转化到大肠杆菌中，培养大肠杆菌提取质粒，进行测序。每一个测序反应都在只有几微升的反应体系中完成，测序获得一系列长短不一的末端标记有荧光的片段。最后，通过对每一个延伸反应产物末端荧光的颜色识别，读取 DNA 序列。

　　图 6-27 右图中所示为鸟枪循环芯片测序法。同样，先将基因组 DNA 随机分割成小片段，在这些小片段 DNA 分子的末端接上普通的接头，然后用这些 DNA 分子制成 polony 芯片。每一个 polony 中都含有一个小片段 DNA 分子的许多个拷贝。许多这样的 polony 集合在一起就形成了 polony 芯片。通过一次测序反应可以同时对众多的 polony 进行测序。与 Sanger 法中一样，通过识别每一个延伸反应产物末端的荧光颜色，可以读取出 DNA 序列。重复上述步骤就能获得完整的 DNA 序列。

四、分子杂交仪

　　分子杂交仪（hybridization oven）又称分子杂交炉、分子杂交箱，是采用核酸分子杂交（nucleic acid hybridization）技术检测待测基因组中是否含有已知基因序列的设备。核酸分子杂交技术根据碱基互补配对原则，在一定条件下用标记的已知 DNA 或 RNA 片段（探针）来检测样本中是否含有待测核酸序列的方法。核酸分子杂交技术是目前生物化学和分子生物学研究中应用最广泛的技术之一，是定性或定量检测特异 DNA 或 RNA 序列的主要工具。广泛应用于克隆基因的筛选、酶切图谱的制作、基因组中特定基因序列的检测和遗传病的基因诊断等方面。

（一）核酸分子杂交技术的原理

在生理条件下，DNA 呈稳定的双链螺旋结构，DNA 分子中双链核酸的结合依靠互补碱基对之间的氢键结合力。在体外，当有变性因素存在时（如温度超过 65℃、含甲酰胺或极端 pH 时），DNA 分子内部的氢键断裂，解离成两条单链 DNA，这种现象称为变性。除去变性因素后，单链 DNA 能通过碱基互补再结合成稳定的双链螺旋结构，此过程称为复性或退火。DNA 变性和复性的原理图见图 6-28。

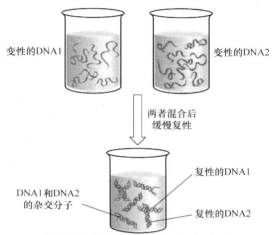

图 6-28　DNA 变性和复性的原理图

在复性过程中，若存有与样本核酸某部分序列相同或高度同源的外源性单链 DNA 片段或寡核苷酸时，两者可通过互补碱基形成杂交体，即双链 DNA 分子，这一过程称为杂交。核酸分子杂交不仅发生在 DNA 与 DNA 之间，也可发生在 RNA 与 RNA、RNA 与 DNA 之间。生成的杂交体分别为 DNA-DNA、RNA-RNA 或 RNA-DNA 的双链结构。外源性序列相同或高度同源的 DNA（RNA）片段或人工合成的寡核苷酸（一般为 17~45 个碱基），标记上放射性核素或非放射性标记物，通过杂交反应去探测未知样本中是否存在互补序列，这种标记的核酸片段或寡核苷酸称为探针。核酸分子杂交原理示意图见图 6-29。

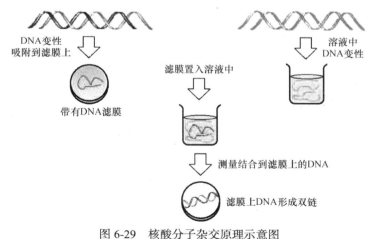

图 6-29　核酸分子杂交原理示意图

1. 核酸探针的种类　核酸探针主要分为 DNA 探针、RNA 探针和寡核苷酸探针三类。DNA 探针多为双链或单链 DNA 片段，是最常用的核酸探针，长度在几百碱基对以上。DNA 探针种类很多，有细菌、病毒、原虫、真菌、动物和人类 DNA 探针，这类探针多为某一基因的全部或部分序列。这些 DNA 片段是特异的，如细菌的毒力因子基因和人类 Alu 探针。cDNA 探针是以 mRNA 为模板经过逆转录酶催化产生的互补于 mRNA 的 DNA 链。包括 cDNA 在内的 DNA 探针有三大优点：

（1）这类探针多克隆在质粒载体中，可以无限繁殖，取之不尽，制备方法简便。

（2）相对于 RNA 探针而言，DNA 探针不易降解。

（3）DNA 探针的标记方法较成熟，有多种方法可供选择，如缺口平移法、随机引物法、PCR 标记法等，能用于同位素和非同位素标记。

RNA 探针通常是重组质粒在 RNA 聚合酶作用下的转录产物。由于 RNA 是单链且复杂性低，也不存在竞争性的自身复性，所以它与靶序列的杂交反应效率极高，但 RNA 探针也存在易于降解和标记方法复杂等缺点。

寡核苷酸探针短，一般有 17~50 个核苷酸组成。它们可以是寡聚脱氧核糖核酸、寡聚核糖核酸，也可以是修饰后的肽核酸。这类探针可采用寡聚核苷酸合成仪合成，而且易于大批量生产和标记。其最大的优势是可以区分仅仅是一个碱基差异的靶序列，最大的缺陷是寡核苷酸不如长的杂交核酸分子稳定，需优化杂交和洗脱条件以保证寡核苷酸探针杂交的特异性。

2. 核酸探针标记方法　为了确定核酸探针是否与靶序列特异结合或待测样本中是否存在特定核酸序列，必须采用特定手段对杂交体进行识别和检测，最适宜的方法就是对探针进行标记，通过定性或定量检测标记物来反映待测靶序列的存在情况。目前，最常采用的探针标记物是放射性核素，它灵敏度高，但具有半衰期短和污染环境等缺点。近年来发展了一些非放射性标记物（如生物素、地高辛、荧光素等），并取得了较理想的效果。但是，直到目前仍没有一种标记物可以完全代替放射性核素。

（二）核酸分子杂交的分类

根据杂交核酸分子的种类，可以分为 DNA 与 DNA 杂交、RNA 与 RNA 杂交的、RNA 与 DNA 杂交；根据杂交探针标记的不同可以分为同位素杂交和非同位素杂交；根据杂交介质的不同可以分为液相杂交、固相杂交。固相杂交是将参加反应的一条核酸链先固定在固体支持物上，一条反应核酸游离在溶液中。固体支持物有硝酸纤维素滤膜（NC 膜）、尼龙膜、乳胶颗粒、磁珠及微孔板等，液相杂交中参加反应的两条核酸链都游离在溶液中。由于固相杂交后，未杂交的游离片段可容易的漂洗去，膜上留下的杂交物容易检测和能防止靶 DNA 自我复性等优点，因此，这种方法应用最为广泛。

1. 固相杂交　固相杂交（solid-phase hybridization）是根据核酸结合于固相支持物后仍具有杂交反应的性能，将样本中的核酸（纯化或未纯化）吸附在固体支持物上，经烘烤或紫外线照射使核酸固定后，进行变性处理和杂交反应，用放射自显影或呈色反应鉴定。固相杂交的优点是可以同时检测多份样本，常用的固相杂交反应有如下几种。

（1）Southern 印迹杂交：Southern 印迹杂交（Southern blotting）是研究 DNA 图谱的基本技术。基因组 DNA 经限制性内切核酸酶后，通过琼脂糖电泳分离 DNA 片段。DNA 再经原位变性，从凝胶上转移到固相支持物上。附着于膜上的 DNA 可以与标记的 DNA、RNA 或者寡核苷酸探针杂交，通过特定的检测方法（如放射自显影），可以确定与探针互补的条带位置。

Southern 印迹杂交的主要步骤是：由限制性内切酶酶切已纯化的待测 DNA 样本→琼脂糖凝胶电泳分离酶切 DNA 片段→用变性液使凝胶上的 DNA 变性、中和→Southern 印迹转移→预杂交、杂交及洗膜→放射自显影→结果分析。Southern 印迹杂交在分析 PCR 产物和遗传性疾病的分析诊断等方面具有重要价值。Southern 印迹杂交流程见图 6-30。

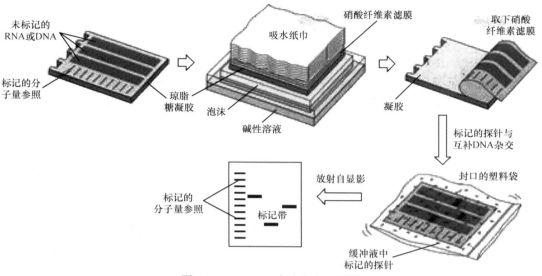

图 6-30　Southern 印迹杂交流程图

（2）Northern 印迹杂交：Northern 印迹杂交（Northern blotting）和 Southern 印迹杂交的过程基本相同，区别在于靶核酸是 RNA 而非 DNA。RNA 在电泳前已经变性，进一步经变性凝胶电泳分离后，不再进行变性处理。在 Northern 杂交中所使用的探针常常是克隆的基因，采用这一方法可得到有关基因表达的信息。

（3）原位杂交：原位杂交（in situ hybridization）是应用核酸探针与组织或细胞中的核酸按碱基配对原则进行特异性结合形成杂交体，然后应用组织化学或免疫组织化学方法在显微镜下进行细胞内定位或基因表达的检测技术。原位杂交过程中保持了细胞及染色体形态的完整性，因此常被用于染色体的基因定位、组织与细胞中基本表达位点的确定、转录水平的分析等。原位杂交原理示意图见图 6-31。

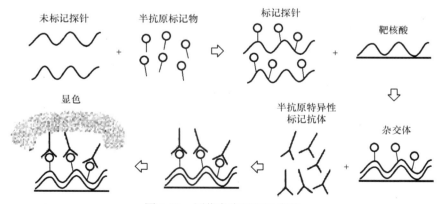

图 6-31　原位杂交原理示意图

（4）菌落杂交：用于细菌克隆筛选的固相杂交，称为菌落杂交。主要步骤包括菌落平板培养、滤膜灭菌后放到细菌平板上、使菌落黏附到滤膜上、将滤膜放到经适当溶液饱和的吸水纸上、菌斑溶解产生单链的 DNA、固定 DNA，用 ^{32}P 标记的单链探针与菌落 DNA 进行杂交。杂交后，洗脱未结合的探针，将滤膜暴露于 X 线胶片进行放射自显影。将自显影胶片、滤膜、培养平板相比较，就可以确定阳性菌落。菌落杂交流程图见图 6-32。

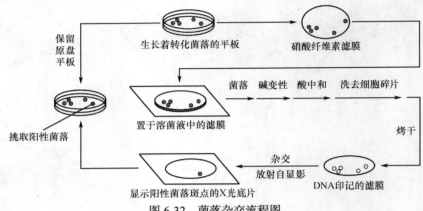

保留原盘平板

生长着转化菌落的平板　　　　硝酸纤维素滤膜

挑取阳性菌落

置于溶菌液中的滤膜　　菌落　碱变性　酸中和　洗去细胞碎片

烤干

显示阳性菌落斑点的X光底片　　杂交　放射自显影　　DNA印记的滤膜

图 6-32　菌落杂交流程图

2. 液相杂交　液相杂交（solution hybridization）的反应原理和反应条件与固相杂交基本相同，仅是将待测核酸样本和杂交探针同时溶于杂交液中进行反应，然后利用羟磷灰石柱选择性结合单链或双链核酸的性质分离杂化双链和未参加反应的探针，以含变性剂的聚丙烯酰胺凝胶电泳分离并进行信号显示，用仪器计数并通过计数分析杂交结果，或者利用核酸分子的减色性（260nm 处吸光度的降低与双链形成区的多少成正比）分析杂交的结果。液相杂交中高浓度的核酸分子比低浓度的核酸分子复性速度快，利用这一性质可以推算基因组的大小和分离重复的核酸序列。通过检测来源于不同物种的同一基因的核酸序列间液相杂交的 T_m 值，还可以推算序列间的同源性大小。

（三）分子杂交仪的分类和结构

分子杂交仪是现代实验室应用杂交技术的专用设备，可替代塑料杂交袋和水浴摇床，并避免杂交袋破损带来污染危险，在临床诊断上应用广泛。

1. 分子杂交仪的分类　分子杂交仪的种类较多，根据实验的需求，可以分为 6 大类。

（1）用于大容量的分子杂交仪。

（2）用于 Southern 或者 Northern 技术点杂交的杂交仪。

（3）用于小容量的核酸杂交仪。

（4）微孔板原位杂交仪。

（5）载玻片原位杂交和平板杂交仪。

（6）Western 杂交仪。

原位分子杂交、斑点分子杂交、所用的分子杂交仪是振荡式的摇床分子杂交仪；Southern、Northern、Western 杂交、所用的杂交仪是旋子式杂交仪，仪器采用独特的滚动式反应架装置，配套特制密封杂交管在水平轴上旋转，使杂交管内壁上的杂交反应膜能均匀地与杂交液反复接触，充分反应。

2. 分子杂交仪的结构　分子杂交仪实物图，如图 6-33 所示。

分子杂交仪由箱体、杂交瓶转架或离心管转架、杂交管、摇床、隔膜、电脑控制系统等部件组成。可用于Southern、Northern、Western等分子杂交，还可以用于原位杂交。不同型号的箱体容纳的管子数、微孔版数、载玻片数和平板数也不同。

分子杂交仪的主要功能为：智能控制、液晶显示（温度显示、瓶架旋转速度、托盘摆动速度）、存储功能，可以直

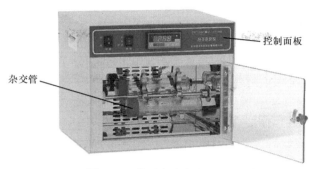

图6-33 分子杂交仪实物图

观显示系统的运行状况。分子杂交仪温度控制采用数字PID技术，控温精度高，稳定性好，并设有超温保护装置，可以同时直观箱内控温温度、滚动式瓶架旋转速度、酶标板或试剂托盘的摆动速度。同时任意选择控温温度、瓶架旋转速度、摇床摆动速度。

（四）核酸分子杂交的临床应用

由于核酸分子杂交技术具有灵敏度高、特异性好等优点，广泛应用于临床医学研究和疾病的诊断、治疗及预后判断。如测定特定病原体特异DNA序列的拷贝数；特定DNA序列的酶切图谱，用于分析是否存在机遇序列的缺失、插入、重排等现象的发生；同时可利用末端标记的寡核苷酸探针检测特定基因的点突变；核酸分子杂交技术也可以用于特异基因克隆的筛选以及RNA的检测等。

1. Southern印迹杂交技术的应用 Southern印迹杂交的检测目标是DNA，主要用于确定目标基因是否存在缺失、增加、易位以及基因突变等。如某些单基因遗传病（如镰状细胞贫血症）就可以通过Southern印迹杂交实验进行诊断。Southern印迹杂交技术还可以检测基因的点突变，方法与单基因遗传病的检测方法类似。目前Southern印迹杂交主要用于镰状细胞贫血、苯丙酮酸尿症、珠蛋白合成障碍性贫血、假肥大型肌营养不良、血友病、慢性进行性舞蹈病的产前诊断。

2. Northern印迹杂交技术的应用 Northern印迹杂交技术检测的目标是RNA，因此主要用于检测机体不同发育阶段或同一组织不同状态（正常与疾病）时基因的差异表达。目前，Northern印迹杂交技术被认为是判断疾病表达的金标准。此外，Northern印迹杂交技术也用于RNA病毒基因型的检测。

3. 原位杂交技术的应用 原位杂交技术无需核酸提取即可对组织或细胞进行基因定位、基因表达的检测。该技术可以应用DNA或RNA作为探针，探针采用化学发光标记、荧光标记或同位素标记可依实验室条件及检测目的而定。应用荧光原位杂交技术发现骨髓瘤抑制基因ETF1，并将其定位于染色体5q31区域，这是成功运用FISH(fluorescence in situ hybridization)技术的典型范例。目前，原位杂交技术主要用于肿瘤组织或细胞内特异基因的定位、基因变异、特异基因表达的分析等。

五、生物芯片检测系统

生物芯片是指通过微机械加工和微电子技术，在固相基质表面构建微型生物化学分析系统，以实现对细胞、蛋白质、核酸以及其他生物分子等进行准确、快速、高通

量的检测。生物芯片技术的本质特征是利用微电子、微机械加工、化学、物理以及计算机技术，将生命科学研究中的样本检测、分析过程实现连续化、集成化、微型化和微量化。

生物芯片可集成数万密集排列的分子微阵列或分析元件，能够在短时间内分析大量的生物分子，快速准确地获取样本中的生物信息，检测效率是传统检测手段的数千倍。随着对人类基因组学和蛋白质组学的深入研究，人们对生物芯片这一高通量的分析技术的需求日益增长，目前这一技术已广泛应用于核酸的测序、疾病相关基因的诊断、基因的差异表达分析、外源微生物感染鉴定以及临床药物的筛选等领域。

（一）生物芯片的分类

目前，常见的生物芯片有以下几种分类。

1. 按照芯片的加工方式分类　按照芯片的加工方式可分为微阵列芯片（microarray）和微流体芯片（microfluidic chip）。微阵列芯片主要包括 cDNA 微阵列、寡核苷酸微阵列、蛋白质微阵列和小分子化合物微阵列等。这类芯片分析的实质是在面积不大的基片表面上有序固定一系列可寻址的识别分子，然后在一定的条件下，通过芯片表面固定的分子与待测样本的反应，进行数据采集和分析以获得最终的检测结果。微流体芯片是指利用微米级的各种管道和容器整合微泵、微阀等微型元件来操纵微升及亚微升级的样本和试剂的芯片。

2. 按照芯片的作用方式分类　按照芯片表面有无可操纵生物分子的各种作用力，可将芯片分为主动式和被动式两类。主动式芯片指的是在芯片装置中构建有能产生各种作用力的元件（如点极等）的芯片，这些作用力包括电场力、磁场力等，可针对性地对细胞或分子进行操纵，这类芯片具有灵敏、快速、特异性强等优点。被动式芯片则没有功能性元件，芯片上探针分子与靶标分子之间的结合，要通过自由扩散或生物分子之间的亲和力实现，因而是被动的。被动式芯片扩散速度慢、扩散范围小、反应效率较低。

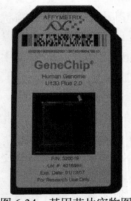

图 6-34　基因芯片实物图

3. 按载体上的物质成分分类　按载体上的物质成分可将芯片分为基因芯片、蛋白质芯片、细胞芯片、组织芯片等。

（1）基因芯片（gene chip），又称为 DNA 芯片（DNA chip）或 DNA 微阵列（DNA microarray），是将 DNA、cDNA 或寡核苷酸按微阵列方式固定在微型载体上制成。它实际上就是一种大规模集成的固相分子杂交技术。基因芯片实物图见图 6-34。

（2）蛋白质芯片（protein chip 或 protein microarray）是将蛋白质或多肽类物质按微阵列方式固定在微型载体上，利用蛋白质与蛋白质、酶与底物以及蛋白质与其他分子之间的相互作用进行检测分析。蛋白质芯片实物图见图 6-35。

（3）细胞芯片（cell chip）是将细胞按照特定的方式固定在载体上，用来检测细胞间的相互作用。细胞芯片实物图见图 6-36。

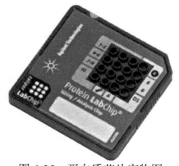

图 6-35　蛋白质芯片实物图

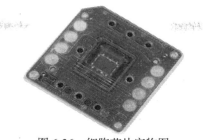

图 6-36　细胞芯片实物图

（4）组织芯片（tissue chip）是将组织切片等按照特定的方式固定在载体上，用来进行免疫组织化学等分析。组织芯片实物图见图 6-37。

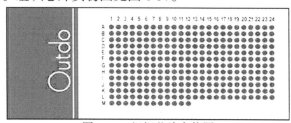

图 6-37　组织芯片实物图

除了上述分类方法外，还可根据芯片材料和支持物种类分为固体生物芯片和液态生物芯片。目前，有一种微缩芯片技术，可以将样本的制备、反应和结果检测整合到一块芯片上。由于其具有分析速度快、分析效率高、需要的样本量和试剂量少，且体积小、携带方便、能同时检测多种生物分子的优势，使得越来越多的研究机构投入到这一研究领域。

（二）生物芯片的分析流程

生物芯片的种类较多，分析原理和结构差别较大，其制作流程也各不相同。下面以基因芯片和蛋白质芯片为例介绍生物芯片制作的基本流程。

1. 基因芯片的分析流程　基因芯片技术一般包括 4 个部分：芯片基质材料的选择和处理、芯片的设计与制备、靶基因标记和芯片杂交检测。基因芯片分析流程见图 6-38。

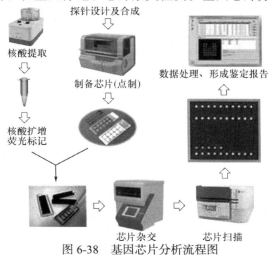

图 6-38　基因芯片分析流程图

（1）基质材料的选择和处理。基因芯片的基质材料是作为固相来固定核酸分子的载体，目前最常用到的载体材料包括玻璃片、金属片、硅片和各种有机高分子制作的薄膜（如硝酸纤维素膜、尼龙膜）等，其中以玻璃片的应用最为广泛。使用化学试剂对玻璃表面进行修饰或涂敷可以制备表面富含活性基团的基片，以便牢固地固定 DNA。表面涂敷是指通过非共价方式在基片材料表面形成薄膜层，丙烯酰胺、聚赖氨酸、硝酸纤维素和琼脂糖是常用的表面涂敷材料，研究较早的多聚赖氨酸基片（PLL 基片）就采用了这种方式；表面修饰是指反应活性基团通过共价键直接连接于基片表面分子之上形成化学活性单分子层。有机硅烷化试剂是一类常用的氨基、醛基基片、环氧基片都用到了这种方法。

（2）芯片的设计与制备。基因芯片的制作方法分为两类，即原位合成法和微点样法。光诱导原位合成（light-directed in situ synthesis）是原位合成法的主要代表，它不仅适用于寡核苷酸的合成，也适用于寡肽的合成，能够实现规模化生产。该方法的主要步骤为：首先使支持物表面羟基化，并用光敏保护基团修饰。然后通过选用合适的掩膜（mask）使需要的部位透光，其他的部位不透光。光照使透光部位的羟基脱保护，然后加入合计的单体分子进行偶联反应。通过更换不同的掩膜以及控制所用单体的种类和反应次序可以达到在特定位点合成预定寡核苷酸的目的。其他原位合成的方法还有压电打印法和分子印章等。微点样法是将预先通过液相化学合成的 DNA 探针、PCR 扩增产物、cDNA 或基因组 DNA 纯化、定量分析后，用计算机控制的微阵列点样机（arrayer）点在表面化学修饰后的载体上，再通过适当的固定方法将探针共价的结合在载体上得到 DNA 微阵列。

（3）靶基因的标记。靶基因的制备和标记是基因芯片技术流程的一个重要环节，靶基因在与芯片探针结合杂交之前必须进行聚合酶链反应（PCR），同时在扩增的过程中对靶DNA 进行标记。样本的标记主要为荧光标记，荧光标记分为两种：一种是荧光标记引物，另一种是荧光标记的三磷酸脱氧核糖核苷酸。常用的荧光物质有荧光素、罗丹明、双色荧光试剂 Cy3、Cy5 等。高密度芯片的分析一般采用荧光素标记靶基因，通过适当内参的设置及对荧光信号强度的标化可对细胞内 mRNA 的表达进行定量检测。对多态性和突变检测基因芯片采用多色荧光技术可以大大提高芯片的准确性和检测范围。

（4）芯片杂交和检测。基因芯片与靶基因的杂交过程与一般的分子杂交相同，杂交反应的条件要根据探针的长度、GC 碱基含量及芯片的类型来优化，如用于基因表达检测，杂交的严格性较低，而用于突变检测的芯片杂交温度高，杂交时间短，条件相对严格。如果是用同位素标记靶基因，其后的信号检测即是放射自显影；若用荧光标记，则需要一套荧光扫描及分析系统对相应探针阵列上的荧光强度进行分析比较，从而得到样本的相应信息。目前，最为常用的是激光共聚焦荧光检测系统，检测到的荧光信号通过计算机处理后就可直接读出直接图谱，此法灵敏度和精确度高，但是扫描所需时间长。另一种检测系统采用 CCD 摄像原理，它虽然灵敏度和精确度较低，但所需的扫描时间短，因而更适合用于临床诊断。基因芯片分析原理示意图见图 6-39。

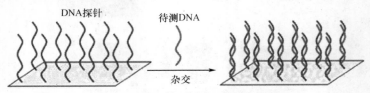

DNA探针　　　待测DNA

杂交

图 6-39　基因芯片分析原理示意图

2. 蛋白质芯片的分析流程 蛋白质芯片的制作主要包括芯片的制备技术和反应后的检测技术。

（1）蛋白质芯片的制备。蛋白质芯片的基质材料可以选择聚丙烯酰胺凝胶、聚偏二氟乙烯膜（PVDF）、硝酸纤维素膜、载玻片和硅片等。根据所选择的基质材料不同，应采用不同的方式对基质材料进行预处理。固定蛋白分子的方式包括吸附、共价键和分子自组装等。

（2）蛋白质芯片的检测技术。蛋白质芯片的检测技术主要有与DNA微阵列芯片技术中相类似的荧光或同位素标记方法，还有原子力显微（AFM）技术、表面等离子体共振（SPR）技术、多光子检测（MPD）技术、基体辅助激光解吸电离飞行时间质谱（MALDI-TOF/MS）技术、表面增强激光解吸附作用/离子化（SELDI）技术等。蛋白质芯片分析原理见图6-40。

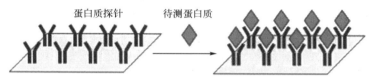

图6-40 蛋白质芯片分析原理示意图

（三）基因芯片检测系统的组成和结构

生物芯片的种类繁多，其检测系统组成和结构不尽相同。基因芯片是目前临床应用最为广泛的生物芯片，主要用于遗传性疾病的基因诊断（如耳聋基因的检测）、病原微生物的鉴定（如结核杆菌的检测和基因分型）、微生物耐药性检测等。下面以GeneAtlas®基因芯片检测系统为例介绍生物芯片检测仪器的组成和基本结构。

1. 基因芯片检测系统的组成 基因芯片检测系统主要由杂交仪、孵育箱、芯片扫描仪、条码阅读器和计算机工作站组成，基因芯片检测系统如图6-41。

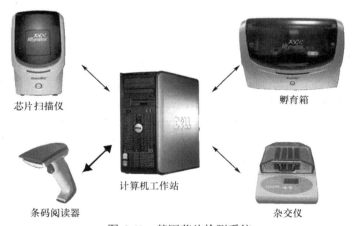

图6-41 基因芯片检测系统

条码阅读器可以识别芯片和样本管上的条码信息，将患者信息和芯片信息输入计算机工作站，然后依次进行杂交、冲洗、染色、成像和信号分析，整个过程由计算机工作站按测试流程自动进行。

2. 杂交仪的结构 杂交仪可以自动完成加样和杂交过程，杂交仪如图6-42所示。

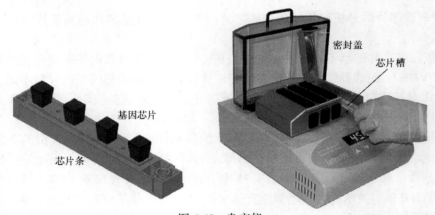

图 6-42　杂交仪

　　每 4 张芯片装载于一个芯片条上，杂交仪上有 4 个芯片槽，可以加入不同的芯片条，每次反应可完成 4 个项目、16 个样本的检测。操作人员可以通过杂交仪控制面板设置每个芯片条的反应温度和时间，并通过计算机工作站实时监控反应进程。

　　3. 孵育箱的结构　孵育箱如图 6-43 所示。

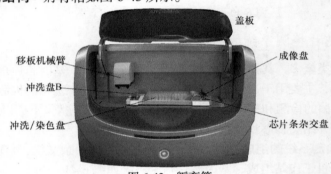

图 6-43　孵育箱

　　孵育箱由移板机械臂、芯片条杂交盘、冲洗/染色平盘、冲洗盘 B、成像盘等部件构成。冲洗样本杂交完成后，冲洗和染色工作在孵育箱内完成。芯片置于芯片条杂交盘上，根据设定的程序，由移板机械臂将芯片依次转移至冲洗/染色盘、冲洗盘 B 进行冲洗和染色，反应的温度和时间由计算机工作站控制。反应结束后芯片条由移板机械臂转移至成像盘上。

　　4. 芯片扫描仪　染色结束后，芯片通过芯片扫描仪对荧光信号进行检测，采集到的荧光信号通过计算机工作站的软件分析形成图谱和检测报告。芯片扫描仪采用激光共聚焦原理检测荧光信号，分辨率达到 2 μm，在 1h 内可完成 4 张芯片的分析。

　　（四）生物芯片的临床应用

　　随着芯片技术的出现与快速发展，其在医学领域得到了广泛的应用。尤其是其高通量、高效率的特点，使得生物芯片在临床疾病的早期诊断、疗效预测与评估等方面为临床提供了新的途径。

　　1. 生物芯片在临床疾病诊断中的应用　生物芯片技术诊断疾病的优点主要在于有高度的灵敏度和准确性、快速简便、可同时检测多种疾病或多个检测位点。如，遗传性疾病的特征是遗传物质发生改变，是由众多位点中的一个或多个位点突变引起的，所以分子诊断的方法更为直接可靠，基因芯片在快速、准确、高效的诊断已知遗传性疾病，发现新的遗传病相关基因方面，有着重要的作用。目前，基因芯片已应用于血友病、杜氏肌营养不良症、β-地中海贫血、异常血红蛋白病及苯丙酮尿症等遗传性疾病的检测。

由于肿瘤细胞的生物学行为是由基因水平决定的，因此采用基因芯片进行基因表达分析可以成为研究肿瘤的重要手段。在肿瘤普查、诊断、预后判断、疗效评价和高危人群随访观察等方面都具有较大的实用价值，并且可以通过分析表达基因的功能来进一步了解肿瘤的发生、发展和转移机制。蛋白质芯片技术可以对患者血液中肿瘤异常蛋白质进行检测，实现早发现、早诊断、早治疗的目的。此外，芯片技术还广泛地应用于产前遗传性疾病筛查、高危人群普查等方面。

2. 生物芯片在微生物检测中的应用　随着生物学和分子化学的发展，对微生物的鉴定已不再局限于对其外部形态及生理特性等一般检验上，而是从分子生物学水平上研究生物大分子，特别是核酸结构及其组成部分的研究。目前，应用广泛的是从核酸水平检测微生物的基因芯片，以及从抗原抗体水平检测微生物的蛋白质芯片。从核酸水平检测不同种类的微生物，最大的优势在于能利用全球共享的公共数据库资源，获得全面的信息。如，GenBank（美国国立卫生研究院的基因序列数据库）收集了五十多万条细菌的 16S rRNA，几乎一个月更新一次，为微生物分子分型提供了充分的序列支持。

在微生物领域，蛋白质芯片的应用目前主要在两个方面：一是利用已知蛋白质分子的性质，通过蛋白质与其他生物活性分子的相互作用，实现对不同微生物的检测，其中应用最广的是抗体蛋白质芯片；二是开展微生物蛋白质组学研究，揭示蛋白质作用的新的机制，开发未知蛋白质资源。

3. 生物芯片在其他领域中的应用　疾病会引起基因表达的变化，将正常组织和病变组织中的 mRNA 样品同时在基因芯片上进行杂交，通过对其基因表达谱进行比较，找出差异表达基因，从而为疾病的发病机制研究提供重要线索，尤其是在癌基因的研究方面起到重要作用。

人类基因组工作草图的绘制成功将基因组的研究从结构基因组过渡到功能基因组的研究。在对基因表达的众多分析测试方法中，微阵列生物芯片结合 PCR 扩增技术，通过标记探针和分子杂交反应，采取诸如激光共聚焦扫描显微镜分析检测系统，对实验结果进行数据采集和处理，可定量地进行基因表达分析。

应用生物芯片可以低耗、高效地筛选出新药，大大缩短新药的研发过程。通过检测药物处理前后组织细胞基因的表达和蛋白质的变化，可以发现药物作用的靶点或继发事件，作为进一步药物筛选的靶标或对已知靶标进行验证。也可以观察药物对机体是否有损伤或其他副作用，减少对实验动物的依赖，确保新药的安全性。目前，毒理芯片（ToxChip）已用于新药的临床试验。

六、蛋白质测序仪

蛋白质测序仪可以测定蛋白质一级结构中氨基酸的种类和排列顺序，测定的经典方法是由瑞士生物化学家佩尔·维克托 1950 年创立的 Edman 降解法。1982 年，第一台自动多肽测序仪推向市场，并得到广泛应用。在过去几十年中，自动多肽测序仪只有少量的改进，但尽管如此，此类自动肽测序仪仍是测定肽序列的黄金标准。然而，串联质谱的使用已经成为日益重要的肽序列测定工具。质谱，特别是串联飞行时间（TOF-TOF 和 QTOF）质谱仪可以对少量样本进行更快速的分析。与质谱相比，自动 Edman 降解测序的明显优势在于，已被化学验证的精确性、系统初始投资较小；缺点是分析时间较长、测得序列数有限，典型的测量长度范围是 20~50 个氨基酸序列。对于低丰度的肽、无法获得 N 末端的肽、或者需要更短的分析时间，质谱则是理想的工具。由于质谱价格高且无法区分同分异构的氨基酸，因此，自动氨基酸测序仪在临床特定检测及科研机构中仍具有不可取代的地位。图 6-44 为蛋白质测序仪。

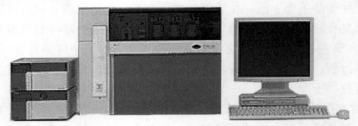

图 6-44　蛋白质测序仪

目前，蛋白质测序仪主要应用在以下几个方面。

1. 新蛋白质的鉴定　在凝胶电泳中出现的未知条带可以利用蛋白质测序仪来测定其序列，为探索蛋白质的功能提供线索，因为一些表面上不相关的蛋白质在特定区域有时具有明显的同源性。

2. 分子克隆探针的设计　分子克隆探针设计是蛋白质序列信息的基本用途之一。用蛋白质序列信息设计PCR引物和寡核苷酸探针，可以利用这些探针进行cDNA文库或基因组文库的筛选。

3. 抗原的人工多肽合成　在当前的细胞生物学、遗传学、分子生物学、免疫学及其他生命科学的研究过程中，合成多肽已成为一个必不可少的工具。由合成多肽免疫产生的抗体常用来证实和纯化新发现的蛋白质。此外，合成的多肽类似物能够揭示蛋白质重要结构特征和提示蛋白质的功能特性。

习　题　六

6-1. 微生物检验的基本流程和常用的设备有哪些？试绘图说明。

6-2. 微生物检验的基本方法和步骤有哪些？

6-3. 什么是细菌生化反应？细菌生化鉴定的基本原理是什么？

6-4. 什么是药敏试验？常用的药敏试验方法有哪些？

6-5. 微生物检验仪器有哪些？各有什么功能？

6-6. 简述自动化血培养系统的检测原理。

6-7. 试绘图表示自动化血培养控制系统的结构，并说明各部件功能。

6-8. 分别说明微生物鉴定和药敏分析系统的检测原理。

6-9. 说明微生物鉴定和药敏分析系统的基本结构与各部件的功能。

6-10. 微生物快速分析仪的检测项目有哪些？试绘图说明堂试验的检测原理。

6-11. 微生物快速分析仪的常用检测方法和种类有哪些？

6-12. 什么是PCR？PCR的基本反应步骤有哪些？

6-13. PCR 扩增仪的临床应用有哪些？

6-14. 普通 PCR 扩增仪可分为哪几种？

6-15. 简述实时荧光定量 PCR 扩增仪荧光检测系统的基本组成。

6-16. 双脱氧链末端终止法 DNA 测序原理是什么？

6-17. 简述全自动 DNA 测序仪的主要应用。

6-18. 全自动 DNA 测序仪的主要检测流程是什么？

6-19. 什么是固相杂交？常用的固相杂交反应有哪几种？

6-20. 分子杂交仪可分为哪几类？

6-21. 什么是生物芯片？按载体上的物质成分不同可分为哪几类？

6-22. 试说明蛋白质测序仪 Edman 降解法的工作原理。

6-23. 简述蛋白质测序仪的主要应用。

6-24. 蛋白质自动测序仪的基本结构有哪些？各部件功能是什么？

第七章　谱分析仪器

利用物质自身的力学、光学、电磁学等理化特性来区分不同的物质，是成分分析的重要方法。本章所涉及的色谱分析、光谱分析、质谱分析及磁共振波谱分析是物质成分分析的主要技术，广泛应用于自然科学研究的诸多领域，临床医学或生命科学研究仅是其应用的一个分支。不同于前面各章节介绍的检验仪器，本章讲述的谱分析仪器因其技术复杂、成本高等诸多原因，目前还是在专业实验室的应用阶段。

第一节　色谱分析仪

色谱仪器（chromatographic instrument）是分离分析仪器，主要用于复杂的多组分混合物的分离、分析。随着材料科学、电子技术的发展以及计算机技术的不断渗透与应用，各类色谱仪器在性能、结构和技术参数等各方面都有了极大的提高，已成为临床相关学科的实验室仪器。

一、色谱分析仪概述

色谱法（chromatography）是一种物理分离技术，属于分析化学领域中相对年轻的技术分支，主要用于多组分混合物的分离和分析，与萃取、蒸馏等分离技术相比，其分离效率更高。色谱法实质上是利用混合物中各个组分在互不相溶的两相（固定相和流动相）之间的分配差异，使混合物得到分离的一种方法，也称之为色层法、层析法等。随着科学技术的进步，色谱技术已成为一种重要的分析方法，几乎可以分析所有已知物质，在许多科学领域有着广泛的应用。

色谱分离（chromatographic separation）中的两相是指固定相与流动相。固定相是在色谱分离中固定不动、对样本产生保留的一相；流动相则是与固定相处于平衡状态、带动样本向前移动的另一相。在相同体积的情况下，尽量增加固定相的表面积，以利于样本与其充分接触，提高分离效率。色谱法所涉及的流动相可以是气体、液体，固定相则是固体或以某种方法固定的液体。

色谱分析技术就是根据待测样本（混合物）的性质，选择适当的流动相、固定相和操作条件，利用色谱仪的分离系统将样本中的各个组分分离开，然后利用检测系统对各组分进行定性、定量分析。

（一）色谱分析仪的基本原理

色谱分析技术通常是将样本引入两相开始接触处或其附近点，让样本随流动相进入固定相，固定相对样本中各组分随流动相移动所产生的流动阻力不同，阻力小的组分跑得快，阻力大的组分跑得慢。经过一段距离后，各组分相互分离，被流动相分别带出固定相，检测器可以分别对样本的各个组分进行定性、定量测定。

固体固定相多为一些固体吸附剂，通过合理的选择与调整，可使它对样本各组分产生不同的吸附作用力，连续流动的流动相带着样本通过固定相时，固定相会对样本各组分产生不同的吸附作用。同时，流动相的流动动力又会将吸附在固定相上的样本各组分冲洗下来，然后样本各组分再被吸附、再被冲洗。在两相的相对运动过程中，混合物各组分在两相中的分配就会反复进行几千次到百万次，分配的差异（这里主要是吸附作用力的差异）会被显著放大，最终产生各组分的分离。

使用液体固定相时，样本各组分在两相间分配的差异主要是分配系数的差异，或称为"吸收作用力"的差异，也会导致样本各组分的最后分离。色谱分离过程原理示意图，如图7-1所示。

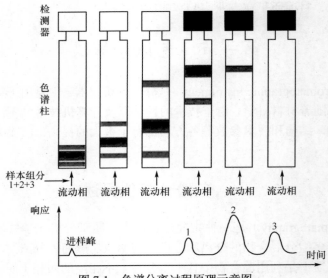

图 7-1　色谱分离过程原理示意图

色谱柱中加有固定相，将含有1、2、3三种组分的混合物加到柱管入口端，然后加入流动相，由入口端带着混合物中的各个组分沿柱管移动，如1、2、3三组分在固定相中的分配比 3 > 2 > 1，则可形象地认为固定相对它们的流动阻力是 $F_3 > F_2 > F_1$，因而组分 1 跑得最快，组分2居中，组分3最慢，经过一段时间后，可在柱的前沿先后出现纯组分1、组分2、组分3，通过检测器可以对3个组分进行定性、定量分析。

从色谱流出曲线可以得到许多重要信息，如：根据色谱峰的个数可以判断样本中所含组分的最少个数，根据色谱峰的保留值（或位置）可以进行定性分析，根据色谱峰下的面积或峰高可以进行定量分析，色谱峰的保留值及其区域宽度，是评价色谱柱分离效能的依据，色谱峰两峰间的距离，可以评价固定相和流动相的选择是否合适。

色谱分析的目的是将样本中各组分彼此分离，组分要达到完全分离，两峰间的距离应足够远。两峰间的距离是由组分在两相间的分配系数决定的，即与色谱过程的热力学性质有关。如果两峰间虽有一定距离，但是每个峰都很宽，还是会导致彼此重叠。峰的宽窄通常由组分在色谱柱中传播和扩散行为决定，即与色谱过程的动力学性质有关。

（二）色谱分析仪的分类

色谱法的分类方法很多，按流动相状态的分类见表7-1。

表 7-1　色谱法按流动相状态的分类

色谱类型	流动相	主要分析对象
气相色谱法	气体	挥发性有机物
液相色谱法	液体	可以溶于水或者有机溶剂的各种物质
超临界流体色谱法	超临界流体	各种有机化合物
电色谱法	缓冲溶液、电场	离子和各种有机化合物

另外，按固定相的性质、形状分类，可分为柱色谱、纸色谱和层色谱；按分离过程的物理化学原理分类，可分为吸附色谱、分配色谱和离子交换色谱。目前，技术上比较成熟的色谱仪器有气相色谱仪（gas chromatograph，GC）和高效液相色谱仪（high performance liquid chromatography，HPLC）。

气相色谱仪具有高分辨率、高速度、高灵敏度及选择性好等优点。但它只能用于被气化物质的分离、检测，而常压下可气化或可定量转变为气化衍生物的物质，其总的比例大约只占化合物的 20%左右。大部分物质不能被气化，因而也就不能使用气相色谱法。

液相色谱的样本无需经过气化就可以直接导入色谱柱进行分离与检测，特别适用于气化时易分解的物质的分离、分析。有 70%左右的有机物可用高效液相色谱仪进行分析。高效液相色谱仪与气相色谱仪另一个显著差异是在流动相选择上。气相色谱仪仅能用氢气、氧气或氮气等少数几种气体，由于它们性质相近，对分离条件改善的作用不大。但是，高效液相色谱仪可供选择的溶剂多种多样，其极性、黏性、pH、浓度等均可改变，这些都能调整样本在两相间分配的差异，进而有效地改善分离条件，达到分离的目的。

二、气相色谱仪

气相色谱技术适用于具有挥发性的天然复杂样本以及需要检测灵敏度的样本，具有价格便宜、维护和使用成本低、易于自动化和快速准确进行检测分析的优点，在石油、化工、环境等许多领域有着重要的作用。

（一）气相色谱仪的组成

典型的气相色谱仪主要由气路系统、进样系统、分离系统（色谱柱）、检测系统、温度控制系统、数据处理、记录系统及电源、电子线路等部分构成，气相色谱仪的工作流程框图如图 7-2 所示。

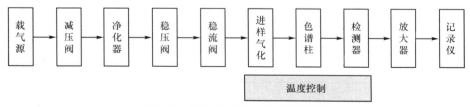

图 7-2　气相色谱仪的工作流程框图

1. **气路系统**　气相色谱仪的气路系统由载气(和辅助气体)及其所流经的部件所组成，其主要部件有载气源、减压阀、净化器、稳压阀、稳流阀、流量计、压力表及全部流通管道等，双气路填充气相色谱仪的气路系统结构如图 7-3 所示。

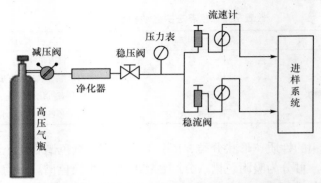

图 7-3 双气路填充气相色谱仪的气路系统结构图

图中部件除减压阀和净化器外，其他一般都组装在色谱仪的主机中。气相色谱仪的气路系统是一个气密的载气连续运行的气体流路系统。下面对气路系统中的几个重要部件作详细说明。

（1）减压阀：减压阀的作用是把钢瓶流出的高压气体降低到所需的压力。减压阀最高进口压力一般允许 15MPa（150kg/cm²），出口压力一般控制在 0.6MPa（6kg/cm²）以下，氢气减压阀的出口压力则宜控制在 0.25MPa（2.5 kg/cm²）以下。

（2）稳压阀：稳压阀在气路系统中用于调节气体流速并稳定气体压力。稳压阀的入口压力不得超过 0.6MPa（6kg/cm²），出口压力在 0.05~0.3MPa（0.5~3kg/cm²）的范围内能获得最佳的稳压效果。

（3）稳流阀：稳流阀的目的是稳定气体流速。在程序升温过程中，因柱子对气流的阻力随温度上升而增加，致使柱后气体流速发生变化，造成基线漂移。为了使程序升温过程中柱后的载气流速恒定，故在有程序控温的色谱仪中，一般均装有稳流阀。而且，稳流阀的工作条件必须是保证气体入口压力恒定，因此，在气路系统中稳流阀一般都串接在稳压阀的后面。常用的稳流阀为膜片反锁式。稳流阀的入口压力一般不宜超过 0.25MPa（2.5kg/cm²），出口压力控制在 0.02~0.2MPa（0.2~2kg/cm²），能获得较好的稳流效果。

2. 进样系统 进样系统由载气预热器、取样器和进样气化装置等组成。

（1）载气预热器：载气预热器是一种可以给载气加热的装置。主要是为了防止气化后的样本遇到冷的载气而发生冷凝现象，影响样本的分离。

（2）进样气化装置：进样气化装置（或称气化器）的功能是接收样本后立即使其气化。由于液体样本进入后，瞬间应使其各组分完全气化，因而要求气化室温度比所有组分的沸点都高出 50~100℃。进样气化室和载气通道的结构设计应使样本在载气中扩散为最小，从而能使样本集中形成一窄带状被带入色谱柱。

（3）取样器：液体样本进入色谱柱最常用的方法是使用微升注射器。样本量在 1~10μl，常用 5μl 和 10μl 注射器。如果是气态样本，可用 0.1~5ml 气密性能良好的注射器。为了取样的准确性，常选用专门的取样阀。气体取样阀按其结构通常分为膜片式、拉动式和旋转式。也可按样本和载气分为四通、六通、十通阀等类型。

以六通阀为例，六通阀有平面式和拉杆式两种，最常用的是平面式六通阀。平面式六通阀的取样和进样时的气体通路见图 7-4。

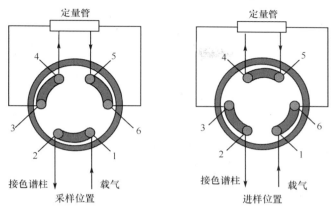

图 7-4 六通阀的原理图

在取样位置（即采样位置）时，载气经 1 流入，直接从 2 流出。到达色谱柱的气体样本从进样口 5 流入到接在通道 3 和 6 上的定量管中，并从通道 4 流出。当旋转至进样位置时，载气经 1 和 6 通道与定量管连通，将定量管中的样品从通道 3 和 2 带至色谱柱。

3. 分离系统（色谱柱） 色谱柱是气相色谱仪的核心部分，通常是用玻璃管、尼龙管等弯成 U 形或绕成螺旋形，内附固定相所制成，其功能是将样本各个组分分离开来。色谱柱可分为气固色谱柱、气液色谱柱、毛细管色谱柱及填充毛细管色谱柱、多孔层玻璃球柱、多孔层空心毛细管柱等。气固色谱柱和气液色谱柱均属于填充柱式，内径较大，长度较短。

毛细管柱式色谱柱内径为 0.1~0.5 mm、长度为 30~300 m，具有分析速度快、柱效高、样本量少、分离效果好等优点，但制备较困难。气固色谱柱只适用于分析无机气体和低烃类气体，不适于分析沸点较高的样本。气液色谱由于可供选择的液体及固定液较多，所以应用较为普遍。

4. 温度控制系统 温度对于固定相十分重要。操作时要了解固定相温度的极限，将全部操作保持在临界温度 10~15℃下进行。温度不但对样本在色谱柱上的分离过程影响很大，对许多检测器（如热导、电子捕获、示差折光等）的检测结果也有影响。即温度的测控与色谱仪的正常工作及其测量结果的可靠性有着密切的关系，因此，必须对色谱柱箱、检测器和气化室等实行温度控制。温度控制一般是通过对具有一定体积的恒温箱内部的温度控制来实现的。

目前，色谱仪大多通过控制电流来实现恒温箱，加热方式为空气浴。由于空气热传递速度较快，有助于对色谱柱的温控。

（二）气相色谱仪的检测器

检测器是将样本组分的浓度或质量（含量）转换为电信号、并进行信号处理的一种传感装置。色谱仪除了分离系统，另一个重要的装置就是检测器。检测器性能的好坏将直接影响到色谱仪最终的分析结果。

1. 气相色谱仪检测器的分类 按照检测器的输出信号与物质含量的关系，可以将气相色谱仪的检测器分为积分型检测器和微分型检测器两大类。

（1）积分型检测器：积分型检测器的响应与色谱柱流出物的总量成正比，记录下来的色谱图是一种阶梯状曲线。每一个阶梯都表示从色谱柱中分离出来的一种物质，阶梯的垂直高度则与该物质的总量成比例。由于积分型检测器是通过累积的方法记录信号，不能确切反映组分在分离过程中的瞬间变化，目前已很少使用此类检测器。

（2）微分型检测器：微分型检测器输出的信号与已分离组分在载气中的浓度或质量流速有关，记录的色谱图就具有一个个峰形的曲线，每一个峰都代表出现的一种物质，峰与基线所包围的面积与样本组分的含量成比例。

微分型检测器又分为浓度检测器（第一类）和质量流速检测器（第二类）两类。浓度型检测器的输出与已分离的组分在载气中的浓度成比例。色谱流出曲线上的每一点都对应于该瞬间组分在载气中的浓度。

2. 几种气相色谱仪的检测器　气相色谱仪常用的检测器有热导检测器、氢火焰离子化检测器和电子捕获检测器。

（1）热导检测器：热导检测器（thermal conductivity detector，TCD）是由热导池、测量桥路、热敏元件、稳压电路、信号衰减及基线调节等组成，具有结构简单、线性、稳定性好，适用面广等特点，还可与其他检测器联用以获取更丰富的信息，热导检测器的工作原理如图 7-5 所示。

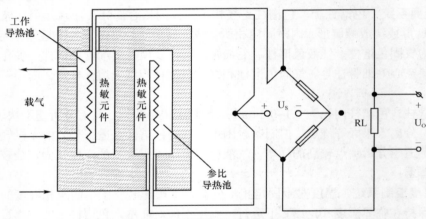

图 7-5　热导检测器工作原理图

由于载气和样本各组分具有不同的导热系数。当无分离组分流过时，工作导热池和参比导热池流过的均为纯载气，它们带走的热量相同，热敏元件（金属丝或半导体热敏电阻）上的温度相等，热敏电阻值相同，通过调整可以使电桥处于平衡状态，此时，输出电压信号 U_O 为零。如果载气中有分离组分，工作导热池直接接于色谱柱，参比导热池仍为纯载气，由于载气及样本各组分具有不同的导热系数，当流过工作导热池的气体组成或浓度改变时，从导热池中的热敏元件上带走热量，从而引起温度变化，使热敏电阻值改变。由于电桥中其他电阻不变，热敏电阻值的改变导致电桥失去平衡，通过输出电压信号 U_O 可以得到色谱图。其中，样本浓度越大，带走的热量越多，电桥不平衡程度也就越严重，输出的电压信号 U_O 也会随之增大。

（2）氢火焰离子化检测器：氢火焰离子化检测器（flame ionization detector，FID）简称氢焰检测器，是电离检测器的一种，属第二类检测器。它的基本构成是电极、电离室、离子源、极化电源、本底电流补偿环节以及静电计、记录仪等。氢火焰离子化检测器工作原理如图 7-6 所示。

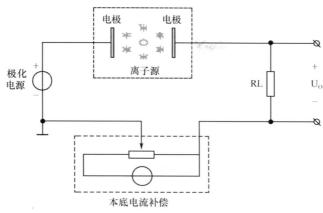

图 7-6　氢火焰离子化检测器工作原理图

工作时，将稳定的氧气与载气混合后从电离室内的喷嘴喷出，同时从另外一个入口输入助燃气体（空气或氧气），通过点火器点燃氢气，氢气会在助燃气体的支持下燃烧，离子源就是氢火焰。氢气在空气或氧气中燃烧产生少量的带电粒子，在极化电源形成的电场的作用下，两极之间产生一个较低的电流，简称基流。当电离室结构固定，并且载气、氢气和助燃气体流量稳定时，氢气稳定助燃，基流是稳定的。此时，检测的输出电压信号 U_O 相对的就是基线。

随着样本的分离，已分离的组分会被载气带入电离室。若组分为含碳的有机物，则它将和氢气一起燃烧，部分分子电离，增加所产生的带电粒子的数量，基流也会相应增加。因而，当载气携带样本组分进入火焰燃烧时，由于离子化反应形成许多离子对，通过电极收集形成离子流。通过高值电阻 RL（$10^{10}\Omega$ 以上）取样，经整形、放大，可以得到色谱图。

三、高效液相色谱仪

高效液相色谱法（high performance liquid chromatography，HPLC）是由现代高压技术与传统的液相色谱方法相结合，并应用高效柱填充物和高灵敏检测器所发展起来的新型分离分析技术。HPLC 具有适用范围广、分离效率高、速度快、流动相选择范围宽、灵敏度高、色谱柱可反复使用、流出组分容易收集等优点。

（一）高效液相色谱仪的组成

高效液相色谱仪由储液器、泵、进样器、色谱柱、检测器、记录仪等几部分组成，其结构图如图 7-7 所示。

储液器中的流动相被高压泵打入检测系统，样本溶液经进样器进入流动相，被流动相载入色谱柱（固定相）内，由于样本溶液中的各组分在两相中具有不同的分配系数，在两相中作相对运动时，经过反复多次的吸附-解吸的分配过程，各组分在移动速度上产生较大的差别，被分离成单个组分依次从柱内流出，通过检测器时，样本浓度被转换成电信号传送到记录仪，数据以图谱形式输出检测结果。

1. **储液器**　储液器是用于存放溶剂的器皿。储液器中的溶剂必须很纯，材料要耐腐蚀，一般情况下通常采用 1~2L 的大容量玻璃瓶，也可采用不锈钢容器。储液器应配有溶剂过滤器，以防止流动相中的颗粒进入泵内，溶剂过滤器一般用耐腐蚀的镍合金制成，孔隙大小一般为 2μm。

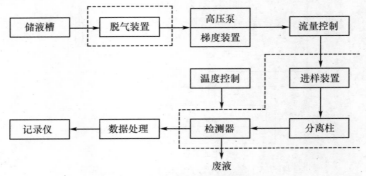

图 7-7　高效液相色谱仪结构图

2. 脱气器　脱气的目的是为了防止流动相从色谱柱内流出时释放出气泡进入检测器，从而引起噪声，致使不能正常检测。通常情况下采用氦气鼓泡来驱除流动相中溶解的气体，因为氦气在各种液体中的溶解度极低，所以，应先用氮气快速清扫溶剂数分钟，然后再使氦气以极小流量不断流过此溶剂。

目前，液相色谱流动相脱气使用较多的是离线超声波振荡脱气、在线惰性气体鼓泡吹扫脱气和在线真空脱气。超声波振荡脱气装置是将配制好的流动相连容器放入超声水槽中脱气 10~20 min。这种方法比较简便，又能满足日常分析操作的要求，所以，广泛采用。惰性气体鼓泡吹扫脱气装置是将气源（钢瓶）中的气体（氦气）缓慢而均匀地通入储液罐中的流动相中，氦气分子将其他气体分子置换和顶替出去，而它本身在溶剂中的溶解度又很小，微量氦气所形成的小气泡对检测无影响。

3. 高压泵　高压泵又称为高压输液泵，是液相色谱仪的关键部件，其作用是将流动相以稳定的流速或压力输送到色谱系统。对于带在线脱气装置的色谱仪，流动相先经过脱气装置再输送到色谱柱。输液泵的稳定性直接关系到分析结果的重复性和准确性。

输液泵按输出液恒定的因素分恒压泵和恒流泵。恒压泵能够保持输出压力恒定，而流量随色谱系统阻力的变化而变化。恒流泵的特点是在一定条件下，其输出流量保持恒定，与色谱柱等引起的阻力变化无关。对液相色谱分析来说，输液泵的流量稳定性更为重要，这是因为流速的变化会引起溶质的保留值改变。因此，恒流泵的应用更为广泛。

通常对高压泵的要求是：提供一定压力且压力平稳；输出流量恒定且有较大的调节范围；耐高压。高效液相色谱柱是将很细颗粒（3~10μm 粒径）的填料，在高压下填充到柱管中，为了保证流动相以足够大的流速通过色谱柱，需要足够高的柱前压，通常要求泵的输出压力达到 30~60 MPa。

高压泵按工作方式分为气动泵和机械泵两大类。机械泵中又有螺旋传动注射泵、单活塞往复泵、双活塞往复泵和往复式隔膜泵。活塞型往复泵的结构如图 7-8 所示。

活塞型往复泵是液相色谱仪中使用最广泛的一种恒流泵。如图 7-8 所示，在活塞柱的一端有一偏心轮，电动机带动偏心轮转动时，活塞柱则随之左右往复运动。在活塞的另一端有上下两个单向阀，下面的单向阀与流动相连通，为活塞的溶液入口；上面的单向阀与色谱柱相连，为活塞的溶液出口。活塞柱与活塞缸壁之间是由耐腐蚀材料制造的活塞垫，以防漏液。活塞向外移动时，出口单向阀关闭，入口单向阀打开，溶液（流动相）抽入活塞缸。活塞向里移动时，入口单向阀关闭，出口单向阀打开，流动相被压出活塞缸，流向色谱柱。

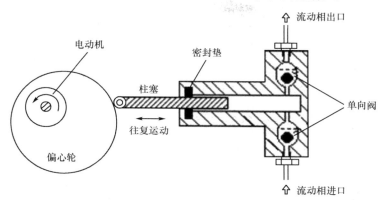

图 7-8　活塞型往复泵结构示意图

4. 梯度洗脱　梯度洗脱是在分离过程中通过逐渐改变流动相的组成增加洗脱能力的一种方法。通过梯度装置将两种或多种溶剂按一定比例混合进行二元或多元梯度洗脱。梯度洗脱一般采用低压梯度的方法，低压梯度采用低压混合设计，只需要一个高压泵在常压下将两种或两种以上溶剂按一定比例混合后再由高压泵输出，梯度的改变可呈线性、指数型或阶梯型。

梯度洗脱可分为内梯度洗脱（高压）和外梯度洗脱（低压）两类。梯度洗脱装置原理示意图见图 7-9。

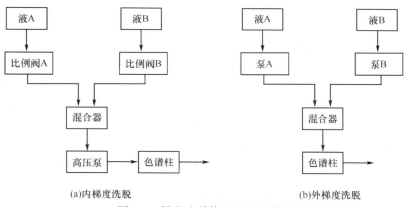

(a)内梯度洗脱　　　　　　　　　　　(b)外梯度洗脱

图 7-9　梯度洗脱装置原理示意图

5. 进样器　高效液相色谱仪的进样器大多是沿用气相色谱仪的进样装置。当进样阀手柄放在吸液位置时，流动相直接通过孔的通路流向色谱柱，样本通过注射器从另外的位置进入样本环管，如果有过量的样本则会从出口孔排出，然后将手柄转到进样位置，此时流动相便将样本带进了色谱柱。但由于高效液相色谱仪是在高压的条件下进样，要求较为苛刻。进样器的设计和使用也较气相色谱仪复杂一些。例如，对进样装置的死体积要求更严，在高压下进样时样本的喷射问题，进样时对系统的压力和流量影响等。当然样本的泄露、吸附等更是不能允许的。进样装置有注射器和多通进样阀。为适应高压条件下进样，进样方式又有停流动相和不停流动相进样两种方式。

6. 色谱柱 色谱柱是整个色谱系统的心脏，它的质量优劣直接影响到分离的效果。色谱柱通常采用优质不锈钢管制成，要求柱内壁必须光洁平滑，否则内壁的纵向沟痕和表面多孔性会引起谱带的展宽。柱接头的体积应尽可能小，柱长一般为10~25cm、内径为4~5mm。

（二）高效液相色谱仪的检测器

高效液相色谱仪检测器的作用是将柱流出物中样本组成和含量的变化转化为可供检测的信号，常用检测器有紫外吸收、荧光、示差折光、化学发光等。在高效液相色谱仪中，对检测器的特性要求与气相色谱基本一致。

1. 紫外可见吸收检测器 紫外可见吸收检测器（ultraviolet visible detector，UVD）是HPLC中应用最为广泛的检测器，几乎所有的液相色谱仪都配有这种检测器。其特点是灵敏度较高，线性范围宽，噪声低，适用于梯度洗脱，对强吸收物质检测限可达 1ng，检测后不破坏样本，并能与任何检测器串联使用。紫外可见检测器的工作原理与结构同一般分光光度计相似，实际上就是装有流动池的紫外可见光度计。

（1）紫外吸收检测器：紫外吸收检测器常用氘灯作光源，氘灯发射出紫外-可见区范围的连续波长，并安装一个光栅型单色器，其波长选择范围宽（190~800nm）。它有两个流通池，一个为参比池，另一个是测量池。光源发出的紫外光照射到流通池上，若两流通池都通过纯的均匀溶剂，则它们在紫外波长下几乎无吸收，光电管接受到的辐射强度相等，无信号输出。当待测组分进入测量池时，吸收一定的紫外光，使两光电管接受到的辐射强度不等，这时有信号输出，输出信号大小与组分浓度有关。

（2）光电二极管阵列检测器：光电二极管阵列检测器（photo diode array detector，PDAD）也称快速扫描紫外可见分光检测器，是一种光吸收式检测器。它采用光电二极管阵列作为检测元件，构成多通道并行工作，同时检测由光栅分光，再入射到阵列式接收器上的全部波长的光信号，然后对二极管阵列快速扫描采集数据，得到吸收值（A）是保留时间（t_R）和波长（1）函数的三维色谱光谱图。由此，可及时观察与每一组分的色谱图相应的光谱数据，从而迅速决定具有最佳选择性和灵敏度的波长。

2. 荧光检测器 荧光检测器（fluorescence detector，FD）是一种高灵敏度、有选择性的检测器，可检测能产生荧光的化合物。某些不发荧光的物质可通过化学衍生化生成荧光衍生物，再进行荧光检测。其最小检测浓度可达 0.1ng/ml，适用于痕量分析。一般情况下荧光检测器的灵敏度比紫外检测器约高 2 个数量级，但其线性范围不如紫外检测器宽。近年来，采用激光作为荧光检测器的光源而产生的激光诱导荧光检测器极大地增强了荧光检测的信噪比，因而具有很高的灵敏度，在痕量和超痕量分析中得到广泛应用。

3. 示差折光检测器 示差折光检测器（differential refractive index detector，dRID）是一种浓度型通用检测器，几乎对所有溶质都有响应。某些不能用选择性检测器检测的组分，如高分子化合物、糖类、脂肪烷烃等，可用示差检测器检测。示差检测器是基于连续测定样本流路和参比流路之间折射率的变化来测定样本含量的。光从一种介质进入另一种介质时，由于两种物质的折射率不同就会产生折射。只要样本组分与流动相的折光指数不同，就可被检测，二者相差愈大，灵敏度愈高，在一定浓度范围内检测器的输出与溶质浓度成正比。

4. 电化学检测器 电化学检测器（electrochemical detector，ED）主要有安培、极谱、库仑、电位、电导等检测器，属选择性检测器，可检测具有电活性的化合物。目前，它已在各种无机和有机阴阳离子、生物组织和体液的代谢物、食品添加剂、环境污染物、生化制品、农药及医药等的测定中获得了广泛的应用。其中，电导检测器在离子色谱中应用最多。电化学检测器的优点是：灵敏度高，最小检测量一般为 ng 级，有的可达 pg 级；选择性好，可测定大量非电活性物质中极痕量的电活性物质；线性范围宽，一般为 4~5 个数量级；设备简单，成本较低；易于自动操作。

5. 化学发光检测器　化学发光检测器（chemiluminiscence detector，CD）是近年来发展起来的一种快速、灵敏的新型检测器，具有设备简单、价廉、线性范围宽等优点。其原理是基于某些物质在常温下进行化学反应，生成处于激发态势反应中间体或反应产物，当它们从激发态返回基态时，会发射出光子。由于物质激发态的能量是来自化学反应，故称为化学发光。当分离组分从色谱柱中洗脱出来后，立即与适当的化学发光试剂混合，引起化学反应，导致发光物质产生辐射，其光强度与该物质的浓度成正比。

四、色谱仪的临床应用

气相色谱仪常用于人体微量元素的快速分析，血、尿等体液中的脂肪酸、氨基 G6 酸、甘油三酯、甾族化合物、糖类、蛋白质、维生素、巴比妥酸等化合物的分析，也可分析鉴定药物的组成和含量、检测人体的代谢产物。通过气相色谱仪和质谱仪的联合应用，可以在"兴奋剂"检测中分析 100 余种违禁药品等。例如，采用顶空气相色谱法，选用玻璃填充柱，N2 作为载气，氢火焰离子化检测器，气密性注射器进样，可以快速测定血中甲醇和乙醇的含量。

高效液相色谱仪只要求样本能制成溶液，而不需要气化，因此，不受样本挥发性的约束。对于挥发性低，热稳定性差，分子量大的高分子化合物以及离子型化合物尤为有利，如氨基酸、蛋白质、生物碱、核酸、甾体、脂类、维生素、抗生素等分子量较大、沸点较高的合成药物以及无机盐类。液相色谱串联质谱技术可用于氨基酸代谢障碍的检测，进行新生儿疾病的筛选；分析药物的组成和含量，在药物生产中进行中间控制；分析药物在体内的残留量，测定药物在各器官中的代谢产物，进行治疗药物效果的监测(治疗药物检测)；定性测定细胞核中的核苷及核苷酸，并可进行核酸、氨基酸、酶、糖的分析、激素水平的测定以及微生物的鉴定等。例如，利用反向高效液相色谱法，使用 C18 色谱柱，柱温 25℃，流动相 A 液为三蒸水；流动相 B 液为乙腈：甲醇=2：1,梯度洗脱测定妊娠肝内胆汁淤积症患者 9 种甘氨结合胆汁酸和游离胆汁酸的浓度。

第二节　光谱分析仪

光谱（spectrum）为电磁辐射谱，是复合光经色散系统分光后，按波长（或频率）的大小顺序排列的图像。基于测量物质的光谱而建立起来的分析方法称为光谱分析法，它是光学分析法的一类。光谱分析法的研究对象是物质发射的电磁辐射谱或电磁辐射与物质相互作用引起的光谱的改变，两者的共同点是在测量过程中物质内部发生了量子化的能级跃迁。利用光谱分析法可以对物质进行定性、定量和结构的分析。光学分析法的另一类是非光谱法，它是基于物质与电磁辐射相互作用时，测量电磁辐射的折射、散射、干涉、衍射和偏振等性质的变化的分析方法，在测量过程中不涉及物质内部能级的跃迁。

一、光谱分析的原理

光谱分析的原理主要是不同的物质具有不同的特征光谱。由于许多光谱分析仪器都是使用分光光度法对样本进行测量，因而，这里对分光光度法的基本原理（朗伯-比尔定律）也进行简单的介绍。

（一）物质的特征光谱

根据量子理论，物质的原子、离子和分子有确定的能量，它们只能存在于一定的不连续能级上。对原子和离子来说，有电子围绕带正电荷的核运动的电子能级。对分子来说，除电子能级外还存在原子间相对位移引起的振动和转动能级。分子能级和跃迁示意图，如图 7-10 所示。

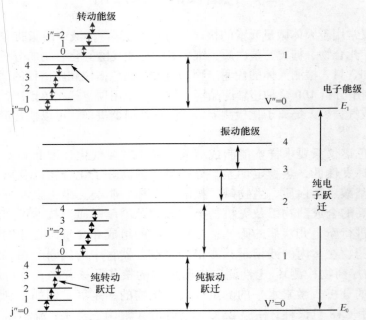

图 7-10　分子能级和跃迁示意图

物质粒子的最低能级称为基态（在图中为 E_0），较高能级称为激发态。在常温下，物质粒子一般都处于基态。当它们受到光照或其他能量激发时，将根据所吸收能量的大小，引起转动、振动或电子能级的跃迁，转到较高的能级。处于高能级的物质粒子的寿命很短，当它们回到基态或较低能态时，有时会将所吸收的能量重新以光辐射的形式释放出来。无论是吸收能量还是辐射能量，当物质发生能级跃迁时，其吸收或发射的能量应完全等于前后两个能级之间的能量差。若原子、离子和分子吸收或发射辐射后，从一个能级跃迁到另一个能级时，吸收了（或辐射出）波长为 λ（或频率为 ν）的光波，则有

$$E_光 = E_1 - E_2 = h\nu = \frac{hc}{\lambda}$$

式中 E_1 为较高能级的能量，E_2 为较低能级的能量，h 为普朗克常数（$6.626 \times 10^{-34} J \cdot s$），$\nu$ 为

光波的频率（Hz），c 为光速（$2.9977 \times 10^8 \text{m} \cdot \text{s}^{-1}$），$\lambda$ 为光波的波长（m）。

物质的粒子按照上式吸收特定的光子后，把吸收情况按照波长（或频率）的次序排列记录下来，就得到吸收光谱；反过来，吸收了能量（光能、热能、电能或化学能等）的粒子，由高能级跃迁到低能级时，如果以光辐射形式释放出多余的能量，把光的发射情况按波长（或频率）次序排列记录下来，就得到发射光谱。由于物质内部的粒子运动所处的能级和产生能级跃迁时的能量变化都是量子化的，因此，在产生能级跃迁时只能吸收或发射特定波长（或频率）的光能，形成相应的特征光谱。不同的物质，由于其组成和结构的不同，粒子运动时所具有的能量也不同，获得的特征光谱也就不同。根据样本的光谱，可以对物质的组成和结构进行研究。

（二）朗伯-比尔定律

物质溶液对单色光的吸收程度与溶液浓度、液层厚度之间的定量关系，可以用光的吸收定律（朗伯-比尔定律）来描述。

当一束单色光通过溶液后，由于溶液吸收了一部分光能，光的强度就会减弱。设入射光强度为 I_0，当透过浓度为 C、液层厚度为 b 的溶液后，透射光强度为 I，通常将透射光强度 I 与入射光强度 I_0 的比值称为透光度（也称为透射率），用 T 表示。则朗伯-比尔定律可表示为

$$T = \frac{I}{I_0} = 10^{-\kappa bC}$$

式中 κ 为比例常数或吸收系数。为方便起见，常以 A 代表 $-\lg T$，称为吸光度(absorptivity)，用来表征光被溶液吸收的程度，则朗伯-比尔定律的表达式变为

$$A = -\lg T = -\lg \frac{I}{I_0} = \kappa bC$$

上式表明，用一束平行单色光束照射待测溶液时，溶液的吸光度与液层厚度及溶液浓度的乘积成正比。该公式不仅适用于分子吸收，也适用于原子吸收。

二、光谱分析的分类

按照产生光谱的物质类型的不同，可以将光谱分为原子光谱和分子光谱；按照产生光谱的方式的不同，可分为吸收光谱、发射光谱和散射光谱；按照光谱的性质和形状，又可以分为线状光谱、带状光谱和连续光谱。以各种光谱为基础建立起来的光学分析法，统称为光谱分析法。

（一）原子光谱与分子光谱

处于稀薄空气状态的原子（之间距离较远，相互作用力很小）发生能级跃迁所发射或吸收的电磁辐射形成的光谱称为原子光谱。由于原子没有振动能级和转动能级，因此，原子光谱的产生全部是由电子能级的跃迁所致，不会叠加振动和转动能级跃迁，其发射或吸收的是一些波长相隔较远的光子，因而原子光谱是一条条谱线彼此分开的线状光谱。

基于原子光谱建立起来的分析方法，主要有原子发射光谱法、原子吸收光谱分析法和

X线光谱分析法。根据所使用的仪器设备和检测手段的不同，原子发射光谱分析法又可以进一步分为摄谱分析法、光电直读法、火焰光度法和原子荧光分析法。

溶液中或处于气态的分子发生能级跃迁所发射或吸收的电磁辐射形成的光谱称为分子光谱。分子光谱负载了分子的电子能级、振动能级和转动能级的信息。分子纯转动能级跃迁引起转动能量的变化，产生转动光谱，位于远红外波段；分子纯振动能级跃迁引起振动能量的变化，产生振动光谱，位于中红外波段；分子纯电子能级跃迁引起电子能量的变化，产生电子光谱，位于可见光到紫外光波段。当外界能量引起分子的振动能级发生跃迁时，同时会伴随转动能级之间的跃迁。由于转动能级的跃迁叠加在振动能级跃迁之上，所以通常得到的振动光谱并不是一系列谱线，而是一个谱带。同样的，分子在两个电子能级之间跃迁时，也会叠加许多振动能级、转动能级之间的跃迁，因此分子的紫外和可见光谱总是带状光谱。实际上，带状光谱是由一系列靠得很近的线光谱组成的，只是由于使用的仪器无法将这些谱线分辨完全才呈现出带状光谱。基于分子光谱建立起来的分析方法，主要有分子吸收光谱分析法、分子发光分析法和磁共振波谱分析法。根据使用波段的不同，分子吸收光谱分析法进一步可以分为，紫外-可见吸收光谱法和红外吸收光谱法。根据激励和发光方式的不同，分子发光分析法又可以进一步分为分子荧光分析法、分子磷光分析法和化学发光分析法。

原子光谱和分子光谱分别是线状光谱和带状光谱，这里对连续光谱也进行一下简单介绍。高压气体、固体和液体内部的原子种类一般比较复杂，而且由于原子之间距离很近，相邻原子的外层电子轨道会发生交叠，从而导致电子之间发生"等能跃迁"，即电子从一个原子的电子轨道跑到另一个原子相同的电子轨道上。这些物质被加热到炽热以后内部会发生十分复杂的能级跃迁，发射出波长范围相当广阔的光辐射，从而形成连续光谱。这样得到的光源是红外、可见及近紫外区光谱分析仪器的重要光源。

（二）吸收光谱与发射光谱

当物质受到某种频率的光波的辐射时，如果光子的能量正好等于物质当前能级和某一较高能级之间的能量差，物质就会吸收辐射，由较低能态被激发跃迁到较高能态。由于不同物质其跃迁的能级差不同，因而对吸收频率的研究可以提供一种表征物质试样组成的方法。由此可以通过实验得到吸光度对波长或频率的函数图，即吸收光谱图。吸收光谱按其产生的本质一般可分为分子吸收光谱（包括紫外-可见吸收光谱、红外吸收光谱）和原子吸收光谱，此外还包括在磁场作用下才会产生的核磁共振波谱。

将某些元素放入磁场中时，其电子和原子核受到强磁场作用后，它们的磁性质会导致附加的量子化能级。这种磁场诱导产生的能级之间能量差很小，通过吸收低频区的辐射就可以实现其跃迁，这就是磁共振现象。原子核一般吸收频率为 30~500MHz 的无线电波，电子则是吸收频率为 9500MHz 左右的微波。基于它们的磁共振现象建立起来的分析方法分别称为核磁共振波谱法和电子自旋共振波谱法。

通常，吸收辐射而被激发的粒子（分子、原子核离子）处在高能级的寿命很短，它们一般要通过不同的弛豫过程返回到基态。有些弛豫过程仅涉及一系列小步骤的能量损失，如通过与其他分子的碰撞将激发能转变为动能等，结果导致体系的温度有微小的升高，称为非辐射弛豫。由于产生的热量很小，非辐射弛豫过程一般不易察觉出来。另外的弛豫过程中吸收的能量被重新以光辐射形式释放出来，称为辐射弛豫，由此获得的光谱就是发射光谱。激发可以通过如下途径实现：

（1）用电子或其他基本粒子轰击，一般可以发射 X 线。

（2）使其暴露在高压交流火花之中，或电弧、火焰、热炉子之中，一般可以产生紫外、可见或红外辐射。

（3）用电磁辐射照射，可以产生荧光或磷光。

（4）放热的化学反应，可以产生化学发光。

发射光谱按其产生的本质，通常可分为原子（离子）发射光谱、原子荧光光谱、分子荧光光谱、分子磷光光谱、X 线荧光光谱和化学发光光谱。

（三）散射光谱

光线通过不均匀介质时，部分光线向多方面改变方向的现象，叫做光的散射。当物质受到光辐射作用并发生散射时，如果发生弹性碰撞，没有净能量交换，则产生与入射光波长相同的散射光，称为瑞利散射；如果发生非弹性碰撞，即光子与分子相互作用后，有能量的变化，则产生与入射光波长不同的散射光，称为拉曼效应（Raman scattering）或拉曼散射，由此获得的光谱称为拉曼光谱。在散射光谱中，拉曼谱线是对称地分布在瑞利谱线两侧的。其中，散射频率小于入射频率的散射谱线称为斯托克斯线，散射频率大于入射频率的散射谱线称为反斯托克斯线。前者是分子吸收能量跃迁到较高能级，后者是分子放出能量跃迁到较低能级。与分子吸收光谱不同，拉曼光谱法是通过测定散射光相对于入射光的频率变化而不是光的频率本身来获取分子内部结构信息的，频率变化幅度的大小取决于分子的能级特征。

三、光谱分析仪的基本结构

光谱分析法是以吸收、发射、荧光、磷光、散射和化学发光等现象为基础建立的。虽然测定它们的仪器在构造上略有不同，但其基本构成大致相同。典型的光谱仪由五个部分组成：稳定的辐射源、固定试样用的透明容器（样本池）、波长选择器、辐射检测器或换能器（一般是将辐射能转换成电信号）、信号处理器和读出装置。

常见的光谱分析仪器的原理结构图，如图 7-11 所示。

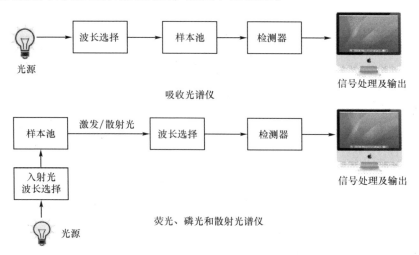

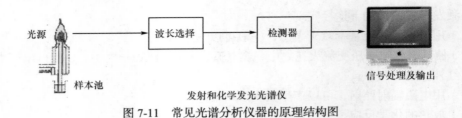

发射和化学发光光谱仪

图 7-11　常见光谱分析仪器的原理结构图

（一）光源

在光谱研究中，要求光源产生的辐射必须有足够的输出功率，以便于检测。同时，光源的输出应该稳定。一般来说，光源的辐射功率随所加电功率呈指数变化。因此，通常需要用稳压电源以保证光源输出有足够的稳定性。此外，在仪器设计中，常将光源发出的光分为两束，一束通过样本池，另一束不通过样本池，以便进行信号比对，用以克服光源稳定性带来的误差。

光谱分析中广泛应用的光源分为三类：连续光源、线光源和激光光源。

1. 连续光源　连续光源是指在较宽波长范围内发射强度平稳的具有连续光谱的光源。它主要应用于分子光谱（吸收和荧光光谱）中。

紫外光区最常用的连续光源是氢灯或氘灯，其连续光谱的波长范围为 160~375nm。氘灯的光谱强度比氢灯大 3~5 倍，寿命也比氢灯长。当需要特别强的光源时，则选用高压、充有氩气、氙气或汞蒸气的充气弧灯。

可见光区最常用的连续光源是钨丝灯，其连续光谱的波长范围为 340~2400nm，另外还有卤钨灯和氙灯（250~700nm）。在紫外-可见分光光度计上，常用氢灯或氘灯作紫外光源，用钨灯或卤钨灯作可见光源。在分子荧光光度计上则通常使用氙灯作为连续光源。

红外光区通常是将惰性固体电加热到 1500~2000K 作为红外光源，在这个温度下，惰性固体可以产生最大辐射波长为 1.5~1.9μm 的红外连续光谱。在红外分光光度计上常用硅碳棒或能斯特灯作为红外光源。

2. 线光源　线光源是指能发射出数条分开谱线的光源。它主要应用于原子吸收光谱、原子荧光光谱和拉曼光谱分析仪器等。

空心阴极灯使用待测元素材料制成圆筒形空心阴极，由钨、镍、钛或钽等有吸气性能的金属制成棒型阳极，两电极密封在充有惰性气体氖或氩、前端带有石英窗的玻璃灯管中。当在两电极之间施加几百伏电压时，便产生辉光放电。由各种元素作为空心阴极组成的各种空心阴极灯都能发射出它们各自的特征谱线。它们是目前原子吸收分光光度计、原子荧光分光光度计配套的理想光源。

无极放电灯是由一个数厘米长、直径 5~12cm 的石英玻璃圆管制成的。管内放进数毫克金属化合物并充有氩气。工作时将灯置于高频电场中，氩气激发。随着管内温度升高，金属化合物蒸发出来，并进一步离解、激发，从而辐射出金属元素的特征谱线。这种灯的强度比空心阴极灯大几个数量级，没有自吸，谱线更纯，一般用于蒸气压较高的元素或化合物的测定。

汞蒸气灯和钠蒸气灯在紫外和可见光区可产生几条锐线，并用于某些光谱仪器中。汞灯在波长范围为 254~734nm 内有数条波长分开的谱线，如 253.7、265.0、313.5、365.0、546.0 及 579.0nm。钠灯主要有 589.0nm 和 589.6nm 一对谱线。

3. 激光光源 激光是原子或分子受激辐射产生的。与普通光源相比，激光具有高单色性、方向性强、亮度高、相干性好等优点。现在激光已成为常规分析方法中十分重要的光源，如拉曼光谱、分子吸收光谱、发射光谱、傅里叶变换红外光谱等。

（二）波长选择器

在许多光谱分析中，通常需要采用有限的、较窄的、连续波长频带。较窄的带宽，除可以增加测定吸收系数的灵敏度，为发射和吸收方法的选择性创造条件外，还是获得光谱信号与浓度之间线性关系的必要条件。实际上，波长选择器不可能获得真正的单色光，其输出总是具有一定的带宽。虽然线光源或激光能提供所需的窄频带，但更实用的是从连续光源的辐射中选择合适的波长频带。波长选择器通常有：棱镜或光栅单色器、滤光片和声光可调滤光器。此外，在傅里叶变换光谱仪中的迈克尔逊干涉仪实际上也起到了类似于波长选择器的作用。

1. 单色器 单色器是用来产生高光谱纯度辐射束的装置，且辐射束的波长可以在一个较大范围内任意改变，即单色器可用来扫描光谱。紫外、可见、红外光区使用的单色器在机械结构上都是类似的，如图 7-12 所示。

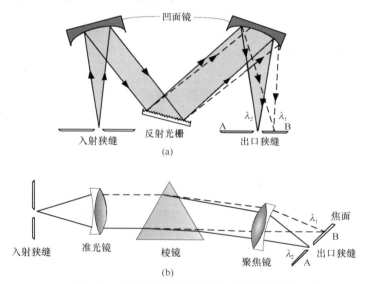

图 7-12 光栅单色器和棱镜单色器的结构图

单色器主要由五个部分组成：进口狭缝、准直装置（使入射光变成平行光线的透镜或反射镜）、色散元件（使不同波长的辐射沿不同的角度分散开）；聚焦透镜或凹面反射镜（使每个单色光束在单色器的出口曲面上汇聚）、出口狭缝。

各部分的材料视实际使用的波长区域而定。过去光谱仪器中的色散元件大都是采用棱镜。而现在几乎所有的色散元件都是采用反射光栅。这是由于对同样的尺寸大小，光栅色散元件可获得最好的波长分离，并且辐射沿焦面呈线性色散。而对棱镜来说，正好相反，短波的色散大于长波。反射光栅又可分为平面反射光栅（或称闪耀光栅）和凹面反射光栅两种，前者在普通的光谱仪中使用较多，后者在光电直读等离子发射光谱仪中广泛使用。

狭缝是单色器中很重要的部件，它由两片经过精密加工、具有锐利边缘的金属组成，两片金属处于相同平面上且相互平行。入射狭缝可看作是一个光源，在相应波长位置，入射狭缝的像要刚好充满整个出射狭缝。这就需要对狭缝的加工、安装及调节都进行严格的要求。一般来说，狭缝宽度增加，通带增大，进入单色器的光通量增加，有可能增加信噪比。但是，当分析谱线存在强的背景或邻近非吸收线干扰时，增大缝宽，反而会降低信噪比。因此在实际分析中，应根据样本性质和分析要求确定狭缝宽度，并通过条件优化确定最佳狭缝宽度。对于定性分析，一般选择较窄的狭缝宽度以提高分辨率，减少其他谱线的干扰，提高选择性；对于定量分析，一般选择较宽的狭缝宽度以增加进入单色器的光通量，提高分析的灵敏度。此外，与发射光谱分析相比，原子吸收光谱因谱线数少，可采用较宽的狭缝，但是当背景大时，则应适当减小缝宽。

2. **滤光片** 对波长进行选择有两种类型的滤光片：吸收滤光片和干涉滤光片。前者仅限于可见光谱区；后者则可用于紫外、可见和红外光谱区。

干涉滤光片通常是由两层半透明银膜组成，银膜之间用介电薄膜（常为氟化钙或氟化镁）隔开。介电膜的厚度，取决于要透射的波长。当一部分光线通过第一层银膜，将在第二层银膜上反射并且在第一层银膜的内侧也进行反射。在两层银膜内的多次反射使需要滤除的光发生相消干涉相互抵消，而需要透过的光则通过干涉相互叠加以较高的强度通过滤光片。干涉滤光片只允许很窄波带的光线透过，其选择性类似于单色器；然而它简单，价格便宜。但若要提高选择性，就必然降低透射率。

吸收滤光片一般比干涉滤光片便宜，主要用于可见光区的波带选择。它基于光的显色原理工作，通常由有色玻璃、分散在明胶中或夹在玻璃板之间的染料组成。有色玻璃的优点是有较大的热稳定性。吸收滤光片的带宽较窄，透射效率低。增加滤光片介质的厚度可以提高其选择性，但是这会降低透射率，故吸收滤光片只能用于较为简单的光度计。

3. **声光可调滤光器** 声光可调滤光器是一种微型窄带可调滤光器，其工作原理是通过改变施加在某种晶体（通常用的是 TeO_2）上的射频频率来改变通过滤光器的波长。通过改变射频功率可以对通过声光可调滤光器的光的强度进行精密、快速的调节。声光可调滤光器允许通过的光的波长范围很窄，其分辨率很高，目前已达到 0.0125nm 或更小。声光可调滤光器的优点是波长调节速度快且有很大的灵活性。这种全电子波长选择系统适用于光谱化学分析，特别是近红外光谱领域，现在也已经被用于原子光谱分析法。

4. **迈克尔逊干涉仪** 光度计、光谱仪、分光计和分光光度计都是用滤光片或单色器对辐射进行色散。还有一类仪器使用迈克尔逊干涉仪（Michelson interferometer）进行色散，产生时间域函数，称为傅里叶变换光谱仪。传统光谱仪记录的是辐射强度随频率的变化关系，而傅里叶变换光谱仪则是记录辐射强度随时间的变化。

迈克尔逊干涉仪由光源、分光器（光束分裂镜）、定镜、动镜和检测器等组成，如图7-13 所示。从光源发出的光被分光器上的半透膜分解成透射光和反射光，其中透射光通过分光器被动镜反射，沿原路再回到分光器上，并被半透膜反射到达检测器。反射光照射到固定镜后，沿原路反射回来再通过半透膜而到达检测器。这样，到达检测器上的便是两束光的相干光。如果进入干涉仪的是单色光，则随着动镜的移动，使两束光到达检测器的光程差为 $\lambda/2$ 的奇数倍时，落到检测器上的相干光相互叠加，产生明线，其相干光的强度有最大值；相反，当两束光的光程差为 $\lambda/2$ 的偶数倍时，落到检测器的相干光将相互抵消，产生暗线，其相干光的强度有极小值。相应的，部分相消干涉则发生在上述两种位移之间。因此，当动镜以匀速向分光镜移动，即连续改变两束光的光程差时，就会得到该单色光的干涉图。

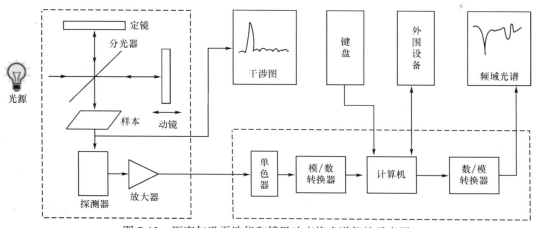

图 7-13　迈克尔逊干涉仪和傅里叶变换光谱仪的示意图

如果入射光为连续波长的复合光，迈克尔逊干涉仪得到的干涉图是许多单色光干涉图的复合。经过样本后，由于样本吸收了某些频率的能量，所得干涉图强度曲线就会发生变化。通过计算机将这种干涉图进行快速傅里叶变换，即可得到频率域光谱图。

（三）样本池

所有的光谱研究都需要样本池（样本容器）。最好的样本池其窗口应该完全垂直于入射光束，以减少反射损失，因而样本池常加工成方形容器。与单色器的光学元件一样，样本池必须用能透过所研究的光谱区辐射的材料制成。在紫外光区，采用石英材料；在可见光区，采用玻璃或透明塑料材料；在红外光区，可选用 NaCl 或 KBr 制成样本池的窗口。在原子发射光谱法中，可将样本直接引入光源中；在原子吸收和原子荧光光谱中，可将样本溶液引入原子化器内。

（四）辐射检测器

除少数检测器外，大部分检测器是将辐射能转换为电信号。辐射转换器一般分为两类：一类是能对光子产生响应的光子检测器，常称光电检测器；另一类是对热产生响应的热检测器。光电检测器的电信号来源于吸收一连串单个光子的结果。热检测器广泛用于检测红外辐射，其响应是入射辐射的平均功率。理想的检测器应该具有高灵敏度、高信噪比、响应时间快的特点，并且在整个研究的波长范围内具有恒定的响应。此外，在没有辐射时，其输出应为零。另外，还要求产生的电信号应与光束的辐射功率呈正比。表 7-2 中给出了常用的辐射检测器及其应用波段。

表 7-2　辐射检测器种类及应用波段

检测器种类	检测器	应用波段
早期检测器	人眼，相板及照相胶片	紫外—可见
光电转换器	光电倍增管	紫外—可见
多通道转换器	光二极管阵列	紫外—可见
	电荷注入器件	
	电荷耦合器件	
光导检测器	光导检测器	红外
热检测器	真空热电偶	红外
	辐射热测量计	
	热释电检测器	

现在的光谱分析仪器中常见的光子检测器主要有光电倍增管、多通道光子检测器和光导检测器等。

1. 光电倍增管　测定低强度辐射光电倍增管比普通的光电管更好。光电倍增管的阴极表面组成与光电管类似。不同的是在阴极和阳极之间连有一系列的次级电子发射极，即倍增极。阴极和阳极之间加以约 1000V 的直流电压。在每个相邻电极之间都有 50~100V 的电位差。当光照射在阴极上时，光敏物质发射电子，首先被电场加速，落在第一个倍增极上，并击出更多的二次电子，这些二次电子又被电子加速，落在第二个倍增极上，击出更多的二次电子。以此类推，当这一过程经过九次之后，每个光子已可形成 10^6~10^7 个电子，最后都被阳极所收集，产生的电流随后用电子学方法加以放大和测量。由此可见，光电倍增管不仅具有光电转换的作用，同时还起着电流放大的作用。

光电倍增管对紫外和可见光区有很高的灵敏度，此外它有极快的响应时间。但是，热发射电子产生的暗电流限制了光电倍增管灵敏度的进一步提高。

2. 多通道光子检测器　多通道光子检测器由小的光电敏感元件以线阵或面阵形式蚀刻在一个几毫米见方的硅半导体片上组成，并包括电路系统。对于光谱研究来说，多通道光子检测器一般是放在光谱仪的焦平面上，以便同时转换并测定经色散后不同元素的光谱。目前，在光谱仪中使用的有三种多通道光子检测器：光电二极管阵列、电荷注入器件和电荷耦合器件。后两种器件因为都是将电荷从收集区转移到检测区后完成测定，故又称为电荷转移器件（charge-transfer device，CTD）。

光电二极管阵列的每一个光敏元件都是由小的硅二极管组成，多以线阵排列在检测器的表面。光电二极管阵列检测器的性能，如灵敏度、线性范围和信噪比，没有光电倍增管好，限制了它在多通道测量中的应用。相反，电荷转移器件的工作特性接近光电倍增管，又能进行多通道测量，因而在现代光谱仪中得以广泛应用。

电荷转移器件的光敏元件通常是二维面阵的形式，例如在一块 6.5mm×8.7mm 的硅片上，总共可包含几万个甚至更多像元（光敏元件）。它们可以在中阶梯光谱仪中同时记录一张完整的二维光谱图。电荷转移器件最突出的特点是以电荷作为信号，通过集中检测器表面不同像元上的光生电荷，并在短暂的周期内测定累计电荷量。其作用十分像感光片，即产生的是辐射照射在其上面的累积信号。光生电荷的产生与入射光的波长及强度有关。

测定光生电荷量有两种方法，一种是测定电荷从一个电极下移动到另一个电极下时产生的电压改变；另一种是将电荷转移到敏感放大器中测量，前者称为电荷注入器件，后者称为电荷耦合器件。电荷耦合器件在检测低亮度级的光信号时，有较大的灵敏度，但在某些情况下会破坏读出过程的现象则是它的缺点。

3. 光导检测器　光导检测器实际上是一种电阻器，没有光照射，其电阻可达 $200k\Omega$。吸收辐射后，半导体的某些价电子被激发成为自由电子，从而使其导电性能增加，电阻减小。因此，可根据电阻的变化检测辐射强度的大小。自由金属铅、镉、镓、铟的硫化物、硒化物及碲化物形成的晶体半导体，可作为光导检测器的敏感元件。其中硫化铅是应用最广泛的晶体半导体，它最大的优点是可以在室温下使用，灵敏区的波长范围在 $0.75\sim3\mu m$ 的近红外光区。而主要用于中红外和远红外光区敏感元件的汞、镉的碲化物，必须通过液氮冷却，以抑制因热产生的噪声。光导电检测器在傅里叶变换红外光谱仪中有着重要的作用。

一般来说，红外光区的能量不足以产生光电子发射，通常的光子检测器不能用于红外光区的检测。所以，在这个光区要使用以辐射热效应为基础的热检测器。热检测器通过小黑体吸收辐射，并根据引起的热效应测量入射辐射的功率。为了减少环境热效应的影响，吸收元件应放在真空中，并与其他热辐射源隔离。根据检测温度升高的方法，可将热检测器分为三类：热电偶、辐射热测量计和热电检测器（也称热释电检测器）。

（1）热电偶：将两片相同的金属（如铜）与另一片不同金属（如康铜）的两端融合，就可形成热电偶的一对接点。在热电偶的两个接点间有一个随着两个接点的温度差而变化的电位。当热电偶用于红外光区时，常采用非常细的铋丝和锑丝构成检测器的两个接点。为了改善热吸收容量，通常是将一个接点涂黑后，再密封在可透过红外辐射的真空容器内，以接收红外辐射加热。作为参照的接点也放在与测量接点相同的容器内，它应有相对大的热容量，应用时能避免外来辐射的影响。由于分析信号是间断的，只有两接点的温度差是重要的。因此，参照接点并不需要恒温。为了增加灵敏度，常常将几个热电偶串联起来，这就是所谓的热电堆。一个设计得很好的热电偶检测器可响应 $10^{-6}K$ 温度差。热电偶是一种低阻抗器件，故常被连接到高阻抗前置放大器上。常用的热电偶材料有 Ag-Pd、Sb-Bi 和 Bi-Te。

（2）辐射热测量计：辐射热测量计是基于导体（如铂、镍）或半导体吸收辐射后，温度的改变使其电阻发生改变，从而产生输出信号。值得注意的是，由半导体做成的热敏电阻与金属热敏电阻的性质相反，温度升高，电阻反而下降。辐射热测量计由大约 $10\mu m$ 厚的热敏电阻安装在散热基片上做成。为便于吸收辐射，响应元件通常做得很小并将其涂黑。将半导体薄片作为桥路的一个臂来检测电阻的变化，不受照射的第二个薄片接到桥路的另一个臂上，以补偿环境温度的变化。

（3）热电检测器：热电检测器是由热电材料的单晶片组成。热电材料是具有非常特殊热电性质的介电体，如硫酸三甘肽单晶是用于红外光检测器中最重要的热电材料。电场通过任何一种介电材料时，都会产生电极化作用，它的大小是该材料介电常数的函数。对大多数介电材料来说，当外电场移除时，诱导的极化作用迅速降到零。但是热电材料在电场移除后，仍能保留很强的随温度变化的极化作用。因此将热电晶体夹在两电极（其中一个能通过红外光）之间，就产生了随温度变化的电容器。当用红外辐射照射它时，随着温度的变化，通过晶体的电荷分布发生改变，从而为连接在电容器两边的外电路形成测定电流。电流的大小正比于晶体的表面积和它随温度改变而极化的速率。当温度加热至居里点时，晶体将失去保留下来的极化作用。

热电检测器的响应时间非常快，以至于使它足以跟踪从干涉仪中出来的时间域信号的变化。正因为如此，它能作为大多数傅里叶变换红外光谱仪中的检测器。

（五）信号处理器与读出装置

信号处理器是一种电子器件，它可以放大检测器的输出信号。此外，它也可以把信号从直流变成交流（或相反），改变信号的相位，滤掉不需要的成分。同时，信号处理器也可以用来执行某些信号的数学运算，如微分、积分或对数转换。在现代仪器中，常用的读出器件有数字表、记录仪、电位计标尺、阴极射线管等。

通常，光电检测器的输出采用模拟技术处理和显示，即将从检测器出来的平均电流、电位等放大、记录或馈入某个适当的表头。近年来，利用光电倍增管的输出，将应用在 X 线辐射功率测量中的光计数技术，成功引入了紫外和可见光区的测量。与模拟技术相比，光计数技术有很多优点：改善信噪比和低辐射强度的灵敏度、提高给定测量时间的测量精度、降低光电倍增管电压和温度的敏感性。

四、光谱分析仪的临床应用

作为分析仪器中的一个大类，光谱分析仪器在材料、环境、地质、医学、化学、生物等众多领域都有着广泛的应用。在医学检验领域应用较多的光谱仪器主要有各种原子光谱分析仪和荧光光谱仪。如果从发射光谱和吸收光谱的角度进行细分的话，在医学上应用的发射光谱仪器主要有荧光（分光）光度计和火焰光度计两大类；在医学上应用的吸收光谱仪器种类比较多，其中红外、紫外分光光度计主要来分析物质的结构，如药品的成分等，而可见光分光光度计则主要应用于医学检验。

1. 原子光谱分析仪的临床应用　人体中含有许多对维持正常生理过程有重要意义的金属元素，如钾、钠、钙、镁、铁、铜、锌、锰等。人体的血液、汗液、尿液、头发及机体组织，由于受环境和饮食污染会引进体内铅、汞、镉、砷等有害元素。对这些元素的分析结果，可以反映机体内的生理过程及机体受环境污染而中毒的情况。原子光谱分析仪器既可用于血液、尿液、粪便及生物组织中微量元素的分析，也可对内脏、毛发、骨骼等经一定处理后，进行分析测定。

2. 荧光光谱分析仪的临床应用　荧光光谱分析仪在医学中的应用是多方面的，包括细胞膜结构和功能的研究、抗体形态的确定、生物分子的异质研究、药物相互作用的评价、酶活性和反应的测定、荧光免疫分析、体内化学过程的监测等。在医学检验方面，荧光光谱仪可用来对人体中微量成分进行分析测定，是进行药物检测的极有效的工具，各种激素、氨基酸、核酸、维生素以及青霉素、链霉素、黄曲霉素、吗啡、奎宁等药物的含量都可以直接或间接地用荧光光谱分析仪进行检测。此外，近年来激光诱导荧光法诊断恶性肿瘤、显微荧光法研究药物与细胞的相互作用、DNA 编序及含量的荧光法测定均是受到关注的热点问题。

第三节　质谱分析仪

质谱（mass spectrometry，MS）分析法是通过对样本离子的质荷比测定进行样本分析的一种方法。被分析的样本首先要离子化，然后根据不同离子在电场或磁场中的运动行为不同，将离子按质荷比（m/z）分开而得到质谱，通过样本的质谱和相关信息，可以定性或定量检测样本。

有别于其他间接测量物质信息的方法，质谱分析法可以直接对物质的微粒进行测量和分析。具有如下特点：应用范围广、灵敏度高、样本用量少、分析速度快、可对物质的组成和结构等进行定性检测。质谱法是唯一可以确定分子式的方法，从质谱能了解样本分子的元素组成，从而决定样本的分子式。由于各类化合物的裂解是有规律的，故从质谱中的各种碎片离子可以得到其结构的线索。

质谱仪种类很多，工作原理和应用范围也有很大差异。从应用角度，质谱仪可以分为有机质谱仪、无机质谱仪和同位素质谱仪。有机质谱仪主要用于有机化合物的结构鉴定，它能提供化合物的分子量、元素组成以及功能团等结构信息。根据应用特点不同又分为气相色谱-质谱联用仪、液相色谱-质谱联用仪、基质辅助激光解吸飞行时间质谱仪和傅立叶变换质谱仪等。无机质谱仪包括火花源双聚焦质谱仪、感应耦合等离子体质谱仪和二次离子质谱仪等。从质谱仪所用的质量分析器的不同，可以把质谱仪分为单聚焦质谱仪、双聚焦质谱仪、四极杆质谱仪、飞行时间质谱仪、离子阱质谱仪、傅立叶变换质谱仪等。这些分类都不是十分严谨，因为有些仪器通过搭配不同附件可以具有不同功能。例如，一台气相色谱-双聚焦质谱仪，如果改用快原子轰击电离源，就不再是气相色谱-质谱联用仪，而称为快原子轰击质谱仪。另外，有的质谱仪既可以和气相色谱相连，又可以和液相色谱相连，因此也不好严格归于某一类。在以上各类质谱仪中，数量最多，用途最广的是有机质谱仪。因此，本节主要介绍的是有机质谱分析方法。

一、质谱分析仪的基本原理

质谱仪是利用电磁学原理使气态分子转变成带正电荷的离子，并根据离子的质荷比（m/e，m 表示质量，e 表示离子电荷）将其分离，同时记录和显示这些离子的相对强度。检测时，首先使样本离子化，在极高的真空度下，以某种方式使样本分子电离、碎裂，形成各种质荷比的离子。然后，将离解的离子加速导入质量分离器中，利用离子在电场或磁场中运动的性质，将离子按质荷比大小进行分离，记录其相对强度并排列成谱。不同质荷比的离子经质量分析器分开后，被检测器记录的图谱称为质谱图，简称质谱。

图 7-14 为分子断裂（电离过程）的示意图。

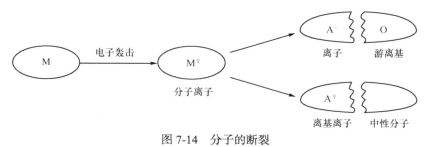

图 7-14　分子的断裂

图中"o"表示孤对电子，"+"表示正离子。采用高能电子束轰击气态分子 M ，使其成为分子离子 M⁺，分子离子进一步发生键的断裂，从而产生许多碎片。这些碎片可以是失去游离基后的正离子 A⁺，也可以是失去中性分子后的游离基型正离子 A⁺。

气化的试样进入离子室后，受到高能量的电子束轰击，形成正离子，正离子在高压电场的作用下得到加速。其过程遵循下述公式

$$\frac{1}{2}mv^2 = eU$$

式中 m 为正离子的质量，v 为正离子的速度，e 为正离子的电荷，U 为加速电压。

被加速的正离子进入具有一定半径的圆弧形质量分离器，分离器内存在均匀的磁场，在磁场强度 H 的作用下，正离子被偏转作半径为 r 的圆周运动。其运动遵循下式

$$\frac{mv^2}{r} = Hev$$

从运动公式可得，$v = Her/m$，代入过程公式，有

$$\frac{m}{v} = \frac{H^2 r^2}{2U}$$

在质谱仪中，离子收集器的狭缝位置固定不变，即上式中 r 不变。在一定的加速电压 U 作用下，改变磁场质量分离器的磁场强度 H，可以使不同质荷比的正离子依次通过狭缝进入离子检测器，分别被检出而记录下来。

二、质谱分析仪的基本结构

质谱分析法主要是通过对样本的离子质荷比的测定而实现对样本进行定性和定量分析。因此，质谱仪都必须有电离装置把样本电离成离子，有质量分析装置把不同质荷比的离子区分，通过检测器可以得到样本的质谱图。

由于有机样本、无机样本和同位素样本等具有不同形态、性质和不同的分析要求，所以，使用的电离装置、质量分析装置和检测装置会有所不同。但是，不管是哪种类型的质谱仪，其基本组成是相同的，一般包括进样系统、离子源、质量分析器、离子检测器和真空系统。质谱仪结构框图，如图 7-15 所示。

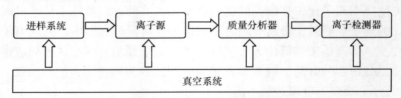

图 7-15　质谱仪结构框图

下面首先以单聚焦质谱仪为例，说明质谱仪中这些功能单元的基本功能，并对质谱仪中的几种重要部件进行分别介绍。单聚焦质谱仪的结构如图 7-16 所示。

单聚焦质谱仪的作过程大致如下：通过进样系统，使 μmol 或更少的样本蒸发，并让其慢慢地进入电离室。电离室内的压力约为 10^{-3}Pa。在电离室，由热丝流向阳极的电子流将气态样本的原子或分子电离成正负离子（一般分析是正离子）。接着，在狭缝A 处，以微小的负电压将正负离子分开。此后，借助于 A 、B 之间几百至几千伏的电压，将正离子加速，使准直于狭缝 A 的正离子流，通过狭缝 B 进入真空度高达 10^{-5}Pa 的质量分析器内。根据离子质荷比的不同，其偏转角度也不同，质荷比大的偏转角度小，质荷比小的偏转角度大，从而使质量数不同的离子在此得到分离。若改变粒子的速度或磁场强度，就可将不同质量数的粒子依次聚焦在出射狭缝上。通过出射狭缝的离子流，将落在一个收集极上。

这一离子流经放大后，即可进行记录、并得到质谱图。很明显，质谱图上信号的强度与到达收集极上的离子数成正比。

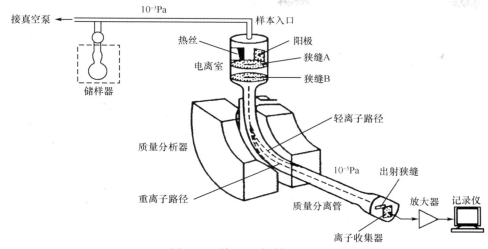

图 7-16 单聚焦质谱仪结构图

（一）进样系统

质谱仪检测的样本约为几微克，在高真空（$10^{-3}\sim10^{-4}$ Pa）的条件下进样。进样方式分为加热进样和直接进样两种。

（1）加热进样方式可以把高沸点的液体或固体送入质谱仪。使用一根探针杆，在其末端有一盛放样本的石英坩埚或黄金漏隙，通过真空封闭结构将样本插入离子源内，提高样本的温度，使之变成蒸气，完成进样。

（2）直接进样方式对于不同种类的样本需要采用不同的进样方式。对于气体样本，将样本从储气容器导入容积计量器，样本在标准容器内计量后，膨胀进入紧接在样本"漏隙"前的容器内，然后通过分子漏孔，以分子流的形式进入离子源。液体样本的导入方法有多种，主要是采用击破装置，将一支微吸管触极埋在汞或镓下面的烧结玻璃片上，或用注射针头注入样本，容器内的低压吸入液体并使之立即气化。

近年来，对于分析低沸点的复杂混合物，气相色谱仪是一种很有效的进样部件。经色谱柱分离的组分流过连接到真空系统的分子分离器，进入离子源。这种把气相色谱仪和质谱仪连接的方式简称为气质联用。

（二）离子源

离子源（电离室）的功能是将进样系统引入的气态样本分子转化成离子。由于离子化所需的能量随分子不同差异很大，因此，对于不同的分子应选择不同的电离方法。通常称能给样本较大能量的电离方法为硬电离方法，而给样本较小能量的电离方法为软电离方法，软电离方法适用于易破碎或易电离的样本。

离子源是质谱仪的心脏，可以将离子源看作是比较高级的反应器，其中样本发生一系列的特征电离、降解反应，其作用在很短时间（约 $1\mu s$）内发生，所以可以快速获得质谱。许多方法可以将气态分子变成离子，它们已被应用到质谱法的研究中。表 7-3 列出了几种离子源的基本特征。

表 7-3 质谱研究中的几种电离方法

名　称	简称	类型	离子化试剂	应用年代
电子轰击离子化	EI	气相	高能电子	1920
化学电离	CI	气相	试剂离子	1965
场电离	FI	气相	高电势电极	1970
场解吸	FD	解吸	高电势电极	1969
快原子轰击	FAB	解吸	高能电子	1981
二次离子质谱	SIMS	解吸	高能离子	1977
激光解吸	LD	解吸	激光束	1978
电流体效应离子化(离子喷雾)	EH	解吸	高场	1978
热喷雾离子化	ES	—	荷电微粒能量	1985

1. 电子轰击源　电子轰击源又称 EI（electron impact ionization）源，是应用最为广泛的离子源，它主要用于挥发性样本的电离。电子轰击源的工作原理如图 7-17 所示。

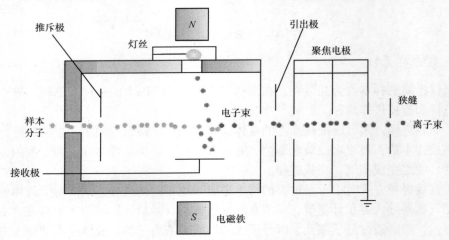

图 7-17　电子轰击源工作原理图

在离子源内，用电加热铼或钨的灯丝到 2000℃，产生高速电子束，其能量为 10~70 eV。当样本以气体形式进入离子源，由灯丝发出的电子与样本分子发生碰撞使样本分子电离。一般情况下，灯丝与接收极之间的电压为 70V，所有的标准质谱图都是在 70eV 下做出的。在 70eV 的电子碰撞作用下，有机物分子可能被打掉一个电子形成分子离子，也可能会发生化学键的断裂形成碎片离子。由分子离子可以确定化合物分子量，由碎片离子可以得到化合物的结构。

对于一些不稳定的化合物，在 70eV 的电子轰击下很难得到分子离子。为了得到分子量，可以采用 10~20eV 的电子能量，不过此时仪器灵敏度将大大降低，需要加大样本的进样量。

2. 化学电离源　化学电离源是 1966 年开始发展起来的一种新型离子源。它是通过离子分子反应对试样进行电离的。化学电离源又称为 CI（chemical ionization）源。

有些化合物稳定性差，用 EI 方式不易得到分子离子，因而无法获取分子量。为了得到分子量可以采用 CI 电离方式。CI 和 EI 在结构上没有大的差别，或者说主体部件是共用的。其主要差别是 CI 源工作过程中要引进一种反应气体。反应气体可以是甲烷、异丁烷、氨等，它的量比样本气要大得多。灯丝发出的电子首先将反应气电离，然后反应气离子与样本分子进行离子分子反应，并使样本气电离。

3. 高频火花电离源　高频火花电离源又称为 SI（spark source）源，主要是使无挥发性的无机样本（如金属、半导体、矿物等）离子化。在真空中，样本电极与参考电极间施加约 30 kV 的高频脉冲，使电极间发生火花放电，从而使电极上的样本蒸发并电离。

高频火花源的电离效率高，对不同的样本，其电离效率大致相同。因此，不必进行定量校正就能得到定性分析和半定量分析。若采用适当的电极形式，高频火花源还可以分析固体材料和液体。其主要缺点是能量分散较大，因此，常必须采用双聚焦分析器。

4. 场电离源　场电离源又称为 FI（field ionization）源，是利用强电场诱发样本分子的电离。场电离源的结构示意图，如图 7-18 所示。

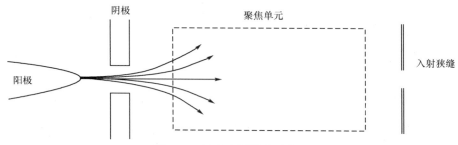

图 7-18　场电离源结构示意图

场电离源的最重要部件是电极，正负极间施加高达 10kV 的电压差，两极的电压梯度可达 $10^7 \sim 10^8 V \cdot cm^{-1}$。若具有较大偶极矩或高极化率的样本分子通过两极间时，受到极大的电压梯度的作用（量子隧道效应）而发生电离。

为了能获得极大的两电极间电压梯度，阳极需要很尖锐。通常经过特殊的处理，在其尖端表面做成许多微探针（＜1μm），称为多尖陈列电极，也称"金属胡须发射器"。

由于 FI 的能量约为 12eV，因此分子离子峰（或准分子离子峰）强度较大，碎片离子峰很少，图谱相对简单。与 FI 类似的有场解吸源，用 FD（field desorption）表示。与 FI 不同，FD 是将样本溶液置于阳极发射器的表面，并通过溶剂蒸发除去，在强电场中，样本离子直接从固体表面解吸并奔向阴极。FD 是一种软电离技术，通常只产生分子离子峰和准分子离子峰，碎片离子峰极少，特别适用于热不稳定性和非挥发性化合物的质谱分析。在进行复杂未知物的结构分析时，若有条件，将电子轰击源、化学电离源及场解吸源三种电离方式的质谱图加以比较，有助于对未知物的鉴定。

5. 快原子轰击电离源　快原子轰击电离源又称为 FAB（fast atom bombandment）源，其示意图如图 7-19 所示。

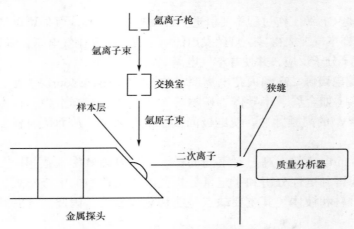

图 7-19　快原子轰击电离源示意图

轰击样本分子的原子通常为惰性稀有气体，如氙气或氩气。为了获得高动能，首先让气体原子电离，并通过电场加速，然后在交换室中与热的气体原子碰撞导致电荷和能量的转移，获得快速运动的气体原子。快速运动的气体原子撞击涂有样本的金属极，通过能量转移使样本分子电离，生成二次离子。通常将样本溶于惰性的非挥发性溶剂（如丙三醇）中，并以单分子层覆盖于探针表面，以提高电离效率。

（三）质量分析器

质量分析器的作用是将离子源产生的离子按质荷比顺序分开并排列成谱。用于有机质谱仪的质量分析器有单聚焦分析器、双聚焦分析器、四极杆分析器、离子阱分析器、飞行时间分析器、回旋共振分析器等。

1. 单聚焦分析器　单聚焦分析器是最基本的一种分析器。该分析器是通过磁场来实现按质荷比的大小将离子分离，常见的单聚焦分析器是采用 180°、90°、60°的圆形离子束通路。采用 180°离子通道的单聚焦分析器的工作原理如图 7-20 所示。

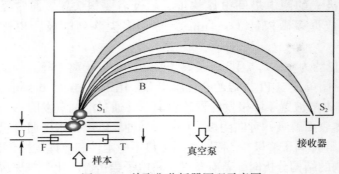

图 7-20　单聚焦分析器原理示意图

单聚焦分析器的主体是处于磁场中的扁形真空腔体。离子进入分析器后，由于磁场的作用，其运动轨道发生偏转改作圆周运动。其运动轨道半径 R 可由下式表示

$$R = \frac{1.44 \times 10^{-2}}{B} \times \sqrt{\frac{m}{e}V}$$

式中 m 为离子质量，e 为离子电荷（以电子的电荷量为单位），V 是离子加速电压，B 是

磁场的磁感应强度。

由上式可知，在一定的 B、V 条件下，不同 m/e 的离子其运动半径不同。由此，通过离子源产生的离子，经过分析器后可实现质量分离。如果检测器位置不变（R 不变），连续改变 V 或 B，可以使不同 m/e 的离子顺序进入检测器，实现质量扫描，得到样本的质谱。

单聚焦分析结构简单，操作方便，但分辨率较低，难以满足有机物的分析要求。单聚集质谱仪分辨率低的原因主要在于，它不能克服离子初始能量分散对分辨率造成的影响。在离子源产生离子时，质量相同的离子应该聚在一起，但由于离子初始能量不同，经过磁场后其偏转半径也不同，因而实际是以能量大小顺序分开，即磁场也具有能量色散的作用。这样就使得相邻两种质量的离子很难分离，降低了分辨率。

2. **双聚焦分析器** 为了消除离子能量分散对分辨率的影响，通常在扇形磁场前加扇形电场，扇形电场是一个能量分析器，没有质量分离作用。质量相同而能量不同的离子经过静电电场后会彼此分开，即静电场具有能量色散作用。如果设法使静电场的能量色散作用和磁场的能量色散作用大小相等、方向相反，就可以消除能量分散对分辨率的影响。只要是质量相同的离子，经过电场和磁场后可以会聚在一起。通过改变离子加速电压，可以实现质量扫描。

由电场和磁场共同实现质量分离的分析器，同时具有方向聚焦和能量聚焦作用，由此称为双聚焦质量分析器。双聚焦分析器的工作原理如图 7-21 所示。

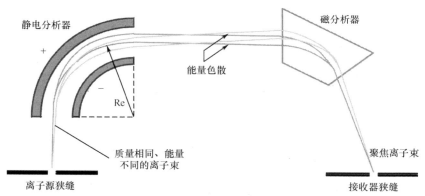

图 7-21 双聚焦分析器原理示意图

3. **飞行时间分析器** 飞行时间分析器的主要部件是一个离子漂移管，工作原理如图 7-22 所示。

离子在加速脉冲电压 V 的作用下得到动能，有

$$\frac{1}{2}mv^2=eV \quad 或 \quad v=(2eV/m)^2$$

式中 m 是离子的质量，e 是离子的电荷量，V 是离子加速电压，v 是离子速度。

离子以速度 v 进入自由空间（漂移区），假定离子在漂移区飞行的时间为 t，漂移区长度为 L，则有

$$t=L\sqrt{\frac{m}{2eV}}$$

由上式可见，离子在漂移管中飞行的时间与离子质量的平方根成正比，即对于能量相同的离子，离子的质量越大，到达接收器所用的时间越长，质量越小，所用时间越短。根

据这一原理，可以把不同质量的离子分开。适当增加漂移管的长度可以增加分辨率。

飞行时间分析器特点是工作简单，无须电磁场，分析速度快，$10\sim100\mu s$ 可得到一张谱图，并能直接与气相色谱仪连接。目前，由于采用了激光电离源，二次快速离子源等，其分辨率已经获得了显著提升。

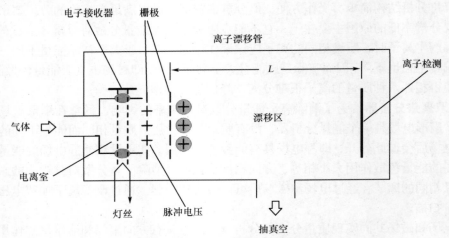

图 7-22 飞行时间分析器原理示意图

（四）离子检测器

经过质量分析器得到离子流的电流只有 $10^{-9}\sim10^{-10}A$，因此，需要对离子检测器的输出信号进行放大，再送到数据处理系统进行数据分析、显示和打印。检测器的灵敏度直接关系到仪器的灵敏度。对离子的接收和检测一般有以下几种方法。

1. **直接电测法** 离子直接被筒状或平板状金属电极接收，收集器经过一个数量级为 $10^{11}\sim10^{12}\Omega$ 的高电阻接地，则流经这高电阻的电流强度大约为落在收集器上的离子束的强度，可检测出为 $10^{-9}\sim10^{-15}A$ 的电流。但由于收集器与电流记录系统之间存在电容，时间常数约 1s。虽然时间常数大，不适于快速分析，但是这种法简单、线性度较好。

2. **光学方法** 利用离子在照相底板上感光或引起荧光物质发光，观察质量谱线的位置与强度。

3. **二次效应电测法** 二次效应电检测法由光电倍增管与放大器组合，使质谱仪的检测灵敏度可达到 $10^{-19}A$。这种方法的特点为时间常数小、易快速分析、灵敏度高、稳定、能直接接收离子。

4. **离子阱检测器** 离子阱检测器是专门用于气相色谱仪的一种检测器。检测时，样本自气相色谱仪经过一个加热的熔融石英传输管流入离子存储区，再用电子轰击法使样本电离，并将感兴趣的质量范围内的所有离子存储起来。然后，离子阱检测器在其质量范围内扫描，将离子自低质量到高质量顺序地从存储区逐个发出来，最后用一个普通的电子倍增管检测这些离子。这种检测器设计得可与任何毛细管柱的气相色谱仪联用。它不需要像普通质谱仪一样的独立离子源。离子阱检测器可进行选择性检测，只对给定的一个或数个有代表性的化合物进行检测，灵敏度很高。

（五）真空系统

为了保证离子源中灯丝的正常工作，使离子在离子源和分析器中稳定运行，削弱不必要的离子碰撞、散射效应、复合反应和离子分子反应，减小本底与记忆效应，质谱仪的离子源和分析器都必须处在极高的真空度（优于 10^{-5} mbar）下运行。也就是说，质谱仪都必须配备真空系统。

一般真空系统由机械真空泵和扩散泵或涡轮分子泵组成。机械真空泵能达到的极限真空度为 10^{-3} mbar，难以满足要求，由此必须使用高真空泵。扩散泵是常用的高真空泵，其性能稳定可靠，缺点是启动慢，从停机状态到仪器能正常工作所需的时间较长；涡轮分子泵则相反，仪器启动快，但使用寿命不如扩散泵。由于涡轮分子泵使用方便，没有油的扩散污染问题，因此，近年来质谱仪大多使用涡轮分子泵。涡轮分子泵直接与离子源或分析器相连，抽出的气体再由机械真空泵排到体系外。

三、质谱分析仪的临床应用

代谢方面的疾病主要是通过反常生物标志物的浓度来进行诊断的，生物质谱分析在其中起着重要的作用。在这方面，质谱应用较早、广泛的是用 GC-MS 分析小分子生物标志物，同位素稀释气相色谱-质谱联用仪已被证明是定量和定性分析重要小分子的一种强有力临床工具，是很多生物小分子检测的参考方法。

除生物标志物的检测外，质谱在药物分析中也已经有较为广泛的应用，主要包括：合成药物组分分析、天然药物成分分析、肽和蛋白质药物（包括糖蛋白）氨基酸序列分析、药物代谢研究和中药成分分析。在临床检验医学中，质谱法药物分析主要应用于治疗药物监测(therapeutic drug monitoring, TDM)，药物检测的目的是避免体内药物浓度过低所致治疗失败或体内药物浓度过量所致毒性反应。

第四节　磁共振波谱分析仪

磁共振波谱分析（magnetic resonance spectroscopy，MRS）、磁共振成像（magnetic resonance imaging，MRI）和磁共振血管造影（magnetic resonance angiography，MRA）共同组成了磁共振医学，在物理、化学、生命科学等领域得到广泛应用。磁共振波谱分是一种利用磁共振中的化学位移来测定分子组成及空间构型的检测方法，是测定人体内化学代谢物的医学影像学技术，是检测体内化学成分唯一的无创性检查手段。

一、磁共振波谱分析仪的基本原理

生物体组织能被电磁波谱中的短波成分穿透，而中波成分的紫外线、红外线、微波将受到阻挡。但是，磁共振产生的长波成分却可以穿透人体组织，这是磁共振能用于临床的基本原因。

在正常组织中，代谢物以特定的浓度存在，当组织发生病变，代谢物浓度也会随之改变，磁共振方法就是通过测量这些变化量来确定物质结构。磁共振波谱仪利用体内含奇数质子的原子核自身的磁性及外加磁场的作用使其产生共振，发出磁共振信号，经傅立叶公式转换成波谱作为临床提供诊断依据。

磁共振波谱与磁共振成像不同，磁共振波谱主要检测的是组织内一些化合物和代谢物的含量以及它们的浓度。由于各组织中的原子核与质子是以一定的化合物的形式存在，在一定化学环境下，这些化合物或代谢物具有一定的化学位移，并在磁共振波谱中的峰值发生微小变化，它们的峰值和化学浓度的微小变化经磁共振扫描仪采集，使其转化为数值波谱。这些化学信息代表组织或体液中相应代谢物的浓度，反映组织细胞的代谢状况。

二、磁共振波谱分析仪的基本结构

磁共振波谱分析仪的结构比较复杂，各型号的仪器有所差异。但是，设备主要由两部分组成，一部分是磁共振信号的发生与采集，它主要是磁体、射频；另一部分是数据分析及图像处理。磁共振波谱分析仪的组成框图，如图 7-23 所示。

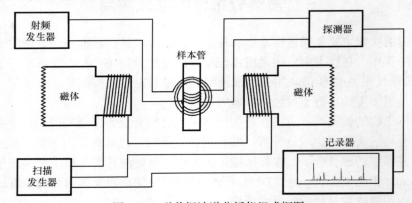

图 7-23　磁共振波谱分析仪组成框图

（一）磁体与匀场线圈

磁共振波谱分析仪所用的磁体有三种：常导型磁体、超导型磁体、永磁体。其中，常导型磁体因为磁场强度小，磁场均匀性受温度影响大，可用于磁共振成像，不常用于磁共振波谱分析。无论何种磁体，为了使磁体的磁场趋于均匀，常使用匀场线圈。

1. 超导型磁体　超导型磁体的激磁导线由超导材料制成。这种特制的超导材料为多股铌钛合金，它的工艺要求是合金导线的粗细均匀、绕制整齐、中间无接头。导线温度低于某一临界温度值时，导线电阻极小，呈现出"超导"现象，允许通过非常高的电流，由此，可以产生强大的磁场，且磁场强度均匀稳定。

超导型磁体具有的特点：场强大；磁场稳定且均匀，不受外界温度的影响，可用于磁共振波谱分析，还可以用于磁共振血管造影；磁场可关闭，且磁场强度可以调节，可以一机多用；为了保持超导状态，导线必须浸泡在液氦中（温度为 4.2K）。因此，超导型磁体需要使用昂贵的冷却剂（尤其是液氦），使日常维护费用增高；制作工艺相对复杂，造价较高。

2. 永磁型磁体　永磁型磁体是由许多块铁磁性材料组合而成，只有安装得恰当，才能保证磁场的均匀度。近年来，用于磁共振波谱分析仪的是开放型永磁体模块，可以解决现有磁共振波谱分析仪器采用的超导磁体存在的体积和重量较大、维护成本较高的问题。

永磁性磁体具有的特点是，造价和维持费用低，不耗电，一般无需冷却；边缘磁场小，磁铁本身为磁力线提供了反馈通路，磁场发射程度小，对周围环境影响也小；磁力线垂直于空洞，可使用螺线管射频线圈，有助于提高信噪比；磁场低（只能达到0.3~0.35T），重量大；磁场稳定性较差，要求室温波动不大于1℃，因此均匀性也较差；磁场不能关闭，一旦有金属吸附其上就会影响磁场的均匀性。

3. 匀场线圈 无论何种磁体，在制造过程中都不可能使磁体的磁场完全均匀，同时，在磁共振波谱分析仪的周围环境中，铁磁性物体及其他大型的电子、电磁设备等会影响磁体磁场的均匀性。为了使磁体的磁场强度趋于均匀，可采用被动地贴补金属小片和主动地调整匀场线圈的方法。匀场线圈是带电的线圈，产生小的磁场以部分调节磁体磁场的不均匀性。匀场线圈可以是常导型的，也可以是超导型的，在常导型匀场线圈中，由匀场电源供给电流。

（二）射频系统

射频系统有射频发生器（发射部分）和探测器（接收部分）。发射部分由发射器、功率放大器和发射线圈组成；接收部分由接收线圈和低噪声信号放大器组成。

1. 发射器 射频脉冲是诱发磁共振现象的主导因素，发射的脉冲频率与主磁体产生的静磁场正交，发射的脉冲频率也需要与静磁场强度相匹配。发射器的宽带射频由合成器发出，它既需要发射波有精确的时相性，又要保证有准确的波形，整个过程需要由计算机控制，在计算机的控制下能够调节到最佳点，使产生的频带接近Larlnor频率，发射波由射频线圈放大并发射出去。发射线圈也可作为接收器，接收进动原子核发射的放射波，当然也可采用第二个线圈担任接收功能。一般发射器的功率为0.5~10kW，合格的发射功率应能激励所在区域内的全部原子核，获得最大的信号强度。图7-24是用于不同部位检测的各种发射线圈。

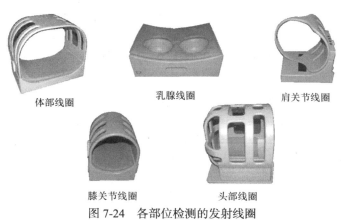

体部线圈　　　　乳腺线圈　　　　肩关节线圈

膝关节线圈　　　　头部线圈

图7-24　各部位检测的发射线圈

原子核的共振频率为$\omega=\gamma H_0$时，不同原子核的旋磁比γ不同，在相同外磁场条件下彼此的共振频率ω必然不同。例如，在1.0T条件下氢核的共振频率为42.58MHz，钠核为11.26MHz，要想做多种原子核的共振波谱，发射器与接收器的频率范围必须较宽。

射频发生器是用来向样本传送激发自旋核必需的射频场。样本管垂直地放置在磁场中心，发射线圈的轴线与磁场方向垂直。高分辨核磁共振仪对射频源的稳定性和均匀性同样也有很高的要求，一般是由称为"主钟"的石英晶体振荡器来产生谱仪所需的各种频率，各种频率都是以"主钟"频率为基准。频率的稳定性和磁场稳定性互相关联，因此，核磁共振仪器都包括场-频稳定系统，它是通过反馈系统将一个参考信号（通常用 2H 的共振信号）保持在共振位置上来实现联锁。

2. **探测器** 探测器接收的信号传送预放大器，增加信号强度，可以降低后处理过程中的信噪比。信号由预放大器传至相位敏感检测器，发生解调，从信号中减去接近 Larmor 频率的无关波形，然后经计算机处理并转化为 MRS 谱图。

射频接收器线圈围绕在样本管周围，并与振荡器线圈和扫描线圈相垂直，当射频振荡器发生的频率 ν_0 与磁场强度 B_0 达到前述特定组合时，放置在磁场和射频线圈中间的样本会发生共振而吸收能量，这个能量的吸收通过射频接收器检出，由放大器放大并记录。所以，核磁共振波谱仪测量的是共振吸收信号。

发射线圈和接收线圈的轴线互相垂直，它安置在称为探头的部件中，这些线圈紧贴并缠绕在插入的样本管的周围。探头是用来使样本管保持在磁场中某一固定位置的器件，探头中不仅包含样本管，而且包括扫描线圈、发射线圈和接收线圈，要保证测量条件一致性。为了避免扫描线圈与接收线圈相互干扰，两线圈垂直放置并采取措施防止磁场的干扰。样本管在探头内可以自由地旋转，并使作用在样本上的磁场均匀。

（三）数据处理及图像显示系统

磁共振波谱分析仪一般采用固定电磁波频率，然后连续改变外加磁场强度进行扫描。当某种原子核的频率与照射频率相同时就产生共振，原子核发生跃迁，此时，接收线圈因感应而产生电流，经放大器放大后在记录仪上描记下来，从而获得磁共振信号。这种将射频线圈的频率固定，利用改变磁场强度进行扫描的扫描方式被称为扫场。反之，如果把磁场固定，而利用改变射频线圈频率进行扫描的扫描方式称为扫频。后者往往限于在某种特殊测定法中使用。

不论是扫场扫描还是扫频扫描，为了提高仪器的分辨率，必须注意样本管的转速，检测时，样本管的转速不可太低和太高。太低将出现附加边峰，即在强吸收峰的两旁出现对称的小峰，称为旋转旁带。太高在样本管中可能会形成涡流空洞，即涡流所形成的旋涡深入溶液的观测区，严重影响分辨率。

扫描吸收信号时，若扫描速度太快，使磁场的扫描速度不能满足慢通过条件（指磁场强度通过共振点的时间比弛豫时间长得多），这时，在一个强尖峰的后一端，可见衰减振动，称之为"尾波"。若图谱毫无尾波，即表示该仪器分辨率不佳，影响谱的质量。

三、磁共振波谱分析仪的临床应用

目前，各国科学家对脑部磁共振波谱在脑部、骨骼肌、心脏、肝脏以及恶性肿瘤等方面进行着应用研究。磁共振波谱研究较多的有脑梗死、脑肿瘤、脑白质和脑灰质疾病、癫痫和代谢性疾病等脑部疾病。例如，磁共振波谱对判断梗死区脑细胞功能的恢复有监测作用，有利于判断病变的预后；对脑肿瘤的放射治疗、化学治疗及手术治疗后的疗效判断、有否肿瘤残留或复发，磁共振波谱也有一定的帮助；目前大多数学者认为，应用磁共振波谱检测可区分急、慢性期以及对脱髓鞘疾病治疗的疗效做出判断。

肝肿瘤放射治疗后所致的肝放射性损伤，可用 ^{31}P-磁共振波谱来检测损伤的程度以及肝能量代谢的状况并对肝功能进行评价。对肝肿瘤的波谱研究还不多，各种肿瘤代谢物的浓度尽管有所差异，但能否做出较有特异性的鉴别诊断还有待于研究。

由于骨骼肌表浅，磷酸肌酸和三磷腺苷含量高，易使用表面线圈检测。如对假性肥大性肌营养不良、强直性肌营养不良、家族性脊椎肌萎缩等疾病的研究。骨骼肌的运动状况也可用 ^{31}P-磁共振波谱来检测：正常状态下肌肉的磷酸肌酸比三磷腺苷多，而磷酸二酯则较少。

磁共振波谱是检测心肌缺血新的无创方法。它不仅能检出早期心肌缺血，还可以对心肌的血流灌注进行评价。结合快速磁共振成像还能进行节段性室壁运动和心肌代谢的观察。随着磁共振成像技术的不断改进，磁共振波谱有望成为检测冠状动脉粥样硬化性心脏病早期心肌缺血的一种方法。

习　题　七

7-1. 什么是色谱分析技术？

7-2. 色谱仪的基本原理是什么？

7-3. 色谱仪如何分类？有何特点？

7-4. 色谱仪的基本构成环节有哪些？其输出信息是什么？

7-5. 气相色谱仪的基本结构是什么？

7-6. 气相色谱仪各系统有哪些主要功能、要求和目的？

7-7. 高效液相色谱仪的基本结构是什么？

7-8. 高效液相色谱仪各个主要组成部分有哪些主要功能、要求和目的？

7-9. 自动化仪器为什么必须要有完善的检测保护装置？

7-10. 什么是色谱工作站？计算机技术应用于色谱仪有何优点？

7-11. 光谱分析的基本原理是什么？

7-12. 光谱分析仪器主要有哪几种类型？

7-13. 光谱分析仪主要包括哪些组成部分，各部分的作用是什么？

7-14. 傅里叶变换光谱仪与传统光谱仪的主要区别是什么？

7-15. 质谱分析的基本原理是什么？

7-16. 质谱分析仪主要包括哪些组成部分，各部分的作用是什么？

7-17. 质谱分析仪的性能指标主要有哪些？

7-18. 什么是磁共振医学？包括哪些内容？

7-19. 磁共振波谱分析的基本原理是什么？

7-20. 磁共振波谱分析的基本构成环节有哪些？

7-21. 磁共振波谱分析的性能指标有哪些？

第八章　其他常用设备

尽管检验分析技术和检验仪器取得了长足的进步，但一些传统的基础检验设备，如医用离心机、显微镜、生物安全柜及培养箱，在现代检验医学中仍具有无法替代的作用。

医用离心机在临床实验室主要用于各种生物样本的分离、纯化和制备，它是生命科学研究的基本设备。显微镜的出现，将人类的视野从宏观引入到微观，是研究物质微观结构的重要工具。生物安全柜是避免实验过程中发生生物气溶胶污染的负压过滤排风柜，是防止实验室获得性感染的主要设备。生物安全柜广泛应用于微生物、生物工程及其他对操作环境有严格要求的场所，可以为相关领域提供无菌、无尘、安全的工作环境。培养箱是进行组织、细胞、细菌培养的一种必备仪器，它通过对箱体内环境条件的控制，可以制造出能够使细菌、细胞生长的环境。

第一节　医用离心机

离心机（centrifuge）是利用离心现象分离液体与固体颗粒、液体与液体的混合物中各组成成分的专用机械设备。离心机可以将悬浮液中的固体颗粒与液体分开，或将乳浊液中两种密度不同又互不相溶的液体分离（如从牛奶中分离出奶油），它也可用来排除湿固体中的液体（如洗衣机甩干），特殊的超速管式分离机还可分离不同密度的气体混合物。利用不同密度或粒度的固体颗粒在液体中沉降速度不同的特点，沉降离心机还可以对固体颗粒按密度或粒度进行分级分离。

一、力 学 原 理

当物体所受到的外力小于圆周运动所需要的向心力时，物体将向远离圆心的方向运动，这一物体远离圆心运动的现象称为离心现象或离心运动。

（一）向心力与离心现象

向心力（centripetal force）是使质点（物体）作曲线运动时所需指向曲率中心（圆周运动时指向圆心）的力，产生离心现象的原因是向心力不足。向心力是指做圆周运动的物体所受到的外力之和，它的大小取决于外力，其方向是与圆周运动的方向（切线）垂直，指向圆心。向心力的数学表达式为

$$F = mr\omega^2$$

式中 F 为向心力，m 为物体质量，r 为旋转半径，ω 为旋转角速度。

为了使物体做圆周运动，物体需要受到一个指向圆心的力——向心力。若以此物体为原点建立坐标，看起来就好像有一股与向心力大小相同方向相反的力，使物体向远离圆周运动圆心的方向运动。当物体受到的外力不足以提供圆周运动所需向心力时，物体会做远离圆心的运动。

　　做圆周运动的物体，运动方向时刻在改变，为了适应物体运动方向的改变，需要有一定大小的外力。如果物体没有受到外力，在惯性的作用下物体是不会沿着切线方向运动。物体做圆周运动时，向心力的大小等于所需要的力，因而它没有余力将物体拉向圆心。如果所给予的外力小于向心力，会在切线方向有一个分力，使物体做偏离圆周轨道的运动。物体做圆周运动的力学示意图如图8-1所示。

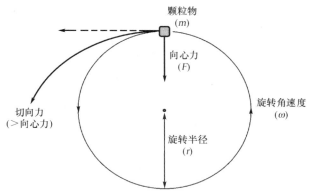

图 8-1　离心现象力学示意图

　　根据上述原理，当物体以一定的角速度做圆周运动时，如果受到的外力小于运动所需要的向心力（向心力消失或不足），物体将向远离圆心的方向运动，这种物理现象称为离心现象。

（二）液体中的颗粒在重力场中分离

　　颗粒静置一段时间后，受重力场的作用会开始沉降运动。颗粒密度越大，下沉的速度越快;密度比液体小的颗粒则会上浮，这个现象为重力沉降。红细胞大小的颗粒（直径约为数微米），可以在重力作用下观察到它们的沉降过程。实验室制备血清时，可以采用室温静置的方法。

　　沉降速度是颗粒在重力场中下降的速度。影响沉降速度的因素主要有：颗粒的大小、形态、密度、液体的黏度和重力场的强度。

　　物质在介质中沉降时还始终伴随着扩散现象。扩散是无条件的、绝对的，扩散速度与物质的质量成反比，颗粒越小扩散越为严重；沉降是相对的、有条件的，要受到外力才能发生沉降，沉降速度与物体的质量成正比，颗粒越大沉降越快。对小于几微米的微粒（如病毒或蛋白质等），它们在溶液中成胶体或半胶体状态，仅利用重力不能发生沉降现象。因为颗粒越小沉降越慢，而扩散现象越为严重。

　　为解决扩散现象对沉降的影响，目前广泛利用离心机产生强大的离心力场，迫使这些颗粒克服扩散产生沉降运动。

（三）液体颗粒在离心重力场中的沉降

　　离心现象是指物体在离心重力场中表现的沉降现象。根据这一物理现象，离心机利用转子高速旋转产生的强大离心重力场，加快液体中颗粒的沉降速度，从而将样本中不同沉降系数和浮力密度的物质分离开来。

　　沉降系数是指单位离心重力场中样品的沉降速度，它与样本的质量、密度成正比。为便于与重力场比较，引出相对离心重力场（relative centrifugal force，RCF）的概念。

相对离心重力场为

$$RCF = \frac{mr\omega^2}{mg} = \frac{r\omega^2}{g}$$

式中 RCF 为相对离心重力场，m 为颗粒质量，r 为旋转半径，ω 为旋转角速度，g 为重力加速度。

相对离心重力场是离心重力场与重力场的比值，即 RCF 的值为作用于颗粒的离心重力场相当于重力加速度（g）的倍数，它仅与旋转角速度（ω）和旋转半径（r）有关。

由于临床使用的离心机其旋转半径已经确定，它的相对离心重力场应该仅与旋转角速度有关。旋转角速度（ω）与离心机转速（n）的关系为

$$\omega = \frac{2\pi n}{60}$$

式中 n 为离心机转速，是离心机转头每分钟旋转的次数。

因此，相对离心重力场为

$$RCF = 1.11 \times 10^{-6} n^2 r$$

式中离心机旋转半径 r 的单位为 cm。

一般情况下，在临床应用的低、中速离心机常以转速（n）来表达相对离心重力场。

二、临床检验常用的离心方法

为适应样本分离的需要，可以选择不同的离心方法。临床检验常采用的离心方法大致分为差速离心法、密度梯度离心法和分析性超速离心法。

如果样本中存在两种以上质量和密度不同的颗粒，可以用差速离心法。差速离心法能根据离心速度和离心时间，使沉降速度不同的样本颗粒按批次分离。对于有密度梯度差异的样本，多采用密度梯度离心法，使沉降系数比较接近的物质得以分离。分析性超速离心法主要用于研究生物大分子的沉降特性和结构，并不是关注某一特定的组分。

（一）差速离心法

差速离心法是利用样本中各组分沉降系数不同进行的分离方法，它又称分步离心法或差级离心法。在同一离心条件下，通过不断增加相对离心重力场（提高离心机的转速），使一个非均匀混合液内大小、形状不同的粒子分步沉淀。

采用差速离心法操作时，首先使用较低的转速（较低的离心重力场），离心后可以将上清液与沉淀物分开；然后，再对上一次分离的上清液进行高一级转速（高一级离心力场）分离，分离出第二批沉淀物，如此往复增加转速，逐级分离出所需要的物质。由此可见，差速离心法通过逐渐提高离心机转速（增加离心重力场）的重复离心操作，能分离出细胞匀浆内不同的组分。差速离心法的操作步骤示意图如图 8-2 所示。

如图 8-2 所示，差速离心法可以按大小、密度分离组分。组分越大、密度越高，经受的离心重力场就越大，沉淀的速度越快，它们沉淀到试管底部形成颗粒状物；而相对较小、密度较低的组分仍保留在上层悬浮液中，统称为上清液。

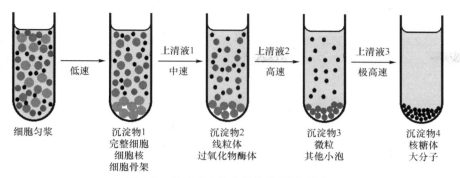

图 8-2　差速离心法的操作步骤示意图

细胞匀浆　沉淀物1　沉淀物2　沉淀物3　沉淀物4

　　差速离心法的特点是样本处理量较大，可用于大量样本的初级分离。由于使用这种方法通常要求两个组分的沉降系数要相差在 10 倍以上，也就是说分辨率较差。因此，它主要适用于组分筛选或样本浓缩。另外，差速离心法的壁效应严重，容易使颗粒变形、聚集而失活。

（二）密度梯度离心法

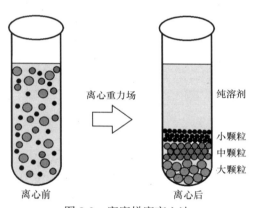

图 8-3　密度梯度离心法

　　密度梯度离心法又称为区带离心法，主要用于沉降速度差别不大的微粒。这种方法要将样品溶液置入到有一定惰性梯度介质中进行离心沉淀或沉降平衡，经过离心力场作用，将微粒分配到梯度液的某些特定区域，形成不同组分的区带层分布。密度梯度离心法的示意图如图 8-3 所示。

　　如图 8-3，在离心重力场的作用下，将颗粒分配到梯度液中某一特定的位置上，形成不同区带的分离层。按照离心分离原理不同，密度梯度离心法又分为速率区带离心法和等密度区带离心法。

　　1. 速率区带离心法　速率区带离心法是根据样本中的沉降系数不同进行的分离方法。由于不同组分粒子固有体积与它的沉降速度有关，因此，在某一离心重力场的作用下，不同沉降速度的粒子会在梯度液中处于不同的密度梯度层内，可以形成几条彼此分隔的样本区带。

　　2. 等密度区带离心法　等密度区带离心法是根据样本组分的密度差别进行分离纯化的方法。当不同颗粒存在浮力密度差时，在离心重力场的作用下，颗粒可能会向下沉降或向上漂浮，一直沿梯度移动到各自密度恰好相等的位置上（即等密度点），形成分开的等密度区带。

　　等密度区带离心法之所以能有效分离，主要取决于颗粒的浮力密度差，密度差越大，分离效果越好。这种方法与颗粒的大小和形状无关，但颗粒的大小和形状可以决定达到平衡的速率、时间和区带宽度。颗粒的浮力密度不是恒定不变的，与其原来密度、水化程度及梯度溶质的通透性或溶质与颗粒结合的紧密程度等因素有关。因此，要求介质梯度应有一定的陡度，要有足够的离心时间形成梯度颗粒的再分配。

等密度区带离心法一般是将被分离样本均匀分布于梯度液中，经离心后，粒子会漂移至与它本身密度相同的位置形成区带。由于梯度形成需要梯度液的沉降与扩散相平衡，需经长时间离心后方可形成稳定的梯度，所以，等密度离心法主要用于科研及临床实验室特殊样本组分的分离和纯化。

密度梯度离心法的特点是：

（1）具有很好的分辨率，分离效果好，可一次获得较纯颗粒。

（2）适应范围广，它既能分离沉淀系数有差异的颗粒，也能分离具有一定浮力密度的颗粒。

（3）颗粒不会积压变形，可以保持颗粒活性，并可防止已形成的区带由于对流而引起混合。

（三）分析性超速离心法

分析性超速离心法主要是研究生物大分子的沉降特性和结构的方法。它不是为了收集某一特定组分，因此，分析性超速离心法要使用特殊的透明离心池和光学检测系统。通过对光学信息的图像处理，可以监测到物质在离心重力场中的全部沉降过程。

分析性超速离心系统的示意图如图 8-4 所示。

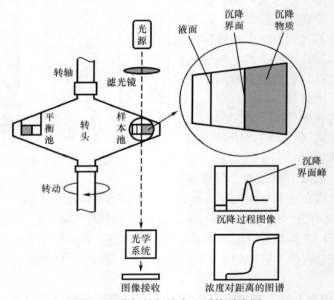

图 8-4 分析性超速离心系统示意图

分析性超速离心系统核心装置是光学成像系统。它的光源由滤光镜得到特定光谱，聚光照射到样本池，样本池是一个透明离心池，通过采集离心池的透光信息，光学成像系统能检测出离心池样本颗粒离心沉降的过程。通过离心重力场，对物质沉降全过程的连续监测，可以对样本中的生物大分子进行直接的定性与定量分析。

分析性超速离心法主要应用于：

（1）测定生物大分子的相对分子质量。

（2）生物大分子的纯度估计。用沉降速度检测技术来分析沉降界面，是测定制剂均质性的最常用方法，出现单一清晰的界面一般认为是均质的，如有杂质则在主峰的一侧或两

侧出现小峰。目前,它已广泛应用于 DNA 制剂的研究、
病毒和蛋白质的提纯。

（3）分析生物大分子中的构象变化。生物大分子
构象上的变化可以通过检查样本在沉降速度上的差异
来证实。

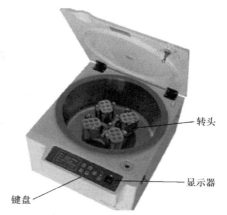

图 8-5 医用离心机

三、医用离心机的基本结构与分类

医用离心机如图 8-5 所示。

（一）基本结构

医用离心机主要由电动机、离心转盘（转头）、调
速器、控制器、离心管等组成。医用离心机的基本结构框图,如图 8-6 所示。

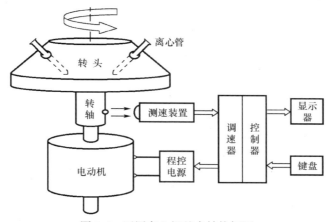

图 8-6 医用离心机基本结构框图

1. 电动机 电动机是医用离心机的旋转动力装置,它提供足够的旋转力矩使转头按
预定的速度转动。医用离心机对电动机的两个基本要求是:

（1）较大的速度调整范围。

（2）稳定的转动速度。

因此,在医用离心机上装配的电动机主要是直流串激式电动机和变频式电动机。

2. 离心转盘 离心转盘也简称为转头,是医用离心机进行样本分离的关键部件,它
的材质强度、转头结构（转头形式、旋转半径）与离心机的转动速度有直接关系。医用离
心机的转头一般采用强度高、重量轻的铝合金或钛合金。转头的结构有多种形式,以适应
不同的离心重力场和沉降距离,医用离心机的转头一般可分为五大类。医用离心机常见转
头见表 8-1。

3. 调速器 调速器是用来调整离心机转动速度的电子装置。它包括测定转速、转速
比对（与设置转速比对）和程控电源。调速器的工作流程:通过测速装置检测转动速度,
将离心机转速信息与转速设定值进行比对,如果实际转速小于设定转速,调速器立即调整
程控电源的驱动（直流串激式电动机提高电源的驱动电压,变频电动机提高电源的驱动频
率）,使电动机转速提高;反之,降低驱动电压或频率。

表 8-1　医用离心机转头

转头	转头形式
角式转头	离心管腔与转轴成一定的倾角
荡平式转头	由悬吊着的 4 或 6 个自由活动的吊桶（离心套管）构成
垂直转头	离心管是垂直放置
区带转头	无离心管，主要由一个转子桶和可旋开的顶盖组成
连续流动转头	用于大量培养液或提取液的浓缩与分离，转头与区带转头类似

4. **控制器**　控制器是人机对话窗口，通过键盘、显示器，可以对离心机进行转速、定时设置与控制。

5. **离心管**　离心管是装载样本液的容器。医用离心机对离心管的基本要求是：材质强度高、透明度好、能耐高温消毒。

（二）分类

目前，医用离心机主要有三种分类方法。按转速分类可分为低速、高速、超高速离心机；按用途可分为制备型、分析兼制备分析两用型离心机；按结构又可分为台式、多管微量式、细胞涂片式、血液洗涤式、高速冷冻式、大容量低速冷冻式、台式低速自动平衡离心机等。

1. **低速离心机**　低速离心机也常称之为普通离心机。低速离心机是实验室常规使用的离心机。其最大转速在 10 000rpm 以内，相对离心力场一般小于 15 000g，容量多为几十毫升至几升，分离形式是固液沉降分离，通常不配带冷冻系统。主要用于收集易沉降的大颗粒物质，如红细胞、酵母细胞等。

2. **高速离心机**　高速离心机的最大转速一般为 20 000~30 000rpm，最大容量可达到 3L，转头有多种形式。高速离心机的一般都配有制冷系统，用以消除高速旋转转头与空气间摩擦而产生的热量。通常用于微生物菌体、细胞碎片、大细胞器、免疫沉淀物等的分离纯化工作，但不能有效地沉降病毒、小细胞器（如核蛋白体）或单个分子。

3. **超高速离心机**　转速高于 30 000rpm 的医用离心机称为超高速离心机，相对离心力场最大可达 510 000g，离心容量为几十毫升至两升。它设有冷冻系统、真空系统和安全保护系统。分离的形式是速率区带离心和等密度区带离心。

第二节　生物显微镜

显微镜（microscope）一词源于希腊文，意思是"小型观察器"，它是一种精密的光学仪器，至今已有 300 多年的发展史。第一台真正意义上的显微镜是荷兰微生物学家列文虎克（Antonie van Leeuwenhoek）发明的，之后显微镜很快应用于科学研究。显微镜的发明和发展，使人们看到了许多用肉眼无法看见的微小生物和生物体中的微细结构，打开了认识微观世界的大门。人眼睛的分辨率为 0.1 mm，光学显微镜的分辨率为 0.2μm，电子显微镜分辨率可以达到 0.144~0.2 nm。我国于 1965 年研制成功第一台电子显微镜，放大倍数为 20 万倍。过去的几个世纪，显微镜从传统的光学显微镜发展到第二代电子显微镜和第三代扫描探针显微镜。

临床诊断中，以显微镜形态学为基础的各种检验，如血细胞学、体液细胞学、寄生虫学、病原学检验等仍然是不可或缺的检验内容，显微镜形态学检验对分类计数正常细胞、炎症细胞、肿瘤细胞、管型、结晶、寄生虫等还是最重要的技术手段。临床病原学检验，通过样本图片或培养后涂片的细菌与真菌的形态学检验是确认感染病原体的重要环节。虽然，目前大多检验项目的中间过程（如自动血细胞分析仪、自动尿沉渣分析仪等）逐渐实现了自动化，但是仪器筛选后的确认还是需要进行人工显微镜形态学复检。因此，显微镜形态学检验技术是临床检验中非常重要的内容。

一、光学显微镜

光学显微镜（optical microscopy）是利用光学原理将人眼所不能分辨的微小物体放大成像，是供人眼观看微细结构信息的光学仪器。

（一）光学原理

光学显微镜的成像原理示意图，如图 8-7 所示。

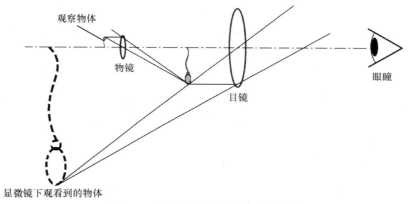

图 8-7　光学显微镜成像原理示意图

光学显微镜是由两组透镜组成的光学折射系统，其中焦距较短、靠近观察物、成实像的透镜组称为物镜，焦距较长、靠近眼瞳、成虚像的透镜组则称为目镜。位于物镜前方的观察物体由物镜作第一级放大后成一倒立的实像。然后，该实像再被目镜作第二级放大，在位于人眼的明视距离处，得到最大放大效果的倒立虚像。通过显微镜机械调焦系统，可以调整并满足相对于物镜的成像条件以及观察者明视距离的二次成像条件。

（二）基本结构

目前，各类光学显微镜都是采用二次图像放大的复式显微镜结构形式，其基本构成分为光学系统和机械系统两大部分。如果要将显微镜观察的图像保存下来，还需加装照相装置。光学显微镜如图 8-8 所示。

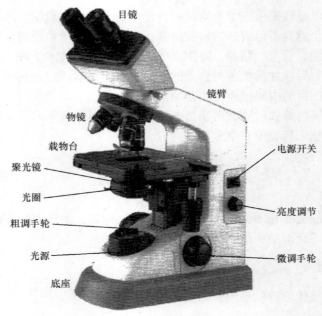

图 8-8　光学显微镜

1. 光学系统　光学系统是光学显微镜最重要的组成部分，主要包括物镜、目镜、反光镜或聚光器和照明装置等。

（1）物镜：由于物镜接近被观察的物体，故称为物镜或接物镜。物镜是决定显微镜的分辨率和成像清晰程度的关键部件，直接影响成像的质量和光学参数。物镜通常由多个透镜组合而成，各镜片应彼此有一定的间隔距离，以减少相差。物镜最前面的透镜称为前透镜，最后面的透镜称为后透镜。物镜复合透镜组的总焦距为该物镜的焦距。显微镜的物镜实物图，如图 8-9 所示。

显微镜的物镜种类繁多，根据物镜前透镜与盖玻片之间介质的不同有干燥系物镜、水浸系物镜和油浸系物镜，根据物镜相差校正的程度不同有消色差物镜、复消色物镜、半复消色物镜和平场物镜。另外，还有为达

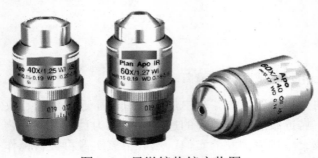

图 8-9　显微镜物镜实物图

到某些特定效果而设计的专用物镜，如相差物镜、带校正环物镜、带虹彩光阑物镜、无应变物镜、无荧光物镜、无盖片物镜、长工作距离物镜等。

（2）目镜：目镜由于靠近观察者的眼睛而得名。目镜的作用是把物镜放大的实像再放大一次，并把物像映入观察者的眼中，目镜实质上就是一个放大镜。显微镜分辨率是由物镜的数值孔径和照明光波长决定的，增加目镜的放大倍数并不能提高显微镜的分辨率。目镜一般由 2~5 片透镜构成，透镜分成两至三组，上端的一块透镜称为接目镜，下端的透镜称为场镜。在目镜镜筒内，目镜的物方焦点平面处装置——金属的光阑称视场光圈，它的作用是限定有效视场的范围。

常见的目镜有惠更斯目镜、冉姆斯登目镜、凯尔勒目镜、补偿目镜、平场目镜、广视

场目镜和照相目镜。

（3）聚光器：聚光器又称聚光镜，装在载物台的下方。聚光器不仅能够弥补光源亮度的不足和适当改变从光源射来的光线性质，还能将光线聚焦于被检物体上，以得到最强的照明光线。聚光器有透镜组与孔径光阑组成。孔径光阑位于透镜组的焦点平面之外，在视场内看不到它的轮廓像，它形成了显微镜的入射瞳。

根据用途聚光器可分为明视野聚光器、暗视野聚光器、相位差聚光器、微分干涉差聚光器。

（4）照明装置：照明装置由光源、滤光器、聚光器组成。其中，光源有自然光源和电光源两大类。电光源中白炽灯(包括各种钨灯)，氙灯和汞灯等较为常用，具有发光效率高、显色性好、亮度大、寿命长等优点，适用于普通和特殊显微镜的照明要求。显微镜的照明装置按其照明光束的形式分为透射式照明和落射式照明两大类。透射式照明适用于透明和半透明的被检物体；落射式照明适用于非透明的被检物体，因光源来自上方，故又称反射式照明。

透射式照明法分中心照明和斜射照明两种形式。中心照明是最常用的透射式照明法，其特点是照明光束的中轴与显微镜的光轴同在一条直线上。它又分为"临界照明"和"柯勒照明"两种。

斜射照明的照明光束的中轴与显微镜的光轴不在一条直线上，而是与光轴形成一定的角度斜照在物体上，因而形成斜射照明。相衬显微术和暗视野显微术就是斜射照明。

2. 机械装置　光学显微镜机械装置的作用是固定与调节光学镜头，固定与移动观察物体等。机械装置的支持部件有镜座、镜臂、镜筒，运动部件包括载物台、物镜转换器和调焦系统。

（1）镜座：镜座是显微镜的基础，可以支撑整个镜体。镜座一般采用铸铁或其他金属铸造，比较重，可以使显微镜的重心降低，保持显微镜的稳固。现代光学显微镜的镜座一般体积较大，而且由单一的支架功能演变为多功能，大多设计为中空，将部分器件如电源变压器、光源、滤光器、聚光器等都安装在镜座内。

（2）镜臂：镜臂是显微镜的脊梁，许多机械装置都直接地或间接地依附其上。以往小型显微镜的镜臂与镜座通过关节连接，操作者可以调整角度以适应眼睛与目镜的高度，方便观察。大型显微镜由于附件复杂，重量较重，为求稳定性，镜臂已经与镜座连成一体化机架，不能旋动。调焦机构通常安装在镜臂里。

（3）镜筒：镜筒是显微镜的光学通道，通常为密闭的管道。现代显微镜的镜筒的结构根据变换光学的原理出现了可以插入各种干涉插板、滤光镜片，可以连接各种传感器、记录仪、接收器，可以转换光路等。根据是否接照相机分为双目镜筒和三目镜筒。

（4）物镜转换器：物镜转换器是显微镜机械装置最精密的部分，位于镜筒下方。其结构是一个旋转圆盘，旋转圆盘通常设置了4~6个物镜旋槽，用于安装国际通用口径和螺距的物镜，通过转动转换器可让不同倍率的物镜进入工作光路。使用物镜转换器的基本要求是保持倍率相同物镜"齐焦"和"合轴"的精密度。

（5）载物台：载物台用于放置样本/玻片。载物台中央有一长孔，其移动时不会影响透射式光线的通过。载物台上有片夹或标本夹，可以固定玻片或其他标本并作一定范围的左右及前后移动，使显微镜的光轴可以落在标本的任何坐标上。高级的显微镜还使用了阻尼技术，使载物台移动平稳。载物台的边上一般都设置了两条标尺，方便使用者大致测量标本在 X 轴和 Y 轴上移动的距离。

（6）调焦系统：调节物镜与被检样本之间的距离，以达到清晰成像的目的，称为调焦。调焦有两种方式，一是样本/载物台不动，利用物镜上下移动调焦，这种结构通常在初级显微镜中使用；二是物镜不动，利用样本/载物台上下移动调焦，他常用于较高档显微镜。

调焦系统一般有两级调整旋钮，分为粗调手轮和微调手轮。使用时，应先用粗调手轮大致地调节焦距，然后再通过细调手轮精确调焦。

为了将显微镜下观察的图像保存下来，显微镜还设有显微照相机专用接口，可以实显微图像的数字存储及数据输出等。

（三）性能参数

应用显微镜总是希望能得到清晰、明亮的图像，这就需要显微镜的各项性能参数达到一定的标准，并且要求在使用时，根据镜检需要协调各参数的关系。显微镜的性能参数包括放大率、数值孔径、分辨率、视场直径、焦深、镜像亮度和工作距离等。

1. 放大率　显微镜的放大率（magnification）又称放大倍数，是指显微镜经多次成像最终成像相对于原物体的大小比值，是物镜和目镜放大倍数的乘积。

2. 数值孔径　数值孔径（numerical aperture）是判断物镜性能（分辨率，焦深和亮度）的关键要素。数值孔径简写为 NA，是被检物体之间介质的折射率（η）和物镜前透镜孔径角（β）半数的正弦值的乘积。孔径角又称镜口角，是物镜光轴上的物体点与物镜前透镜的有效直径所形成的角度。孔径角越大，进入物镜的光通亮就越大，它与物镜的有效直径成正比，与焦点的距离成反比。数值孔径的光学示意图，如图 8-10 所示。

显微镜观察时，若想增大 NA 值，则需要增大孔径角，办法是增大介质的折射率。基于这一原理，就产生了水浸系物镜和油浸物镜，因介质的折射率大于 1，NA 值就能大于 1。目前，有用折射率高的溴萘作介质，溴萘的折射率为 1.66，所以 NA 值可大于 1.4，这个数值在理论上和技术上都达到了极限。

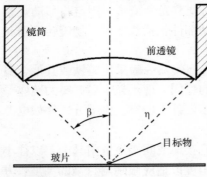

图 8-10　数值孔径的光学示意图

为了充分发挥物镜数值孔径的作用，在观察时，聚光镜的 NA 值应等于或略大于物镜的 NA 值，数值孔径与其他技术参数有着密切的关系，它几乎决定和影响着其他各项技术参数。它与分辨率成正比、与放大率成正比、与焦深成反比，NA 值增大，视场宽度与工作距离都会相应地变小。

3. 分辨率　显微镜的分辨率（resolving power）是指分辨物体微细结构的能力。显微镜的分辨率用最小分辨距离表示，最小分辨距离是光线波长与物镜的数值孔径的比值。所以物镜的分辨率是由物镜的数值孔径与照明光源的波长决定。数值孔径越大，照明光线波长越短，则最小分辨距离越小，分辨率就越高。

要提高分辨率，即减小最小分辨距离，可采取的措施有降低波长值、使用短波长光源、增大孔径角、增加明暗反差。

4. 视场直径　视场直径（field of view）也称视场宽度，是指在显微镜下看到的圆形视场内所能容纳被检物体的实际范围。视场直径越大，越便于观察。目镜的视场数（field number，F.N）是指通过显微镜所能看到观察物所在空间的范围。视场数（F.N）所观察的空间范围，如图 8-11 所示。

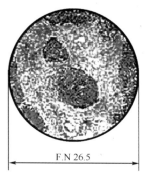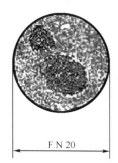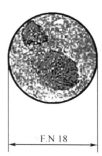

F.N 26.5　　　　　F.N 20　　　　F.N 18

图 8-11　视场数（F.N）所观察的空间范围

视场数的大小，是由目镜里的视场光阑决定的。标准长度镜筒下视场直径是目镜的视场数和物镜放大率的比值。视场直径与视场数成正比，增大物镜的倍数，则视场直径减小。因此，若在低倍镜下可以看到被检物体的全貌，而换成高倍物镜，就只能看到被检物体的很小一部分。

5. 焦深　焦深（depth of focus）为焦点深度。使用显微镜时，当焦点对准某一物体，不仅位于该点平面上的各点都可以看清楚，而且在此平面的一定厚度内，也能看得清楚，这个清晰部分的厚度就是焦深。焦深大，可以看到被检物体的全层，而焦深小，则只能看到被检物体的一薄层。焦深与总放大倍数及物镜的数值孔镜成反比，焦深大的分辨率降低。

6. 镜像亮度　镜像亮度（mirror-image brightness）是显微镜图像的亮度，指在显微镜下观察到的景物的明暗程度。使用时，对镜像亮度的要求是既不感到暗淡，又不使眼睛感到疲劳。镜像亮度与两个因素关系密切，即与物镜数值孔径的平方成正比、与放大率的平方成反比。

7. 工作距离　工作距离（working distance）也称为物距，是指从物镜前表面中心到被观察物体间满足工作要求的距离范围，它与物镜数值孔径成反比。镜检时，被检物体应处在物镜的一倍至二倍焦距。因此，它与焦距是两个概念，平时习惯所说的调焦，实际上是调节工作距离。在物镜数值孔径一定的情况下，工作距离短孔径角则大。数值孔径大的高倍物镜，其工作距离小。

（四）常用的光学显微镜

生物显微镜中的光学显微镜有多种分类方法。按目镜的数目可分为单目显微镜、双目显微镜和多目显微镜；按光源波长类型可分为可见光显微镜、紫外光显微镜、红外光显微镜和射线显微镜等；按照成像原理可分为几何光学显微镜（包括落射光显微镜、倒置显微镜、金相显微镜、暗视野显微镜等）、物理光学显微镜（包括相差显微镜、偏振光显微镜、干涉显微镜）和信息转换显微镜（荧光显微镜、显微分光光度计显微镜、图像分析显微镜、声学显微镜、照相显微镜、电视显微镜）。

1. 双目体视显微镜　双目体视显微镜（binocular stereo microscope）又称实体显微镜或解剖镜，是一种具有正像立体感的目视仪器。双目体视显微镜如图 8-12 所示。

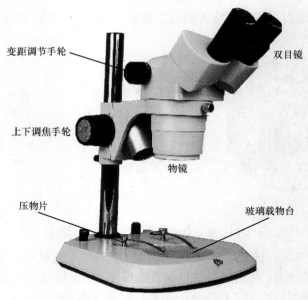

变距调节手轮

双目镜

上下调焦手轮

物镜

压物片

玻璃载物台

图 8-12　双目体视显微镜

双目体视显微镜实质上是两个单镜筒显微镜并列放置，利用双通道光路为左右两眼提供具有立体感的图像。双目镜筒中的左右两光束不是平行，而是具有一定的夹角（体视角一般为 12°~15°），以此形成三维空间的立体视觉图像。双目体视显微镜在生物、医学领域广泛用于切片操作和显微外科手术。

2. 荧光显微镜　荧光显微镜（fluorescence microscopy）是基于"荧光效应"，利用紫外光作为光源照射样本，使之受到激发后产生人眼可见的荧光来进行观察的显微镜。由于使用的光源为不可见光，所以大大提高了显微镜的分辨率，图像和背景的反差也得到明显的提高。

荧光显微镜的特点：

（1）样本一般用荧光色素染色。

（2）光源通常选用紫外至红外之间的光谱。

（3）通过滤色镜，选择样本产生荧光的特定波长光，同时阻挡对激发荧光无用的光谱。

某些样本在可见光中觉察不到结构细节，但经过染色处理，以紫外光照射时可因荧光作用而激发可见光，形成可见的图像，故可以采用常规的物镜和目镜。辐射波长在 3000nm 以下时，应采用贵重的石英玻璃作载玻片，为避免样本上灰尘或污点产生外来的荧光，被检试样必须十分清洁。为防止紫外线进入物镜，可以采用暗视场照明。

荧光显微镜一般分为透射和落射式两种类型。透射式荧光显微镜的激发光来自被检物体的下方，聚光镜为暗视野聚光镜，使激发光不进入物镜。透射式荧光显微镜在低放大倍率情况下明亮，而高倍则暗，在油浸和调中时，较难操作。透射式不使用于非透明的被检物体。新型的荧光显微镜多为落射式，其光源来自被检物体的上方，在光路中具有分光镜，所以对透明和不透明的被检物体都适用。由于物镜起了聚光镜的作用，不仅便于操作，而且从低放大倍率到高放大倍率都可以实现整个视场的均匀照明。

3. 倒置显微镜　倒置显微镜（inverted microscope）是一种将照明系统置于载物台

上方、物镜安置在载物台下方的显微镜，它是为了适应生物学、医学等领域中的组织培养、细胞离体培养、浮游生物、环境保护、食品检验等显微观察而专门设计的一种显微镜结构。

由于受到生物学和医学等领域样本特点的限制，被检物体（样本）需放置在培养皿（或培养瓶）中，这样就要求倒置显微镜的物镜和聚光镜的工作距离较长，能直接对培养皿中的被检物体进行显微观察和研究。由于工作距离的限制，倒置显微镜物镜的最大放大率为60 倍。倒置显微镜如图 8-13 所示。

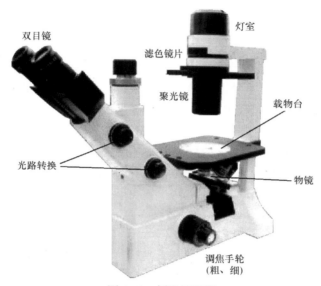

图 8-13　倒置显微镜

4. 暗视野显微镜　暗视野显微镜（dark field microscopy）是一种在黑色背景条件下观察被检物体的显微镜。暗视野显微镜具有较高的分辨力，主要用于观察未染色的活体微生物或胶体微粒。

微尘颗粒在光线直射的情况下，人眼不易观察，这是因为强光绕射造成的。但是，如果光线斜射，由于光的反射作用，微粒似乎增大了体积，能被人眼所见。这就是光学上的丁道尔效应（Tyndall effect），暗视野显微镜成像的原理就是基于丁道尔效应。暗视野实际是暗场照明法，它的特点和明视野不同，不直接观察到照明的光线，观察的仅是被检物体反射或衍射的光线。因此，视场成为黑暗的背景，而被检物体则呈现明亮的图像。

在暗视野中，由于有些活细胞其外表比死细胞明亮，所以暗视野也常被用来区分死、活细胞。此项技术已被用于各种酵母细胞的死、活鉴别。此外，暗视野显微镜对于观察娇弱的微生物，如梅毒密螺旋体也特别有用。

暗视野显微镜的构造主要是采用一种特殊的聚光器，在聚光器的下方中央为圆形黑盘所遮，光仅由周缘进入，使光会聚在载物台的载玻片上，并斜照样本，样本经斜射照明后，发出反射光可进入物镜，这样，造成显微镜视野黑暗，而其中的样本明亮。如果没有暗视野显微镜时，只需将明视野显微镜上的聚光器取下，换上暗视野聚光器即可。也可以在明视野显微镜聚光器下面的滤光镜支架上放一片星形挡板构成暗视野，这种方法适用于低倍镜观察。

5. **偏光显微镜** 偏光显微镜（polarizing microscope）是一种具有起偏振器、检偏振器和补偿器等装置的特殊显微镜，它可以用来对具有各向异性的生物学材料（如纤维蛋白、淀粉粒等）的观察和测定。偏光显微镜的结构示意图，如图 8-14 所示。

偏光器又称为起偏振器，作用是提供线性偏振光照明，它一般安装在载物台的集光器下面。由于这种形式的偏光器不能充分利用集光器的孔径，因此，现在一般采用把尼科尔棱镜和集光器合在一起的偏光集光器。利用落射光照明时，将偏光器插入光源与落射光照明器之间。

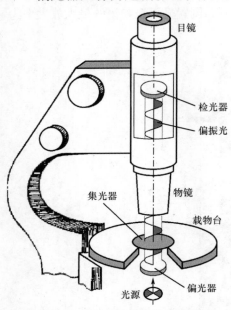

图 8-14 偏光显微镜结构示意图

检光器也称为检偏振器，它一般被固定在显微镜筒内或在目镜筒上端。在现代显微镜内往往安装在镜台与双目镜筒之间，它能够旋转，并具有表示旋转角度的刻度。在用于定性的偏光显微镜中，往往只有一个检光器，而检光器大多数被镜筒中的一个槽沟所代替。在专门设计的偏光显微镜中，检光器常安装在一个有刻度的框架上，并能够读出旋转的角度。

偏光显微镜利用偏振光对物体进行观测，它的工作原理是在普通显微镜的照明光路中加入起偏振器，使照射到物面上的光束具有单一偏振方向的偏振光。在物镜和目镜之间的成像光路中加入检偏振器，偏振方向与起偏器的偏振方向互成 90°。如果被观察物体不改变入射照明光束的偏振状态，则出射光便被检偏振器完全阻挡，不能形成图像；如果被观物体改变入射光的偏振状态，则有一部分光通过检偏振器，提供某些原来在非偏振光中发现不了的图像信息。

6. **激光共聚焦扫描显微镜** 激光共聚焦扫描显微镜（laser confocal scanning microscope）也称为激光共聚焦断层扫描显微镜，是 20 世纪 80 年代末发展起来的一种高精度显微镜系统。激光共聚焦扫描显微镜是在荧光显微镜成像技术的基础上增加了激光扫描装置，具有其他光学仪器所无法比拟的优点，如分辨率高、样本制备简单、可以对存活细胞进行无损伤性动态记录。尤其是通过断层扫描和三维图像重建技术，可以得到样本的立体图像，不仅可观察固定的细胞和组织切片，还可对存活细胞的结构、分子、离子进行实时动态地观察与检测，并能够对样本中的观察目标进行空间定位。

激光共聚焦扫描显微镜的光路结构示意图，如图 8-15 所示。

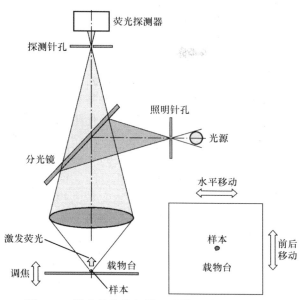

图 8-15　激光共聚焦扫描显微镜光路结构示意图

　　激光共聚焦扫描显微镜以激光作为光源，激光器发出的激光通过照明针孔形成点光源，经过透镜、分光镜形成平行光后，再通过物镜聚焦在样本上，并对样本内聚焦平面上的每一点进行扫描。利用光源的照明针孔和检测器前的探测针孔可以实现点照明与点探测，激光经过照明针孔形成点光源，由物镜聚焦在样本焦面的某个点上，样本被激光激发后的出射荧光，可通过分光镜，经过透镜再次聚焦，到达探测针孔处，被后续的光电倍增管检测到，并经图像处理后在显示器上成像，得到所需的荧光图像。对于非聚焦光线被探测针孔光栏阻挡，不能通过探测针孔，因而不能在显示器上显出。照明针孔和探测针孔共焦，共焦点为被探测点，被探测点所在的平面为共焦平面，这种双共轭成像方式称为共聚焦。

　　激光共聚焦扫描显微镜的结构示意图，如图 8-16 所示。

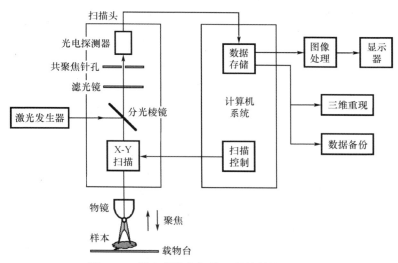

图 8-16　激光共聚焦扫描显微镜结构示意图

激光共聚焦扫描显微镜的结构主要包括激光光源、自动显微镜、扫描模块（包括共聚焦光路通道和针孔、扫描镜、检测器）、数字信号处理器、计算机以及图像输出设备（显示器、彩色打印机）等。

激光共聚焦扫描显微镜采用激光作为光源，激光通过一个照明针孔照射样本，样本被一个具有精密几何形状的光点照射在焦平面上，在特定点激发的荧光通过探测针孔到达检测器，该点以外的任何发射荧光均被该针孔阻挡。照明针孔与探测针孔对被照射点或被探测点来说是共轭的，这就是激光共聚焦扫描显微镜系统中的共聚焦。因此，在成像过程中针孔起着关键作用，针孔直径的大小不仅决定是以共聚焦扫描方式成像还是以普通光学显微镜扫描方式成像，而且对图像的对比度和分辨率有重要的影响。激光共聚焦扫描显微镜利用计算机采集和处理光电扫描信号，并利用光电探测器（光电倍增管）做信号放大，计算机采用点扫描装置逐点扫描样本，针孔后的光电倍增管也逐点获得对应光点的共聚焦图像，并将之转化为数字信号传输至计算机，最终在屏幕上聚合成清晰的整个焦平面的共聚焦图像。通过微动步进电机控制载物台的升降，使焦平面依次位于样本的不同层面上，可以逐层获得样本相应的光学横断面的图像，从而得到样本不同层面连续的光切图像。将共聚焦显微镜系统获得的连续光切图像可以比喻为显微 CT，利用计算机图像处理及三维重建软件可以模拟出样本的真实立体结构。

7. 相差显微镜 人眼通常只能在光波的波长（颜色）和振幅（亮度）有变化的条件下，才能观察到显微镜下的被检物体。但是，微小的活体生物细胞大多为无色透明，当照明光线通过这类物体时，透射或反射光的波长、振幅变化并不显著，所以利用普通光学显微镜难以辨清活体的结构。

相差显微镜（phase contrast microscope）利用相差的原理，利用同一光线（同一波长）经过折射率不同的介质其相位发生变化产生的差异，实现对无色透明细胞的显微镜观测。相差方法应用于生物显微镜的主要价值在于，它能对透明的活体进行直接观察，无需使用可能致死（失活）细胞的染色试剂。

相差显微镜成像光学原理示意图，如图 8-17 所示。

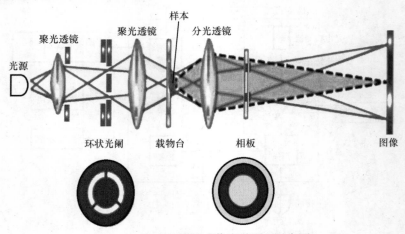

图 8-17　相差显微镜成像光学原理示意图

相差显微镜为了实现相位变化引起振幅的改变，需要满足两个条件。一是要能够区分已直接通过物体的光和在物体中被衍射的光；二是可以改变非衍射光的相位和振幅，以产生进行相位干涉的最佳条件。

（1）环状光阑：满足第一个条件是由环状光阑实现的。环状光阑是具有一个环状透明区域的不透明玻璃圆盘，使来自聚光镜的直射光只能从环状部分通过，形成一个空心圆筒状的光柱，经聚光器并照射到样本后，产生两部分光，一部分是直射光，另一部分是经过样本产生的衍射光。此时，观察到的直射光和衍射光在成像处发生干涉后形成的像。

（2）相板：第二个条件由相板来实现。相板与环状光阑的构造正好相反，两者须有匹配关系。相板上有一个灰色环状圈，称为共轭面，通过的是直射光。在共轭面的外侧部分称为补偿面，通过的是衍射光，在补偿面上涂有减速物质，使衍射光的相位发生改变。就是说，在相板的共轭面或补偿面上，分别涂有改变光波相位或吸收光线的物质，当光线通过时，相板既可以影响衍射光的相位（提高层次感），又能降低直接光的强度（降低亮度，提高分辨率）。

相差显微镜采用光的干涉现象来进行观察，将人眼无法辨别的相位差变为可见的振幅差，从而增大透明物体的明暗反差，使无色透明的活体样本的细微结构在相差条件下变得清晰可见。

8. **不可见光显微镜**　前面介绍的显微镜都是利用波长在 380~760nm 的可见光进行成像的。随着显微镜技术的发展，超出可见光波长范围的不可见光（如紫外光、红外光、X 线等）也被用于生物显微镜领域，并且产生了特殊的紫外光显微镜、红外光显微镜、X 线显微镜和其他分析仪器，进一步扩展了显微镜的应用范围。利用不可见光进行成像的显微镜称为不可见光显微镜。

紫外光显微镜是使用波长在 380nm 以下的紫外光形成像的显微镜，这种显微镜最初被设计用来增加分辨率，现在它主要用于对紫外光有选择吸收物质的显微分光光度测量。生物细胞中原生质对可见光几乎是不吸收的，而蛋白质和核酸等生物大分子对紫外光具有特殊的吸收作用，故可以使用紫外光显微镜用来研究单个细胞的组成与变化情况。紫外光显微镜采用特殊材料的载玻片、盖玻片和透镜，以避免普通玻璃材料对紫外光的吸收作用。在紫外光显微镜中形成的像是看不见的，必须通过显微照相或其他的方法进行记录，通常借助于一种像转换器，它把所形成的不可见的紫外光成像转换为可见的像，便于紫外光成像的聚焦和观察。

红外光显微镜利到用波长在 800nm~20μm 的红外光进行成像，用来观察不透明物体。在红外光显微镜中通常使用白炽灯照明，很多白炽灯能够发射比可见光更多的红外光。红外光显微镜使用专门设计用于红外光的消色差物镜，在波长超过 1200nm 时，色差也会变得明显起来。当红外光的波长达到 3000nm 时，玻璃就变得不透明了，这时必须使用像碘化铊这样的特殊材料制作的透镜。红外光像的观察和聚焦可以使用像转换器或专门设计的电视扫描管来进行。

二、电子显微镜

电子显微镜（electron microscopy）简称电镜，是根据电子光学原理，利用电子束和电子透镜代替光束和光学透镜，使物质的细微结构在非常高的放大倍数下成像的精密仪器。

常用的电子显微镜有透射电子显微镜和扫描电子显微镜等。

（一）透射电子显微镜

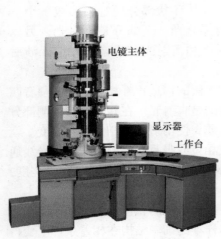

图 8-18　透射电子显微镜

透射电子显微镜（transmission electron microscope，TEM）简称透射电镜，是一种通过电子束穿透样本进行放大成像的设备，常用于观察普通光学显微镜不能分辨的细微物质结构。透射电镜的分辨率小于 0.2nm，放大倍数为数千倍至数百万倍。透射电子显微镜如图 8-18 所示。

1. 透射电镜的原理　透射电镜与光学显微镜的光学原理是基本相同，透射电镜的光路和显微放大过程也基本相似。不同的是，电镜的光源不是可见光而是电子束，透镜也不是玻璃而是轴对称的电场或磁场，电镜的总体结构、成像原理、操作方式等与光学显微镜有着本质上的区别。透射电镜与光学显微镜的光学系统比较，如图 8-19 所示。

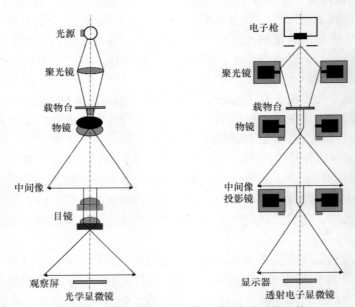

图 8-19　透射电镜与光学显微镜的光学系统比较

透射电镜的光学原理结构图如图 8-20 所示。

透射电镜的光学原理是，电子枪提供具有一定孔径角和强度的电子束，经聚光镜投射到载物台的样本上，透射样本的电子束在物镜后的焦面上形成衍射振幅极大值，即第一幅衍射谱。衍射束在物镜的像平面上相互干涉形成第一幅反映样本微区特征的电子图像。通过聚焦（调节物镜激磁电流），使中间镜的像平面与投影镜的物平面相一致，投影镜的像平面与显示器相一致，这样在显示器上就观察到一幅经物镜、中间镜和投影镜放大后有一定衬度和放大倍数的电子图像。由于样本的厚度、原子序数、晶体结构或取向不同，通过样本和物镜的电子束强度产生差异，因而在显示器上显现出有暗亮差别，能反映试样微区特征的显微电子图像。电子图像的放大倍数为物镜、中间镜和投影镜的放大倍数的乘积。

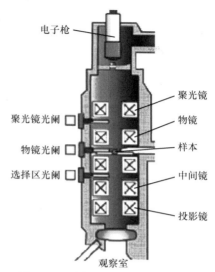

图 8-20　透射电镜光学原理结构图

2. 透射电镜的结构　透射电镜由照明系统、光学成像系统、显示系统等组成，是透射电镜的主体。

（1）照明系统：照明系统主要由电子枪和聚光镜组成。电子枪是电镜的电子束发射源，也是成像系统的照明源，其作用是形成电子束并控制电子束发射。聚光镜能将电子枪发射出来的电子束汇聚到样本上，形成光斑的大小及孔径角可控、平行度好、束流稳定的照明电子光源。

（2）光学成像系统：光学成像系统主要由物镜、中间镜和投影镜等组成。物镜是用来形成第一幅高分辨率电子显微图像的透镜，透射电镜的分辨率主要取决于物镜，这是因为物镜的任何缺陷都被成像系统中的其他透镜进一步放大。物镜是一个强激磁短焦距的透镜，它的放大倍数较高，一般为 100~300 倍。目前，高质量的物镜其分辨率可达 0.1nm 左右。

中间镜是一个弱激磁的长焦距变倍透镜，可变倍率在 0~20 倍范围调节。当可变倍率 >1 时，用来进一步放大物镜的图像；反之，当可变倍率 <1 时，为缩小物镜的图像。在电镜操作过程中，主要是利用中间镜的可变倍率来控制电镜的放大倍数。

投影镜的作用是将经中间镜放大（或缩小）的图像进一步放大，并投射到显示器上。它与物镜一样，是一个短焦距的强磁透镜。投影镜的激磁电流一般是固定的。由于成像电子束进入投影镜时孔镜角很小，因此，它的景深和焦距都非常大。即使改变中间镜的放大倍数，使显微镜的总放大倍数发生很大的改变也不会影响图像的清晰度。有时，中间镜的像平面还会出现一定的位移，由于这个位移距离仍处于投影镜的景深范围之内，因此，在显示器上的图像仍可以保持清晰。

（3）显示系统：显示系统由显示器和照相室两部分组成。肉眼只能接收可见光信息，是不能直接对电子形成感觉的，因此，透射电镜需要通过光电转换系统将电子图像转换为光学影像。一般通过图像放大器处理后，可以在显示器上获得比较满意的图像效果。电子感光板是常用的记录手段，通过计算机系统对图像数据处理可以得到多种形式的图像信息。

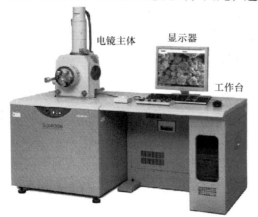

图 8-21　扫描电子显微镜

（二）扫描电子显微镜

扫描电子显微镜（scanning electron micro-scope，SEM）简称扫描电镜，是一种利用聚焦电子束在样本表面逐点扫描，从而获得样本表面细微结构信息的电子显微镜。扫描电子显微镜如图 8-21 所示。

扫描电镜是依据高速运动电子与物质的

相互作用原理。当一束高能的入射电子轰击物质表面时，被激发的区域会产生二次电子、背向散射电子、俄歇电子、X线、透射电子，以及在可见、紫外、红外光区域产生的电磁辐射。利用电子和物质的相互作用，可以获取被测样本的各种物理、化学性质的信息，如形貌、组成、晶体结构、电子结构和内部电磁场等。扫描电镜正是根据上述信息产生的机理，通过对二次电子、背向散射电子的信息探测，可以形成高分辨率的样本立体图像。

1. 入射电子与样本相互作用 入射电子与样本相互作用，产生二次电子、背向散射电子和X线的示意图，如图8-22所示。

由电子枪发射出来的热电子受高电压加速，经电磁物镜聚焦后形成具有一定能量、强度和斑点直径的入射电子束，在偏转线圈产生的磁场作用下，入射电子束按一定时间空间顺序做光栅式扫描，入射电子与样本相互作用，在被激发区域产生二次电子、背向散射电子和X线等信号。

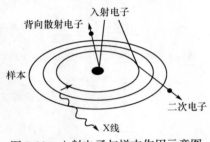

图 8-22 入射电子与样本作用示意图

二次电子是被入射电子轰击出来的样本核外电子，在扫描电镜中能反映样本表面的形貌特征。背向散射电子是被固体样本经散射后再从上表面反射出来的电子，反映了样本表面不同取向、不同平均原子量的区域差别。二次电子的能量比较低，一般小于50eV；背向散射电子的能量比较高，约等于入射电子的能量级。X线是入射电子在样本原子激发内层电子后外层电子跃迁至内层时发出的光子。

2. 次级电子探测器 扫描电镜的电子检测示意图，如图8-23所示。

检测样本在入射电子作用下产生的物理信号，统称为次级电子，扫描电镜主要探测的次级电子为二次电子和背向散射电子。次级电子信号被探测器收集，并转换成电信号。电子探测器通常由闪烁体，光纤和光电倍增器等组成。

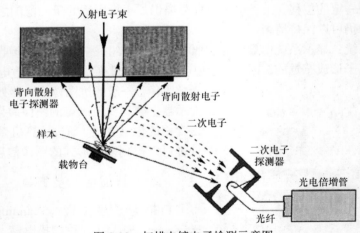

图 8-23 扫描电镜电子检测示意图

3. 扫描电镜的成像原理 扫描电镜成像原理与电视显像相似，其示意图如图8-24所示。

由电子枪发射的能量达 30keV 的电子束，经聚光透镜、物镜和物镜光阑缩小聚焦，在样本表面形成具有一定能量、一定亮度的极细电子束。在扫描线圈磁场作用下，电子束在样本表面上按一定的时间、空间顺序作光栅式逐点扫描，将二级电子信号收集并成比例放大，在显像管荧光屏上显示出来。

二次电子探测器将各方向激发的二次电子收集、加速后，射向闪烁体转变成光信号。经光导纤维到达光电倍增管，使光信号再次转变为电信号，并经视频放大器放大，再将其输出送至显像管的栅极，调制显像管的亮度，在荧光屏上可以呈现一幅亮暗不同、能反映样本表面形貌的二次电子像。

扫描电镜主要用于观察固体表面的形貌，产生的图像有很强的立体感。扫描电镜可以与 X 线衍射仪或电子能谱仪结合，构成电子微探针，利用电子束与物质相互作用所产生的次级电子、吸收电子和 X 线等信息分析物质成分。与透射电镜相比，扫描电镜的电子束不穿过样本，仅是在样本表面扫描激发出次级电子。这要求样本表面的导电性良好，因此，不需要将样本制备很薄。

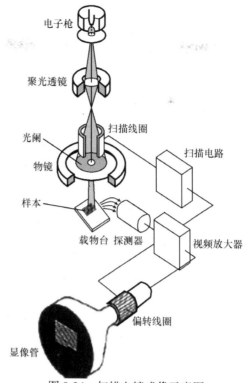

图 8-24　扫描电镜成像示意图

由于扫描电镜是采用电子束在样本表面扫描的方式，所以必须先将样本作固定处理。为了避免电子束在照射到样本表面之前与残留的气体分子相撞，扫描电镜必须保持在一定的高真空环工作境。因此，样本需要作脱水和临界点干燥法等前处理。由于电子束对样本进行扫描时，入射电子会将入射的部分能量转化为热能，使样本表面及亚表面层的温度升高，为了避免样本在电子束扫描时因为高温而遭到破坏，通常要在样本表面覆盖一层金属或碳薄膜，以增加二次电子产生的数量，使影像更加清晰。

第三节　生物安全柜

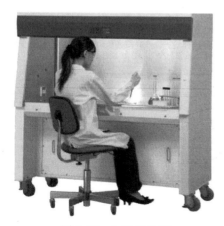

图 8-25　生物安全柜

由于临床样本可能含有细菌、病毒、真菌以及寄生虫等致病因子，因此，具有不同程度的感染性，实验室工作存在潜在的生物安全危险。生物安全柜（biological safety cabinet，BSC）是一种负压过滤排风柜，用于实验室的生物安全防护。通过负气压过滤排风装置和封闭措施，可以有效地隔离感染性气溶胶和溅出污染物，为实验室提供安全防护的操作环境。生物安全柜如图 8-25 所示。

一、生物安全柜的分类

随着生物安全柜的广泛使用，各国均制订了生物安全柜相关法规，我国也制订了YY05690-2005 生物安全柜标准。标准规定：生物安全等级 1 级（P1）媒质是指普通无害细菌、病毒等微生物；生物安全等级 2 级（P2）媒质是指一般性可致病细菌、病毒等微生物；生物安全等级 3 级（P3）媒质是指烈性/致命细菌、病毒等微生物且感染后可治愈；生物安全等级 4 级（P4）媒质是指烈性/致命细菌、病毒等微生物且感染后不可治愈。

按照生物安全等级的分类要求，生物安全柜根据气流及隔离屏障的结构不同，分为Ⅰ、Ⅱ、Ⅲ三个等级。Ⅱ级安全柜按排放气流占总流量的比例及内部设计结构，分为 A1、A2、B1、B2 四种类型，适用于不同生物安全等级的媒质操作。

Ⅰ、Ⅱ、Ⅲ级生物安全柜的气流要求见表 8-2。

表 8-2　生物安全柜气流要求

等级	类型	排风系统	循环空气 %	柜内气流	工作窗进风平均风速 m/s	保护对象
Ⅰ级	—	硬管	0	乱流	≥0.40	使用者和环境
Ⅱ级	A1 型	套管连接处	70	单向流	≥0.40	使用者、受试样本和环境
	A2 型	套管连接处	70	单向流	≥0.50	
	B1 型	硬管	30	单向流	≥0.50	
	B2 型	硬管	0	单向流	≥0.50	
Ⅲ级	—	硬管	0	单向流或乱流	无工作窗进风口，当一只手套筒取下时，手套口风速≥0.7	主要是使用者和环境，有时兼顾受试样本

生物安全柜安全防护见表 8-3。

表 8-3　生物安全柜安全防护

等级	Ⅰ级	Ⅱ级	Ⅲ级
危险程度	P1～P3 级	P4 级	
性能特征	由于流向操作者的逆向气流少，预防感染性能良好。工作区由于外部混入杂菌而不适于无菌作业，只提供对工作人员和环境的保护	具有防止操作者被感染及保证工作台内清洁的性能，可进行无菌操作，应用范围广阔，提供对操作者、试验样品和环境的保护	能处理最高危险性的生物材料的工作台，完全密闭型，对操作有所限制

二、生物安全柜的工作原理

生物安全柜的工作原理是将柜内空气向外抽吸，使柜内保持稳定的负压状态，通过开口处的负气压风幕，可以阻止污染气溶胶外溢，从而保护操作者和实验环境的安全。生物安全柜的原理示意图，如图 8-26 所示。

外界空气经高效空气过滤器（预过滤器、循环空气过滤器）处理后进入安全柜，洁净的空气垂直流向操作面，为实验操作提供洁净气流，从而起到保护操作对象的作用。安全柜内的气体经过外排空气过滤器，排出没有污染的气体，以保护环境。

1. Ⅰ级生物安全柜　Ⅰ级生物安全柜是指用于保护操作人员与环境安全，但不保护样品安全的通风安全柜，其气流原理和实验室通风橱基本相同，不同之处在于在排气口处安装一个高效空气过滤器（high efficiency particulate air filter），简称 HEPA 过滤器，可以将外排气流过滤进而防止微生物气溶胶扩散，造成室内环境污染。

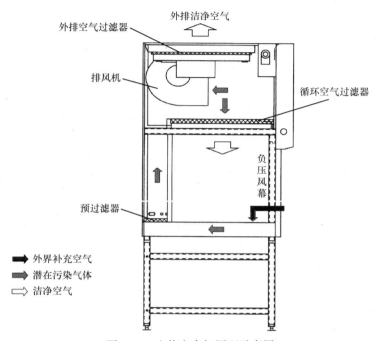

图 8-26　生物安全柜原理示意图

Ⅰ级生物安全柜示意图，如图 8-27 所示。

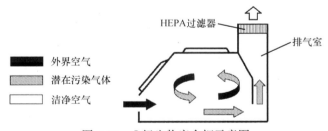

图 8-27　Ⅰ级生物安全柜示意图

　　Ⅰ级生物安全柜在排气室上端配置了一个高效空气过滤器以保护环境。实验室空气从前窗的开口处以最低 0.40 m/s 的速率进入安全柜，空气经过工作台表面，并经排风管排出安全柜。定向流动的空气可以将工作台面上形成的气溶胶送入排风管内。操作者的双臂从前面的窗口开口伸到安全柜内的工作台面进行操作，并可以通过窗口观察工作台面的情况。安全柜的窗口还能完全抬起来，以便于清洁工作台面和进行其他操作。

　　Ⅰ级生物安全柜本身无排风设备，它的排风仅依赖通风管道的排风机或通风管道形成的负压。Ⅰ级生物安全柜能够为人员和环境提供保护，也可用于操作放射性核素和挥发性有毒化学品。但因未灭菌的房间空气通过生物安全柜正面的开口处直接吹到工作台面上，因此，Ⅰ级生物安全柜对受试样本不能提供保护。

　　2. Ⅱ级生物安全柜　在应用细胞和组织培养物来进行病毒繁殖或其他培养时,未经灭菌的房间空气通过工作台面是不符合要求的，因此，安全柜需要提供受试样本的保护功能。Ⅱ级生物安全柜是基于合并层流的原理，通过 HEPA 过滤器的组合使用，为实验室提供了一个无菌的工作环境，保护实验室人员免受潜在传染性微生物感染并对受试样本提供有效的保护。

Ⅱ级生物安全柜在工作时，气流经前开口由外界引入于工作区，以保护人员不受试验样本散发出的气溶胶污染。流入操作空间的外界空气随即被引导流入循环室，外界空气不经过受试样本，从而有效地保护了受试样本的安全。气体的排出口需通过 HEPA 过滤器，它可以被再循环回实验室里（A 型的安全柜）或被排出至建筑物外（B 型的安全柜）。流经 HEPA 过滤器回到工作区的供风气流，具有保护受试样本、隔离外界空气及排出气溶胶等功能，可以将安全柜工作台面的交叉污染减到最低。HEPA 过滤器可以有效地阻止颗粒和有传染性的病原媒介，但无法阻止易挥发性的化学品或有机气体。因此，操作易挥发性的有毒化学品时，安全柜应有适当的排气系统将气体排至外界。

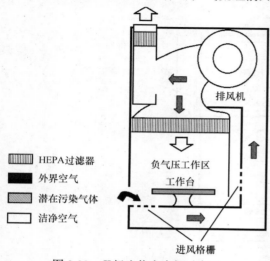

HEPA过滤器
外界空气
潜在污染气体
洁净空气

排风机

负气压工作区
工作台

进风格栅

图 8-28　Ⅱ级生物安全柜示意图

Ⅱ级生物安全柜中应用范围最广的是 A2 型。A2 型生物安全柜结构和工作原理如图 8-28 所示。

30%的气体通过排气口过滤排出，70%气体通过 HEPA 过滤器再循环至工作区。工作时，内置排风机将室内空气经前开口引入安全柜内，并进入前面的进风格栅，然后供气先通过供气 HEPA 过滤器，再向下流动通过工作台面。空气在向下流动到距工作台面 6~18cm 处分开，其中的一半会通过前面的排风格栅，而另一半则通过后面的排风格栅排出。所有在工作台面形成的气溶胶立刻被向下的气流带走，并经两组排风格栅排出。气流接着通过后面的压力通风系统到达位于安全柜顶部、介于供气和排气过滤器之间的空间。气体的循环比一般为 30%经排气口 HEPA 过滤器排出、70%通过回风 HEPA 过滤器再循环回到工作区，其供气应在流经 HEPA 过滤器后以层流的气流型态至工作台面，目的在于降低在操作区的乱流程度及减少交叉污染的可能性。A2 型生物安全柜的负压环绕污染区域的设计，可以较好的阻止柜内物质泄漏。

Ⅱ级 A1 型和 A2 型生物安全柜的不同处在于，A1 型生物安全柜要求风机在安全柜的窗口处提供的最小平均气流速度 > 0.40m/s，而 A2 型生物安全柜要求则为 > 0.50 m/s；A1 型生物安全柜风机通常置于柜体下侧，会造成柜壁间回风气流为相对正压，A2 型生物安全柜之风机则置于柜体上方，柜壁间回风气流为相对负压。

由于 A 型（A1、A2）生物安全柜不要求安装排气导管，因此，不适合具有挥发性或有毒化学物质的试验操作。Ⅱ级 B 型（B1、B2）生物安全柜的设计发源于国际癌症学会，主要适用于在玻璃试管内对微量危险化学品的安全操作。Ⅱ级 B 型生物安全柜要求，排风导管必须与建筑物的专用排气系统连接。

Ⅱ级 B 型生物安全柜的排风导管连接示意图，如图 8-29 所示。

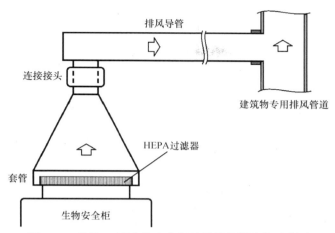

图 8-29 Ⅱ级 B 型生物安全柜的排风导管连接示意图

B 型安全柜利用 HEPA 过滤器可以避免由操作空间产生的微粒与化学物质对下游风机的二次污染。B 型生物安全柜操作空间的下吹气流至少要达到 0.50 m/s，根据排气比例又分为 B1 型及 B2 型两种。B1 型生物安全柜必须连接排风导管，其中 30% 的气流经供气 HEPA 过滤器循环至工作台面，70% 则经排气 HEPA 过滤器由排风导管排出。B2 型生物安全柜为 100% 全排型安全柜，无内部循环气流。B2 型生物安全柜供风平均流速至少达到 0.50m/s。可以进行挥发性核放射物和挥发性化学品作为添加剂的微生物试验操作，又可同时提供化学性和生物性的安全控制。

3. Ⅲ级生物安全柜 Ⅲ级生物安全柜是为 4 级实验室生物安全等级而设计的，是目前世界上最高安全防护等级的安全柜。柜体完全气密，100% 全排放式，所有气体不参与内循环，其送风经高效空气过滤器，排风则经过两道过滤器。Ⅲ级生物安全柜由一个外置的专门的排风系统来控制气流，使安全柜内部始终处于负压状态（大约 124.5 Pa）。对于柜体排出的气体，至少要经过两个串联的 HEPA 过滤器，排风导管要与专用的建筑物排风系统连接。

Ⅲ级生物安全柜的传递窗采用双开门高压灭菌器和药液传递窗同时使用的方式，这样物品传递过程中的生物安全性就能得到绝对的保障。操作者通过连接在柜体的手套进行密闭操作，因此，Ⅲ级生物安全柜也俗称手套箱（glove box）。Ⅲ级生物安全柜的示意图，如图 8-30 所示。

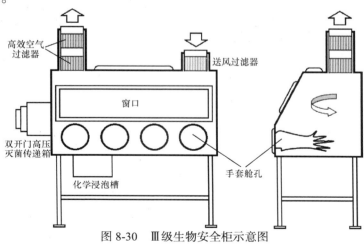

图 8-30 Ⅲ级生物安全柜示意图

三、生物安全柜的基本结构

不同类型的生物安全柜结构会有所不同，下面以应用最广泛的Ⅱ级生物安全柜为例，介绍生物安全柜基本结构和相应功能。生物安全柜的基本结构如图 8-31 所示。

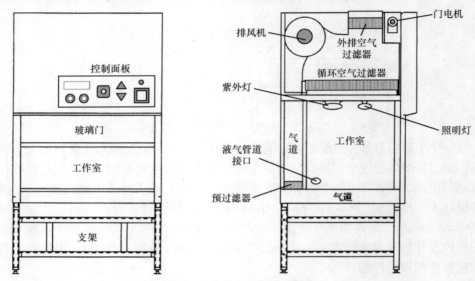

图 8-31　生物安全柜基本结构

生物安全柜一般均由箱体和支架两部分组成，箱体内部含有排风机、门电机、进风预过滤器、循环空气过滤器、外排空气过滤器、照明光源和紫外光源等装置。

1. 箱体　箱体由设备外箱体和工作室两部分组成。设备外箱体通常采用坚固的金属制作，表面经自动化的涂装工艺生产线进行烤漆，使生物安全柜的外部有一道可靠的隔离密封屏障。生物安全柜内设有排风气道，以确保气路的通畅。

工作室采用不锈钢整体结构，内部高强度的活动式工作台既能承受诸如离心机等重物，也要便于清洁整理。经严格设计制作的不锈钢送风匀流板，能将垂直单向气流均匀的从超高效过滤器中送出。在工作台前后有两个高效率的可调吸风槽，可以最大限度地将污染气溶胶快速排入回风负压气道内。另外，在不锈钢工作室的底部还设有一个能容纳液体的底盘，可以防止在操作或清洁的过程中发生液体外溢。

2. 空气过滤系统　空气过滤系统是生物安全柜的关键装置，它的气流示意图如图 8-32 所示。

空气过滤系统由进风口预过滤罩、排风机、风道、预过滤器、循环空气过滤器、外排空气过滤器等组成。排风机的作用是在气道内产生足够的负气压，由于气道与工作室联通，因此，在工作室门处可以形成稳定的负压风幕，确保污染空气不会外溢。排风机将气流分解为两个通路，一是由于工作室为负气压，通过循环空气过滤器可以将净化后的空气吸入到工作室；二是部分抽出的气体，经外排空气过滤器净化后排到机外。

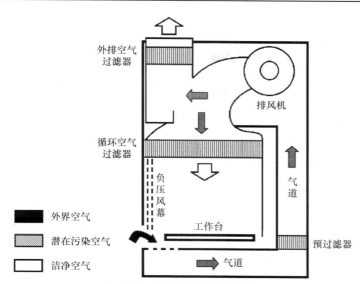

图 8-32 空气过滤系统示意图

空气过滤系统的功能是保证洁净的空气不断地进入工作室，使工作室内垂直气流保持稳定的流速（一般≥0.3m/s）。空气过滤系统是靠多组高效空气过滤器来过滤空气。高效空气过滤器如图 8-33 所示。

早期净化空气过滤器内的填充物多为草和石棉，现在的过滤器采用特殊防火材料制成框架，框架内用波纹状的铝片分隔成栅栏，栅栏里面填充的干性过滤材料主要是乳化玻璃纤维亚微粒。过滤器过滤效率可达 99%，能拦截小于 25nm 的病毒颗粒，确保排出的气体和内循环气体为无菌状态。

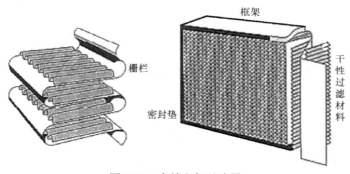

图 8-33 高效空气过滤器

3. **控制面板** 生物安全柜的控制面板如图 8-34 所示。

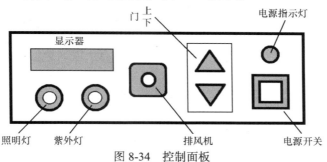

图 8-34 控制面板

生物安全柜的电气控制相对比较简单，它主要有电源开关和指示灯、排风机的启停控制、安全门的上下移动和限位控制、照明灯和紫外消毒灯开关控制。另外，控制面板有显示装置，通过显示器能够动态显示安全柜的运行状态（如运行累计时间即时显示，风机运转状态显示等），当设备出现故障时，显示器可以立即显示故障信息（如，玻璃移门超过安全线范围高度，排风机出现故障，过滤器阻力超出范围等）。

4. 控制与警报系统　生物安全柜的控制与报警系统用于监控生物安全柜的各项操作数据，及时发现故障和误操作，以声光警报的形式告知，并能自动采取相应的安全措施。系统带有温度补偿功能的流速传感器，可以测定真实的气流流速，包括进气流、下沉气流和外排气流。LCD 液晶显示屏能实时显示气流流速/流量。对气流流速过低或不安全前窗高度，系统都会发出声光警报。

第四节　培　养　箱

培养箱（incubator）是用人工方法仿照细菌等微生物生长繁殖环境（适宜温度、湿度、气体等）的专用设备，可用于细胞、细菌的培养和繁殖。在临床检验中，培养箱可对血液、脑脊液、呼吸道和生殖道分泌物、脓液等各种体液和组织样本进行病原体分离培养、鉴定及药敏试验。目前，常用的培养箱有电热恒温培养箱、细菌培养箱、厌氧培养箱和生化培养箱等。培养箱如图 8-35 所示。

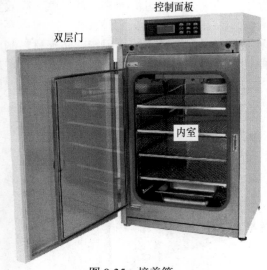

控制面板

双层门

内室

图 8-35　培养箱

一、电热恒温培养箱

电热恒温培养箱（electric heating thermostat incubator）是一种常用的培养箱类型，适用于普通细菌和封闭式细胞的培养，并可用于有关细胞培养的器材和试剂的预温。

目前，电热恒温培养箱主流的加热方式可分为两种：水套式以及电热膜式。电热膜是通过贴在内壁的电热膜直接加热，水套式则是通过对外面的水层加热再使培养箱内部受热。这两种加热方式各有优点。电热膜加热方式比较迅速，可在短时间内使箱内达到理想温度；水套式的温度稳定性好，尤其在突发断电等状况下，能够较长时间维持箱内温度。

电热恒温培养箱的原理和结构比较简单，它的主要由电加热器、保温温度传感器、箱体以及吹风机（箱内温度均匀）等组成。电热恒温培养箱原理框图，如图 8-36 所示。

培养箱的温度传感器多采用负温度系数热敏电阻，恒温控制原理是，温度变化引起传感器的阻值改变，信号放大器的输出电压也随之变化，通过检测信号与温度设定值比对，控制电热丝的加热状态。培养箱的箱内温度一般设定在 37℃ 左右。

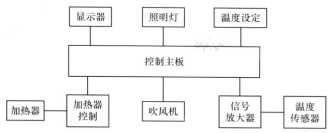

图 8-36　电热恒温培养箱原理框图

常用的电热恒温培养箱为立式箱体，其箱体外壳常采用优质钢板制作，内室为不锈钢板或优质冷轧钢板加工成型，并经防锈防腐处理，里面一般放置 2~3 层起承托培养物作用的不锈钢搁板，可方便移动，并可任意调整高度。箱体外壳和内室外壁通常填充硬质聚氨酯、石棉或玻璃棉等隔热材料，目的是增强保温效果。为了便于直接观察培养物的变化，培养箱采用双道门结构，即外箱门和钢化玻璃内门。

二、细菌培养箱

细菌培养箱（bacterial culture box）也称为组织培养，是在电热恒温培养箱基础上改进而成，箱内模拟形成一个类似细胞/组织在生物体内的生长环境，主要用于细胞/组织的体外培养、肿瘤药敏检测和染色体检查等。细菌培养箱要求有稳定的温度（37℃）、稳定的 CO_2 水平（5%）、恒定的酸碱度（pH 为 7.2~7.4）、较高的相对饱和湿度（95%）。

细菌培养箱种类较多，根据加热方式分为水套式细菌培养箱和气套式细菌培养箱；根据供气种类有二氧化碳细菌培养箱和三气细菌培养箱；根据灭菌功能不同还可分为普通灭菌培养箱和高温灭菌培养箱等。

水套式细菌培养箱如图 8-37 所示。

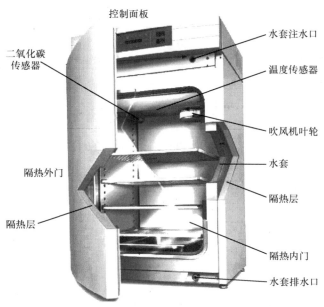

图 8-37　水套式细胞培养箱结构图

1. 温度控制　保持培养箱内恒定的温度是维持细胞健康生长的重要因素，箱内温度一般设定在 37℃左右。

水套式细菌培养箱具有一个独立的热水间隔间（即水套），它的温度是通过电热器给水套内的水加热，热水通过自然对流在水套内循环，热量通过辐射传递到箱体内部。为了使培养箱加热的稳定性，细菌培养箱具备相互独立的三重温度控制功能，即箱内具有温度控制、超温报警控制和环境温度监控。箱体内还配备风扇及风道，以有助于箱内温度、二氧化碳浓度和相对湿度的迅速恢复，同时使细菌培养箱箱体内的温度保持均匀性。

2. 气体控制　二氧化碳培养箱的气体控制装置为单一的二氧化碳浓度控制，三气细菌培养箱在二氧化碳培养箱的基础上还增加了氧气浓度控制。

二氧化碳浓度探测通常使用两种传感器，热传导传感器（TC）和红外传感器（IR）。

（1）热传导传感器：热传导传感器（TC）根据混合气体的总导热系数随待分析气体含量的不同而改变的原理制成。检测需要两个热敏元件，一个检测热敏元件暴露于内室环境，另一个补偿元件则是封闭的（温度相对稳定）。检测元件和补偿元件配对组成电桥的两个臂，当内室二氧化碳改变时，检测元件电阻变化，电桥的输出电压也随着改变，该电压与二氧化碳的浓度而成正比。

（2）红外传感器：红外传感器（IR）利用非色散红外（NDIR）原理对空气中存在的二氧化碳进行探测，具有很好的选择性，无氧气依赖性。IR 系统包括一个红外发射器和一个传感器，当箱体内的二氧化碳吸收了发射器发射的部分红外线之后，传感器就可以检测出红外线的减少量，而被吸收红外线的量正好对应于箱体内二氧化碳的水平，从而可以得出箱体内二氧化碳的浓度。

细菌培养箱的氧气浓度可以通过电化学氧气传感器来进行控制。电化学氧气传感器是根据电化学电池的原理，利用待测气体在原电池中阴极上的电化学还原和阳极的氧化过程，产生电流，待测气体电化学反应所产生的电流与氧气浓度成正比并遵循法拉第定律。这样，通过测定电流值，即可确定待测氧气的浓度。

3. 相对湿度控制　培养箱内相对湿度的控制非常重要。饱和湿度环境可以避免培养液中二氧化碳逃逸，保持 pH 稳定，也能防止由于干燥使培养液中水分蒸发，渗透压升高，导致细胞培养失败。大多数的细菌培养箱是通过增湿盘的蒸发作用产生湿气，大型的细菌培养箱用蒸汽发生器或喷雾器来控制相对湿度水平。

4. 污染物控制　污染是导致细胞培养失败的一个主要因素。因而，细菌培养箱设计了多种不同的装置用来减少和防止污染的发生，主要方法是在线式持续灭菌和不定期高温灭菌。

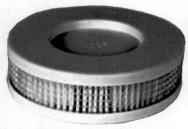

普通的细胞培养箱主要采用在线式持续灭菌，灭菌装置为紫外消毒器和高效离子空气过滤器，高效离子空气过滤器实物如图 8-38 所示。

培养箱内的空气经过高效离子空气过滤器过滤，可除去 99.97% 的 0.3μm 以上的颗粒，并能有效杀死过滤时被挡在滤器内的微生物颗粒。

高温灭菌培养箱在在线式持续灭菌装置的基础上，增加了高温灭菌系统，能使箱内温度达到 180℃，从而杀死

图 8-38　高效离子空气过滤器实物

污染微生物，它与高效离子空气过滤器系统结合使用能够极大地减少污染。需要注意的是，高温灭菌期间不能进行细胞培养。

5. **内门加热**　内门加热系统用于加热内门，可以有效防止内门形成冷凝水，以保持培养箱内的湿度和温度，降低污染。内门加热方式有直接加热方式和单点加热方式。

三、厌氧培养箱

厌氧培养箱（anaerobic incubator）也称厌氧手套箱，是一种在无氧环境条件下进行厌氧菌培养及操作的专用装置，可以提供严格的厌氧状态和恒定的温度环境。操作者通过与培养箱密闭联体的橡胶手套在工作室内进行操作，使厌氧菌的接种、培养和鉴定等全部工作都在无氧的环境下进行，因而提高了厌氧菌的阳性检出率。厌氧培养箱如图8-39所示。

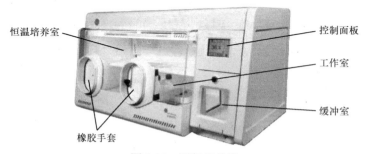

图 8-39　厌氧培养箱

厌氧培养箱为密闭的金属柜，由缓冲室和工作室（手套操作箱）两个部分组成，工作室内还附有一个小型恒温培养箱。

1. **缓冲室**　缓冲室是一个传递舱，有内外两个门，舱内与真空泵和厌氧气体管路相连，通过自动抽气、换气操作，可以创造无氧环境。实际工作中，先将样本、培养基等放进缓冲室内，将其作用至厌氧状态后再移入工作室。

2. **工作室**　工作室前面装有橡胶手套，操作者的双手经手套伸入箱内操作，使操作界面与外界隔绝。工作室内侧门与缓冲室相通，当样本、培养基等在缓冲室内转换为厌氧状态时，便可打开内门将它们移入到工作室。

厌氧培养箱的关键技术是在箱内建立一个稳定的无氧环境。目前，培养箱主要通过催化除氧系统和自动连续循环换气系统保持箱内的厌氧状态。

自动连续循环换气系统的气路如图8-40所示。

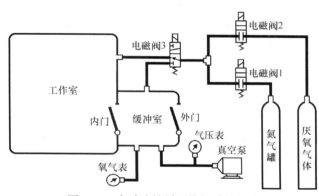

图 8-40　自动连续循环换气系统气路

　　自动连续循环换气系统通过控制抽气和换气,使箱内产生厌氧状态。循环换气在缓冲室进行,具体过程为:

　　(1)关闭缓冲室的内、外门。启动真空泵,排出缓冲室的气体,使室内为负气压(-kPa)后关闭真空泵。

　　(2)经过数分钟延时,开启电磁阀 1(接通氮气罐)、电磁阀 3(连接缓冲室),对缓冲室充氮气至大气压。

　　(3)经过数分钟延时,关闭电磁阀 1(切断氮气罐),再一次启动真空泵,排出室内的氮气和氧气,使室内为负气压(-kPa)后关闭真空泵。

　　(4)经过数分钟延时,再开启电磁阀 1,对缓冲室充氮气至大气压。

　　(5)经过数分钟延时,再关闭电磁阀 1,第三次启动真空泵,排出室内氮气和氧气,使室内为负气压(-kPa)后关闭真空泵。此时,缓冲室内可达到98%的无氧状态。

　　(6)经过数分钟延时,开启电磁阀 2,平衡缓冲室内的气体成分和气压,通过氧气表检测室内的无氧状态,若符合无氧条件,可打开内门进行厌氧操作。

习　题　八

　　8-1. 离心机工作的力学原理是什么?

　　8-2. 什么是相对离心力? 如何计算?

　　8-3. 常用离心方法有哪几种? 各有什么特点?

　　8-4. 医用离心机的离心转盘(也称转头)一般分为哪五类?

　　8-5. 离心机按照转速的不同可以分为哪几种类型? 转速范围是如何规定的?

　　8-6. 简述生物光学显微镜的基本原理及组成结构。

　　8-7. 生物光学显微镜的性能参数有哪些? 这些参数对成像质量的影响和相互间的制约关系如何?

　　8-8. 简述暗视野显微镜的基本结构与工作原理。

　　8-9. 电子显微镜的基本类型有哪些? 各有什么特点?

　　8-10. 光学显微镜和电子显微镜在成像原理和结构上有什么异同?

　　8-11. 生物安全柜的工作原理是什么?

　　8-12. Ⅰ级生物安全柜的特点是什么?

　　8-13. Ⅱ级生物安全柜通常包括哪几种类型? 其功能和特点各有哪些?

　　8-14. Ⅲ级生物安全柜的特点是什么?

　　8-15. 电热恒温培养箱按照加热方式的不同可以分为哪几种类型?

　　8-16. 细菌培养箱中二氧化碳浓度控制有哪两种方式?

　　8-17. 细菌培养箱可分为几种类型? 简述其结构特点。

　　8-18. 简述厌氧培养箱的自动连续循环换气系统的工作原理。

第九章　实验室自动化系统

随着检验分析相关理论的进步和各种高新技术的渗透，特别是计算机技术的广泛应用，使得临床检验步入了以自动化分析、程序控制为特征的新时期。近年来，实验室自动化系统得到业内的高度重视，并得以快速发展。

实验室自动化系统（laboratory automation systems，LAS）又称为自动化检验流水线，是指对实验室内某一个或多个检测系统（如，临床化学、血液学、免疫学等系统）的整合，通过轨道和信息系统，实现各分析仪器与样本分析前、后的处理单元的物理连接，形成网络化的集合体。

临床医学实验室的全自动分析系统始于20世纪70年代，其后，随着计算机技术的发展，计算机及其网络技术迅速在实验室中得到广泛应用。由于计算机技术的介入，不仅使临床实验室能在线申请、分析和处理检验报告，还可以实现多种分析单元的有机结合，构成完整的样本自动转运及智能控制系统。LAS的设计理念是，提高临床医学实验室的运行效率，快速、准确的分析检测，并减少样本和试剂的用量。本章将简要介绍实验室自动化系统和实验室信息系统的基本结构与功能。

第一节　实验室自动化的发展概况

1981年，佐佐木（Sasaki）博士首先在日本高知（Kochi）医学院通过应用样本自动传送机构，建立了第一个实验室自动化系统。检验人员只需将处理后的样本放入传送带，分析仪器可根据检测项目从传送带上自动提取待测样本，并进行检测分析。当时，人们期待未来一定可以实现"无人化"的全自动实验室，因此，将这样的系统命名为全实验室自动化系统（total laboratory automation，TLA）。进入90年代，商品化的实验室自动化系统开始进入劳动力匮乏的日本市场。1995年，实验室自动化系统技术发展到欧美各国。1996年，美国密苏里州圣路易斯的Quest实验室，安装了北美第一台由日本制造的TLA系统，使得实验室自动化技术逐渐在西方迅速传播。

浙江大学医学院附属第一医院早在1988年就开始实验室自动化系统的建设，在自动化分析仪上试行计算机网络化管理。进入2000年，国内才开始真正意义上引入实验室自动化系统，实现样本输送、处理、检测、报告及样本保存等全过程的计算机管理。自此，我国的实验室自动化系统快速发展，目前，已有上百家医院引进了实验室自动化系统。临床实验室信息系统的实施及样本前、后处理系统的应用，全面规范了临床检验工作流程，TLA不但可以提高检测效率，减轻工作量，还明显的减少了差错率，缩短了检验结果的回报时间，降低了生物性危害风险，是临床医学实验室的未来发展方向。

第二节　实验室自动化系统的分类

目前，实验室自动化系统尚无统一的标准和定义，系统的结构、规模和功能也有很大的差别。但总的来说，都涉及到分析仪器的合并与整合。合并是指将不同的分析技术或方法集成到一台或一组相互连接的仪器中，整合则意味着由一种或多种分析仪器与分析前、分析后设备的物理连接。

实验室自动化系统通过分析设备、计算机系统和技术人员这三个要素，可以完成样本的转运与测量、数据的搜集和分析、结果的判读与解释等任务。

一、分析系统自动化

不同的检验项目需要使用不同的自动化分析仪器（如自动生化分析仪、自动血细胞分析仪等），这些仪器与实验室信息管理系统（LIS）相连，可以组成工作区管理系统（流水线）。目前，在临床实验室应用的有自动生化免疫分析流水线、血细胞分析推片流水线、尿液沉渣分析流水线等，通过对部分检验项目的整合，可以提高实验室的自动化程度。

下面以 ABX Pentra DX120-SPS 血液分析工作站为例，介绍血液分析流水线。ABX Pentra DX120-SPS 血液分析工作站如图 9-1 所示。

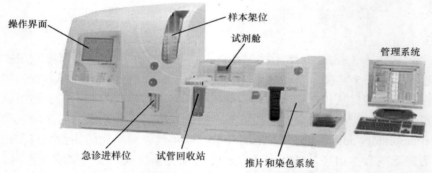

操作界面　　　　　样本架位　　　试剂舱　　　　　管理系统

急诊进样位　　试管回收站　　　推片和染色系统

图 9-1　ABX Pentra DX120-SPS 血液分析工作站

血液分析工作站也称为血液分析流水线，通过计算机管理系统，智能控制血液样本计数、推片和染色等全部的分析过程，自动完成血液常规分析、网织红细胞分析、血片的制备（选择、涂片、编号、染色、干燥）等。

工作站的优势在于极大地降低了工作强度，提高了样本的处理速度，使得实验室的操作更为标准、规范，可以有效地避免因手工操作引起的个体差异。比如，制作血涂片时可以根据血细胞仪测定的红细胞参数和设定条件，智能化的确定血涂片的制作要求，如果细胞数量少，涂片机能调整推片角度，制作较厚的血涂片；若细胞数量较多则选择制作比较薄的血涂片。另外，由于工作站可以精确的设定染色条件，使得染色具有较高的一致性，颜色效果更便于临床阅片的需求。

计算机控制系统是工作站的"大脑"，整个工作流程由系统软件程序控制，实现有"规则"、高速、准确的运行。计算机控制系统的所谓"规则"是血液分析仪与专家经验的综合，通过这些"规则"可以筛选出不符合规则的样本。如白细胞计数过高或过低，直方图或散点图在某个区域出现异常信号，则需要制作涂片，进行人工显微镜复检。图 9-2 为 ABX Pentra DX120-SPS 血液分析工作站的工作流程图。

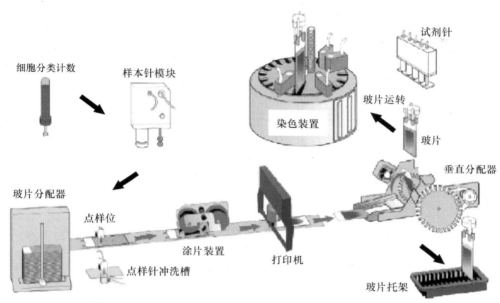

细胞分类计数

样本针模块

试剂针

玻片运转

染色装置

玻片

垂直分配器

玻片分配器

点样位

玻片托架

点样针冲洗槽

涂片装置

打印机

图 9-2　ABX Pentra DX120-SPS 血液分析工作站的工作流程图

　　血液样本在完成计数分类后，计算机系统将不符合"规则"的样本筛选出来，通过传送带传输到涂片染色装置。玻片分配器将空白玻片装载到点样装置上，样本针吸取样本后传送至点样针，由点样针将预先设定的、可调整的适量样本滴入到玻片上。随后玻片转运到推片装置（垂直分配器），推片装置模拟手工推片动作以设定的角度完成自动推片。打印机依据条码信息自动打印用于被评定识别和保存的样本信息，这些信息包括患者号、样本号、日期和血液分析结果。打印后的玻片转移至染色槽或托架上，通过相互独立的染色匣完成玻片的固定和染色。染色有多种模式，用户可以根据需要自行定义。

二、虚拟自动化

　　虚拟自动化（virtual automation）是指应用工作管理系统软件，模拟手工工作方式对样本流程进行管理。通过阅读样本条形码，系统可以获得待测样本的基本信息，如分杯数目、检测仪器、专业组、存档等。然后，送往相应的专业组和仪器进行自动化分析，检测完成后，结果自动传回信息系统，由软件系统进行结果分析及后处理。

　　虚拟自动化适合于中、小型医院，它一般仅需增添部分管理软件，即可对现有自动化分析仪器实施样本流程的自动化管理。

三、灵活性实验室自动化

灵活性实验室自动化（task targeted automation，TTA 或 flexible laboratory automation，FLA）利用独立的样本分析前、后处理系统可选择性解决离心、去盖、分类、分管、装载各种分析仪的样本架、粘贴条形码、加盖、归档、样本查询等工作，能大幅度的减少重复性手工劳动。FLA 适用于大、中型医学实验室，可以整合实验室的全部分析仪器。

德国罗氏诊断（Roche）样本前处理系统如图 9-3 所示。

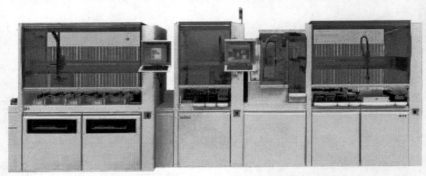

图 9-3　德国罗氏诊断（Roche）样本前处理系统

FLA 的分类功能强大，可以实现精细分杯，运用其系统软件能管理样本流程，进行数据审核，可以自动处理超过 80% 的样本检测结果。由于该系统没有运送样本的轨道，所以需要通过人工将样本架搬运至各分析仪。检测完毕后，再将样本架送回该系统进行后处理和存档。

四、血清工作站自动化

临床实验室的全部样本中有 70% 是血清样本，它主要为生化和免疫类样本。血清工作站自动化（serum working-station automation，SWA）适用于血清样本处理的全自动化，是一种局部的自动化过滤系统。该系统以流水线的方式处理血清样本，整个管理过程包括离心、分类、分析、存档等，自动化程度很高。但是，SWA 不能胜任非血清样本的分类与检测等操作。SWA 的占地空间相对较大，目前仅适用于连接本厂商提供的分析仪器。

五、全实验室自动化

全实验室自动化（LAS）主要由前处理系统、样本运送系统、样本分析系统、实验数据/结果处理系统、样本保存系统和计算机系统等组成，其技术特点是可以实现临床医学实验室的自动化、标准化、系统化、一体化和网络化。LAS 采用流水线式处理样本的方式，使得临床检验更便于系统化管理。西门子（SIEMENS）全自动流水线如图9-4 所示。

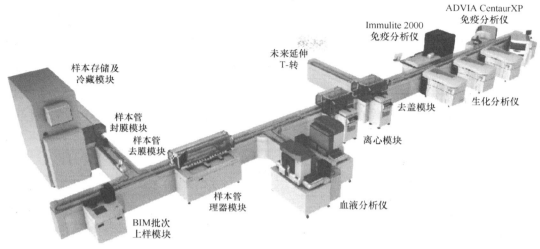

图 9-4　西门子（SIEMENS）全自动流水线

　　自动传输系统在全实验室自动化系统中起着至关重要的作用，因为它除了可以将处理好的样本输送到各分析仪上，还能将各类自动化分析仪联为一体。TLA 系统可以实现样本处理-分类-运输-检测-报告结果-样本后处理整个过程的完全自动化，适用于较大型的临床医学实验室。

第三节　实验室自动化系统的基本构成

　　全实验室自动化系统（LAS）由控制中心、分析前处理系统、分析中处理系统和分析后处理系统组成，各系统服从主控计算机管理，通过闭合轨道构成一个完整的分析系统。全实验室自动化的连接方式框图，如图 9-5 所示。

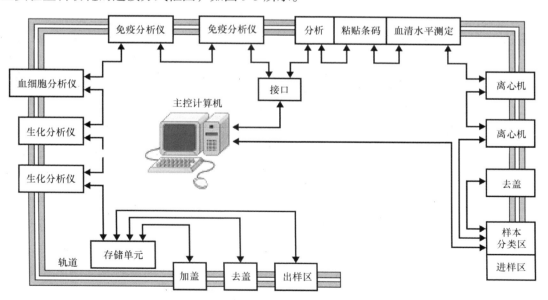

图 9-5　全实验室自动化的连接方式框图

一、控 制 中 心

　　LAS 配备的实验室数据管理软件具备强大的数据管理、自动审核及质量控制等功能。通过管理软件可以实时监控 LAS 的工作流程，能对检测结果进行审核和重新分析，根据检测结果决定是否还要复检或加项检测等。控制中心的主要功能为：

　　（1）统一管理多种仪器的分析平台，通过双向数据传输，可以共享项目申请、检验结果和样本重检等信息。

　　（2）通过标准的通信接口，与实验室的现有 LIS 系统连接，从而将经过"规则"分析确认的测试结果准确的传送至 LIS，并出具检验报告。

　　（3）对样本实施全程管理，管理包括样本追踪、样本位置分配、分杯和分类、存档、周转时间监控等。

　　（4）数据管理包括结果的自动审核和质量控制等。自动审核功能是通过"规则"的定义，对有效检测数据进行自动确认，从而大大减少了人工数据审核的工作量。另外，自动审核在降低出错率的同时，还为 LIS 提供了备份数据。质控模块能够实时地接收、分析质控数据，并提示失控信息。质控图能够提供单水平或多水平的质控数据，并可以实时显示各类质控事件。

　　（5）统计功能是对检验项目、检验结果、仪器使用、试剂管理和质量控制等方面的相关信息进行统计。

　　控制中心功能示意图如图 9-6。

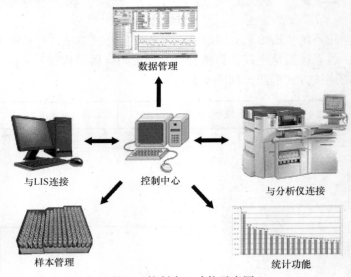

图 9-6　控制中心功能示意图

二、分析前处理系统

　　分析前处理系统由进样分类器、自动离心单元、自动去盖单元、整体样本检测单元、自动分杯单元等构成，可以实现样本分类、线上离心、样本质量监控、血清液面检测、去盖、分杯等功能。

分析前处理系统的作用是完成样本识别、分类、离心、分杯等过程，将原始样本转化为待检测的样本，并通过读取条码信息将试管上携带的患者信息传送到控制中心。前处理系统的模式图如图 9-7 所示。

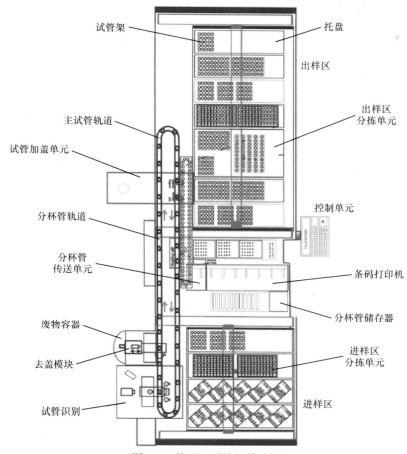

图 9-7 前处理系统的模式图

1. 进样分类器 进样分类器的作用是给样本管上载并分类。样本管从进样区进入分类器，通过分类单元有选择的将样本管从各种管座（样本试管架和托盘架）转送到试管输送系统。进样分类器具有灵活的样本管理能力，可同时处理各种不同规格（直径 11.5~16.2mm，高度 75~100mm）的样本管，以确保临床对不同样本管的依赖需求，使得不同形式样本管均能及时上样检测，避免不必要的人为差错。进样分类器实物图如图 9-8 所示。

2. 样本检查模块 全自动样本处理系统可识别原始样本试管的条形码和管帽的颜色，并通过实验室信息系统（LIS）从医院信息系统（HIS）获取样本相关信息，根据拟检测项目与原始样本种类（血清或血浆）对样本类型做出符合性判

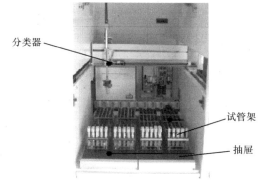

图 9-8 进样分类器实物图

定。通过特殊的激光系统（可穿透样本管上的标签）和/或数码照相技术，对样本的质量（如凝血块、脂血、溶血）、体积进行解读，若样本不符合检验要求，应立即做出相应的处理。为适应不同的实验室，样本前处理系统通常能够识别多种类型的条形码和试管规格。

样本质量检查原理流程如图 9-9 所示。

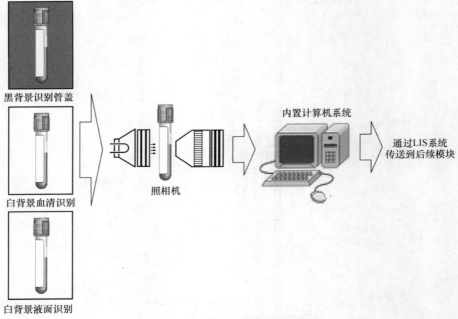

黑背景识别管盖

白背景血清识别

白背景液面识别

照相机

内置计算机系统

通过LIS系统传送到后续模块

图 9-9 样本质量检查原理流程图

前处理系统可以对异常样本进行管理。当样本进出检测单元时，通过对样本的质量检查，可以将异常样本传送至异常样本位，以便及时处理异常样本。

3. 样本试管去盖器 全自动样本前处理系统可以自动摘取原始样本管的管盖，去盖方式有螺旋式、直拔式和剥离式。具体采用哪一种去盖方法，取决于管盖鉴别得到的样本管参数（管盖类型或管尺寸）信息。去盖时，先由提升抓具提起样本管，然后借助转动力矩将管盖打开。样本管去盖过程的自动化，可以减少操作人员与样本直接接触的机会，从而降低生物源污染危险，提高工作效率。

4. 分杯模块 样本再分注（分杯）是样本前处理过程中的一个重要环节，前处理系统可根据 LIS 提供的信息对原始样本进行再分注，以适合实验室不同检验工作平台（如生化、免疫、特种蛋白等检测）的要求。对于分注的二次样本管，系统自动为其加贴与原始样本管匹配的条形码标识。分注时仪器采用一次性吸头，避免发生样本间的交叉污染。同时，机器打印、加贴的条形码更加规范，降低了错误率。

5. 出样分类器 如果样本前处理系统与分析系统没有连接传送轨道，完成前处理的样本需要暂时存放在前处理系统的样本缓冲区内。为保证实用性和适用性，全自动样本前处理系统通常可识别多种规格（数种至数十种）的样本架，以便根据实验室检测平台的需要，可以在不同分析仪器上直接装载样本。系统能自动识别不同的试管架，能区分原始样本试管、分注样本管、重测样本管等。

出样分类器实物图，如图 9-10 所示。

6. 离心单元 离心单元在全自动样本前处理系统中通常是作为独立可选单元存在的，在实现样本处理的自动化过程中起着重要的作用。离心单元的存在相对增加了处理系统的成本，它还是样本前处理系统中影响速度的瓶颈。通常，离心单元的样本处理速度每小时为 200~300，前处理系统中可配置 1 个或多个离心单元。样本离心单元实物图，如图 9-11 所示。

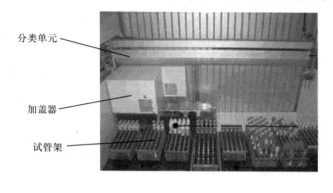

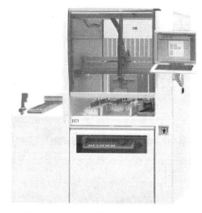

图 9-10 出样分类器实物图

图 9-11 样本离心单元实物图

三、分析中处理系统

分析中处理系统由闭合轨道、信息接口和分析仪器等构成。大型流水线可连接包括生化、免疫、血细胞、血凝及尿液分析仪等数十台分析仪器，并具有可扩展能力。

1. 样本传输系统 在 LAS 中，通过机械轨道系统完成样本前处理系统与各样本分析平台的连接，从而实现检验操作的"无人化"。轨道系统由主控计算机通过对步进电机和光耦的实时控制，确保轨道运行和定位的准确性。系统多采用环形双轨道的设计形式，它分为主试管轨道和分杯管轨道，可以使样本的转运和吸样各行其道，保证样本在轨道上及时而顺畅的运行。轨道系统的高速度（2000~3000 样本管/h）运行，可以使所有样本能及时、准确的完成检测。另外，系统软件能实时监控各分析平台的运行状态，可以智能的将样本分配到最恰当的位置（分析仪器）。

样本传输轨道如图 9-12 所示。

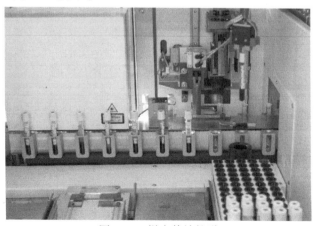

图 9-12 样本传输轨道

2. 分析系统 LAS 可将实验室主要的分析模块（如生化分析仪、免疫分析仪、血细胞分析仪和血凝分析仪）整合起来，根据软件系统提供的样本管所处位置的信息，自动在样本管理器中寻找，并提取样本进行相应的检测。

四、分析后处理系统

分析后处理系统包括加盖器模块、分析后存储系统等。后处理系统具备轨道化回收、加盖、二次去盖等功能，有些还配备冷藏装置，可以自动存储与提取需要重检的样本，能在试管架上自动编排与自动识别样本。处理能力可达到 300~360 管/h，存储装置的容量为5000~20000 管。

1. 样本加盖模块 样本加盖模块是在样本存储前，重新为样本管加盖的装置，目的是防止样本蒸发和交叉污染。加盖模块配备有铝箔输送装置和密封单元，通过提取来自试管类型鉴别单元的样本管信息，使用专用的铝箔，能够密封不同规格的样本试管（直径11.5~15.6 mm，高度 75~100 mm）。

2. 分析后输出系统 分析后输出系统包括在线样本存储区和人工处理非在线样本存储单元。存放检测完成或非在线检测样本，能将需要复检、添加测试的样本从存储模块中取出，通过返回路径重新传送至仪器分析系统，或通过非在线仪器检测处理。

第四节 实验室信息系统的基本构成

实验室信息系统（LIS）是实现实验室自动化必不可少的环节，LAS 的顺利运行依赖于高效的信息交互，一旦信息断流，LAS 将不能正常工作。实验室信息化的发展可以追溯到 20 世纪 70 年代，当时已经有某些全自动分析仪器开始使用微处理器进行控制和记录。20 世纪 80 年代，改进的数据处理系统被放在独立的计算机系统，可以对仪器的测试数据进行简单的存储与分析，这种单机运行系统通常被称为第一代 LIS。到了 20 世纪80 年代末，关系型数据库引入到检验数据的存储和管理中，并出现了以计算机为基础，部门级规模的第二代 LIS。从 90 年代中期开始，LIS 才开始逐渐形成以局域网为基础，开放的客户机/服务器（C/S）结构或 B/S 及多层结构的软件系统，这便是当前广泛应用的第三代 LIS。

一、实验室信息系统的组成

LIS 主要由硬件系统、操作软件、数据库管理软件、应用软件四个部分组成，每个部分又由多个组成分支，通过各系统的协调动作，形成运行通畅的 LIS 网络化系统。

1. 硬件系统 LIS 的硬件系统主要包括计算机服务器、工作站、打印机、条形码打印机、条形码扫描仪等设备。

2. 操作软件 操作系统软件是连接硬件组织和应用软件的桥梁，可以管理输入/输出交互信息、各种数据存储器、备份。常见的操作系统有 Microsoft Windows98/ME/XP、Microsoft Windows NT/2000；UNIX、LINUX。

3. 数据库管理软件 数据库管理软件可根据用户的特殊要求存取数据，如查询、管理数据分配、重组、备份和修复。常用的数据库管理软件包括 Microsoft Access、Microsoft SQL Server；Informix；Oracle、Sybase、Unify 等。

4. 应用软件 LIS 不是一个单一的系统，是以检验业务为核心，联合多个应用软件模块实现不同的服务和功能。它主要包括，检验项目的申请与样本中心的核收、检验数据的自动接收、检验仪器的自动控制、检验质量控制与分析、检验结果审核、检验报告查询、门诊自助取单、排队呼叫、电子签名、检验科主页、主任工作平台、专家系统库等。

实验室管理信息系统（LX-LIS V1.0）结构图，如图 9-13 所示。

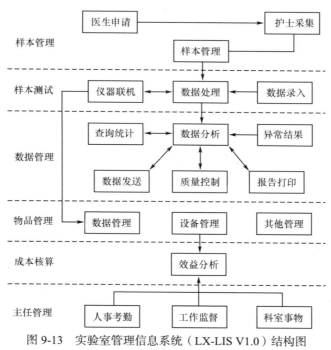

图 9-13 实验室管理信息系统（LX-LIS V1.0）结构图

二、通 讯 接 口

检验仪器的数据交换主要通过串口通讯、USB 端口通讯、TCP/IP 通讯、定时监控数据库和手工录入等方法。目前，LIS 主要有两种通讯方式：

（1）单项通讯。仪器只向接口发送检验数据，不接收接口发出的任何指令。

（2）双向通讯。仪器不仅向接口发送检验数据，还同时接收指令信息。

三、LIS 与 LAS 的信息流通讯

LIS 与 LAS 的匹配完善程度是整个检验流程能够顺畅运行的关键。数据传送给 LAS 之前，LIS 系统会对样本的各项操作实施跟踪和记录，具体内容包括医嘱下达、医嘱执行、医嘱绑定条码、样本采集、样本签发、样本签收及收费信息等。根据需要，LIS 常在绑定条码、样本签收等样本信息，并实时发送到 TLA 系统。另外，样本条码扫描时，TLA 根

据扫条形码信息立即发出请求，并接收 LIS 传回的样本信息数据。

前处理系统 LIS 流程图，如图 9-14 所示。

LIS 系统可以完整记录样本在 LAS 中的每个动作过程。具体的步骤是，样本信息发送到 LAS、LAS 扫描到样本、LAS 预处理（如试管开盖、样本离心）、样本是否合格（不合格的进入错误区）、样本分配、样本进入分析仪、分析仪检测结果、样本归档。以上每步操作 LIS 都有完整的记录，并可以提供查询和分析资料的备份。

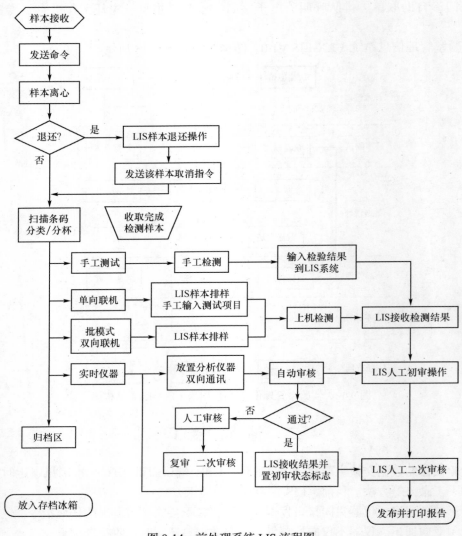

图 9-14　前处理系统 LIS 流程图

LIS 是 LAS 的信息流出口，可以完成生成检验报告、检测结果比较和自动审核、质控数据分析等。

参 考 文 献

蔡锡麟. 1994. 临床放射免疫学. 北京：原子能出版社

查锡良. 2006. 医学分子生物学. 北京：人民卫生出版社

陈宇林, 刘冰, 陈华根. 2006. 目前检验医学的发展趋势和任务. 实用医技杂志, 1（33）：302~303

丛玉隆. 2007. 现代尿液分析技术与临床. 北京：人民军医出版社

丛玉隆. 2012. 临床实验室仪器管理. 北京：人民卫生出版社

邸刚, 朱根娣. 2011. 医用检验仪器应用与维护. 北京：人民卫生出版社

樊绮诗. 2007. 实验室自动化的优势与挑战. 诊断学理论与实践, 6（4）：293~295

郭幽燕, 韩向非, 李昕. 2007. 全实验室自动化系统的构建与实现. 计算机工程与科学, 29（12）：143~146

贺志安. 2010. 检验仪器分析. 北京：人民卫生出版社

贺志安. 2010. 检验仪器分析. 北京：人民卫生出版社

康熙雄. 2009. 实验诊断学. 北京：人民卫生出版社

蓝保毅. 2009. 检验医学的发展前景、趋势及潜在瓶颈. 中国当代医药, 16（16）：161~162

李勇. 2010. 检验医学的发展和趋势. 内蒙古中医药, 13（29）：119~120

李忠华. 2006. 最新国内外医疗器械原理图解与操作标准及维修实用全书. 北京：中国知识出版社

梁金明, 陈忠, 陈聪. 2008. 检验医学的现状和展望. 检验医学与临床, 5（16）：999~1000

梁松鹤, 王海河. 2007. 关于现代检验医学发展与前景的探讨. 齐齐哈尔医学院学报, 28（14）：1721~1722

刘成玉. 2004. 临床检验基础. 北京：中国医药科技出版社

刘玉兰, 董振南, 郭广宏. 2012. 临床实验室检验自动化. 标记免疫分析与临床, 19（1）：63~64

罗侃. 2001. 检验医学的发展前景与面临的挑战. 西北国防医学杂志, 22（2）：101~102

倪语星, 尚红. 2007. 临床微生物学与检验. 北京：人民卫生出版社

漆小平, 付峰. 2013. 医用电子仪器. 北京：科学出版社

石玉玲. 2011. 实用医学实验室信息管理系统. 北京：人民军医出版社

陶其敏, 全文斌. 1999. 中国检验医学发展现状与展望. 中国医学检验杂志, 22（1）：9~11

陶义训, 吴文俊. 2002. 现代医学检验仪器导论. 上海：上海科学技术文献出版社

王鸿利. 2010. 实验诊断学. 北京：人民卫生出版社

王建中. 2012. 临床检验诊断学图谱. 北京：人民卫生出版社

王兰兰, 吴健民. 2007. 临床免疫学与检验. 北京：人民卫生出版社

王永芹. 2011. 基层医院检验仪器的发展趋势. 医疗装备, 24（3）：26~27

吴之源, 张晨, 关明. 2014. 分子诊断常用技术50年的沿革与进步. 检验医学, 29（3）：202~208

向华. 2005. 临床检验仪器学实验教程. 北京：人民卫生出版社

谢建坤, 王曼莹. 2013. 分子生物学. 北京：科学出版社

熊立凡, 刘成玉. 2007. 临床检验基础. 北京：人民卫生出版社

熊立凡. 2004. 临床检验基础. 北京：人民卫生出版社

徐龙珍. 2004. 医学检验发展亟待解决的六个问题. 现代医药卫生, 20（7）：557

许文荣, 王建中. 2012. 临床血液学检验. 北京：人民卫生出版社

许文荣, 王健中. 2007. 临床血液学与检验. 北京：人民卫生出版社

药立波. 2008. 医学分子生物学. 北京：人民卫生出版社

叶宪曾, 张新祥. 2007. 仪器分析教程. 第2版. 北京：北京大学出版社

叶应妩, 王毓三, 申子瑜. 2006. 全国临床检验操作规程. 南京：东南大学出版社

曾照芳, 贺志安. 2012. 临床检验仪器学. 北京：人民卫生出版社

曾照芳, 洪秀华. 2007. 临床检验仪器. 北京：人民卫生出版社

曾照芳. 2008. 临床检验仪器. 北京：人民卫生出版社

张时民. 2008. 实用尿液有形成分分析技术. 北京：人民卫生出版社

张翼. 2009. 实用血液流变学. 广西：广西师范大学出版社

周庭银, 赵虎. 2001. 临床微生物学诊断与图解. 上海：上海科学技术出版社

周新, 府伟灵. 2007. 临床生物化学与检验. 北京：人民卫生出版社

周亚莉, 吕虹, 张国军. 2011. 医学检验仪器的发展历程及趋势. 现代仪器, 2（11）：12~14

朱根娣. 2012. 现代检验医学仪器分析技术及应用. 上海：上海科学技术文献出版社

邹雄, 丛玉隆. 2010. 临床检验仪器. 北京：中国医药科技出版社

邹雄, 吕建新. 2006. 基本检验技术及仪器学. 北京：高等教育出版社

Seung-min Park, Andrew F. Sabour, Jun Ho Son, et, al. 2014. Toward Integrated Molecular Diagnostic System (iMDx): Principles and Applications. IEEE Transactions on Biomedical Engineering, 61(5): 1506~1521

附录一　生化分析仪常见电路故障维修实习

生化分析仪电路维修实习需要使用配套的生化分析仪模拟训练平台。

一、生化维修学习机

BY-1 型生化维修学习机是一款生化分析仪模拟训练平台，是生化分析仪电路故障维修实习的专用教学设备。BY-1 型生化维修学习机实物图如图 F1-1 所示。

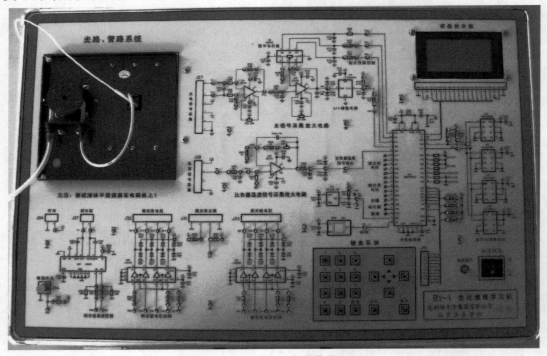

图 F1-1　BY-1 型生化维修学习机

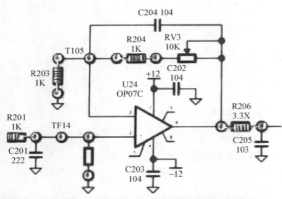

图 F1-2　温度信号采集电路的局部电路

本生化分析仪模拟训练平台具有的特点：

（1）按照实际生化分析仪电路原理图的形式将电路板放大，电路分为光信号处理模块、温度控制模块、电机驱动控制模块和中央处理控制模块。

（2）电路板上元器件的位置、连接方式、信号的走向、输入、放大、显示、控制和电源五个部分的布局与原理图完全一致，从而便于学生对照原理图学习实际电路。图 F1-2 为温度信号采集电路的局部电路。

（3）　在信号通道和主要的控制点上设置了近五十个测试点。测试点如图 F1-3 所示。

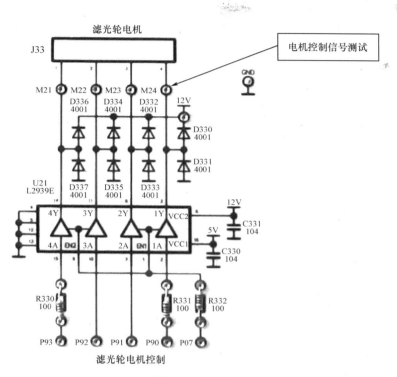

图 F1-3　测试点

（4）如图 F1-4 所示，根据生化分析仪的电路原理和可能发生故障的部位设置了近三十个故障元件。故障元件方便更换，便于学生实习与考核。

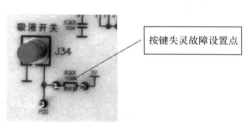

图 F1-4　故障元件

二、光信号采集电路实习

光信号采集电路是将光电传感器采集到的光电信号放大。光信号采集电路如图 F1-5 所示。
（1）测试点基本数据：开机，按表 F1-1 要求测量数据。

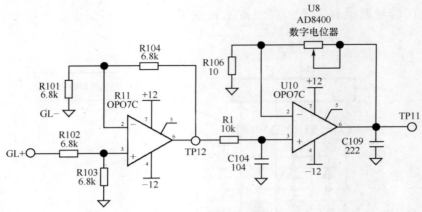

图 F1-5　光信号采集电路

表 F1-1　光信号采集电路的测量数据

测试点	GL+	GL－	TP12	TP11	吸光度
开机					
吸入蒸馏水					
吸入样本液					

（2）吸入蒸馏水，将 R101 开路。测量 GL+、GL－、TP12、TP11 的电压，观察吸光度，记录表 F1-2。

（3）吸入蒸馏水，将 R103 开路。测量 GL+、GL－、TP12、TP11 的电压，观察吸光度，记录表 F1-2。

（4）吸入蒸馏水，将 R103 短路。测量 GL+、GL－、TP12、TP11 的电压，观察吸光度，记录表 F1-2。

（5）吸入蒸馏水，将 R104 开路。再测量 GL+、GL－、TP12、TP11 的电压，观察吸光度，记录表 F1-2。

（6）吸入蒸馏水，将 R104 的参数改变为 15kΩ。测量 GL+、GL－、TP12、TP11 的电压，观察吸光度，记录表 F1-2。

（7）吸入蒸馏水，将 R104 的参数改变为 1kΩ。测量 GL+、GL－、TP12、TP11 的电压，观察吸光度，记录表 F1-2。尤其注意观测 TP11 的电压最后的变化。

（8）吸入蒸馏水，R104 参数为 1kΩ，将 R106 或 R110 或 R111 开路。观测 TP11 的电压变化情况。

表 F1-2　光信号采集电路的测量数据

测试点	GL+	GL－	TP12	TP11	吸光度
R101 开路					
R103 开路					
R103 短路					
R104 开路					
R104=15k					
R104=1k					

三、比色器温度信号采集电路实习

比色器温度信号采集电路是将温度传感器采集的温度信号放大并校准。比色器温度采集电路如图 F1-6 所示。

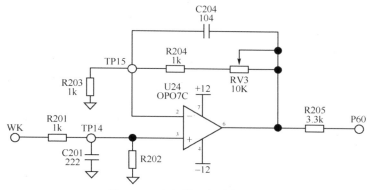

图 F1-6　比色器温度采集电路

（1）测试点基本数据：开机，调整温度设定，按表 F1-3 要求测量数据。

表 F1-3　比色器温度信号采集电路的测量数据

测试点	WK	TP14	TP15	P60	实际温度
设定 25℃					
设定 30℃					
设定 37℃					

（2）温度设定为 37℃，将 R201 开路。测量 WK、TP14、TP15、P60 的电压，观察实际温度的显示值，记录表 F1-4。

（3）温度设定为 37℃，将 R202 开路。测量 WK、TP14、TP15、P60 的电压，观察实际温度的显示值，记录表 F1-4。

（4）温度设定为 37℃，将 R202 短路。测量 WK、TP14、TP15、P60 的电压，观察实际温度的显示值，记录表 F1-4。

（5）温度设定为 37℃，将 R203 开路。测量 WK、TP14、TP15、P60 的电压，观察实际温度的显示值，记录表 F1-4。

（6）温度设定为 37℃，将 R204 开路。测量 WK、TP14、TP15、P60 的电压，观察实际温度的显示值，记录表 F1-4。

（7）温度设定为 37℃，将 R204 短路。测量 WK、TP14、TP15、P60 的电压，观察实际温度的显示值，记录表 F1-4。

（8）温度设定为 37℃，将 R204 的参数改变为 5k。测量 WK、TP14、TP15、P60 的电压，观察实际温度的显示值，记录表 F1-4。

表 F1-4　比色器温度信号采集电路的测量数据

测试点	WK	TP14	TP15	P60	实际温度
R201 开路					

续表

测试点	WK	TP14	TP15	P60	实际温度
R202 开路					
R202 短路					
R203 开路					
R204 开路					
R204 短路					
R204=5k					

四、比色器温控电路实习

生化分析仪主要是应用帕尔贴（peltire）器件进行温度控制。帕尔贴控制电路如图 F1-7 所示。

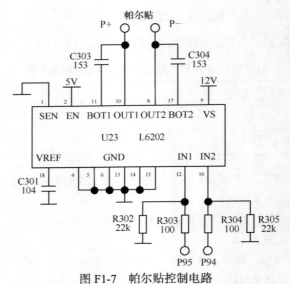

图 F1-7　帕尔贴控制电路

（1）测试点基本数据：分别设置升温或降温状态，按表 F1-5 要求测量数据。

表 F1-5　比色器温控电路的测量数据

工作状态	P94	P95	P+	P−
升温过程				
降温过程				

（2）R303 开路，将帕尔贴电路升温。测量 P94、P95、P+、P− 的电平，观察实际温度的显示值，记录表 F1-6。

（3）R303 开路，将帕尔贴电路降温。测量 P94、P95、P+、P− 的电平，观察实际温度的显示值，记录表 F1-6。

（4）R304 开路，将帕尔贴电路升温。测量 P94、P95、P+、P− 的电平，观察实际温度的显示值，记录表 F1-6。

（5）R304 开路，将帕尔贴电路降温。测量 P94、P95、P+、P– 的电平，观察实际温度的显示值，记录表 F1-6。

表 F1-6 比色器温控电路的测量数据

电路状态	P94	P95	P+	P–	故障现象
升温过程 R303 开路					
降温过程 R303 开路					
升温过程 R304 开路					
降温过程 R304 开路					

五、蠕动泵电机驱动电路实习

蠕动泵控制电路如图 F1-8 所示。

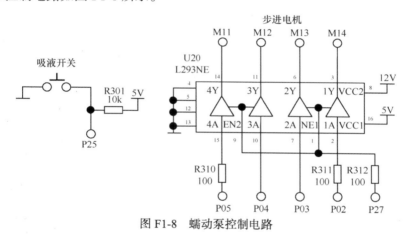

图 F1-8 蠕动泵控制电路

（1）测试点基本数据：按动吸液开关，蠕动泵动作。按表 F1-7 要求用示波器检测并测量数据。

表 F1-7 蠕动泵控制电路的测量数据

工作状态	P27	P02	P03	P04	P05	M11	M12	M13	M14
蠕动泵启动									
蠕动泵停止									

（2）将 R312 开路，按动吸液开关。观察故障现象，检测 P27、M11、M12、M13、M14，记录表 F1-8。

（3）将 R310 开路。按动吸液开关。观察故障现象，检测 P27、M11、M12、M13、M14，记录表 F1-8。

（4）将 R311 开路，按动吸液开关。观察故障现象，检测 P27、M11、M12、M13、M14，记录表 F1-8。

表 F1-8　蠕动泵控制电路的测量数据

电路状态	P27	M11	M12	M13	M14	故障现象
R312 开路						
R310 开路						
R311 开路						

（5）将 R301 开路，按动吸液开关。观察故障现象。

六、滤光轮电机驱动电路实习

滤光轮控制电路如图 F1-9 所示。

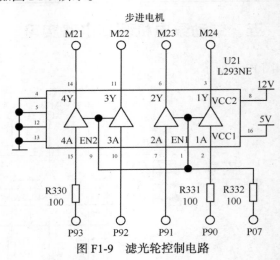

图 F1-9　滤光轮控制电路

（1）滤光轮控制电路的测试点基本数据：改变滤光轮的设置，使滤光轮动作。按表 F1-9 要求用示波器检测并测量数据。

表 F1-9　滤光轮控制电路的测量数据

工作状态	P07	P92	P93	P94	P95	M21	M22	M23	M24
滤光轮启动									
滤光轮停止									

（2）将 R332 开路，改变滤光轮的设置，滤光轮动作。观察故障现象，检测 P07、M21、M22、M23、M24，记录表 F1-10。

（3）将 R330 开路，改变滤光轮的设置，滤光轮动作。观察故障现象，检测 P07、M21、M22、M23、M24，记录表 F1-10。

（4）将 R331 开路，改变滤光轮的设置，滤光轮动作。观察故障现象，检测 P07、M21、M22、M23、M24，记录表 F1-10。

表 F1-10　滤光轮控制电路的测量数据

电路状态	P07	M21	M22	M23	M24	故障现象
R332 开路						

续表

电路状态	P07	M21	M22	M23	M24	故障现象
R330 开路						
R331 开路						

滤光轮有一个起始定位槽。它可以通过光电耦合电路确定滤光轮的实际位置。光电耦合电路如图 F1-10 所示。

（5）改变滤光轮的设置，使滤光轮动作。用示波器检测 P71 的波形。

（6）将 R320 开路，改变滤光轮的设置，使滤光轮动作。用示波器检测 P71 的波形，观察它与（5）的区别。

（7）将 R321 开路，改变滤光轮的设置，使滤光轮动作。用示波器检测 P71 的波形，观察它与（5）的区别。

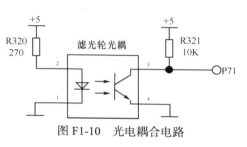

图 F1-10　光电耦合电路

七、键盘电路实习

由于本机的键盘系统需要 18 个按键，因此键盘识别电路采用 4×5 矩阵形式。键盘识别电路如图 F1-11 所示。由电路可见，键盘矩阵有 5 列脉冲输入线（P20~P24），4 行扫描输出线（P10~P13）。

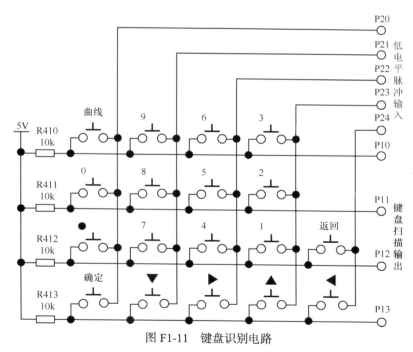

图 F1-11　键盘识别电路

（1）键盘扫描测试：按下相应的按键，用示波器检测 P10（R410）、P11（R411）、P12（R412）、P13（R413）的波形。

（2）将 R410 开路，按动按键"9"，用示波器检测 P10（R410）的波形，观察故障现象。

（3）将 R411 开路，按动按键"5"，用示波器检测 P11（R411）的波形，观察故障现象。

（4）将 R412 开路，按动按键"2"，用示波器检测 P12（R412）的波形，观察故障现象。

（5）将 R413 开路，按动按键"确定"，用示波器检测 P13（R413）的波形，观察故障现象。

附录二 尿液检测分析仪常见电路故障维修实习

尿液检测分析仪电路维修实习需要使用配套的尿液检测分析仪模拟训练平台。

一、尿液检测维修学习机

BY－4型尿液检测维修学习机是一款尿液检测分析仪模拟训练平台，是尿液检测分析仪电路故障维修实习的专用教学设备。

BY－4型尿液检测维修学习机实物图如图 F2-1 所示。

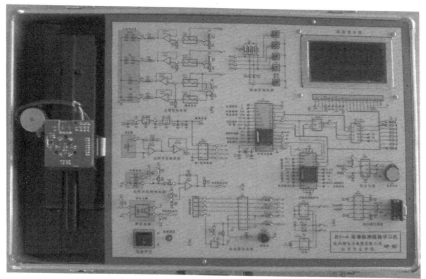

图 F2-1 BY-4 型尿液检测维修学习机

本尿液检测分析仪模拟训练平台具有的特点：

（1）按照实际尿液检测分析仪电路原理图的形式将电路板放大，电路分为光信号控制及采集模块、试纸到位检测模块、限位控制模块、电机驱动控制模块和中央处理控制模块等。

（2）五个模块电路板上元器件的位置、连接方式、信号的走向、输入、放大、显示、控制和电源的布局与电路原理图完全一致，从而便于学生对照原理图学习实际电路。

（3）在信号通道和主要控制点上设置了近五十个测试点。

（4）根据尿液检测分析仪的电路原理和可能发生故障的部位设置了近三十个故障元件。故障元件方便更换，便于学生实习和考核。

二、光源控制电路实习

本机的光源控制电路的原理图如图 F2-2 所示。

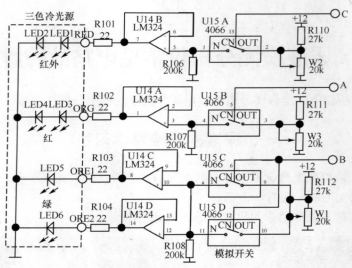

图 F2-2　光源控制电路

（1）测试点基本数据：本机开机通电，按"开始／停止"键，进入仪器的常规尿液测试程序。用示波器按表 F2-1 要求测量数据。

表 F2-1　光源控制电路测试点的测量数据

测试点	RED	ORG	GRE1	GRE2
波形				
方波的峰值				

同样，进入仪器的常规尿液测试程序。用万用表按表 F2-2 要求测量数据。

表 F2-2　光源控制电路测试点的测量数据

测试点	U15.2	U15.3	U15.9	U15.10
电压值				

（2）将电阻 R110 开路，再测量 U15.2 的电压，观察 RED 的波形。

（3）将电阻 R110 的参数改变为 50 kΩ，重复（2）。

（4）将电阻 R101 开路，重复（2）。

（5）将电阻 R101 的参数改变为 1 kΩ，重复（2）。

（6）将电阻 R111 开路，再测量 U15.3 的电压，观察 ORG 的波形。

（7）将电阻 R102 开路，再测量 U15.2 的电压，观察 RED 的波形。

（8）将电阻 R112 开路，再测量 U15.9、U15.10 的电压，观察 GRE1 和 GRE2 的波形。

（9）将电阻 R103 或 R104 开路，再测量 U15.9、U15.10 的电压，观察 GRE1 和 GRE2 的波形。

三、光电信号采集电路实习

光电信号采集电路的原理图如图 F2-3 所示。

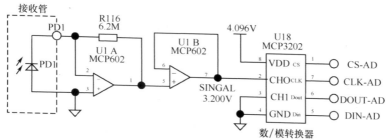

图 F2-3　光信号采集电路

（1）基本数据测试：开机后按"开始／停止"键，进入仪器的常规尿液测试程序。用万用表测量 U18 基准电源电压值 VDD，并用示波器观察测试点"PD1"和"SINGAL"的波形，记录表 F2-3。

表 F2-3　光电信号采集电路的测试数据

测试点	VDD 电压	PD1 波形	SINGAL 波形
测试结果			

（2）将电阻 R116 开路。用示波器观察测试点"PD1"和"SINGAL"的波形。

（3）用示波器观察"CS－AD"、"CLK－AD"、"DOUT－AD"和"DIN－AD"的波形。

（4）将电阻 R101 开路，用示波器观察测试点"SINGAL"波形的变化，并察对测试结果。

（5）将电阻 R102 开路，重复（4）。

（6）将电阻 R103 开路，重复（4）。

（7）将电阻 R104 开路，重复（4）。

四、试纸条到位检测电路实习

试纸条到位检测电路如图 F2-4 所示。

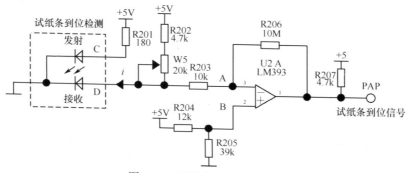

图 F2-4　试纸条到位检测电路

（1）基本数据测试：开机后用万用表测量电压，并按要求记录表 F2-4。

表 F2-4　试纸条到位检测电路的测试数据

测试点	U_A	U_B	U_C	U_D		
没有试纸条						
有试纸条						

（2）电阻 R201 开路，将试纸条放入、拿出。分别测量 U_A、U_B、U_C、U_D 和 PAP 的电压，并观察故障现象。

（3）电阻 R201 的参数改变为 1kΩ，将试纸条放入、拿出。分别测量 U_A、U_B、U_C、U_D 和 PAP 的电压，并观察故障现象。

（4）电阻 R202 开路，将试纸条放入、拿出。分别测量 U_A、U_B、U_C、U_D 和 PAP 的电压，并观察故障现象。

（5）电阻 R202 的参数改变为 20 kΩ，将试纸条放入、拿出。分别测量 U_A、U_B、U_C、U_D 和 PAP 的电压，并观察故障现象。

（6）电阻 R203 开路，将试纸条放入、拿出。分别测量 U_A、U_B、U_C、U_D 和 PAP 的电压，并观察故障现象。

（7）电阻 R204 开路，将试纸条放入、拿出。分别测量 U_A、U_B、U_C、U_D 和 PAP 的电压，并观察故障现象。

（8）电阻 R204 的参数改变为 50 kΩ，将试纸条放入、拿出。分别测量 U_A、U_B、U_C、U_D 和 PAP 的电压，并观察故障现象。

五、试纸条传送电机限位电路实习

试纸条传送电机限位电路如图 F2-5 所示。

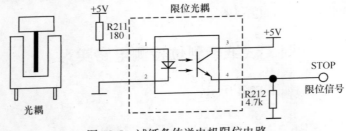

图 F2-5　试纸条传送电机限位电路

（1）基本数据测试：本机进入连续检测程序，观测 STOP 的电平变化，并按要求记录表 F2-5。

表 F2-5　试纸条传送电机限位电路的测试数据

测试点	光耦 1 脚	光耦 2 脚	光耦 3 脚	光耦 4 脚	STOP
到起始位置					
没到起始位置					

（2）将电阻 R211 开路，进入检测程序，按要求记录表 F2-5，并观察故障现象。

（3）将电阻 R212 开路，开机，观察故障现象。

注意：发现故障后立即关机。

六、试纸条传送电机驱动电路实习

试纸条传送电机驱动电路如图 F2-6 所示。

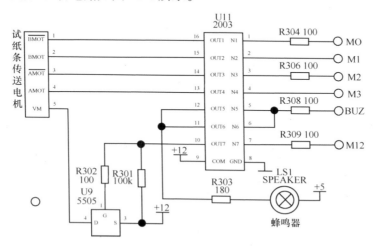

图 F2-6　试纸条传送电机驱动电路

（1）基本数据测试：本机进入连续检测程序，使试纸传送电机工作，用示波器观测 U11 的输入端波形变化，并按要求记录表 F2-6。

表 F2-6　试纸条传送电机驱动电路 U11 的输入端的测试数据

测试点	M0	M1	M2	M3	M12	BUZ
波　形						

同理，用示波器观测 U11 的输出端波形变化，并按要求记录表 F2-7。

表 F2-7　试纸条传送电机驱动电路 U11 的输出端的测试数据

测试点	$\overline{BMOT}$	BMOT	$\overline{AMOT}$	AMOT	VM	蜂鸣器
波　形						

（2）将电阻 R309 开路。仪器进入检测程序，试纸传送电机工作，用示波器观测 M12 和 VM 的波形变化，并观察故障现象。

（3）将电阻 R304 开路。仪器进入检测程序，试纸传送电机工作，用示波器观测 M0 和 $\overline{BMOT}$ 的波形变化，并观察故障现象（注意：发现故障后尽快恢复）。

（4）将电阻 R306 开路。仪器进入检测程序，试纸传送电机工作，用示波器观测 M2 和 $\overline{AMOT}$ 的波形变化，并观察故障现象（注意：发现故障后尽快恢复）。

（5）将电阻 R308 开路。按动按键，用示波器观测 BUZ 和蜂鸣器的波形变化，并观察故障现象。

（6）将电阻 R303 开路。按动按键，用示波器观测 BUZ 和蜂鸣器的波形，观察故障现象。

（7）将电阻 R303 的参数改变为 1kΩ。按动按键，用示波器观测 BUZ 和蜂鸣器的波形变化，并观察故障现象。

七、键盘电路实习

键盘电路如图 F2-7 所示。

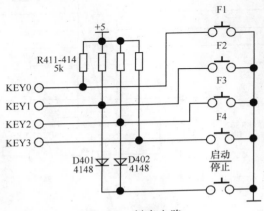

图 F2-7　键盘电路

（1）基本数据测试：开机后，分别按动按键 F1 ~ F4，用万用表测量 KEY0、KEY1、KEY2、KEY3 的电平变化。按动"启动／停止"键，观测 KEY0 ~ KEY3 的电平变化。并按要求记录表 F2-8（注意观察显示屏，请不要改变仪器的基本设置）。

表 F2-8　键盘电路的测试数据

测试点	KEY0	KEY1	KEY2	KEY3
按动 F1 键				
按动 F2 键				
按动 F3 键				
按动 F4 键				
按动启动／停止键				

（2）将电阻 R411 开路。按动 F1 键，用万用表测量 KEY0 的电平变化，并观察故障现象。

（3）将电阻 R412 开路。按动 F2 键，用万用表测量 KEY1 的电平变化，并观察故障现象。

（4）将电阻 R413 开路。按动 F3 键，用万用表测量 KEY2 的电平变化，并观察故障现象。

（5）将电阻 R414 开路。按动 F4 键，用万用表测量 KEY3 的电平变化，并观察故障现象。

（6）将电阻 R412 或 R413 开路。按动"启动／停止"键，用万用表测量 KEY1 或 KEY2 的电平变化，并观察故障现象。